口腔种植修复
固定种植修复方案与技术

Implant Prosthodontics

Protocols and Techniques for Fixed Implant Restorations

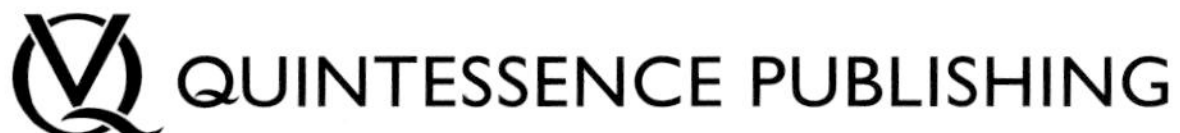

Berlin | Chicago | Tokyo
ırcelona | London | Milan | Mexico City | Paris | Prague | Seoul | Warsa
Beijing | Istanbul | Sao Paulo | Zagreb

口腔种植修复
IMPLANT PROSTHODONTICS

固定种植修复方案与技术
Protocols and Techniques for Fixed Implant Restorations

编著 （美）托德·R. 舍恩鲍姆
（Todd R. Schoenbaum）
主译 张 林 撒 悦

北方联合出版传媒（集团）股份有限公司
辽宁科学技术出版社

图文编辑

刘 菲 刘 娜 康 鹤 肖 艳 王静雅 纪凤薇 刘玉卿 张 浩 曹 勇 杨 洋

This is the translation edition of **Implant Prosthodontics** Protocols and Techniques for Fixed Implant Restorations, by Todd R. Schoenbaum, published by arrangement with Quintessence Publ. Co., Inc.

著作权合同登记号：06–2022第85号。

图书在版编目（CIP）数据

口腔种植修复：固定种植修复方案与技术 /（美）托德 · R. 舍恩鲍姆（Todd R. Schoenbaum）编著；张林，撒悦主译. -- 沈阳：辽宁科学技术出版社，2024. 12. -- ISBN 978-7-5591-3876-7

Ⅰ. R782.12

中国国家版本馆CIP数据核字第2024CE3970号

出版发行：辽宁科学技术出版社
（地址：沈阳市和平区十一纬路25号 邮编：110003）
印 刷 者：深圳市福圣印刷有限公司
经 销 者：各地新华书店
幅面尺寸：210mm × 285mm
印 张：16.5
插 页：4
字 数：330千字
出版时间：2024年12月第1版
印刷时间：2024年12月第1次印刷
出 品 人：陈 刚
责任编辑：苏 阳
封面设计：袁 舒
版式设计：袁 舒
责任校对：李 硕

书 号：ISBN 978-7-5591-3876-7
定 价：398.00 元

投稿热线：024-23280336
邮购热线：024-23280336
E-mail:cyclonechen@126.com
http://www.lnkj.com.cn

译者名单 Translators

主译

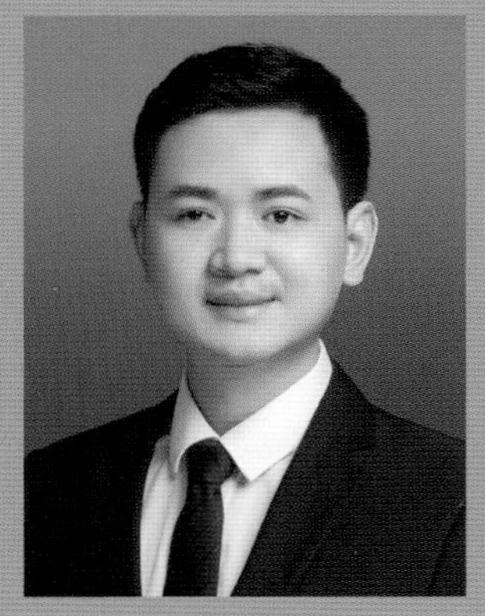

张　林

南昌大学附属口腔医院修复二科，副主任医师、讲师，口腔修复学硕士

国际口腔种植学会（ITI）会员

国际牙科研究会（IADR）会员

中华口腔医学会口腔美学专业委员会青年委员

江西省口腔医学会口腔美学专业委员会常务委员

江西省口腔医学会口腔修复学专业委员会常务委员

江西省口腔医学会颞下颌关节病及㱔学专业委员会常务委员

江西省第四届赣鄱病例大赛一等奖

江西省口腔医学院校中青年教师授课大赛一等奖

中华口腔医学会第七届跨学科优秀病例展第三名

第五届CSED口腔美学优秀临床病例全国三等奖

获南昌大学附属口腔医院“十佳青年医师”“优秀青年新锐”“优秀医师”“优秀理论课授课教师”“优秀临床带教老师”等称号。

专注口腔美学与种植修复。主持及参与多项课题。获国家发明专利1项，实用新型专利2项。主译《零骨丧失种植理念》。

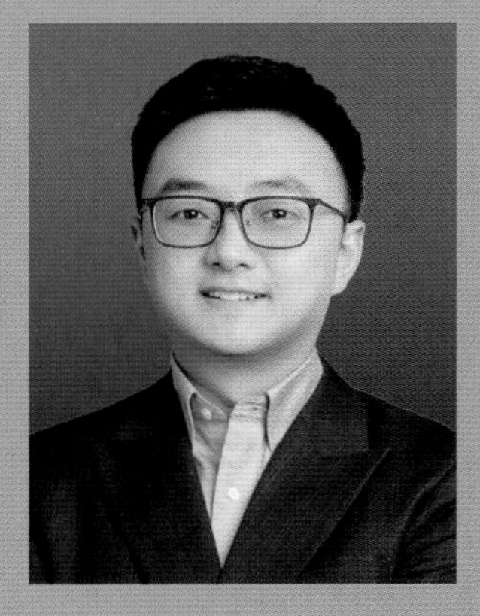

撒 悦

武汉大学口腔医院修复科副教授，副主任医师，硕士研究生导师

荷兰拉德堡德大学和武汉大学双博士

国际口腔种植学会（ITI）专家组成员

中华口腔医学会口腔修复学专业委员会委员

中华口腔医学会口腔美学专业委员会委员及全国青年讲师

华人美学牙科学会常务委员

全国卫生产业企业管理协会数字化口腔产业分会专家委员会常务委员

湖北省口腔医学会口腔美学专业委员会常务委员

湖北省口腔医学会口腔修复学专业委员会委员

武汉市中青年医学骨干人才

世界牙科联盟（FDI）继续教育英语讲师

“Dr.悦读”公众号创办人及主理人

师从著名修复专家、中华口腔医学会口腔修复学专业委员会第五届主任委员王贻宁教授和国际著名生物医学组织工程及种植专家 John Jansen 教授。曾获国际口腔种植学会奖学金（ITI Scholar ）资助，赴美国印第安纳大学种植中心及美学修复创新中心进行种植和修复的高级研修；也曾多次赴美国、欧洲、亚洲等地的牙学院学习。近年来，一直从事种植及美学相关的临床科研与教育工作并担任多个知名种植系统的国际及国内资深讲师。

主编《美学区单颗牙种植修复 ABCD 原则》《美学区即刻种植9个关键三角》《黏性骨块临床基础及应用》，参编《中国口腔数字化——从临床技术到病例精选》，主译《磨牙区即刻种植精要》，参译《美学修复材料选择与技术(第3版)》。

主持多项国家级、省部级基金项目，以第一作者或通讯作者身份发表 SCI 论文26篇，其余 SCI 和中文论文20余篇。曾多次在全国各类病例大赛中获奖。荣获全国口腔医学院校青年教师授课技能大赛一等奖、武汉大学口腔医院青年教师授课技能大赛第一名、全国修复学会最佳论文奖、教育部博士研究生学术新人奖等多项荣誉。

参译

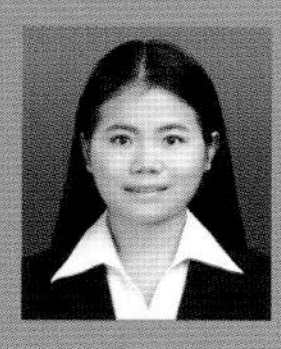

黄　敏

南昌大学附属口腔医院颞颌关节科，口腔修复学硕士。江西省口腔医学会口腔医学教育专业委员会委员兼秘书，江西省口腔医学会口腔美学专业委员会常务委员。主译《零骨丧失种植理念》等专著2部，参译专著4部。参与发明专利2项。

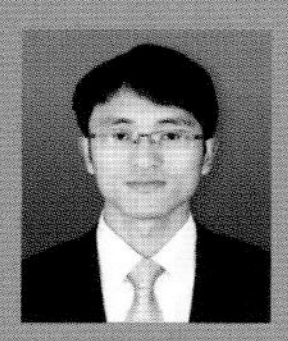

曾永发

南昌大学附属口腔医院综合急诊科，主治医师、口腔修复学博士。江西省口腔医学会全科口腔医学专业委员会常务委员。

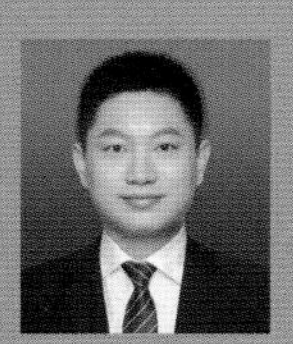

章福保

南昌市第一医院口腔科，博士，副主任医师。江西省口腔医学会秘书；江西省口腔医学会口腔种植专业委员会常务委员；江西省口腔医学会颞下颌关节病及𬌗学专业委员会常务委员。获国家发明专利1项、实用新型专利2项。

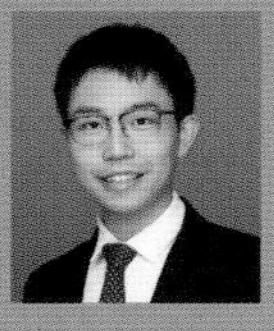

任　杰

重庆医科大学附属第一医院口腔科，主治医师、口腔医学博士。日本东北大学牙学院访问学者。重庆市口腔医学会口腔种植专业委员会委员。主编《翼上颌种植实战精要》，参译《零骨丧失种植理念》等专著。

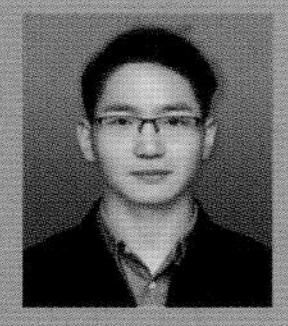

吴兴胜

南昌大学附属口腔医院颞颌关节科，口腔修复学硕士。江西省口腔医学会颞下颌关节病及𬌗学专业委员会委员兼秘书。

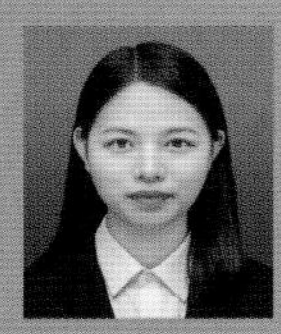

湛　圳

南昌大学附属口腔医院颞颌关节科，口腔修复学硕士。江西省口腔医学会颞下颌关节病及𬌗学专业委员会委员，江西省口腔医学会口腔美学专业委员会委员。

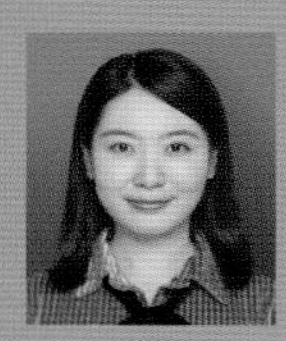

裴　婧

南昌大学附属口腔医院病理科，副主任医师、口腔医学硕士。中华口腔医学会口腔病理学专业委员会委员；江西省整合医学会病理学分会委员，江西省整合医学会免疫学分会委员。

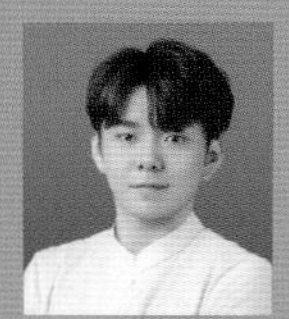

吴鸿昭

武汉大学口腔医学修复学硕士。中华口腔医学会会员。第七届CSED口腔美学优秀临床病例展评50强。

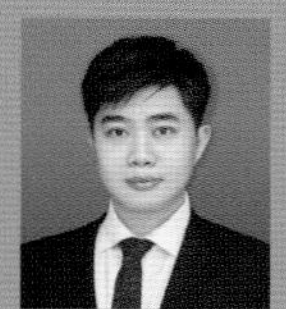

王　焜

武宁言信口腔诊所，主治医师、口腔修复学硕士。中华口腔医学会口腔种植专业委员会会员。

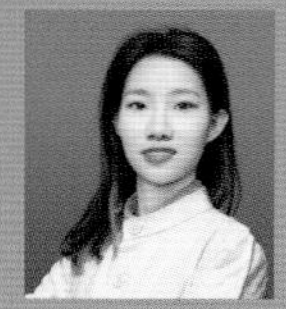

宋文娟

武汉大学口腔医学修复学硕士。中华口腔医学会会员。第八届CSED口腔美学优秀临床病例展评50强。

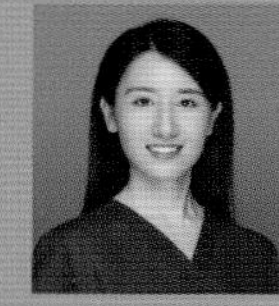

贾淑清

武汉大学口腔医学修复学硕士。中华口腔医学会会员。在核心期刊上发表论文1篇。获实用新型专利1项。

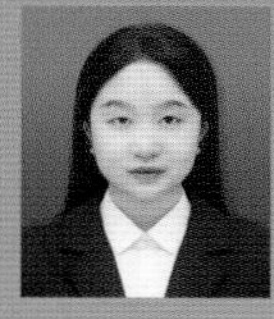

颜　眩

广西医科大学口腔医学修复学硕士。中华口腔医学会会员。发表SCI收录论文3篇，其中以第一作者身份发表论文1篇。

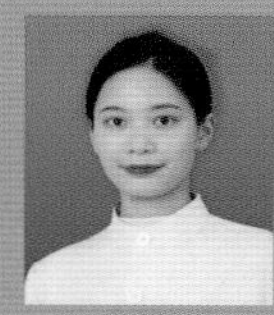

贺志肖

武汉大学口腔医学修复学硕士。中华口腔医学会会员。

中文版前言 Preface

在口腔种植学这一高度专业化的领域，知识与技术的不断进步为临床实践带来了前所未有的机遇。本书是一部全面深入探讨固定种植修复策略和技术的专著，Todd R. Schoenbaum教授凭借其丰富的临床经验和严谨的学术研究，为读者呈现了一本极具价值的参考书。

本书以深入浅出的方式，为读者详细地、分步骤地呈现了种植修复阶段的规范操作指南。从基础的种植体解剖学原则到复杂的患者管理考量，从精细的印模技术到精准的修复体制作流程，每一环节都经过了作者的精心编排并进行了详细阐述。值得一提的是，书中不仅包含了大量的图表、图解相关临床操作指南，还附加了大量的二维码，读者通过扫描即可方便地观看视频演示，帮助更好地理解和掌握种植修复过程中的规范技术与技巧。这些内容不仅能够帮助临床医生预防和处理问题，更能提升他们的专业素养和临床决策能力。

作为本书的主译之一，我想将本书推荐给所有口腔医学专业人士、研究生以及对种植修复学感兴趣的读者。无论你是刚刚踏入这一领域的新手，还是已经拥有丰富经验的资深医生，或许都能从本书中获得宝贵的知识和灵感。翻译过程中，团队秉持严谨的态度，力求准确传达原意，同时保持语言的流畅性和易读性。在此，我要感谢撒悦老师对全书翻译的细致指导，以及整个翻译团队的辛勤工作和无私奉献，才让本书的中文版得以呈现。

最后，我要感谢Todd R.Schoenbaum教授为我们带来这本优秀的著作，他的专业精神和对知识传播的热情，值得我们每一个人学习和尊敬。让我们一起期待本书能够在口腔种植修复领域发挥出更大的影响力，造福更多的患者。

张林

2024年8月

序言 Foreword

口腔种植已成为现代牙科临床实践的重要组成部分。无论是私人执业牙科医师还是在学术界，都必须熟悉这一专业性极强的牙科领域，包括种植外科和修复方面。本书介绍了经典的和现代发展中的修复原则与技术，不管是种植新手还是经验丰富的医生，这都将有助于你的日常种植临床工作。

固定种植修复是大多数种植患者的诉求和期望。为了使患者的固定修复体获得长期临床成功，医生必须从制订治疗计划开始就贯彻多学科的诊疗理念，直到最终修复体的戴入及后期维护。本书中有许多宝贵的临床经验，在口腔种植的日常临床实践中你一定会发现它们的价值。

Peter K. Moy
诺保科（Nobel Biocare）口腔种植外科学主席
美国加利福尼亚大学洛杉矶牙学院口腔颌面外科学临床教授

前言 Preface

我的初衷是希望本书成为你在为牙列缺损患者进行固定种植修复治疗临床实践中的重要参考资料。本书内容基于现有的最佳证据，提供了口腔种植修复工作流程和策略的关键要点。你能在书中找到涉及种植修复各个方面的简要指导和操作清单，许多技术过程还附有视频演示的二维码。我将以3家主要的种植体制造商为例进行说明：Nobel Biocare公司、Straumann公司和BioHorizons公司。此外，每个部分都包含了与该技术相关的一些特殊考量和说明。

我真诚地希望本书能在你面对种植修复时成为一个良好的向导，以便于你在种植修复的各个阶段简单进行参考。每项手术操作清单都包含在附录中，通过打印或加载到平板上便于在术中参考。扫描二维码以电子方式访问，或者只需从附录中浏览即可。

> "Some of us have great runways already built for us… But if you don't have one, realize it is your responsibility to grab a shovel and build one for yourself and for those who will follow after you."
>
> （"我们中的一些人已经修好了'康庄大道'……但是，如果你没有，请意识到你有责任扛起铁锹，为自己也为后来人，修一条。"）
>
> —— A. Earhart

致谢 Acknowledgments

首先，我要感谢我的妻子Amy，她很了不起，感谢她多年来对我的支持和鼓励。感谢我的父亲，他一直以来都是我个人职业灵感的源泉。向我的同事Peter K. Moy和Sam Alawie（Beverly Hills牙科技工室）致谢，感谢他们在本书合作病例上的辛勤工作和专业建议。向Nobel Biocare公司的John VanDyck、BioHorizons公司的Steve Boggan和Straumann公司的Adam Dorsky致敬，感谢他们为本书提供的设备和器材。还要感谢Quintessence出版社的Leah Huffman、Bryn Grisham、Sue Zubek和Sarah Minor，他们在本书的出版过程中提供了艺术上和专业上的指导。

我要特别感谢David Wagner博士对第2章的贡献，以及他对整本书风格的指导。感谢Faris Khalifa博士在审阅和编辑书稿方面的专业性。感谢Joan Pi-Anfrons博士和Perry Klokkevold博士在第5章中就各自的病例所展现的技巧与合作。在第7章中，感谢Daniel Balaze博士和Marc Hayashi博士分别提供的滑丝中央螺丝与断裂基台的照片。感谢Kiyotaka Shibahara博士特意在辅文第xv页上书写的汉字书法。

感谢许多在世界各地同仁的支持，特别是Kent Knoernschild、Chandur Wadhwani、Luigi Canullo、Xavi Vela、Xavi Rodriguez、Istvan Urban、Henry Takei、Tom Han、Chris Barrett、Young Kim、Jae Jang、Ed Swif、Erik-Jan Muts、Bill Yancey、Hazem Torki、Richard Stevenson、Paul Child、Justin Moody、Scott Keith、Bach Le、Hooman Zerenkelk、Homa Zadeh、Dwayne Karateew、Sonia Leziy、Brahm Miller、Nader Salib、Ed McLaren、Reuben Kim、Panos Papaspyridakos、Joseph Kan、Jean Wu、Gary Solnit、Mark Exler、Tota Shimizu、Tara Aghaloo、Yuki Minami、Senichi Suzuki、Dan Cullum、Michael Block、Alireza Moshaverinia、Tomas Linkevicius、Alessandro Pozzi、Steve Sadowski、Harald Heymann、Tomas Dodson、Amir Aalam、Alina Krivitsky、Darryl Burke、David Guichet、Barry Levin、Ernesto Lee、

Michael Whang、Ryan Tse、Frank Higginbottom、Jef Brucia、Gordon Christensen、Jacinthe Paquette、Steve Snow、Baldwin Marchack、Pat Allen、Cary Goldstein、Damon Adams、Sotirios Tetradis、Eddie Hewlett、Mathew Kattadiyil、Craig Misch、Ming-Che Wu、Mo Kang、Phil Melnick和Bob Margeas，还有Larry Wolinsky院长、Paul Krebsbach院长、No-He Park院长和Carol Lefebvre院长。

最后，我想说无论是过去、现在还是未来，我永远感谢我的学生，我从你们身上学到了很多。你们激励我每天更加努力，我喜欢看你们一天天进步。你们未来可期，相信一定不会让我失望！

本书阅读指南 How to Use This Text

本书旨在为你完成种植修复时提供方法和技术上的指导。为确保你快速上手，建议你从辅文开始阅读，这有助于理解后续章节中提供的细节。本书章节结构的设计使你能够便捷查找到你将要操作的临床步骤，并获得规范化的操作指南。每一章都提供了选择适当规程或修复体的指导，解释了操作程序的基本原理，并提供了详细的步骤，以及特殊考虑和潜在的并发症。本文中所有建议都尽可能基于现有最佳科学证据的，如果你想更深入地研究某个主题的理论基础和相关内容，在每章的末尾都会列出一些参考书目和补充阅读作为额外的推荐。

书中有如图所示的二维码，用你的手机或平板电脑扫描，可观看相应章节的操作技术视频。

本书末尾的附录中列出了所有手术操作清单。操作时可以浏览这些清单，以确保每个操作规范、正确。我希望这些能对你的临床工作有所帮助。

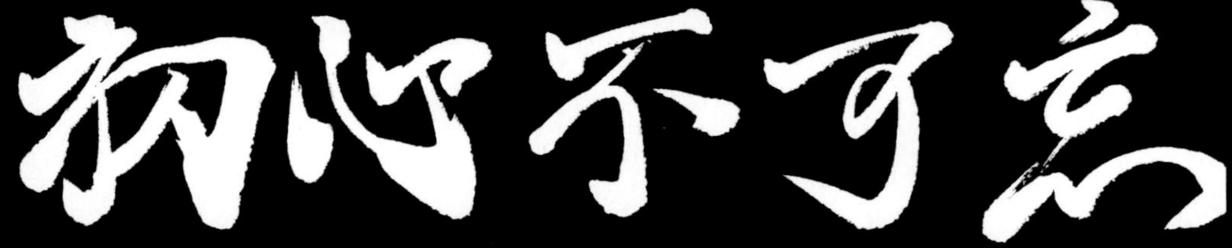

Shoshin wasuru beka razu

永远牢记“初心”——在钻研某一学科时，哪怕是处于高级学习阶段，也要秉持

目录 Contents

当你在本书中看到二维码时，表示可以通过扫描二维码观看相关视频，在附录中你可以浏览手术操作清单。

01

口腔种植修复中的基本原则

Principles of Dental Implant Prosthetics

种植修复的结构剖析

外科阶段

种植体

种植体实际上就是植入骨内的钛制螺丝。几乎所有现代种植体都具备螺纹设计，以方便植入到扩孔钻预备的特定形状种植窝洞内。在预备种植窝洞时，窝洞的具体形状和大小需要与拟使用的种植体相匹配。当下使用的几乎所有种植体都遵循类似的内连接设计，以便于基台或是修复体可以通过基台螺丝与种植体紧密相连。

一段式手术方案和两段式手术方案

两段式手术方案是指在种植体植入后，在种植体上安放覆盖螺丝，缝合后使种植体被埋植于软组织下方进行无干扰的愈合。在种植体完成骨结合之后，需要进行二期手术暴露种植体，同时将覆盖螺丝更换为愈合基台或是临时修复体。

与两段式手术方案所对应的是一段式手术方案，它指的是种植体植入同时在种植体平台上安装愈合基台或是临时修复体，随即将软组织围绕基台进行缝合。愈合基台或是临时修复体将一直保持于口内，直到骨结合完成后更换为永久修复体。

覆盖螺丝

覆盖螺丝是一个带有螺纹的微小组件，用于封闭种植体的修复通道。在种植手术时将覆盖螺丝安放于种植体上，防止软组织长入种植体内部的修复体连接区域。它用于两段式手术方案中，即种植体在整个骨结合过程中都埋植在软组织下方。在二期手术中移除覆盖螺丝，以便安放愈合基台或是临时修复体。

愈合基台

愈合基台同样是一个小型组件，常在种植体植入时或种植体完成骨结合后由手术医生将其连接在种植体上。在一段式手术方案里，种植体没有被覆盖，从而允许愈合基台周围的软组织愈合。愈合基台的作用是在种植体骨结合后维持种植体修复平台的穿龈通道。当愈合基台被移除时，种植体的连接区域随即被暴露出来。尽管目前有不同形状、不同材料所制作的愈合基台，最常见的还是钛制的柱状愈合基台。移除愈合基台往往意味着修复阶段的开始。

修复平台

修复平台指的是种植体头部与基台直接相连的部分。不同公司的种植体修复平台尺寸各不相同。不同的修复平台可以用数值、字母、颜色或相应的组合来进行标识。当修复医生要进行种植体上部修复时，必须明确种植体的厂家、系统以及修复平台的信息。不要将修复平台尺寸与种植体直径相混淆，因为它们通常都不一样；另外，还有一些种植系统为相同直径的种植体提供了不同尺寸的上部修复平台。

连接区域

现代种植体的连接区域几乎都位于种植体内部（内连接）。不同种植系统的内连接区域形状可能各不相同，如六角形、八角形、花键形、星形、叶状等。尽管形状各异，但它们都有着相同的临床意义，即可以防止上部修复体插入种植体后再发生相对的旋转运动，这对于单颗牙的种植修复至关重要。而对于多颗种植体的夹板式连接修复，这一设计则在很大程度上来说是不必要的。在夹板式连接修复中，该抗旋区域通常被避开。此外，内连接区域还有助于增强种植体和修复组件连接处的密合性。

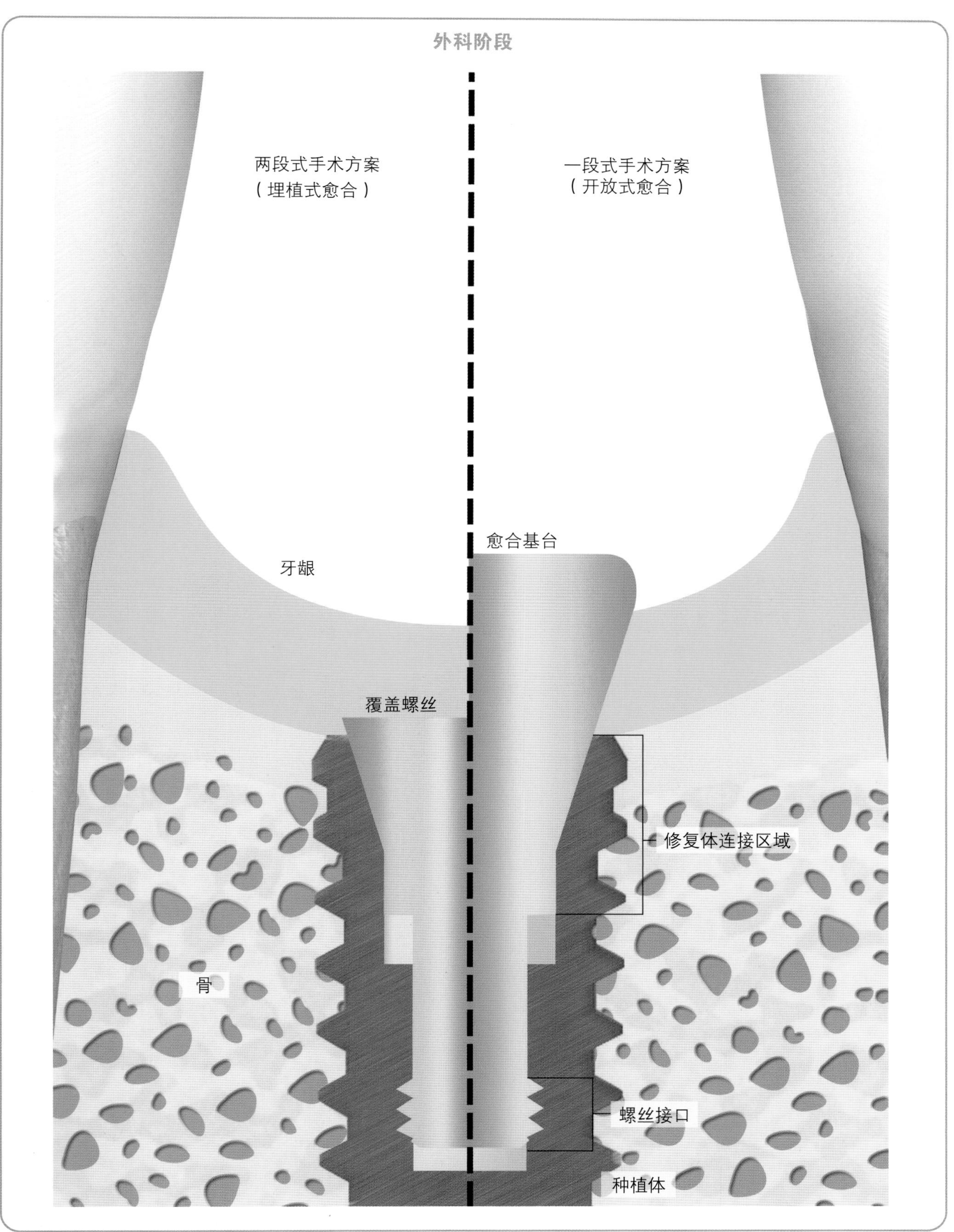
外科阶段
两段式手术方案
（埋植式愈合）
一段式手术方案
（开放式愈合）
愈合基台
牙龈
覆盖螺丝
修复体连接区域
骨
螺丝接口
种植体

螺丝接口

在种植体内连接区域的根方，有一个圆柱形螺纹区域，用以帮助各种上部组件牢固地连接到种植体上。该区域的螺纹设计取决于种植体的品牌、类型和尺寸。因此，相应的螺丝是无法通用或相互替换的。

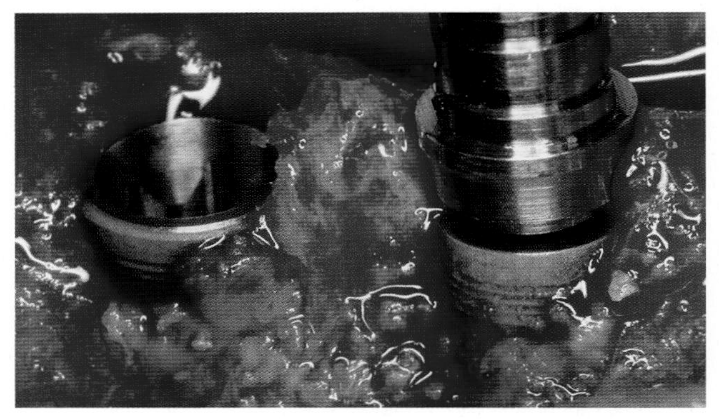

印模阶段

印模杆（或称印模桩）

印模杆指的是在制取种植体印模时连接在种植体上方的组件。其作用是将种植体的精确位置（x轴、y轴、z轴；倾斜度和旋转度）准确转移到研究模型。印模杆应该与所使用的种植体平台相对应。不同的印模杆具有不同的形状、尺寸、设计以及用途。它们通常分为3类：开窗式印模杆、闭窗式印模杆以及数字化扫描杆。

开窗式印模杆在模型制取过程中将嵌入印模材料内。之前，这种印模方式也被称为“pickup印模”，然而由于这个词的意义模棱两可，目前已经不再使用。开窗式印模杆具有显著的固位结构和一根长螺丝杆，通过旋松这一长螺丝杆可以使印模杆和印模材料一起同种植体分开。之所以被称为“开窗式印模杆”，是因为制取印模的托盘必须调磨出一个开口，以便当托盘在口内就位时，螺丝杆可以从此开口穿出。

闭窗式印模杆在模型制取完成后将与印模材料分离。以前，这也被称为“转移型印模”。在整个印模过程中，闭窗式印模杆一直连接于种植体上方，只有当取出印模材料后才能被移除。闭窗式印模杆通常为锥形设计，没有很强的固位力，并且不需要调磨印模托盘。

数字化扫描杆具有各种设计及固位机制。在进行口内扫描（数字化印模）时，将数字化扫描杆连接到种植体上，从而将种植体位置、厂家、连接类型和平台尺寸的详细信息传递给技工室，以便制作修复体。

除了上述介绍之外，还有其他类型的印模杆（扫描杆），这些内容将在第4章详细讨论。

就位

在种植体修复中，就位是指基台或固定修复体与种植体之间的连接。

夹板式连接

当需要修复2颗或多颗相邻种植体时，其上部修复体可以选择独立的单冠形式，也可以选择制作一个一段式修复体进行整体修复。如果将种植体连接在一起进行整体修复，这就称为“夹板式连接”设计。这种设计与固定桥相类似，可以包含也可以不包含桥体。对相邻种植体来说，选择单冠修复或是夹板式连接取决于许多因素，包括：种植体连接设计、局部骨量、骨密度、种植体长度、种植体平台直径、咬合力大小、美学、患者的个人偏好、口腔卫生情况等。夹板式连接的优点和缺点在第5章中进行了详细说明。此外，在印模制取阶段，也可以将印模杆进行夹板式连接。相关的原理和技术细节也将在第5章进行阐释。

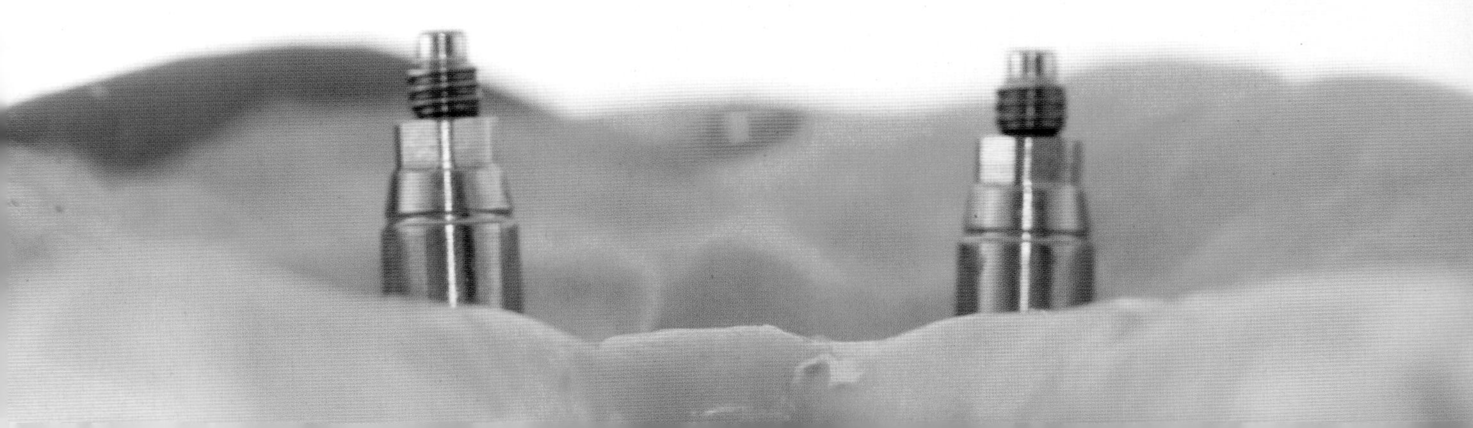

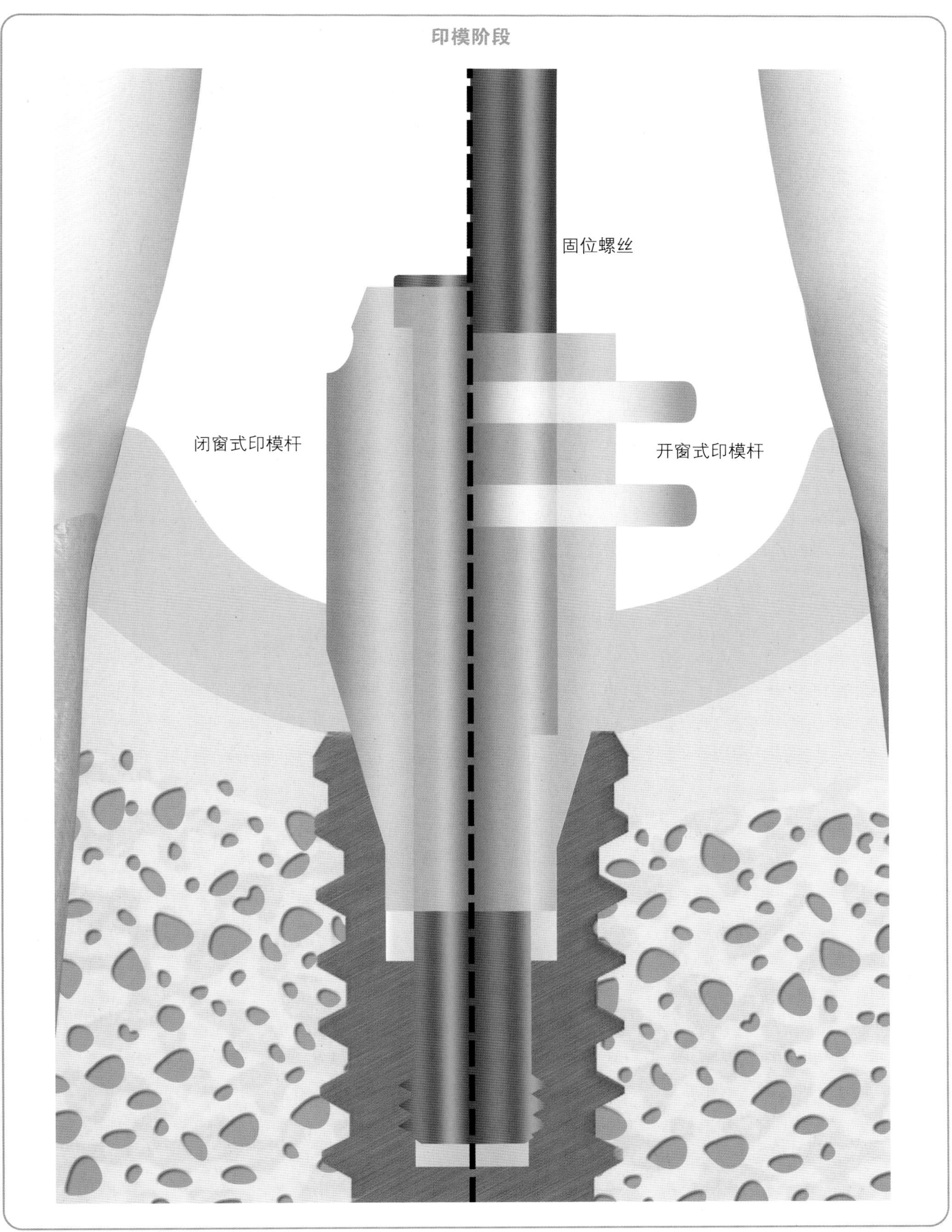
印模阶段
固位螺丝
闭窗式印模杆
开窗式印模杆

修复阶段

修复体（固定修复体/单冠/固定桥）

种植修复中的单冠或固定桥通常统称为固定局部义齿（FDP）。它指的是种植修复系统中的龈上部分。在大多数情况下，修复体仅仅用于替代缺失的牙齿；然而，很大的修复体或是用于严重软硬组织缺损区域的修复体可能需要在设计中包含人工牙龈，正如下图所展示的一样。修复体可以通过各种方式固定于种植体上，而其中最常见的则是螺丝固位和粘接固位。

在早期设计中，螺丝固位的固定修复体是由长石质陶瓷熔覆于铸造的金合金支架制作而成（这种可铸的金合金支架通常称为UCLA基台）。最近出现了一种混合式的（或称可旋拧的）修复体设计。在该设计中，固定修复体在加工过程中会预留螺丝孔通道，随后修复体在技工室被粘接到基台上。因此，这是一种螺丝固位的粘接修复设计（假螺丝固位）。当下已经有很多修复体的加工方式和材料可供选择，并且还在不断发展中。种植治疗中的修复体和基台的常用材料包括钛、氧化锆、烤瓷熔附金属（Porcelain Fused to Metal, PFM）、二硅酸锂，以及上述两种或多种材料的组合。

基台

基台是一种安装在种植体上用于支持上部牙冠或者固定桥的修复组件（基台往往通过基台螺丝与种植体连接）。在一些修复设计中，基台和牙冠（或固定桥）作为一个整体进行加工制作，随后整个组件由基台螺丝固定在种植体上。而在其他一些情况下，修复体是粘接于基台上的，粘接过程可以在技工室完成也可以在患者口内完成。制作基台的常用材料包括钛、氧化锆和一些其他的可铸合金。

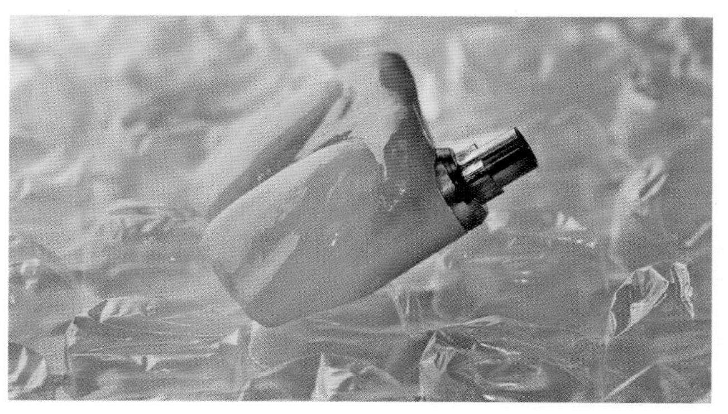

基台螺丝

在种植修复中，基台螺丝通常指穿过基台内部并将其固定于种植体上的螺丝组件。尽管不完全一致，但大多数基台螺丝的推荐扭矩均为30 ~ 35Ncm。而这一参数与所使用的种植系统、平台尺寸以及修复体类型密切相关。在任何情况下，不论是临床医生抑或是加工技师都不能随意更换基台螺丝。

螺丝通道

螺丝通道是基台或修复体中的一个中空部分，基台螺丝穿过其中，而螺丝刀也可以通过该通道对基台螺丝进行拧紧或拧松。

预载荷

基台螺丝的作用是将基台或者上部修复体牢固地固定在种植体上。基台螺丝在不断地拧紧过程中，螺丝实际上是被拉伸了。在特定的扭矩值下，基台螺丝就像一根被拉伸的弹簧，从而产生了一个强大的力量将基台“拉进”种植体。这种拉力即被称为预载荷。适当的预载荷对于种植体与基台之间的良好连接至关重要。

扭矩

在种植修复中，扭矩指的是施加在螺丝上的旋转力。对固定于种植体上部的任何部件（包括愈合基台、印模柱、最终修复体）都需要施加正确的扭矩，以确保理想的就位、降低螺丝松动的概率，并且同时也要防止过大的扭矩超过材料和设计所能承受的物理极限。

螺丝刀

螺丝刀是一种带有螺丝刀头的小器械，其可以精确地插入螺丝中，从而拧紧或松开螺丝。在种植修复中，有各种类型、各种尺寸的螺丝刀。因此临床医生在选用螺丝刀时必须非常认真谨慎。使用不正确的螺丝刀可能会造成螺丝头的损坏或滑丝，而这两种情况

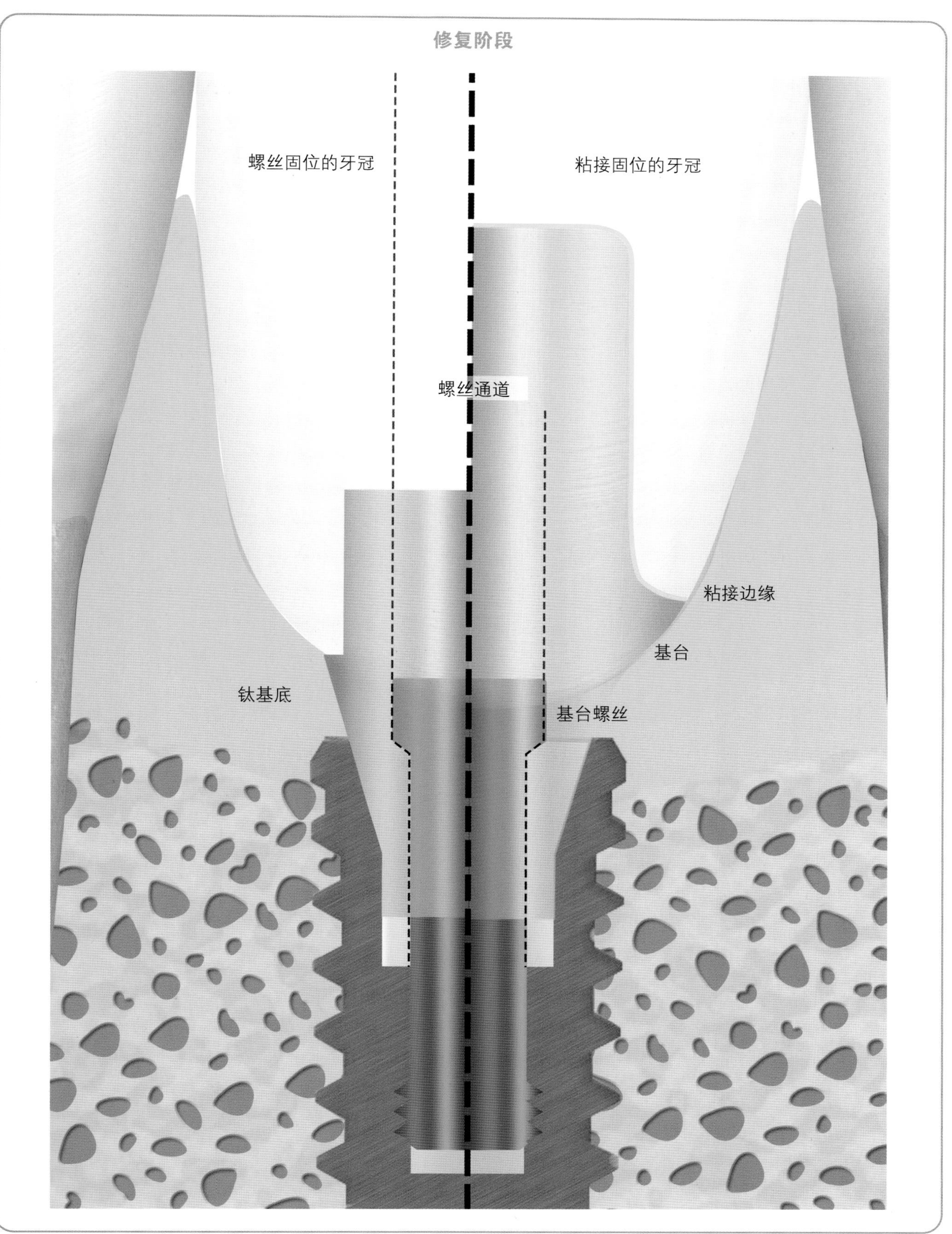
修复阶段
螺丝固位的牙冠
粘接固位的牙冠
螺丝通道
粘接边缘
基台
钛基底
基台螺丝

解决起来都十分麻烦。种植体厂家会提供各种长度的螺丝刀。对于特定的临床情况来说，合适的螺丝刀必须足够长，以便能够与螺丝头紧密啮合，但同时螺丝刀也不能过长，以防对颌牙的干扰。大多数螺丝刀可以手动松/紧螺丝，然后安装到扭矩扳手上进行最终拧紧。然而，也有螺丝刀只能手动操作或者只能用扭矩扳手操作。

种植体特征

不同种植体具有不同的形状、尺寸和设计。现代种植体绝大多数都是螺纹设计，上部的修复组件通过基台螺丝固定到种植体上。下一页显示了不同种植厂家的种植体和与之所对应的替代体。替代体是技工室制作种植体上部修复体时，安放在石膏模型内代替口内种植体的一个技工组件。替代体的内连接设计与植入患者口内的种植体完全一致。大多数种植体厂家通过颜色对这些组件进行编码，用以区分不同的种植体设计和平台直径。因此，不同的替代体之间不能够相互替换。

种植体直径并非种植体平台直径

对于一些种植系统来说，每颗种植体的直径都只对应一个匹配的平台直径。然而，越来越多的种植系统为不同直径的种植体提供相同的平台直径。以下以BioHorizons种植体为例，虽然种植体的直径各不相同，但都具有相同的平台直径，如平台上的颜色标识所示。因此，修复医生不仅需要知道种植体的直径，还需要知道种植体修复平台的尺寸。

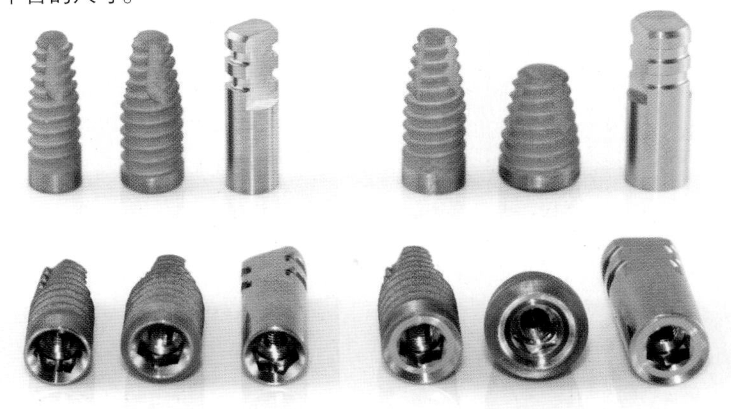

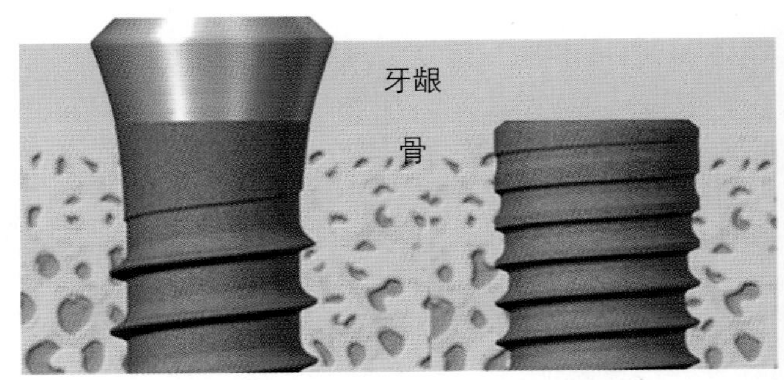

不同的种植体厂家往往使用不同的特定术语来标识种植系统和平台直径。例如，Nobel种植体使用NP、RP以及WP来代表不同的平台直径，其中NP代表窄径（粉色）；RP代表标准径（黄色）；WP代表宽径（蓝色）。而“cc”代表的该种植体属于锥形连接系统。BioHorizons种植体直接使用具体数值来区分不同的平台直径：3.5mm平台（黄色）、4.5mm平台（绿色）、5.7mm平台（蓝色）。需要注意的是，平台直径不代表种植体直径，切忌将平台直径与种植体直径相混淆。Straumann公司的骨水平种植体使用NC（黄色）代表窄径的十字锁合连接；使用RC（紫色）代表标准径的十字锁合连接。对于软组织水平种植体，Straumann公司软组织水平种植体使用RN代表标准径，使用WN代表宽径。

目前临床上使用的大多数种植体都是**骨水平**设计，在植入时，该类种植体顶端可以平齐或略低于牙槽嵴顶放置。这种设计有助于简化操作，因为牙槽嵴顶很少在颊腭侧或近远中各个方向都是完全平坦的。此外，一些种植体厂家也提供**软组织水平**的种植体，这类种植体在植入后，种植体颈部位于牙龈缘附近，上部修复组件与种植体也在这个位置进行连接。软组织水平种植体有助于将修复体边缘远离骨嵴顶，但它同时也使修复医生无法改变修复体龈缘位置或穿龈轮廓形态。

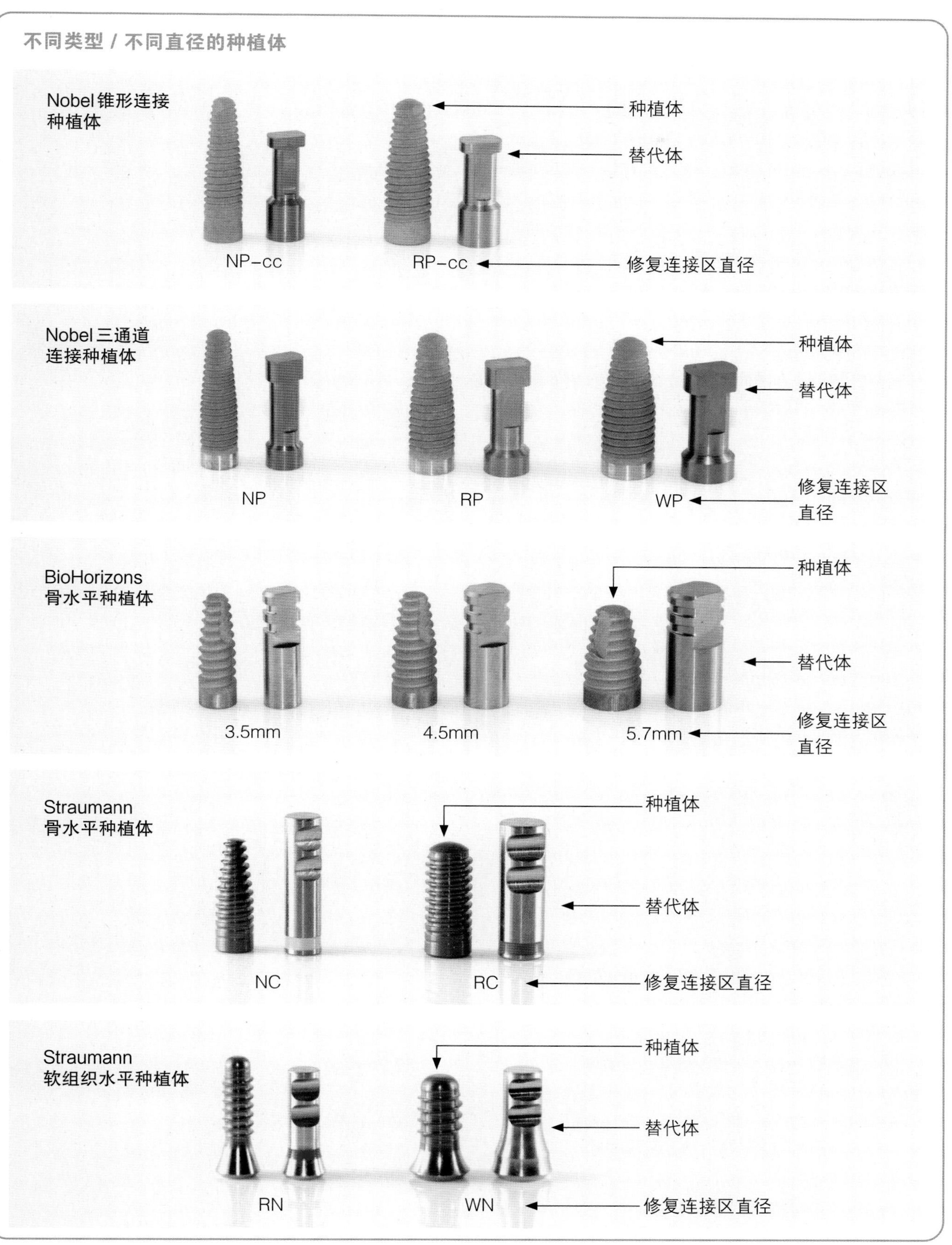
不同类型 / 不同直径的种植体
Nobel锥形连接种植体
种植体
替代体
NP-cc
RP-cc
修复连接区直径
Nobel三通道连接种植体
种植体
替代体
NP
RP
WP
修复连接区直径
BioHorizons骨水平种植体
种植体
替代体
3.5mm
4.5mm
5.7mm
修复连接区直径
Straumann骨水平种植体
种植体
替代体
NC
RC
修复连接区直径
Straumann软组织水平种植体
种植体
替代体
RN
WN
修复连接区直径

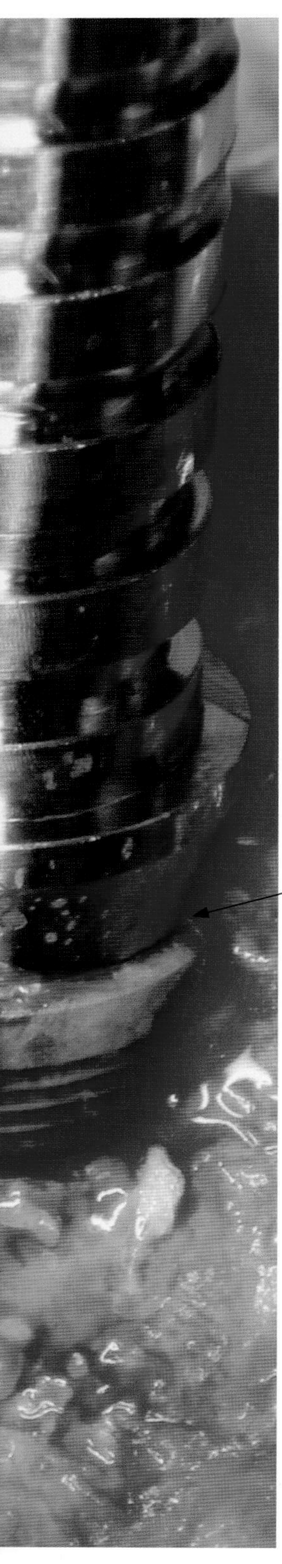

种植体的连接区域

种植体的连接区域形态（即六角形、三叶形等）是种植体的关键设计特征。其主要作用是防止基台或上部修复体与种植体之间发生相对旋转运动，通过使用种植体内部的一些几何特征来实现这一目标。正如后面几页所展示的那样，不同的种植体厂家采用不同的形状来实现这一目标。

该连接区域还可以增强基台和种植体在关键连接位置的稳定性。这一关键连接位置我们称为种植体-基台界面（IAJ），其起到了防止或减少口腔菌群通过微渗漏进入种植体内部的作用。为了实现上述目的，种植体连接区域在常规使用中通过抗旋结构和斜面形态来抵抗循环应力下基台与种植体之间的微移动。如若没有这样的连接结构，那么所有的咬合应力都将由脆弱的基台螺丝承担。事实上，口内的咬合应力极大，若没有连接区域支持传递咬合力，基台螺丝很容易发生折断。而这正是比较老旧的种植体设计和螺丝材料的常见并发症。

当将基台螺丝拧紧到特定的扭矩值时，基台螺丝会被轻度拉伸，并像拉开的弹簧一样将基台“拉进”种植体，并确保其在拉力下的良好就位。如前所述，该工程学原理称为预载荷。基台和种植体间在IAJ处的封闭性对于维持修复系统的稳定以及种植体周软硬组织的健康至关重要。而这一封闭性表现在IAJ位置。

大多数现代种植体在设计IAJ时使用某种角度的锥形设计，用以增强封闭性能。尽管都被称为莫氏锥度，但很少有种植体厂家严格遵循莫氏锥度的各分类（锥度都在1.5° 左右）。其原因在于虽然莫氏锥度可以提供非常稳固和紧密的封闭，但它同样也会使基台和种植体之间的拆卸变得十分困难。

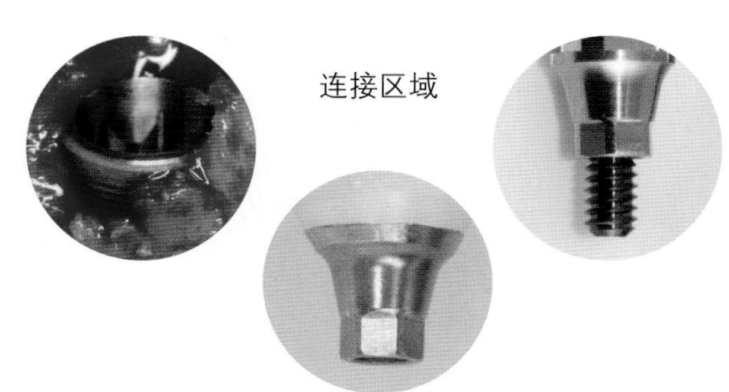

IAJ

锥形连接

连接区域

不同种植体的连接区域形态

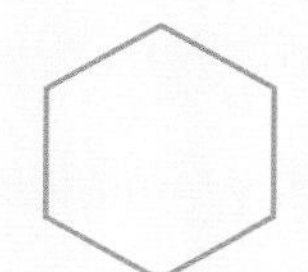
内锥 12° 六角形连接

Nobel锥形连接种植体

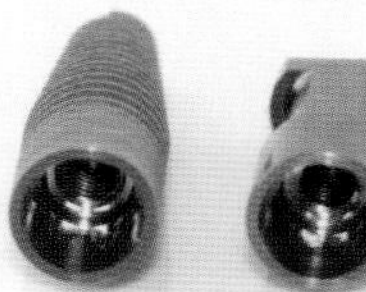
NP-cc

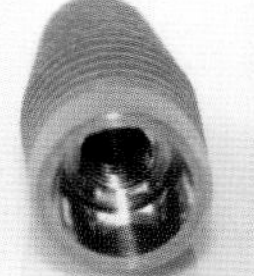
RP-cc

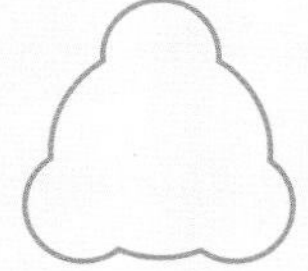
端端对接 三叶形连接

Nobel三通道连接种植体

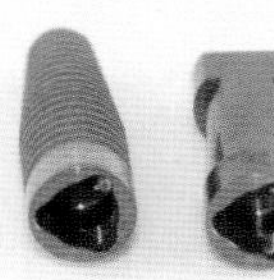
NP

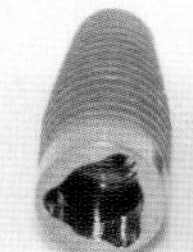
RP

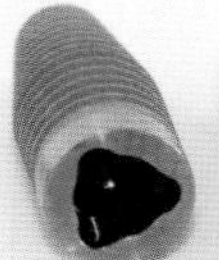
WP

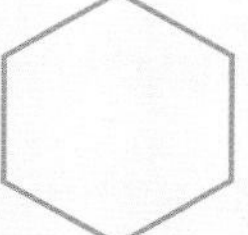
锥 45° 内六角形连接

BioHorizons骨水平种植体

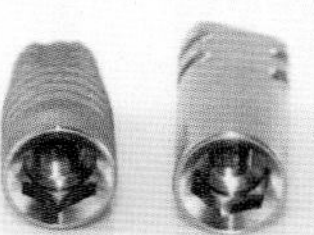
3.5mm

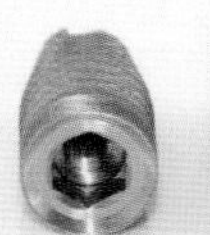
4.5mm

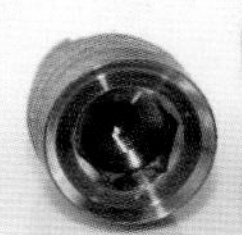
5.7mm

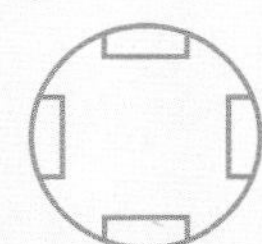
内锥 15° 十字锁合连接

Straumann骨水平种植体

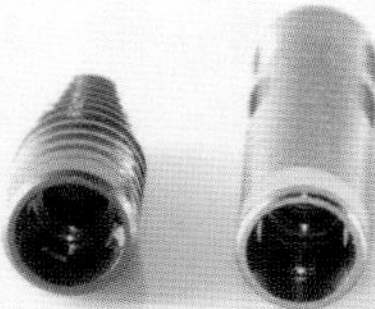
NC

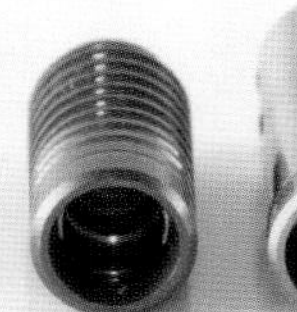
RC

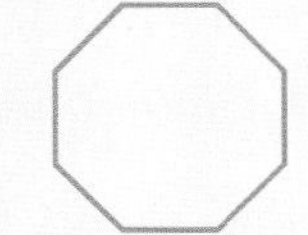
锥 8° 内八角形连接

Straumann软组织水平种植体

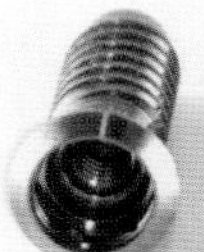
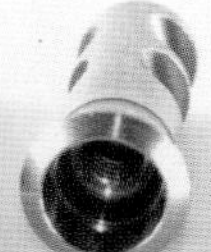
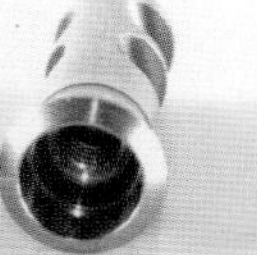
RN

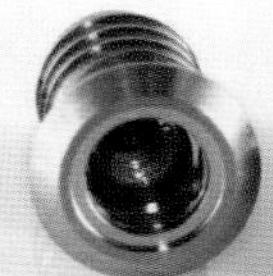
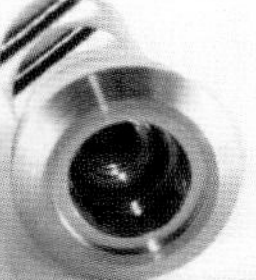
WN

不同种植体的连接区域形态

Straumann软组织水平种植体	Straumann骨水平种植体	BioHorizons骨水平种植体	Nobel三通道连接种植体	Nobel锥形连接种植体
外斜的IAJ	内锥的IAJ	内斜的IAJ	平肩对接的IAJ	内锥的IAJ
八角形连接 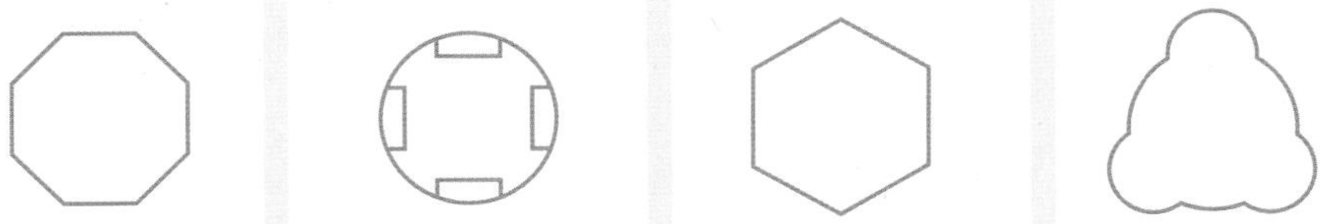	十字锁合连接	六角形连接	三叶形连接	六角形连接
内锥8° 斜面肩台45° 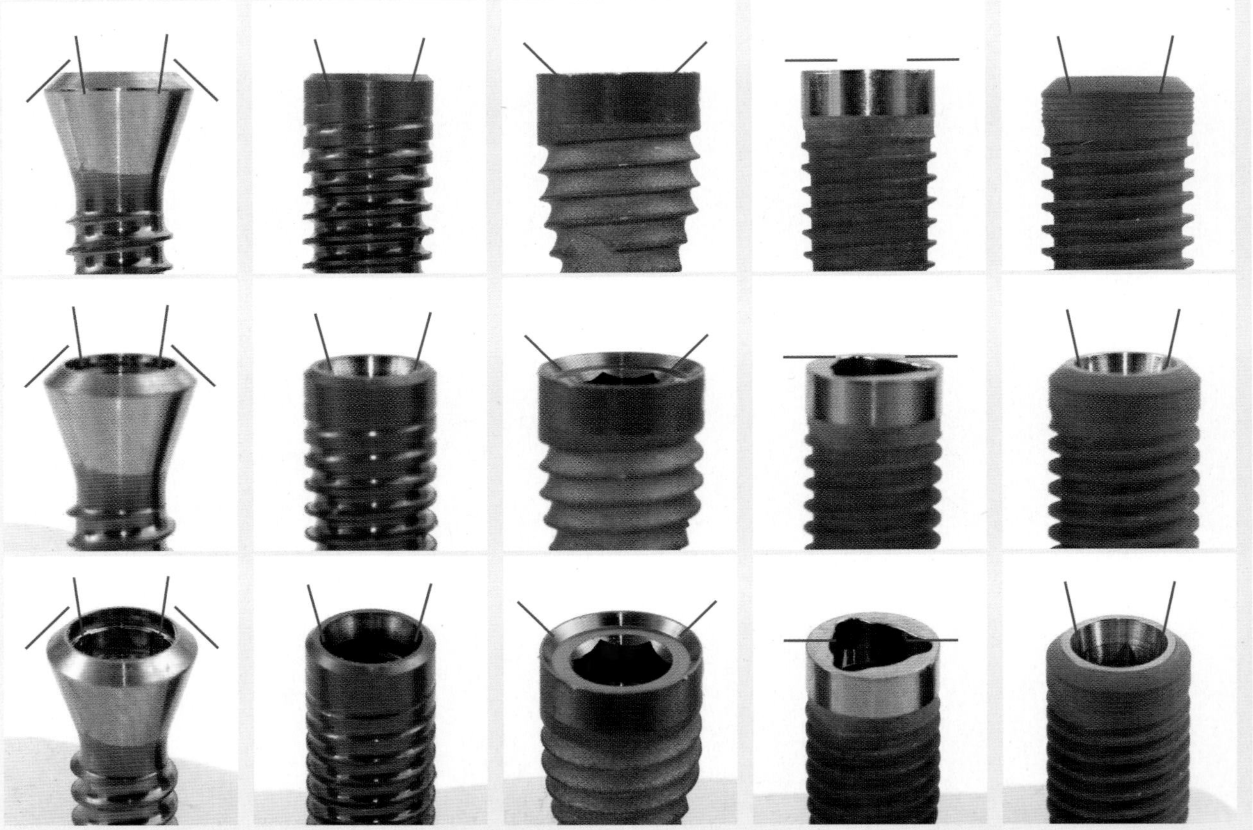	内锥15°	内斜肩台45°	端端对接	内锥12°

种植体－基台界面（IAJ）*

Straumann软组织水平种植体	Straumann骨水平种植体	BioHorizons骨水平种植体	Nobel三通道连接种植体	Nobel锥形连接种植体
IAJ位于骨组织上方	平台转移	可选择的平台转移	平直的IAJ	平台转移

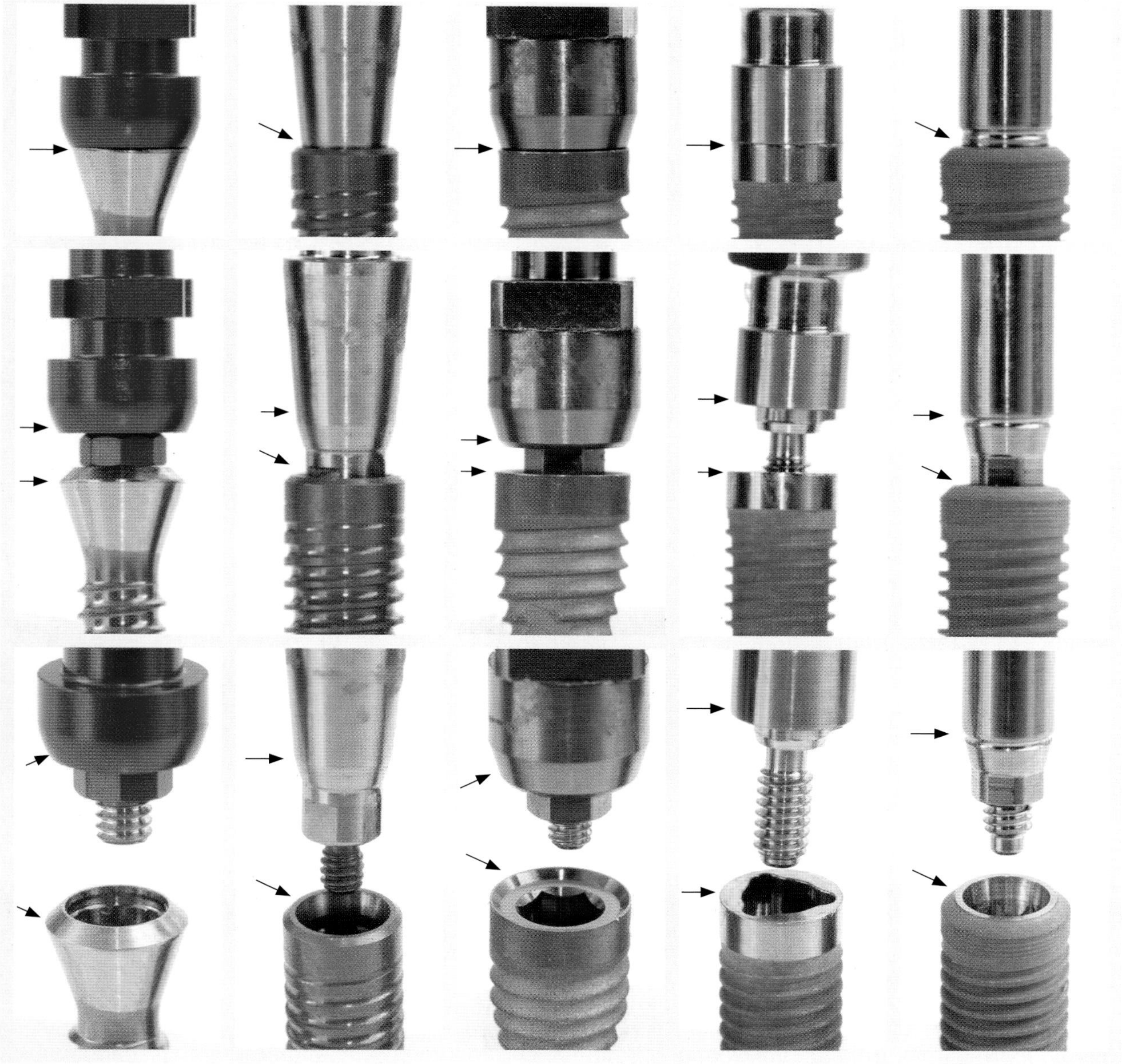

*箭头示种植体－基台界面（IAJ）

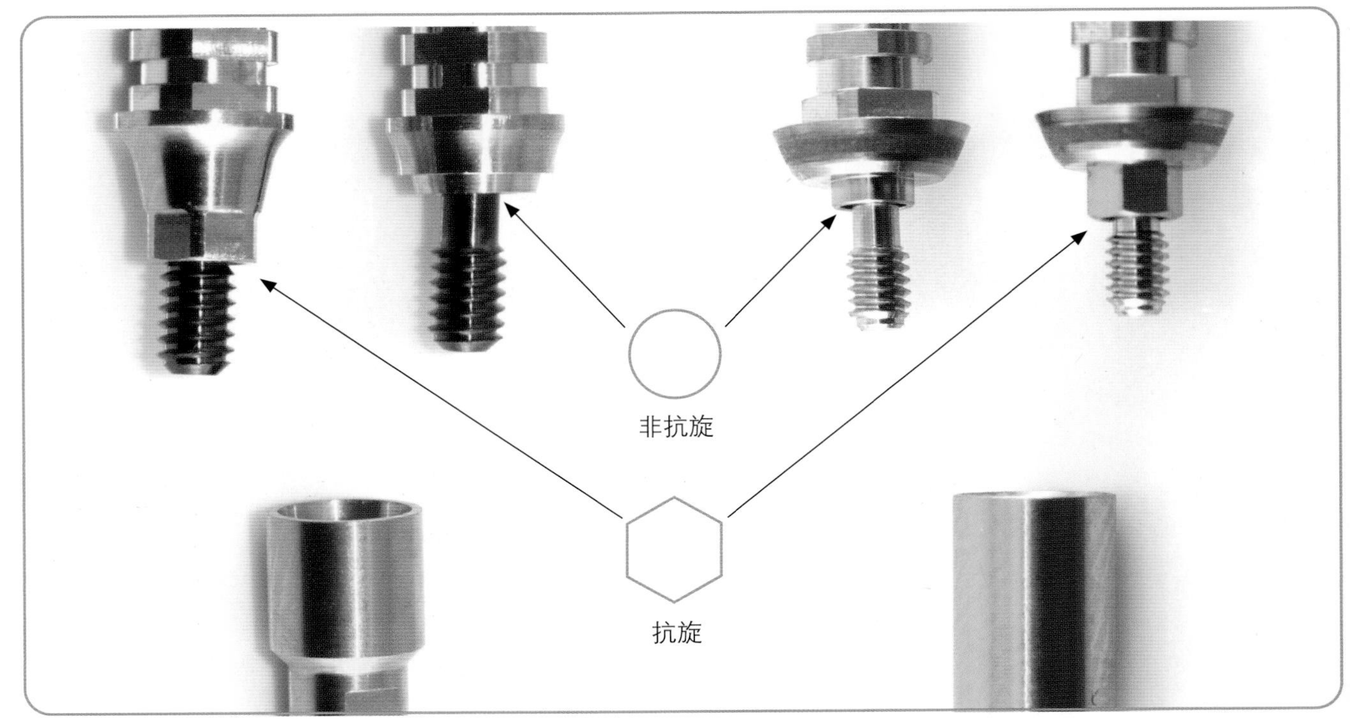

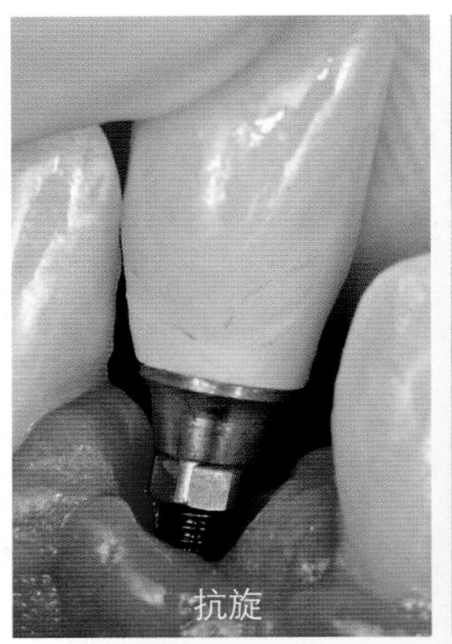

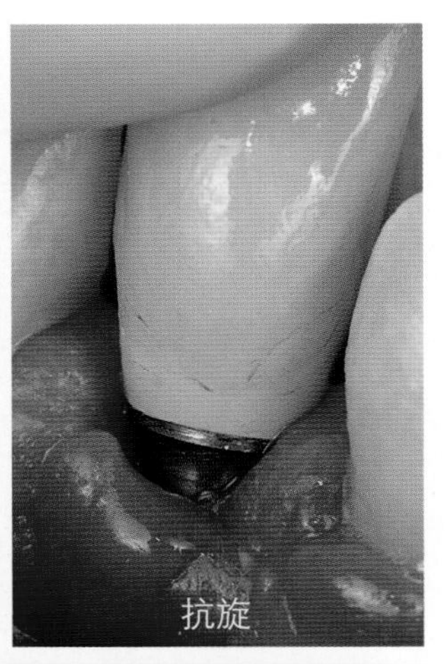

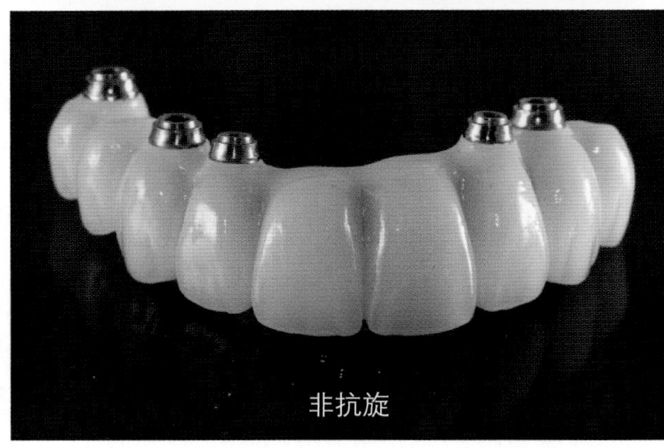

抗旋与非抗旋

正如之前所提到的，种植体内存在一个内连接区域用于安装基台。在这个连接区域中存在一些特征性的抗旋结构（如六角形、凸角、花键形、十字形等）。修复单颗种植体时，其上部修复组件需要与该抗旋结构接合以对抗其可能出现的旋转，因此需要选择使用带有抗旋结构的修复组件。相反，固定桥不需要借助种植体内部的抗旋转结构对抗旋转，因此可以使用非抗旋的修复组件。根据特定的种植系统和修复体设计，抗旋和非抗旋组件的使用存在一些差异。单颗种植体的修复只能使用抗旋的修复组件，不管是在印模阶段还是在最终修复阶段。而对于由2颗或3颗种植体支持的短跨度种植固定桥，使用一个带有抗旋结构的基台可能有利于修复系统的长期稳定性（称为“半抗旋的固定桥”）。对于由4颗或者更多数量的种植体支撑的种植固定桥，应全部使用非抗旋的修复组件。一些种植厂家不提供非抗旋的印模柱和基台，因此在大跨度的种植修复中可能需要对相应的组件进行调改。需要注意的是，不能对IAJ进行任何调改，以免破坏种植体在IJA处的封闭。

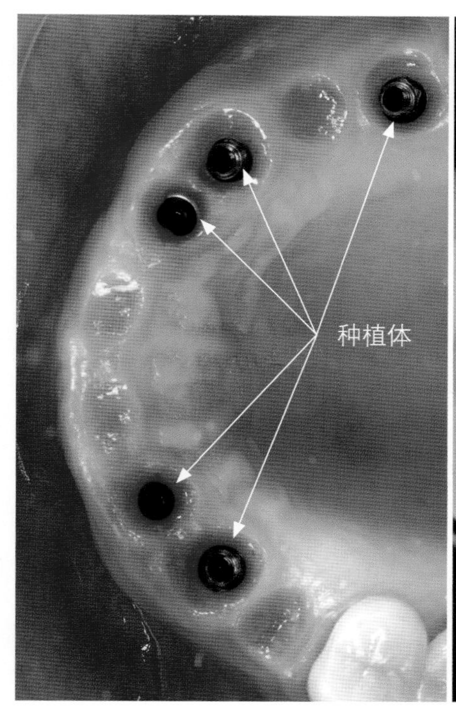

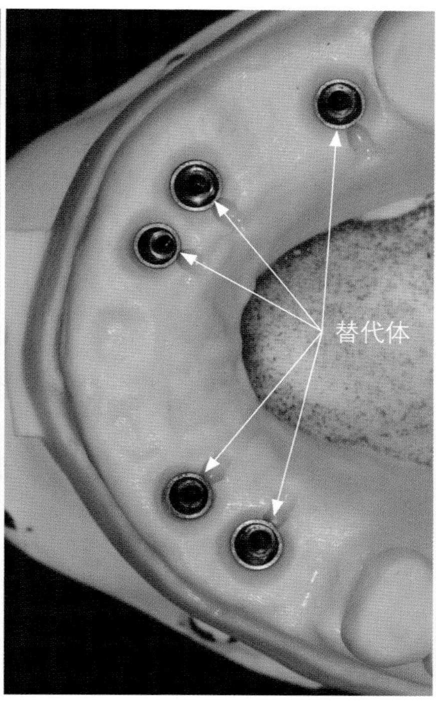

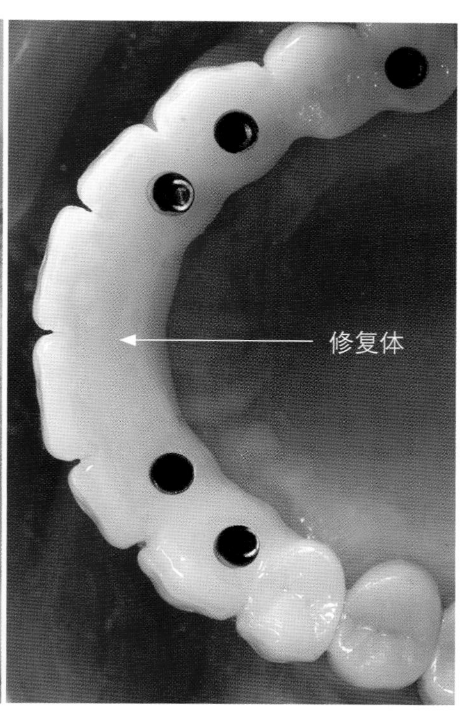

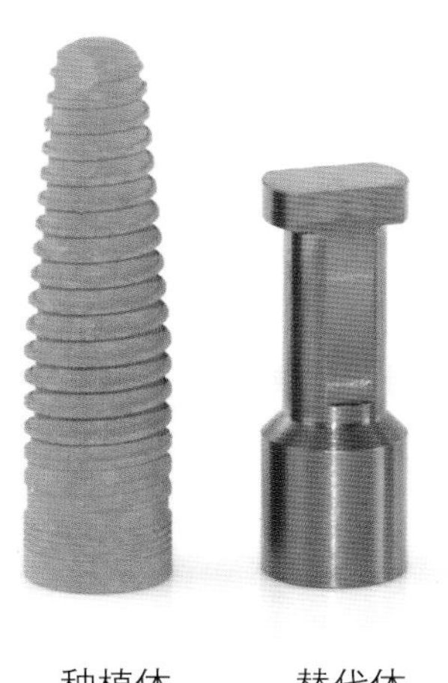

种植体　　替代体

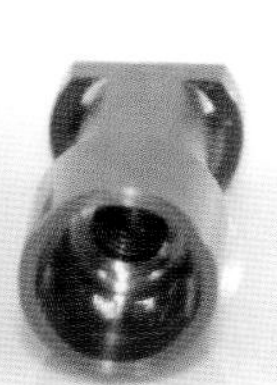

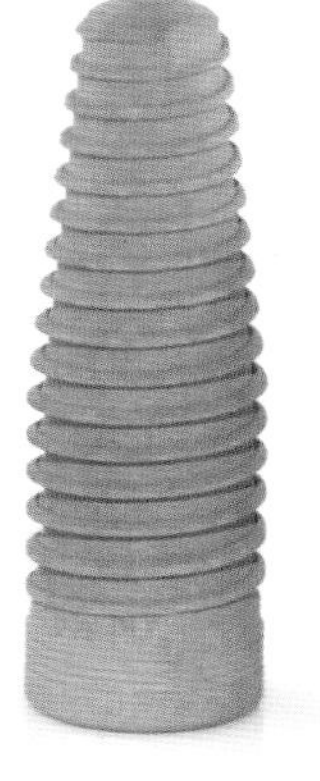

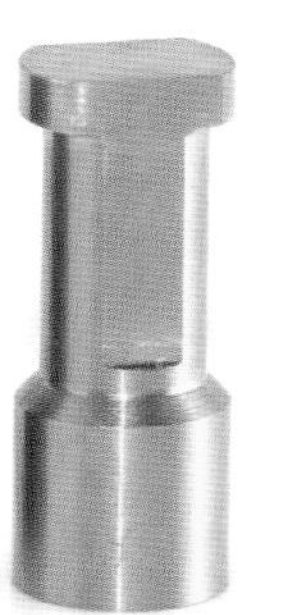

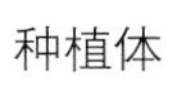

种植体　　替代体

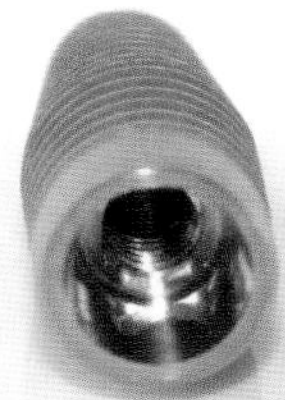

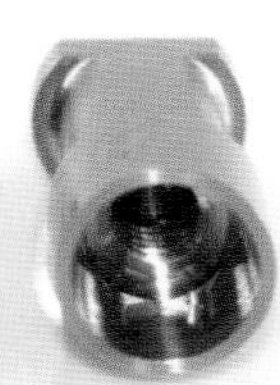

种植替代体（复制体）

种植替代体是在技工室制作上部修复体时代替种植体的部件。它通常呈现为圆柱体外形，并且带有特别的标识，用以表明所对应的种植系统或是连接区域直径。在修复体加工过程中，替代体将由技师嵌入石膏模型(或打印的树脂模型）中，从而起到代替种植体的作用。因此，替代体需要与患者口内的种植系统、连接方式和平台直径相匹配。

重复使用替代体是一个很常见的现象，但在使用前应在高倍放大镜下对其进行仔细评估，以确保它们没有出现任何变形或损坏。重复使用已经损坏的替代体将导致修复体的被动就位出现问题。此外，在病例完成后，最好将加工的模型保留较长时间，再将模型进行销毁取出替代体。

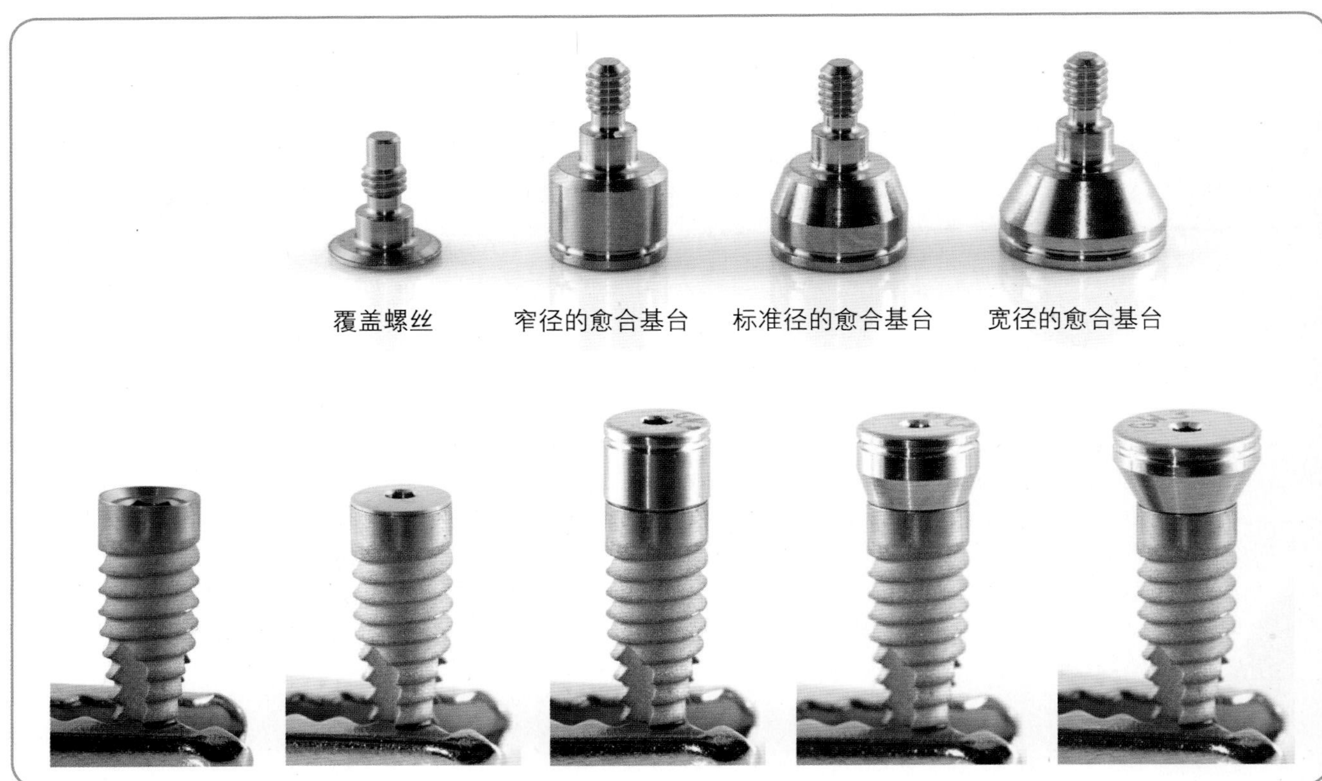

愈合基台和覆盖螺丝

愈合基台有不同的高度和直径可供选择。在选择的过程中，愈合基台需要与所使用的种植系统和平台直径相对应。通常来说，愈合基台的颜色通常与对应的种植体平台颜色相一致。愈合基台的高度取决于软组织厚度以及对颌牙列的情况，理想的愈合基台高度应该能够穿过软组织但同时也要避免干扰对颌牙。愈合基台直径的选择在一定程度上取决于临床医生的判断和修复的具体牙位。使用较宽的愈合基台所成型软组织形态更接近于体积较大的牙齿（如磨牙），而使用较窄的愈合基台则有利于增加种植体周围软组织的体积。对于美学要求很高的区域，个性化的愈合基台或临时修复体可能更具优势。

外科医生在种植体植入时也可能会选择使用覆盖螺丝来代替愈合基台（如下图所示）。覆盖螺丝通常是扁平状的，其目的是用于封闭种植体，并允许移植物材料或软组织瓣完成一期的创口关闭。在种植体植入同时使用愈合基台或临时修复体被称为一段式手术方案，而使用覆盖螺丝被称为两段式手术方案。当在一期手术中使用覆盖螺丝封闭种植体时，则还需要待种植体骨结合后再次暴露种植体，更换为愈合基台。

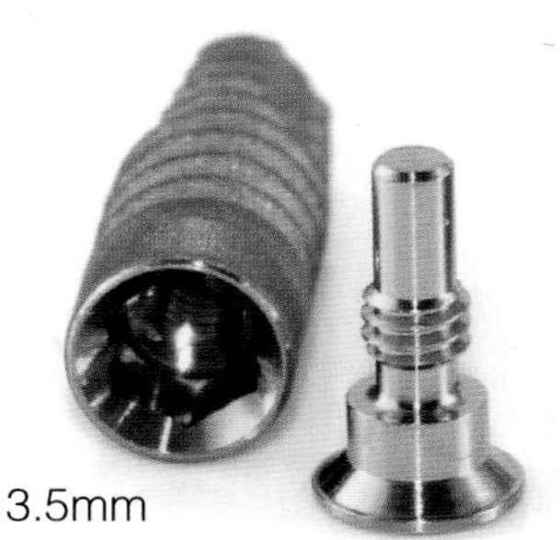

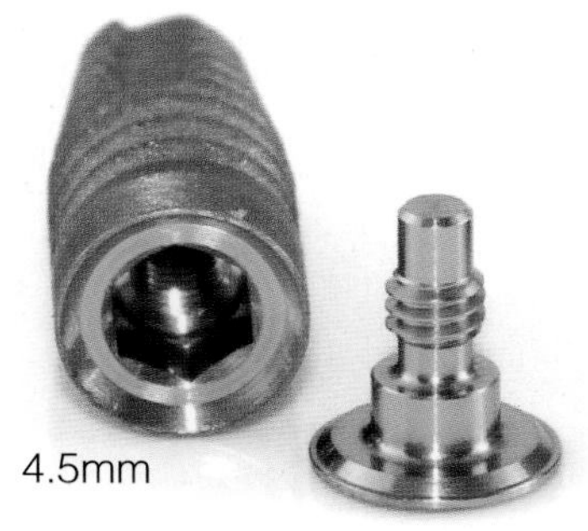

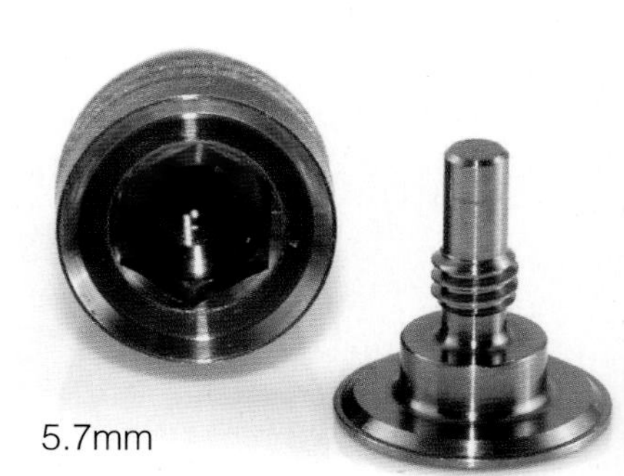

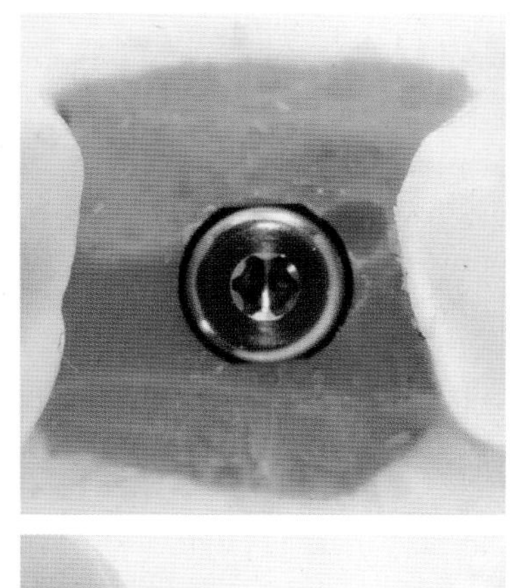

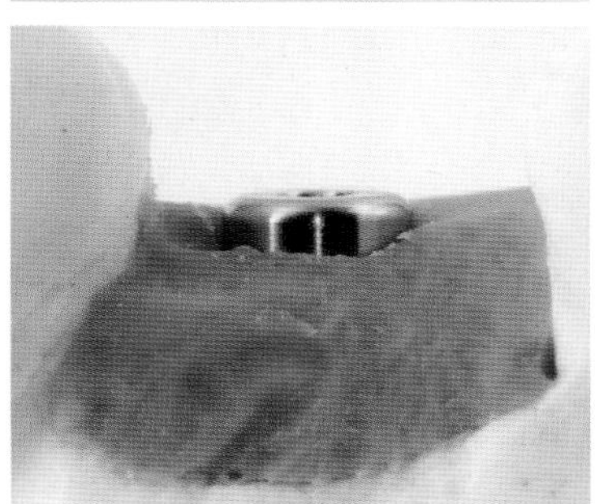

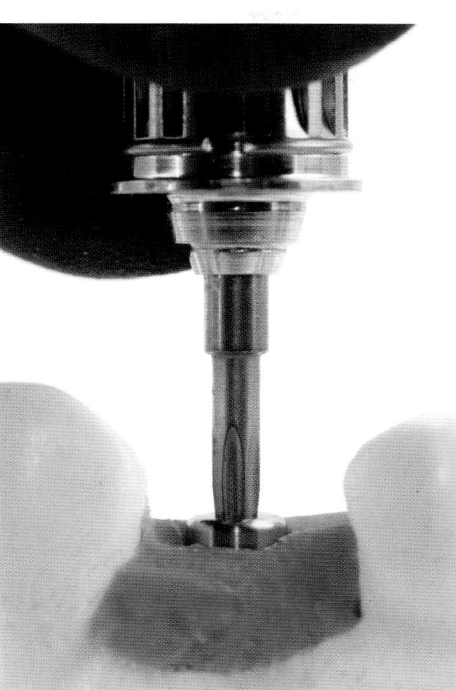

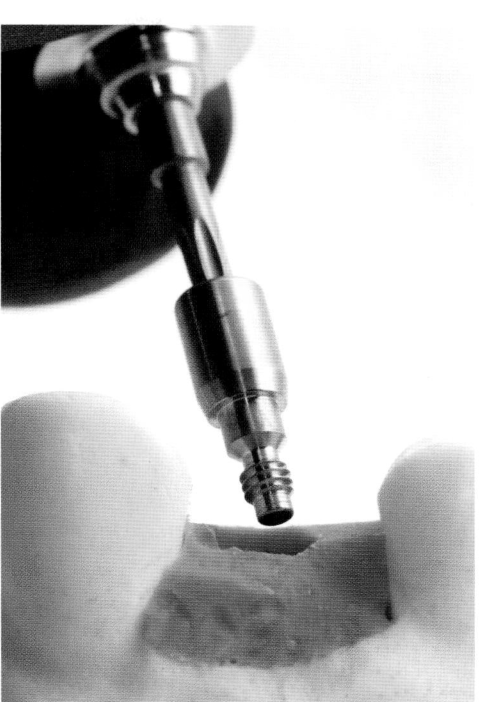

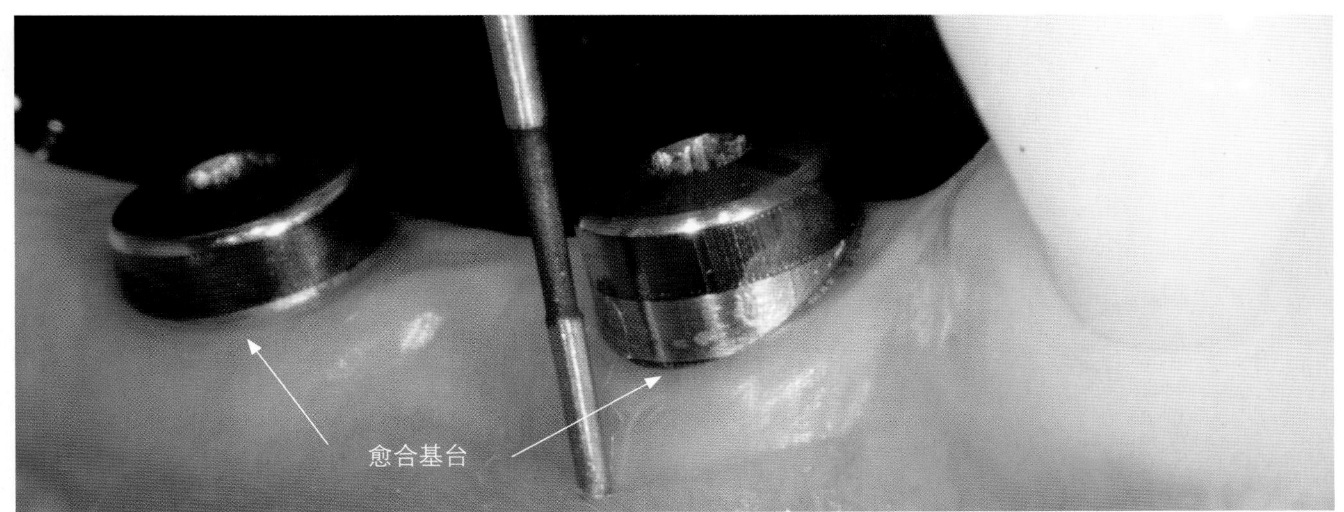
愈合基台

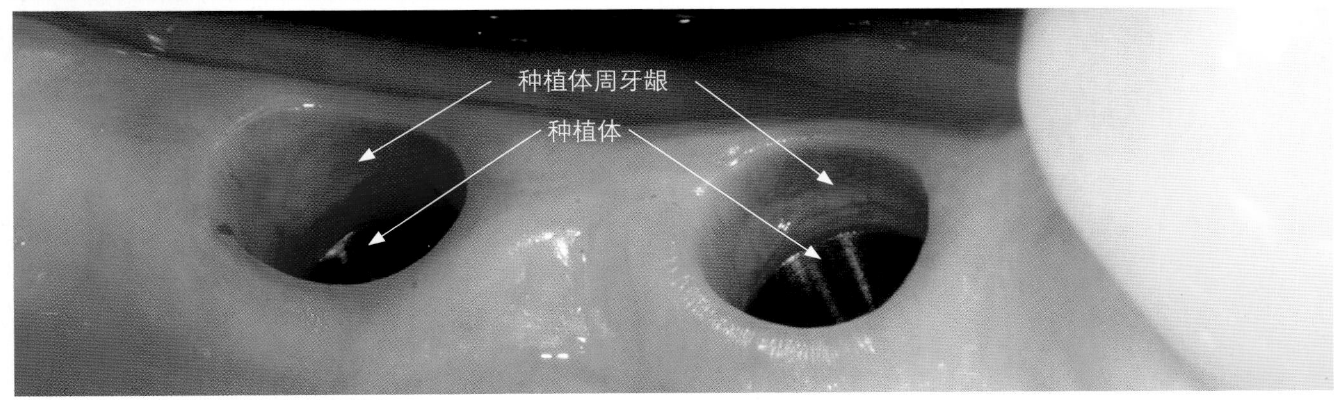
种植体周牙龈
种植体

印模组件

第4章详细描述了种植体印模的具体细节、适应证和使用方法。

开窗式印模杆

之所以被称为开窗式印模杆，是因为需要在种植体所对应的印模托盘咬合面制备一个开口。当托盘在口内就位时，印模杆中的固位螺丝即从这个开口中穿过托盘。当印模材料完全固化后，拧松固位螺丝，此时从患者口内取出被包裹在印模材料中的印模杆。开窗式印模杆有时也称为“pickup”印模杆。一些种植体厂家会提供不同长度的印模杆，以便于口内操作。

开窗式印模杆的主要特征是其长的固位螺丝和羽翼状的外形设计。

闭窗式印模杆

闭窗式印模杆不需要在印模托盘上开孔。当它们被连接到种植体上后，将盛有印模材料的托盘放置就位。待印模材料固化后，托盘从口内取出，此时印模杆仍附着在种植体上，随后再将其取出。闭窗式印模杆有时也称为“转移式”印模杆。一些种植体厂家也提供不同长度的闭窗式印模杆。

闭窗式印模杆的主要特征是光滑的锥状外形设计和其不能伸缩的螺丝。

按压就位式印模杆

与其他印模杆不同，按压就位式印模杆是通过摩擦力而非螺丝固定于种植体上。它们通常由聚醚醚酮（PEEK）的丙烯酸材料或其他塑料制成。尽管这种转移杆很容易放置就位，但它们与种植体之间的连接是被动的而且不够稳定。因此，选择使用这类印模杆时应该非常谨慎。有些按压就位式印模杆是放射学不显影的，因此无法通过放射影像检查其就位状况。如果印模杆放置不当或不慎被器械碰到抑或被患者咬到，就很可能导致最终修复体的就位不良。有些按压就位式印模杆还可以兼做数字化印模的扫描杆。

BioHorizons
种植系统

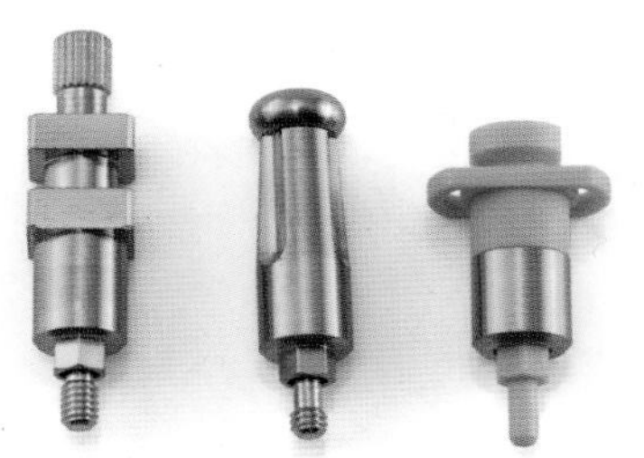

开窗式印模杆　闭窗式印模杆　按压就位式印模杆/扫描杆

Straumann
软组织水平种植体系统

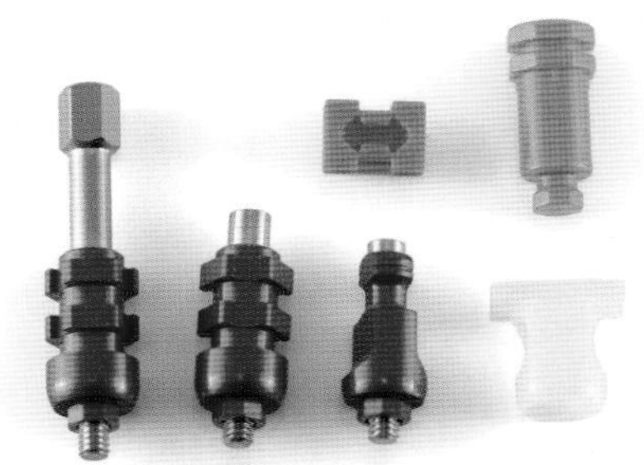

开窗式印模杆　开窗式印模杆　闭窗式印模杆　按压就位式印模杆/扫描杆

Straumann
骨水平种植系统

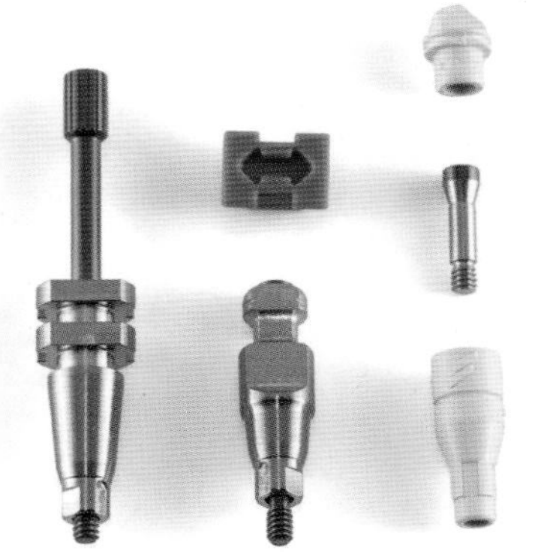

开窗式印模杆　闭窗式印模杆　扫描杆

Nobel
三通道种植系统

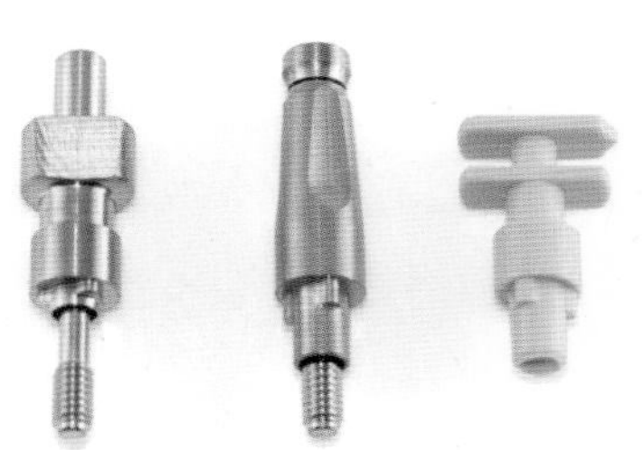

开窗式印模杆　闭窗式印模杆　按压就位式印模杆/扫描杆

数字化扫描杆

数字化扫描杆可用于大多数种植系统和修复平台，并且它们与所使用的种植系统和平台直径是一一对应的。大多数扫描杆都是由PEEK材料或钛所制成的，并且借助螺丝固定于种植体上。有的数字化扫描杆还可以兼做按压就位式印模杆。每当需要使用新的数字化扫描杆或者对新的种植系统进行数字化扫描时，有必要与你的技师进行沟通。因为并非所有加工厂都可以读取所有数字文件。

印模杆连接区直径的选择

与大多数其他修复组件一样，印模杆应该与种植体的修复平台直径和类型相匹配。因此，不同的印模杆之间是不能互换的。大多数种植体厂家会通过颜色对转移杆的连接区直径进行标识，从而与特定直径的种植体平台相匹配。

印模杆长度的选择

不论是开窗式印模杆还是闭窗式印模杆，大多数种植体厂家会提供不同长度的产品可供选择。一般来说，开口受限的患者或位于磨牙区的种植体建议选择较短的印模杆。而在进行前牙区的种植修复时，往往建议使用较长的印模杆。当使用短款的开窗式印模杆进行模型制取时，医生需要注意其中央的固位螺丝不能过短，以免无法从托盘的开口位置穿出。而对于更加复杂的临床情况，个性化托盘往往会更具优势。

印模杆直径的选择

大多数种植体厂家都会提供不同直径的印模杆。为了获得理想的修复体穿龈轮廓，在修复磨牙时往往会选择较宽直径的转移杆。但在拧紧转移杆之前，医生必须充分了解目前种植体上愈合基台的宽度。种植体周的软组织可以在无创的情况下被轻度拉伸，但在安放窄径愈合基台的种植体上直接使用大直径的印模杆往往会让种植体周软组织出现轻度萎缩。

通常，修复医生应该参考预期永久基台的穿龈轮廓形状，选择与之接近的转移杆直径。某些临床病例中，龈缘位置对最终的治疗效果十分关键，此时应当使用临时冠或者个性化的愈合基台对软组织进行塑形，同时也应该使用个性化的印模杆。

Straumann
骨水平种植系统

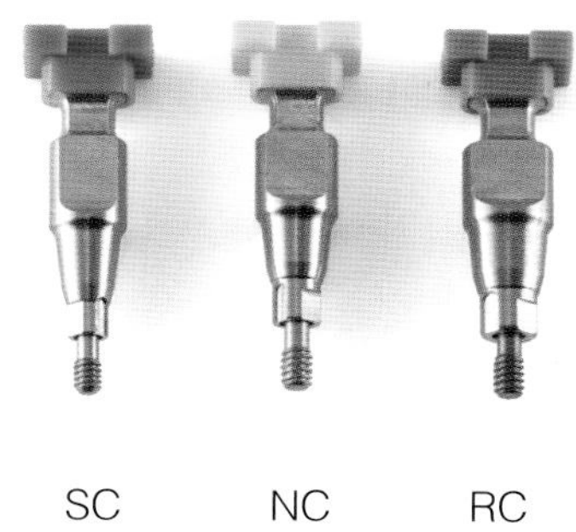

SC　　NC　　RC

Nobel
锥形连接种植系统

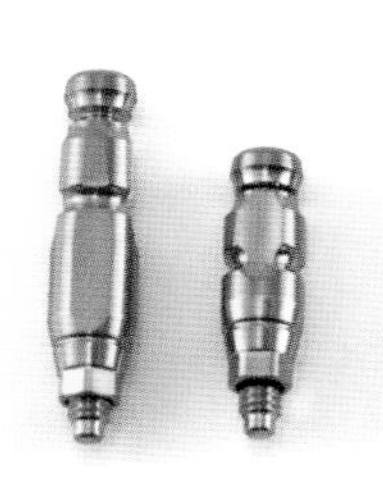

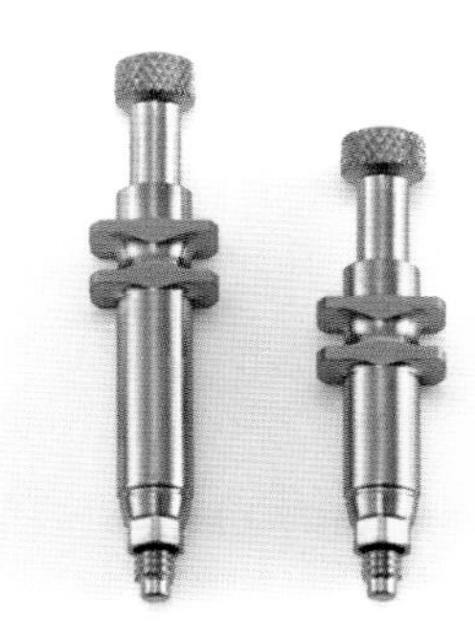

长/闭窗式印模杆　短/闭窗式印模杆　长/开窗式印模杆　短/开窗式印模杆

BioHorizons
种植系统

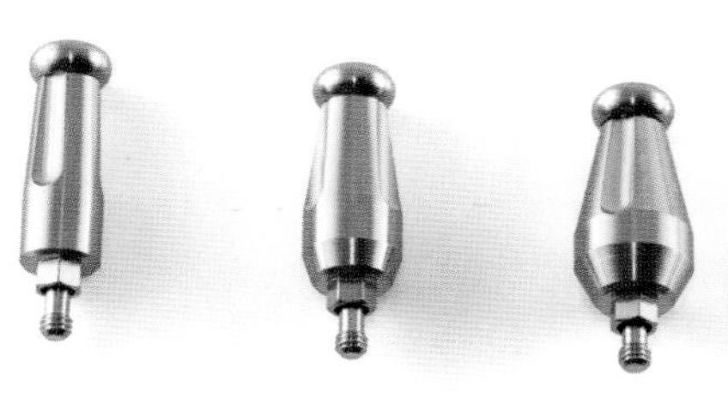

窄径　　标准径　　宽径

熟悉种植系统

在进行上部种植修复之前，修复医生必须掌握拟修复种植体的确切信息。理想情况下，外科医生在进行种植体植入的时候可以将包装盒里的种植体信息通过照片或是复印件的形式发送给修复医生。修复医生从而就能明确种植体的品牌、系统和尺寸等相关信息。在没有上述信息的情况下，修复医生是无法完成上部修复的。如果无法联系到植入种植体的外科医生，修复医生必须尽可能通过其他办法明确种植体的详细信息。尽管富有挑战，但这个工作可以在一些网站的帮助下完成，也可以咨询对种植体熟悉的同事，或者通过关注种植体的社交媒体，抑或是咨询一些种植体厂家的代表。

下一步是便是熟悉拟修复的种植系统。目前，有数百家运营中的种植体厂家，有总数过千的种植体设计。绝大多数种植体间是不可以相互替代的。在可能的情况下，所有的种植配件都应该从种植体厂家处采购，以确保整个系统的精确性并将相关并发症降至最低。通常来说，第三方厂家宣称的“兼容性”并不一定能确保同原厂相同的加工和制造精度。正如所有高度精确的机械化设备一样，最高的精度能确保最少的并发症。这在小而复杂、要求苛刻的种植牙领域尤其如此。

如果这是你第一次尝试修复特定的种植系统，大多数种植体厂家都会提供与其系统相关的视频教程。有些种植体厂家还会派出一些代表，亲自帮助你了解该系统。尽管具体的命名或细节可能略有不同，本文中描述的方法和技术却可适用于大多数现代种植系统。在不了解种植修复步骤的情况下，不要尝试对种植体进行修复。要想获得理想的修复效果，你应该熟悉种植体平台设计、连接界面、印模组件、修复组件，并且选择使用合适螺丝刀、扭矩扳手，明确最终扭矩值以及修复体的类型和材料。

种植修复中的独特挑战

大多数口腔治疗都会用到比较大的手用器械，而牙齿也是牢牢地固定在颌骨上的。相比之下，种植治疗中需要连接在种植体上的各种组件往往都非常小。

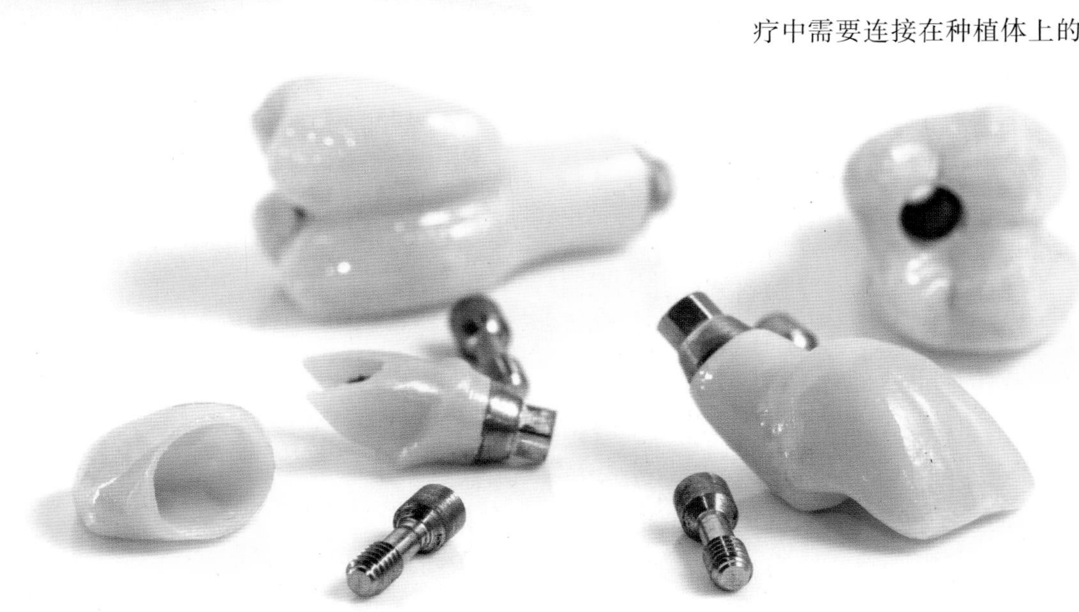

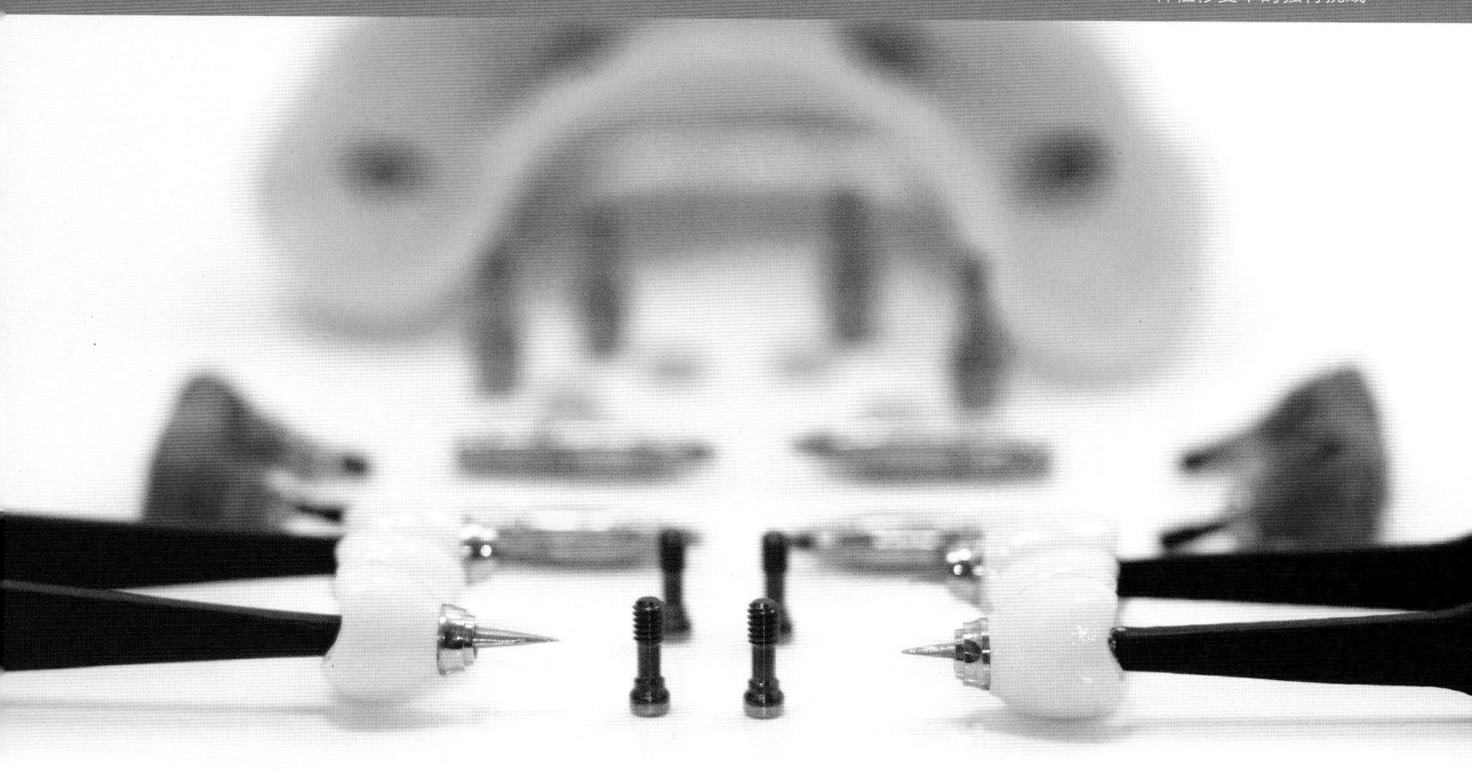

因此，在口内环境中安装这些组件变得更具挑战，而且存在潜在的危险。在操作过程中，应当尽一切努力确保任何组件都不会脱落或者松动。任何未经拧紧或粘接的组件都不能留在口腔中。医生应该选择乳胶手套，以获得更好的触感和不那么光滑的表面。为了提高手的灵活性，临床医生甚至可以佩戴小一号尺寸的手套。此外，必须始终保证手套和器械的清洁与干燥。因此，应当准备大量干纱布以确保手套和部件的干燥。

若有东西不慎掉落在口内，纱布可以作为一个备选方案来保护气道。然而，这个方法并非万无一失，尤其是在磨牙区域进行操作时。当使用纱布时，纱布应远离舌和口底，以免纱布吸收唾液后导致更危险的情况。在整个治疗过程中，纱布需要经常更换。但再次强调的是，这种气道保护方式应仅仅作为一个备选方案。避免患者误吞或者误吸的最佳方法是不要让任何没有拧紧的组件从手中脱落。

操作过程中的患者体位通常取决于医生的个人偏好。许多初涉种植修复的医生可能会觉得让患者保持直立姿势更加安全，理由在于如果有东西掉落，它会掉到口腔底部而非咽喉部。虽然似乎很合理，但直立的患者会让临床医生在操作过程中不得不保持一种不舒服和不健康的姿势，并且会严重影响操作视野。此外，这样的操作姿势可能会让医生觉得器械的掉落无关紧要，这一切都不利于医生提升在口内进行种植上部修复的技能。并且当患者在直立状态时，由于重力的影响，修复上颌的种植体变得尤其困难。

我个人倾向于在患者完全仰卧的情况下进行手术，通过适当的气道保护，并且在操作过程中集中注意力，从而避免修复组件的掉落。我相信，当我们学会从一个特定的位置进行操作时，我们的操作会变得更好。因为固定的操作位置减少了一个需要调整的变量，为医生和助理（护士）创造了一种熟悉感。

第3章详细介绍了相关器械的使用细节。建议大家仔细阅读。其中所展示的具体策略和技巧可以帮你缓解治疗中的压力，也有助于应对在口腔环境中操作的挑战。

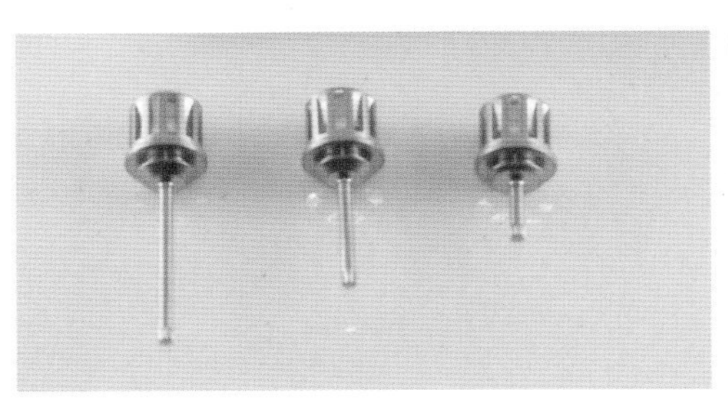

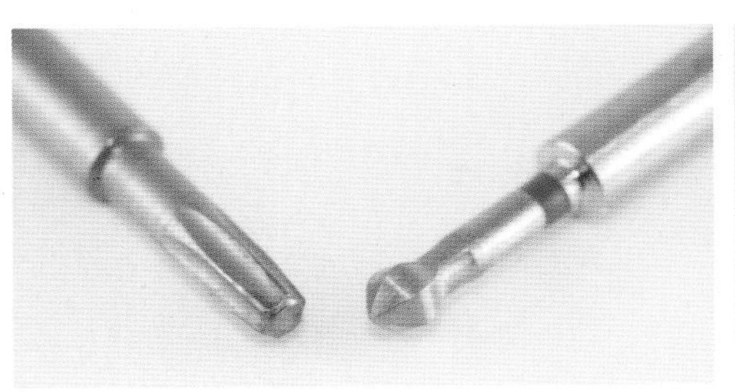

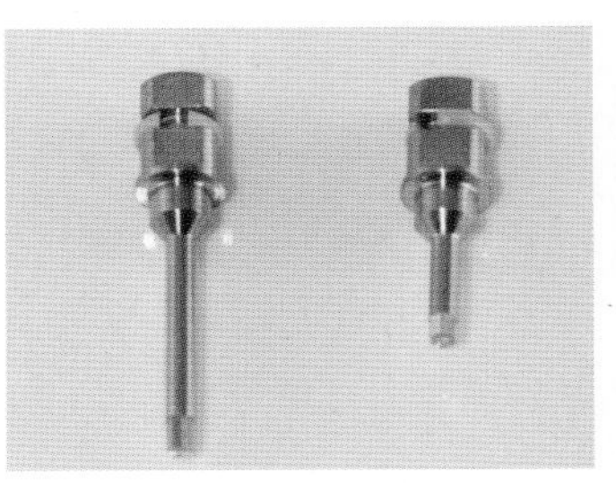

螺丝刀

种植螺丝刀（通常简称为螺丝刀）用于连接和移除种植体上方的各个组件。螺丝刀有许多不同的形态和尺寸，而且它们大多是特定于各个种植厂家的，因而不能互换。早期的螺丝刀是“沟槽”型，类似于一个小平头螺丝刀。现代种植体的螺丝刀设计更加复杂，有许多几何形状。许多是六角形（如BioHorizons、Astra、Zimmer），一些是方形（如3i），还有一些是类似六角星的梅花形（如Nobel和Straumann）。市场上还有其他一些深奥的设计。一些螺丝刀的接口是平行的，而其他螺丝刀是锥形接口。虽然它们标称为直径一致，但一个平头的六角形螺丝刀和相同尺寸的锥形螺丝刀将不会达到正确的扭矩值。在任何可能的情况下，医生都应该尝试使用种植体厂家的原厂组件，包括螺丝和螺丝刀，以避免不必要的并发症。

越来越多的种植体厂家发布了新的螺丝刀/螺丝头设计，可以允许螺丝刀在一定的角度偏差范围内进行使用。该设计据称是为了实现美学区种植修复的螺丝固位，甚至在种植体明显唇侧倾斜时也能达到上述目的。同样，这些设计也仅限于某些特定的制造商。角度螺丝系统在早期的体外研究中看起来很有前景，但从长期临床数据来看，我们还是应该保持谨慎。

螺丝刀有各种各样的长度。建议临床医生备齐所有长度，以方便使用于种植修复的各步骤。短螺丝刀可用于连接和拆卸转移杆。中等长度的螺丝刀对于大多数愈合基台和修复基台/修复体的安装是比较合适的。长螺丝刀常规用于安装螺丝固位的修复体，尤其是在美观区的种植体。

有关螺丝刀及其使用的更多细节，请参见第3章。

扭矩扳手

基台螺丝的设计是当其被拧紧至特定数值时才能安全稳定地发挥作用。扭矩扳手允许临床医生根据厂家推荐的扭矩值正确拧紧基台螺丝。大多数种植系统最终修复时基台螺丝扭矩设计为25～35Ncm。一些较小螺丝的设计扭矩仅为10～15Ncm。必须正确使用扭矩扳手，以避免螺丝扭矩不足（可能导致螺丝松动）或螺丝扭矩过大（可能导致螺丝滑落或断裂）。

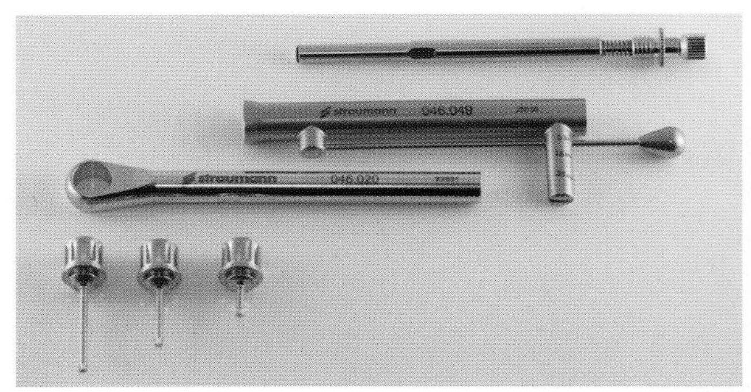

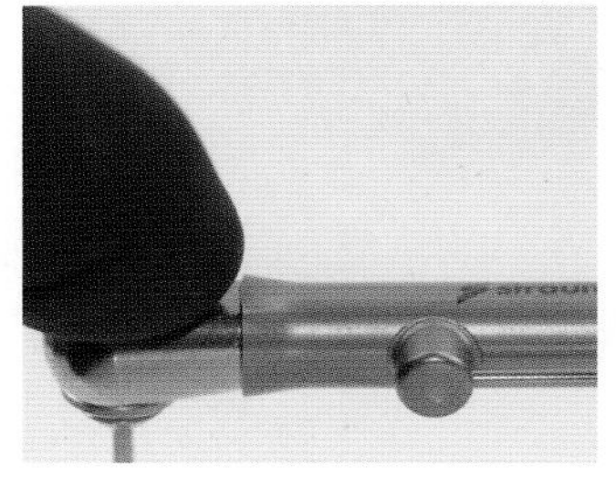

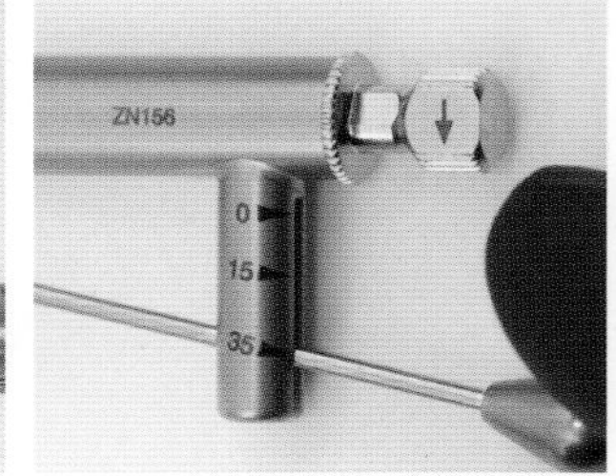

不同厂家的扭矩扳手设计、用途和标记各有不同。在使用时必须密切注意，以避免医源性损伤。扭矩扳手的正确使用方法在第3章中有详细说明。

平台转移种植体

目前临床上大多数的种植体都是骨水平设计。骨水平种植体可以分为2大类：非平台转移种植体和平台转移种植体。非平台转移种植体的平台直径与其上方基台的直径在IAJ处相同。而平台转移种植体上方的基台在IAJ处的直径却比种植体平台直径窄。这种设计的原理是将IAJ向种植体内部移动，使其远离种植体周围的嵴顶骨。大多数（但并非所有）临床研究发现，随着时间的推移，平台转移种植体的周围骨水平有一定程度的改善。然而，尽管可以观察到骨水平的改善，但其并非是影响治疗决策的关键因素。

平台转移种植体周围的骨改善有多种原因。首先，在IAJ处，基台和种植体之间会有微动；平台转移可以让IAJ远离骨面，从而在一定程度上减少微动和微渗漏对种植体周围牙槽骨的影响。其次，基台表面一般不利于骨结合（骨附着），使基台远离骨面可能会减少基台周围的骨改建。较窄的基台还可以减少整个修复阶段中可能出现的种植体周软硬组织过度受压的风险，从而减少医源性骨丧失。

非平台转移种植体和平台转移种植体

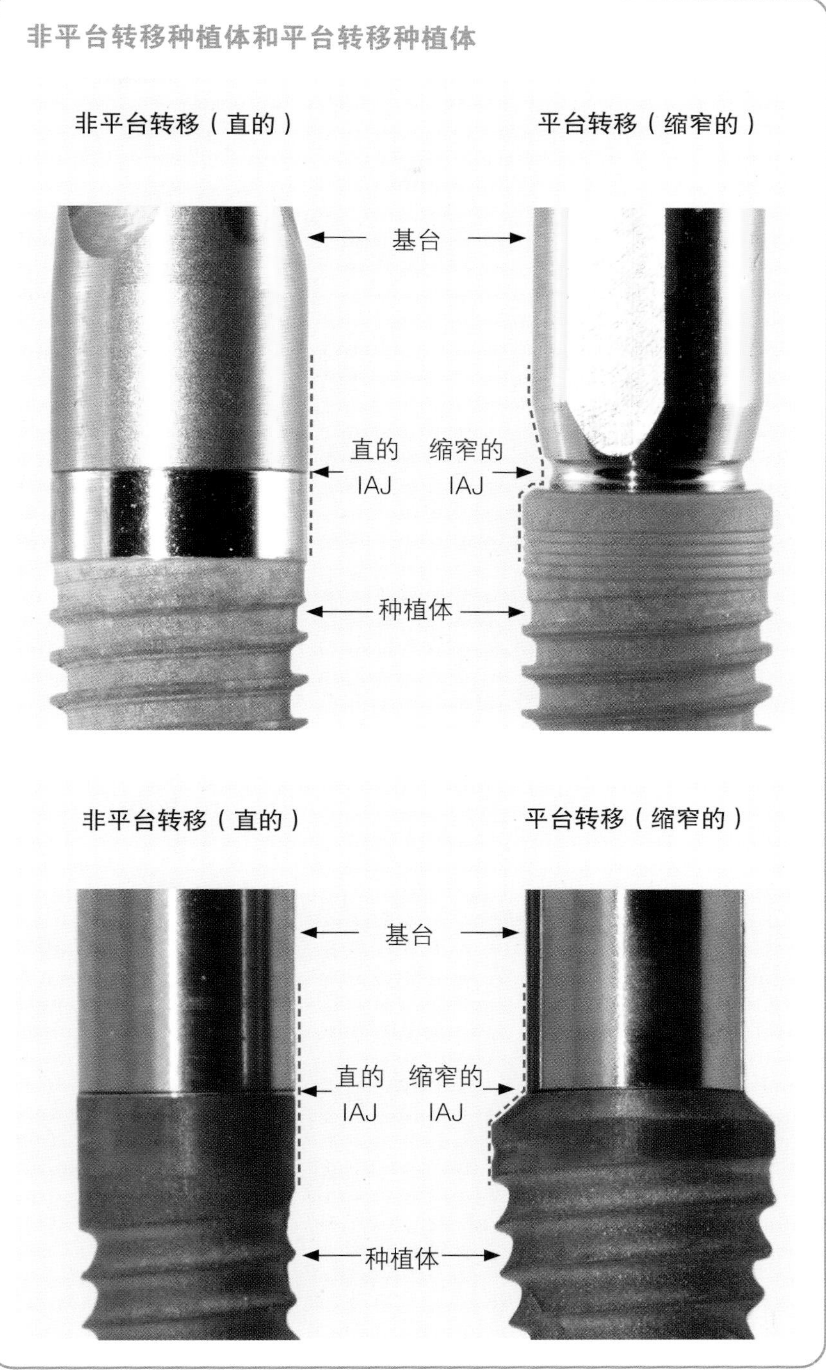

多样化的种植修复设计

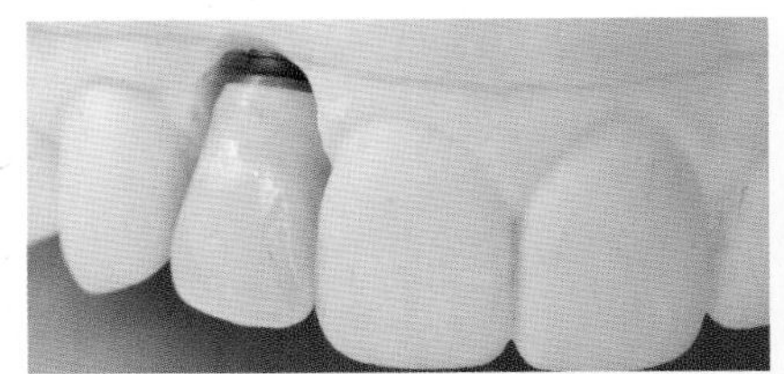
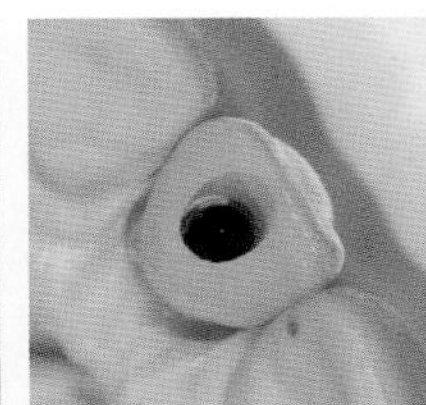
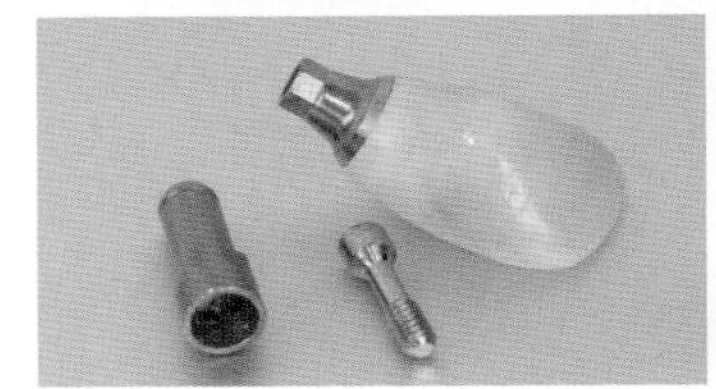
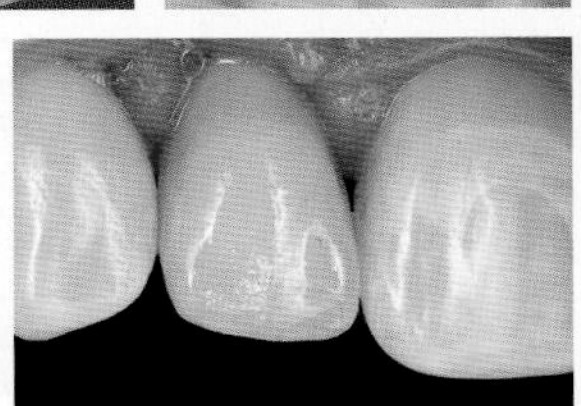

螺丝固位修复体

螺丝固位修复体是一体化的修复体，基台和牙冠作为一个整体行使功能。随着时间的推移，它们的设计和材料都经历了很多变化。在最早期的时候，它们由长石质陶瓷熔覆于铸造的合金支架制作而成。由于其是在1988年UCLA发明的，这种基台也通常被称为UCLA基台。目前常用的方案是在钛基底上粘接高强度的全瓷冠（如由二硅酸锂或氧化锆加工的）。而钛基底可以是成品的部件，也可以是个性化加工的部件。曾经有一段时间，出现了一种全氧化锆基台，整个基台都由氧化锆研磨而成，包括与种植体内部相连接的区域。然而，这种设计在临床上被证明是强度不足的，会导致基台的断裂从而导致医生和患者的不满。

无论材料和设计如何变化，螺丝固位修复体都指的是在技工室中通过各种方式将基台和牙冠连接在一起。螺丝固位修复体必须保证螺丝通道的开放（通常在腭侧或咬合面），从而允许螺丝刀的通过并设置扭矩值。戴牙和加力完成后，螺丝必须使用没有孔隙、富有弹性的材料进行覆盖，以便临床医生在进行维护时能够旋出螺丝。随后使用一种更坚固的材料（通常是复合树脂）完成螺丝通道的封闭。

螺丝固位修复体的适应证和禁忌证、优点和缺点，以及详细的方法步骤将在第5章中系统阐述。

粘接固位修复体

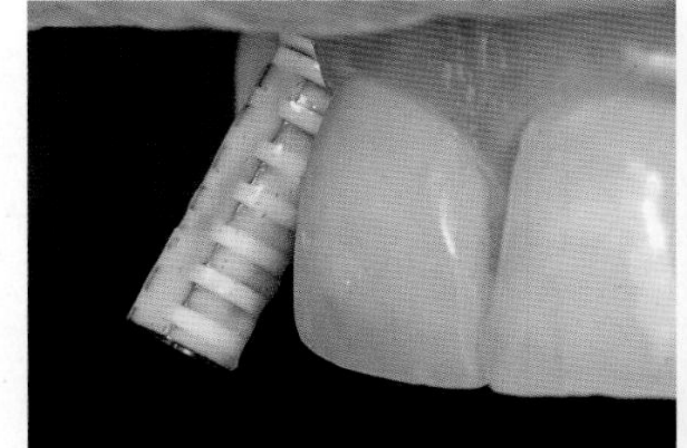
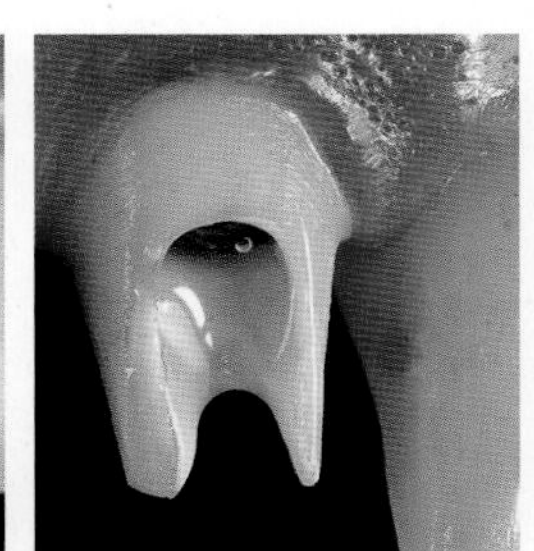
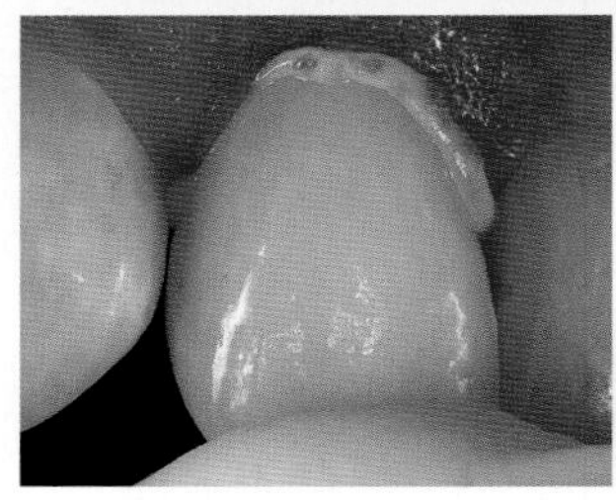
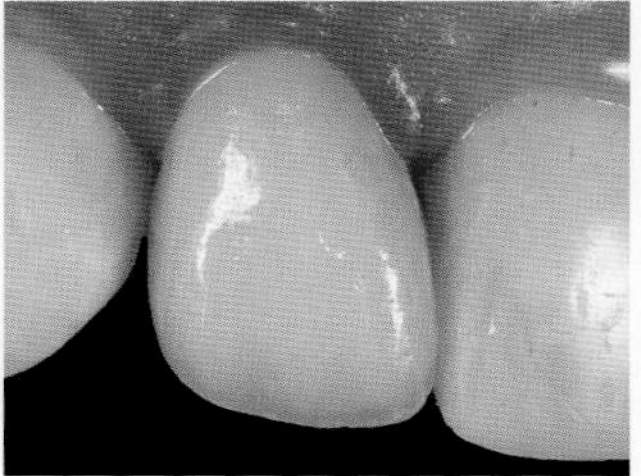

粘接固位修复体是一种由独立的基台和牙冠所构成的两段式修复体。牙冠和基台靠粘接剂连接在一起，就同常规的固定修复一样。基台可以是成品的抑或是个性化切削的。目前常用的基台材料包括钛、阳极氧化钛（黄色）以及钛-氧化锆合金。使用基台螺丝将基台固定在种植体上，并将其加力至特定扭矩。随后使用一种没有孔隙、富有弹性的材料对螺丝进行覆盖。最后将牙冠粘接到基台上。

粘接固位修复体经历了一个曲折的发展过程。当缺乏可修补性时，粘接固位修复体较适用，但会伴随基台设计不良、基台边缘过于龈下，或者会导致种植体周围软组织过于龈下，这极有可能会导致粘接剂残留在龈沟内，从而可能导致种植体周炎和/或种植失败。然而，在许多系统综述中发现，当设计和使用得当时，粘接固位修复体与螺丝固位修复体的成功率和生存率均相当。

粘接固位修复体的适应证和禁忌证、优点和缺点，以及详细的方法步骤将在第5章中系统阐述。

夹板式连接修复/非夹板式连接修复

相邻种植体可以进行单独修复或作为整体联合修复（见下图）。在决定是否使用夹板式连接修复时，必须考虑到众多因素。将单一的治疗方式应用于所有患者和所有临床情况既不科学也不道德。

大量体外研究（主要是有限元分析和光弹性凝胶测试）表明，采用夹板式连接修复可以在一定程度上减轻种植体周围"嵴顶"中的应力。然而，几乎所有的短期临床试验和长期临床试验（其中许多是同一患者左右半口对照）都未能显示夹板式连接和非夹板式连接修复之间的应力分布差异会导致种植体周围骨水平在临床发生任何显著差异。

在通常情况下，"应力分布"并不是选择夹板式连接修复的科学依据。然而，使用夹板式连接修复的确存在某些方面的优势，如减少螺丝松动、简化操作流程（更少的修复体邻面接触需要调整）、有利于受损种植体的长度/直径的稳定性，并且可以允许使用龈瓷或悬臂设计。非夹板式连接修复的适应证包括患者的偏好，更高的美学要求以及当修复体出现问题需要更换/重做时更容易解决、成本也更低。

单独修复

非夹板式连接
螺丝固位

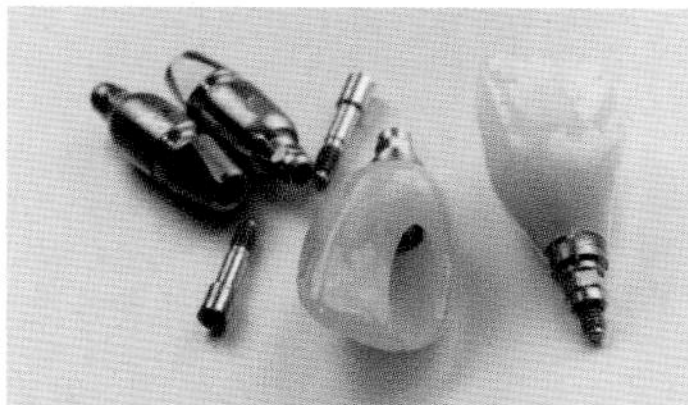
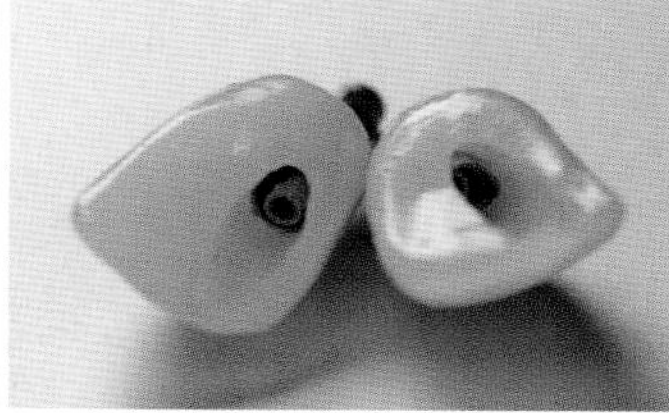
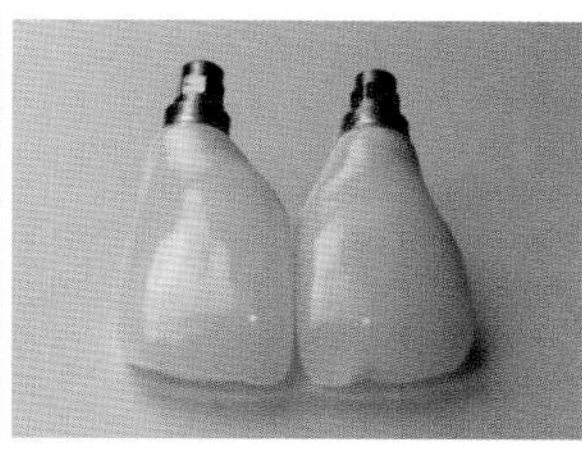

非夹板式连接
粘接固位

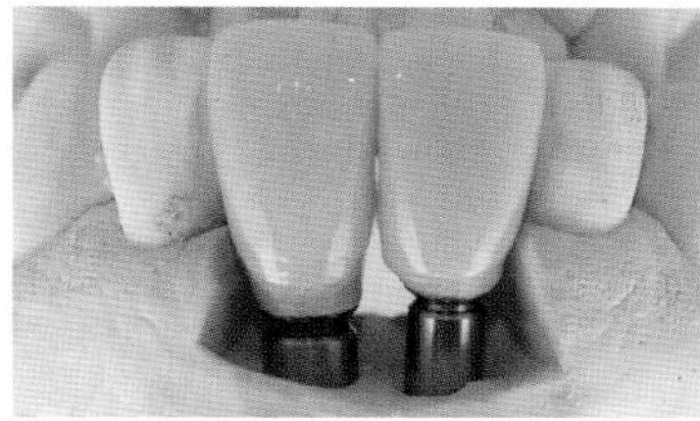
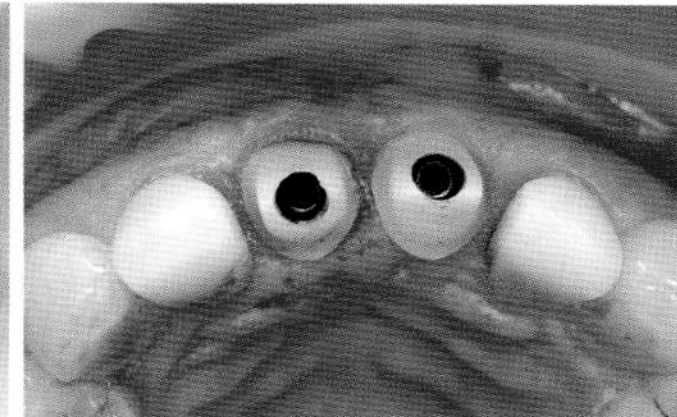
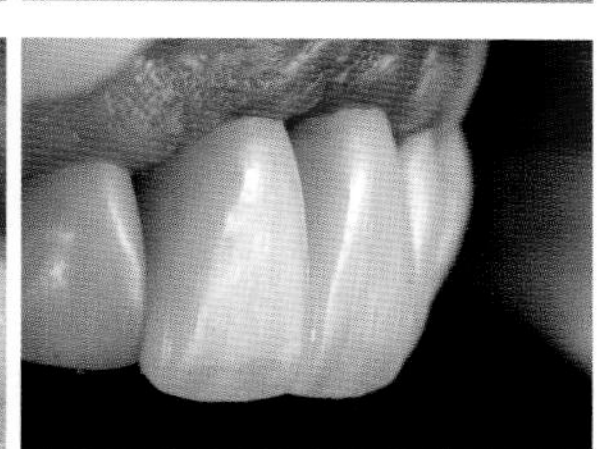

联合修复

夹板式连接
螺丝固位

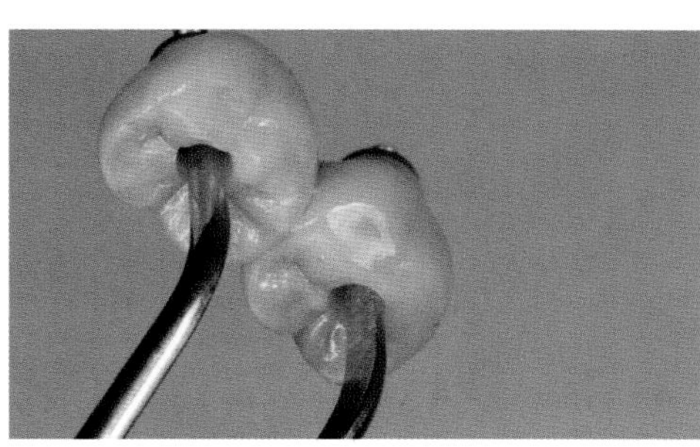
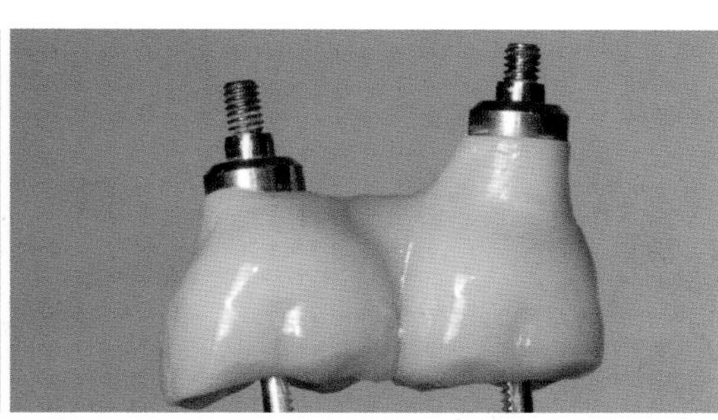

夹板式连接
粘接固位

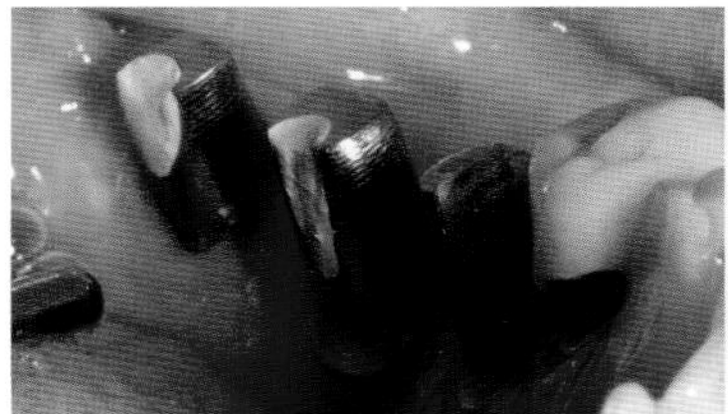
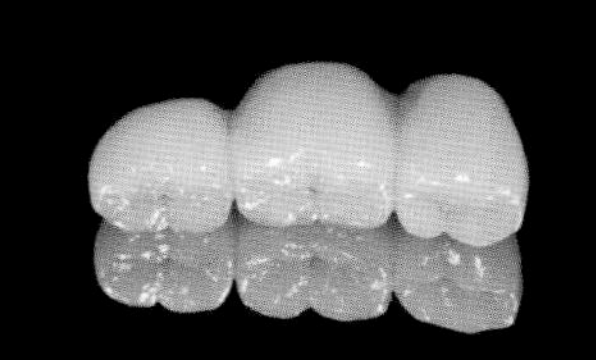
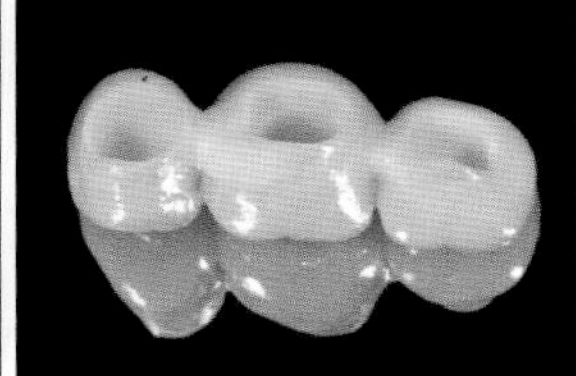

实践和训练

我的目标是通过本书为你的种植修复提供一个非常有价值的参考。然而，阅读为我们带来的收益总是有限的。正如我的一位生物统计学教授喜欢说的那样，“你永远不能靠看书学会开飞机！”因此，你应该花时间去练习种植修复，但不要在患者身上进行练习。许多种植体厂家都有可以借用的训练模型。通过模型去触摸和感受种植修复系统的各个组件，你可以在没有患者压力的情况下，学会如何握持和安放它们。

牙科学是一个对操作要求很高的专业。我们需要对患者进行操作。而实操训练是适应任何一种手术操作的最佳方法。你应该在这个过程中不断地寻找指导老师给你提供帮助。世界各地有许多优秀的课程可以帮助你学习如何进行种植修复。通过合适的老师和正确的培训，你会发现自己的舒适感和自信心显著增加。

本书将确保你在正确的道路上理解种植修复。本书将详细展示种植修复的适应证、基本原理、方法和技术。此外，本书还附有视频演示各个操作流程（详见二维码）。在附录中设计了一些手术操作清单，你可以在实践中使用它们，以确保所有步骤都按照正确的顺序进行。

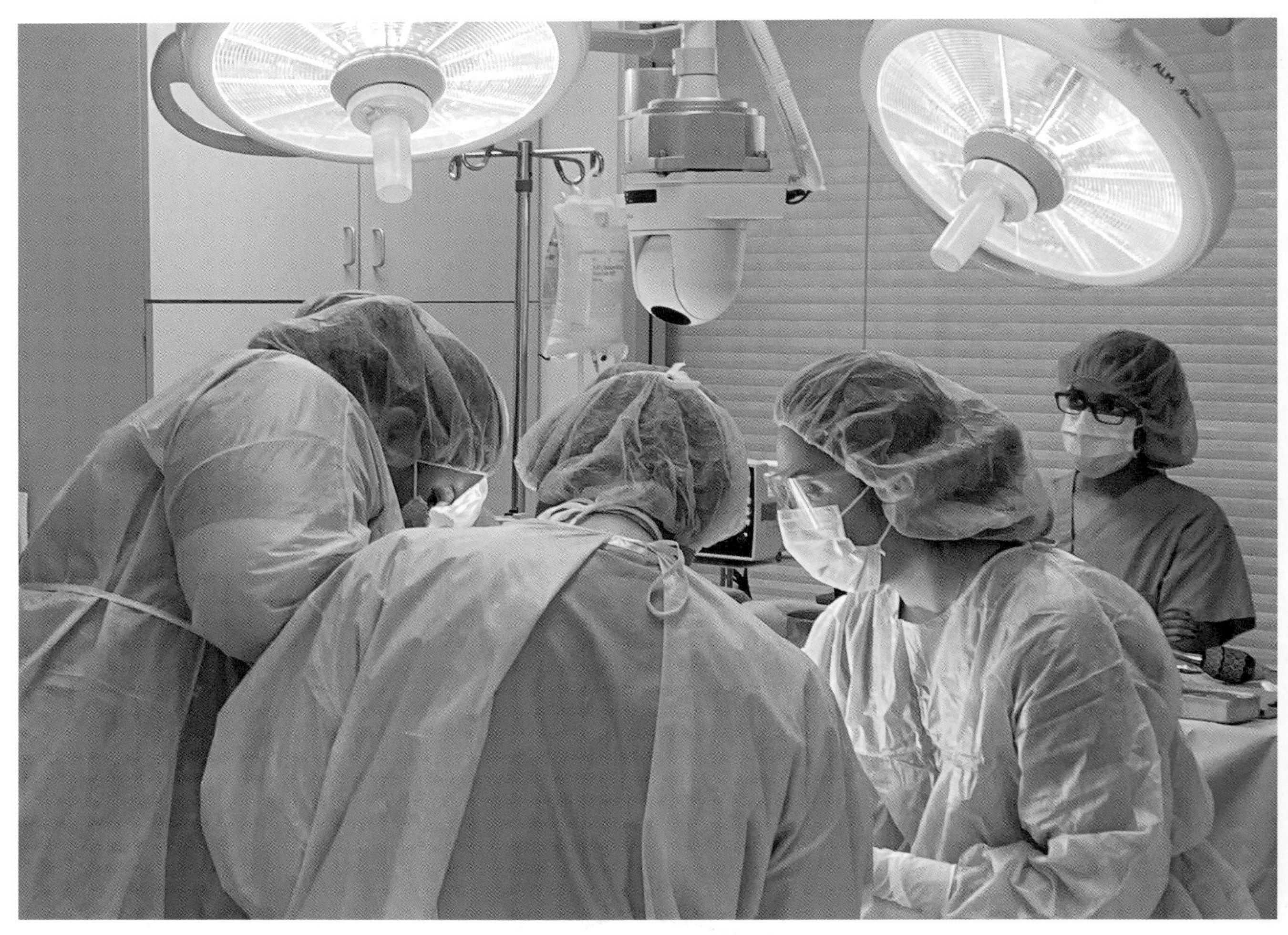

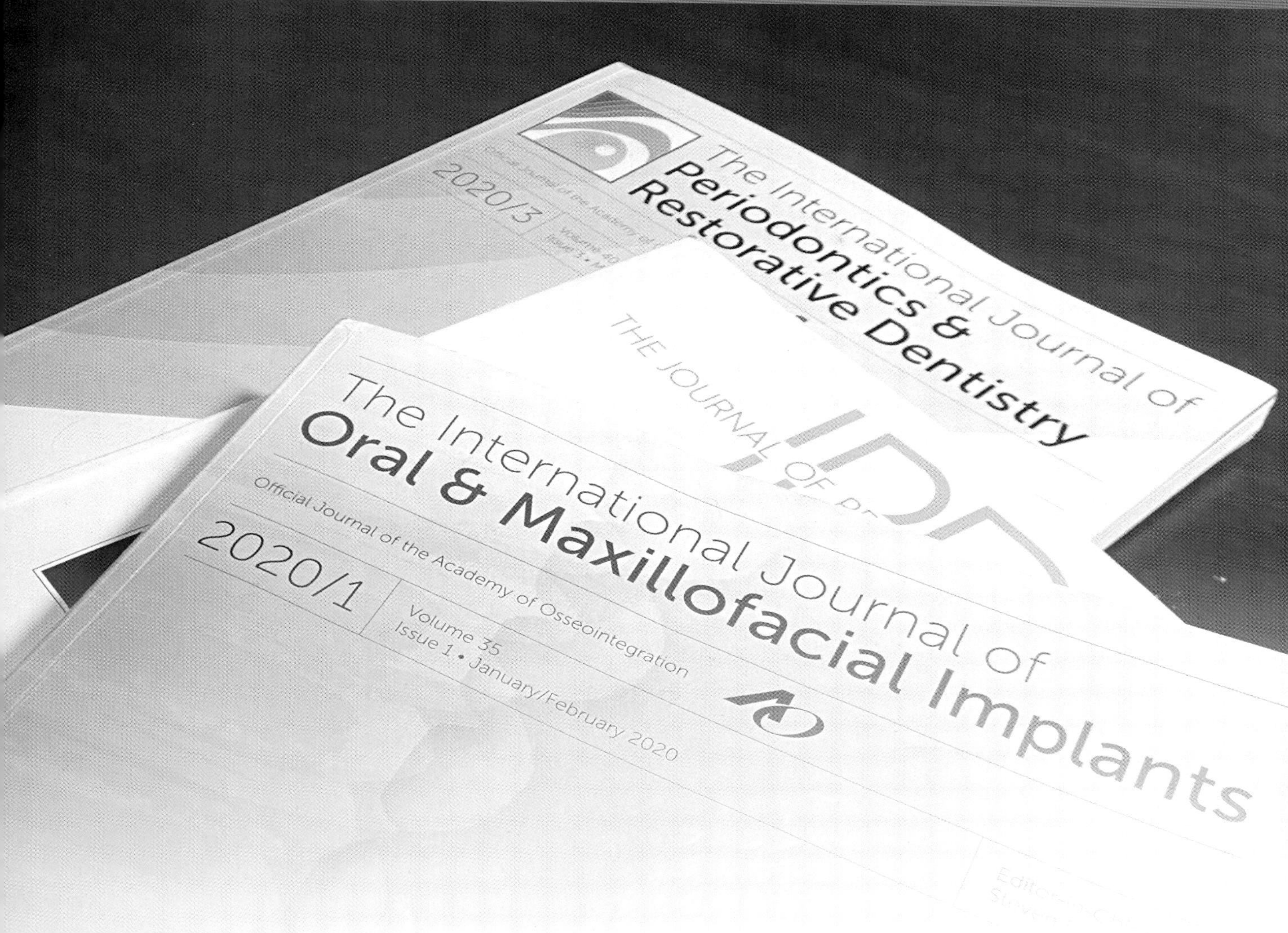

阅读种植相关文献

种植修复学正快速发展。一些修复设计和修复材料与几年前使用的已有很大区别。种植牙科学中的许多常见“规则”或“指南”是基于之前的临床经验所提出来的，在那时用的种植体、修复体与现在差异极大，而且那时的科学证据也很少。如果种植修复是你临床治疗中的重要组成部分，你应该养成阅读相关文献的习惯，以便从各种牙科期刊和杂志里获取有益的信息。牙科期刊往往在实验方法上更加科学，审核的过程也更加严格。而牙科杂志则更倾向于分享临床病例或技术，审核的过程相对不那么严格。尽管有所不同，但这两种信息渠道对你来说都是极有帮助的。期刊上的信息可能会更加可靠，并且偏见更少也更加前沿。而杂志有助于你了解到目前治疗能够达到的程度。但你必须清楚的是，作者选择编写和发表的病例必定是他们能够做出的最佳病例，这类病例往往不太可能是他们“常规治疗”的结果。尽管如此，了解一个熟练的、思维缜密的、诚实的临床医生到底能完成怎样的临床病例也是有帮助的。

如果阅读种植修复的相关文献太过耗时或者常有困惑，那么寻找一个见多识广的导师会对你很有帮助。他们将能够基于高水平的科学证据和临床结果来对你进行指导，帮助你在每个治疗步骤中都能做出最佳的抉择。

02

种植治疗的患者管理考量

Patient Management Considerations for Dental Implant Treatment

David Wagner, DDS

口腔种植自20世纪70年代问世以来，取得了长足的进步。从材料、工程学和设计的角度来看，都获得了极大的发展。历经数十年记录成功、失败和逐步完善的种植治疗方式，而种植患者的管理策略也在随之发生改变。尽管成功率很高，但患者必须意识到，口腔种植体是一种复杂的医用器械，需要系统的方法，在种植治疗的每个阶段都要求具备高超的技能，并了解并发症可能而且将会出现。

- 患者宣教在成功的牙科种植中至关重要。
- 为患者提供一份利弊清单来进行决策指导是很有价值的。
- 在治疗的术前、术中和术后，都要向患者解释清楚种植修复体远期失败的风险，这是患者期望值管理的一个关键沟通点。

医患沟通和治疗方案

同其他任何一种口腔治疗一样，与患者的良好沟通是成功管理和顺利完成口腔种植治疗的关键部分。然而，关于口腔种植有许多特有的沟通信息必须与患者讨论。种植修复体将取代缺失的牙齿，患者必须了解清楚他们自己的预期和口内修复体的局限性。

当牙齿缺失或先天缺失时，软硬组织的自然解剖和固有结构就会受到破坏。通过重建软硬组织、口腔种植体、基台和冠修复体来获得协调一致将是一项挑战。在某些情况下，将之前的组织结构重建到理想的或患者习惯的状态是极具挑战性的，这可能需要进行一系列的手术，而结果却是不可预测的。患者必须意识到这些因素和潜在的局限性。

患者可能出于不同的原因，而在不同的人生阶段选择种植修复。如先天性缺牙，外伤或牙周病所致牙齿缺失，因牙齿折裂、龋齿、牙槽骨吸收所致的拔牙等，这些是最常见的原因。在使用种植牙替代缺失牙时还需要考虑患者的年龄因素。由于种植牙不存在牙周韧带，并不会像天然牙一样随着相应的龈牙组织、牙周组织和牙槽骨移动，因此必须考虑到患者的生长和发育状态。年龄过小患者的种植病例，可能会出现即刻或延迟的医源性美学和功能缺陷。

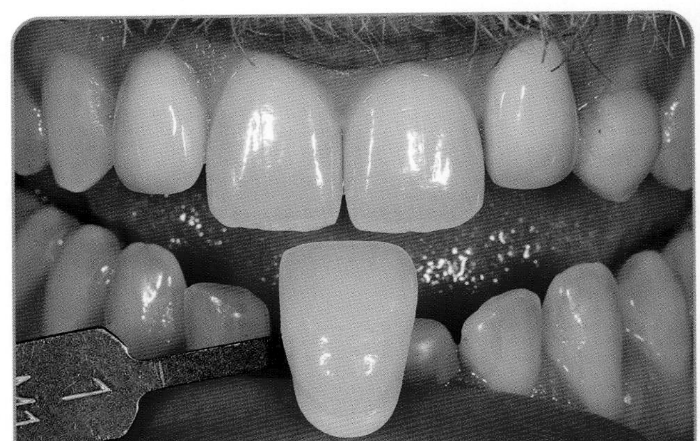

由于生长发育的原因，导致患者在16岁时所接受的上颌侧切牙的种植修复出现了修复体切缘的不对称。由于天然牙的颜色改变，需要同时更换修复体。在患者34岁时进行了修复体的更换（由Dani Benyaminy博士提供）。

此外，随着上下颌骨在患者的一生中缓慢地持续进化，将会发生长期的生长和发育变化。随着时间的推移，剩余天然牙列也会发生移动，而种植修复体则不会。

随着时间的推移，在前牙区可能会出现种植修复体的切缘与邻牙的不协调，这会导致美学问题。在后牙区，种植修复体会形成开放的近中邻接点，这会导致食物嵌塞并降低患者的认可度。这些后果对医患双方来说都是不可控的，必要时需要重新更换种植修复体。

由于任何一种牙科治疗都是有使用期限的，在制订任何口腔治疗计划时都必须考虑到患者的年龄因素。一名18岁患者的治疗计划可能就不同于一名75岁患者。一名年轻患者在他的一生中或许需要多次更换修复体；然而，在一名75岁的患者身上，治疗完成后并且效果良好的话，这可能将陪伴其余生。对于年轻患者，在生长发育没有稳定前，其治疗方案一般是延迟种植，同时先行可替代方案（如前牙区的马里兰桥修复）。

患者期望值

患者接受口腔种植治疗的体验可能会很不同，这取决于不同医生执行不同阶段的治疗。在很多情况下，口腔种植治疗成为一种多学科治疗模式，如种植外科医生和修复医生之间的协作。在某些病例中，治疗可能发生在同一个临床诊室；而在其他病例中，治疗可能发生在不同的临床诊室中。此外，部分医生可能会选择执行口腔种植治疗的所有方面，包含治疗计划制订、手术和修复阶段。因此，与患者的沟通取决于治疗的不同阶段。

每一个种植病例都是独特的，有些病例可能需要进行软硬组织增量，其可能发生在拔牙时、种植体植入前和/或同期种植体植入时。病例越复杂，需要的骨增量越多，参与的医生和所涉及的位点越多，与患者的沟通必须更充分以阐明治疗的各个方面。关于向患者展示治疗方案细节的方法，可以有多种形式；如口头讨论、数码相片、数字化光学扫描以及实物指导和模型。在最初的治疗计划阶段，必须与患者进行全面的讨论，要考虑到患者的具体年龄阶段、经济状况、时机和临床因素对治疗的影响。这也可以以详细的书面形式记录下来，从而提高沟通效率。一般来说，修复医生将是治疗工作的协调者，正如种植治疗应该“以修复为导向”，以最大限度降低美学和功能损害。

患者往往不了解种植牙的本质，以及为什么不同的治疗方案差异如此之大。医生务必认识到这一点，患者对种植的认知取决于他们在生活中的经历，特别是对于首次接受种植治疗的患者更是如此。由于种植治疗需要许多步骤且涉及很多复杂的术语，利用可视化辅助设备可以极大地方便治疗方案的解释（参见第1章图）。患者还必须了解这一点，作为一个多学科合作的治疗，需要医生们各尽所能，通力合作，以达成理想的治疗效果。

当患者转诊到专科医生时，推荐2种重要的方法，以为患者提供最佳的整体体验。其中一种是，患者转诊到专科医生是为了“评估治疗方案”，而不是“完成治疗”。当患者转诊到专科医生时，由于某些修复医生未发现的临床情况，治疗计划可能会有所改变或无法完成。

在制订种植治疗计划并将患者转诊到专科医生时，为患者提前解释好可能遇到的任何情况、讨论或决定，这点很重要。例如，当将患者转到外科医生那里进行初步拔牙时，外科医生通常会建议在拔牙的同期进行植骨手术。如果患者之前没有与其修复医生讨论过相关知识，那么在面临不得不做出最后决定（如使用捐献供体骨或合成骨移植材料）时，患者往往会感到气馁、困惑和沮丧。也会出现生物学方面的考量，如捐献供体骨的安全问题和担忧以及整体费用问题。

需要注意的是，治疗的每一个方面都是相互依赖的，唯此方能以可预期的方式完成整体治疗并实现预期目标。重要的是，要向患者解释所选治疗方案中所有程序的大概总治疗时间和相关费用，以确保服务的透明，为患者带来理想的就医体验。一个书面的时间表可以帮助患者量化总的治疗时间，特别是要在他们繁忙的日程里，计划和协调种植治疗的顺序（参见下页）。

此外，在患者转诊到专科医生之前，与他们讨论将要拜访的专科医生的性格特征和办公室细节是有帮助的。这有助于促进患者与专科医生的顺利配合，提高沟通效率、治疗方案的接受度和整个治疗的成功率。患者通常适应了修复医生所建立的诊疗环境。因此，在拜访一个新的（专科医生）诊所时，我们可以提前与患者讨论可能会遇到的差异之处，诸如该医生的行为举止、办公地点，甚至泊车等细节，以便患者做好准备。这些信息有助于患者更清楚自己的预期，并增加同理心和同情心。

若患者在看专科医生之前，就与修复医生讨论了这些因素，会使他们更清楚并能够自信地做出决定。在预约专科医生之前的一次简单的交谈将为患者带来积极的、舒适的体验；相反，信息的缺乏将让患者感到困惑、沮丧和不满，从而可能对医生丧失信任。

种植治疗的顺序

预约1：种植外科医生进行拔牙；牙科麻醉师进行镇静

4周后

预约2：种植外科医生行种植体植入和骨移植术；牙科麻醉师进行镇静

3个月后

预约3：种植外科医生对患者做随访评估

如果所有结构都是稳定的，最好在第二天进行下一步治疗

预约4：修复医生开始冠修复（时间大约1个月）

治疗第1阶段/预约1：

镇静（参阅上文）/牙科麻醉师
桥体部分（参阅上文）/修复医生
拔牙（参阅上文）/种植外科医生

上颌牙齿

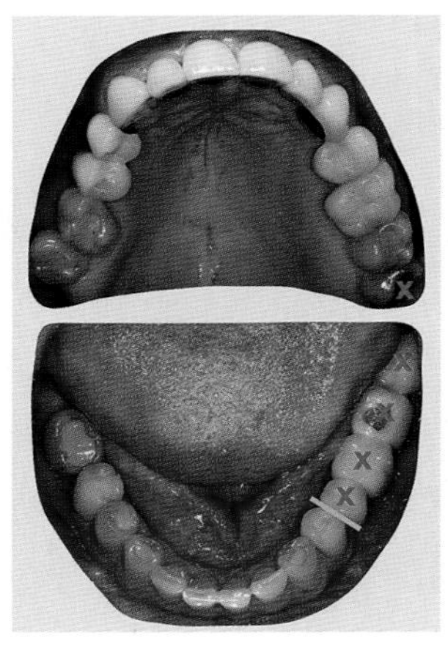

下颌牙齿

治疗第2阶段/预约2：

镇静（参阅上文）/牙科麻醉师
种植体植入和骨移植（参阅上文）/种植外科医生

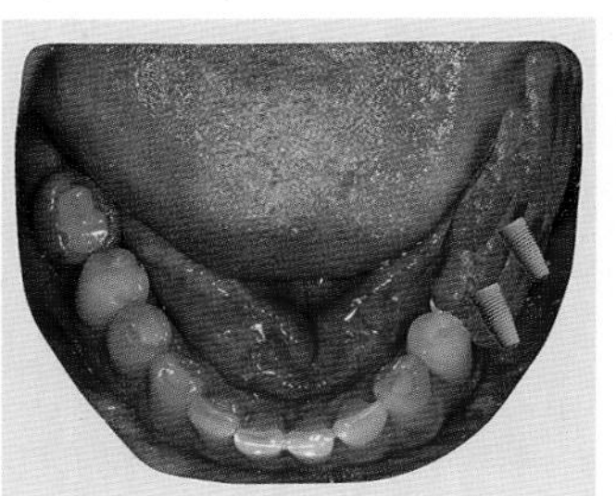

下颌牙齿

治疗第3阶段/完成要大约1个月：

选择性镇静（参阅上文）/牙科麻醉师
冠和种植桥体部分/修复医生

上颌牙齿

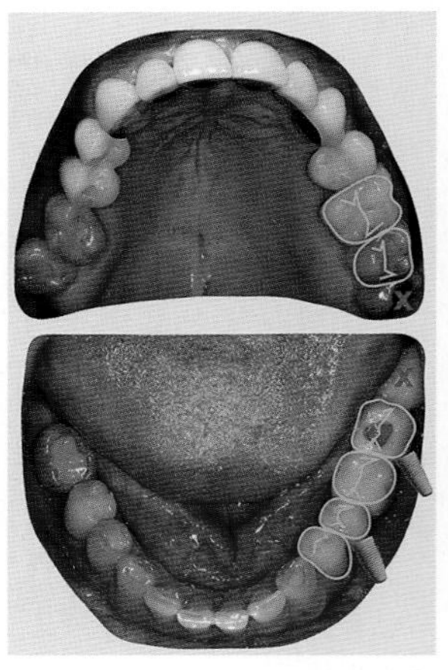

下颌牙齿

治疗顺序，包括用患者照片在Keynote软件（苹果公司）制作的图像和叠加图，并在iPad上展示给患者。

设计考虑因素

种植体的设计要考虑的因素有很多（参见第1章和第5章）。与患者管理关系最密切的考虑因素或许是那些将影响患者日常生活的外观和功能因素。

目前，很多医生会尽可能地选择螺丝固位设计，从而避免了口内粘接过程。而这样做是很有好处的，因为种植体周围残留的粘接剂被认为是导致慢性炎症和继发的骨丧失及种植体失败的最常见的原因。采用螺丝固位设计时，在种植体支持冠上的某处将会有一个螺丝通道；患者可能会直观看到这个通道，而且用舌头也能感觉到表面质地的异样。与患者沟通的要点包括螺丝固位设计的优点，不仅可以预防残留粘接剂诱导的种植体失败，还包括在出现诸如螺丝松动、邻接点敞开、崩瓷等其他问题时具有可修复性。此外，患者可能会在种植体支持冠的咬合面看到一小块颜色不一致的区域。在冠修复之前，应解释这是用复合树脂或其他修复材料覆盖的螺丝通道。如果没有提前讨论这些问题，螺丝通道的视觉效果可能会让患者不甚满意，他们会觉得花了大量的时间和金钱却换来了一个不美观的牙冠。既往病例的可视化资料有助于成功的医患沟通。同时，这也可能会指导患者选择粘接固位设计，从而避免螺丝通道带来的美学缺陷。如果是这种情况，我们应该向患者解释清楚：粘接修复体的可修复性较差和冠可能会随着时间的推移需要破坏性去除的事实，以及可能存在粘接剂残留的缺点。我们将在第5章里讨论如何降低螺丝和粘接固位种植修复风险的策略。

与患者讨论的另一个重要问题与食物嵌塞有关。牙齿缺失后天然组织结构和种植体部件形状的变化都会在新的种植体支持修复体周围造成食物嵌塞增加的潜在问题。

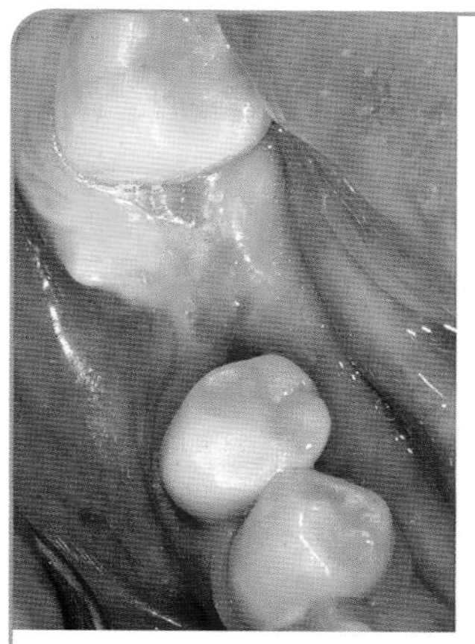
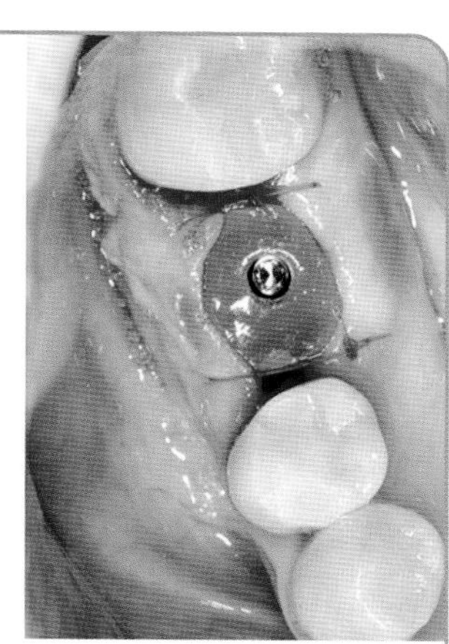

（左）种植体植入前，有明显的牙槽骨缺损。（右）外科医生在数字化引导下行即刻种植同期骨移植，并放置个性化愈合基台（Joan Pi-Anfruns博士提供）。

这就成了一个管理难点，当患者没有预期到会出现食物嵌塞的问题，尤其是他们的天然牙列之前都没有出现过食物嵌塞。根据作者的经验，这可能是患者在进行种植治疗后日常生活中最常遇到的挫败点。为了最妥当地处理这个问题，关于种植体周围发生食物嵌塞可能性的前期沟通是必要的。在许多情况下，可以采取额外的步骤来解决这个问题和形成合适的种植体支持冠的穿龈轮廓。例如，随着数字化技术的发展，旨在减少拔牙前后组织差异的治疗流程日益完善。我们可以将CT扫描与数字化光学扫描相结合来指导种植手术，同时在种植体植入时放置基于最终修复体设计的个性化愈合基台或螺丝固位临时修复体。这样可诱导软组织愈合，并模拟天然牙的穿龈轮廓。这反过来又会使修复体在解剖形态上尽可能接近患者的天然牙，也可以减少食物嵌塞，增加患者的满意度、舒适度和信任度。

维护

对于患者来说，重要的一点是要认识到，所有复杂的牙科工作都需要随访和维护，随着时间的推移可能还需要修理。患者还应该明白，种植牙和天然牙一样，需要良好的口腔卫生，以及对诸如磨牙症等病理习惯的管理，而这些习惯可能会对种植治疗的远期成功率产生不利影响。越复杂的多颗种植体或夹板固定种植修复体越需要卫生辅助工具，如小的牙间隙刷或增强牙线。如前所述，随着时间的推移，种植治疗可能需要进行修理和重做。患者可以参与到关于种植治疗短期和长期预后的讨论中来。根据作者的经验，应该让患者意识到，每一个特定品牌的种植体都要求匹配其特有的部件，如果需要进行修理或重做，这些特有的部件同样需要进行处理。详细记录种植牙的品牌、类型和部件以及用数码摄影记录螺丝通道的位置，有助于了解和简化未来种植治疗的修理与重新制作的流程。如果患者到另一个牙科诊所治疗，这些记录也需要转移。当患者的居住方式变得更加流动和全球化，并可能在不同的城市和国家之间迁移时，这就成了一个额外的挑战。

我们可以制定一份治疗说明书，以确保通过书面形式与患者进行适当的沟通，这可能是与部分患者沟通的必要方式。下图是一段治疗说明书的摘录，在治疗开始之前向患者解释种植牙的维护。

摘自于对一名患者的治疗叙述

"所有的口腔种植治疗都是复杂的，且需要随访和维护以及随着时间推移的修理。家庭护理对于种植牙治疗的成功也是不可或缺的，因为你需要保持良好的口腔卫生。

如果有磨牙症（磨牙和紧咬牙）的习惯，你的种植牙可能会承受过度的咬合力。为了减少过度用力和保护已经修复完成的种植牙，建议在以后的生活中每晚都佩戴夜间保护殆垫。此外，你还需要通过改变某些行为来控制白天的磨牙习惯。

正如之前和你讨论过的，在你的一生中种植体或冠可能需要更换，这取决于许多因素，而这些因素又是牙科医生所无法控制的。随着时间的推移，这将是你预期的责任。

如果你想更详细地讨论任何事情，请让我知道。我的目标一直是让你充分了解这种治疗包括什么，如何在短期和长期内进行保持和管理，以及它如何对你的口腔健康和生活质量产生积极影响。"

结论

为在口腔种植中创造良好的患者体验，医生必须确保在开始治疗前与患者充分讨论治疗的方案选择、风险、好处、局限性和替代方案。种植牙可以说是现代牙科最伟大的进步之一，为缺牙患者大量增加了治疗选项来修复缺失牙齿，并重建美学和正常功能。在正确的患者管理策略下（包括理解和设定合理并可实现的期望值），种植治疗方可达到最佳的可预期疗效，从而为患者提供极佳的服务。

参考书目和补充阅读

[1] Cortellini S, Favril C, De Nutte M, Teughels W, Quirynen M. Patient compliance as a risk factor for the outcome of implant treatment. Periodontology 2000 2019;81:209-225.

[2] Herrmann I, Lekholm U, Holm S, Kultje C. Evaluation of patient and implant characteristics as potential prognostic factors for oral implant failures. Int J Oral Maxillofac Implants 2005;20:220-230.

[3] Moy PK, Medina D, Shetty V, Aghaloo TL. Dental implant failure rates and associated risk factors. Int J Oral Maxillofac Implants 2005;20:569-577.

[4] Papaspyridakos P, Chen CJ, Singh M, Weber HP, Gallucci GO. Success criteria in implant dentistry: A systematic review. J Dent Res 2012;91:242-248.

[5] Pjetursson B, Asgeirsson A, Zwahlen M, Sailer I. Improvements in implant dentistry over the last decade: Comparison of survival and complication rates in older and newer publications. Int J Oral Maxillofac Implants 2014;29(suppl):308-324.

[6] Schoenbaum TR, Moy PK, Aghaloo T, Elashoff D. Risk factors for dental implant failure in private practice: A multicenter survival analysis. Int J Oral Maxillofacial Implants 2021;36:388-394.

03

器械及术前准备流程

Instrumentation and Preoperative Procedures

器械及修复配件握持方法

种植修复治疗中的许多治疗程序都涉及配件的安装或拆卸，为确保操作的高效性及安全性，正确的器械和握持方法是必要的。其次，种植修复治疗与大多数口腔治疗完全不同，其所用配件和器械往往较小且容易滑落，因此增加了误吸的可能性。传统的口腔修复大多是在标准口镜的帮助下完成的，但种植修复治疗大多在直视下或通过触觉反馈来完成。如果需要镜子来观察种植体或配件，最好使用大号颊面镜来完成。在修复之前，牙周探针或探查器可用于清除愈合基台顶部的碎屑。

在种植治疗过程中，发生配件或器械掉落往往非常危险，所以每一步操作医生都必须全身心投入并认真地完成。医生必须牢固抓住螺丝刀和配件，手套、配件和螺丝刀必须始终完全保持干燥。在安装或拆卸配件时，必须有气道保护装置。任何时候都不要将配件或螺丝刀留在口里。

使用螺丝刀安装或拆卸配件时，应使用三指握持法。这是在口腔中使用螺丝刀最安全、最有触感的方法。在下颌进行操作时，食指的尖端放在螺丝刀的顶部，向螺丝和种植体施加压力。这种手法允许拇指和中指旋转螺丝刀。在上颌进行操作时，中指尖端用于施加压力，同时食指和拇指旋转螺丝刀。这种三指握持法对于转动螺丝刀至关重要，方便医生放置旋转的手指，并且这种手法没有螺丝刀或配件掉落的风险，但这类操作需要练习。若患者咬合空间有限，可使用镊子的工作端对螺丝刀施加压力。如果没有用手指或器械对螺丝刀施加压力，当医生旋转到一半时螺丝刀便会脱落，这时需短暂移开手指才能重新开始操作。这种操作还有一个额外的好处，螺丝刀的压力将“提示”医生是否已经完全拧下配件：在拆卸过程中，需要旋转数次才能完全拧下。但是，由于手指向种植体施加压力，当螺丝旋过最后一个螺纹时，将会听见一声明显的弹响，这时表明已经可以取下。

配件最好连接在螺丝刀上，一同从口内取出。如果不使用螺丝刀，它们将更难拆卸。如果配件确实无法与口内的螺丝刀连接，可使用镊子夹住螺纹区域取出（而非圆形光滑区域）或夹住螺丝头的一个尖或外面的一个尖取出。

需要注意的是，拧紧是顺时针旋转完成的，而松开是逆时针旋转完成的。因为螺丝刀通常设计得更易握持，而配件却恰好与之相反，所以配件应尽可能安装到螺丝刀上以便安装与拆卸。如果螺丝刀存在磨损，配件将无法牢固安装，此时需要更换螺丝刀。

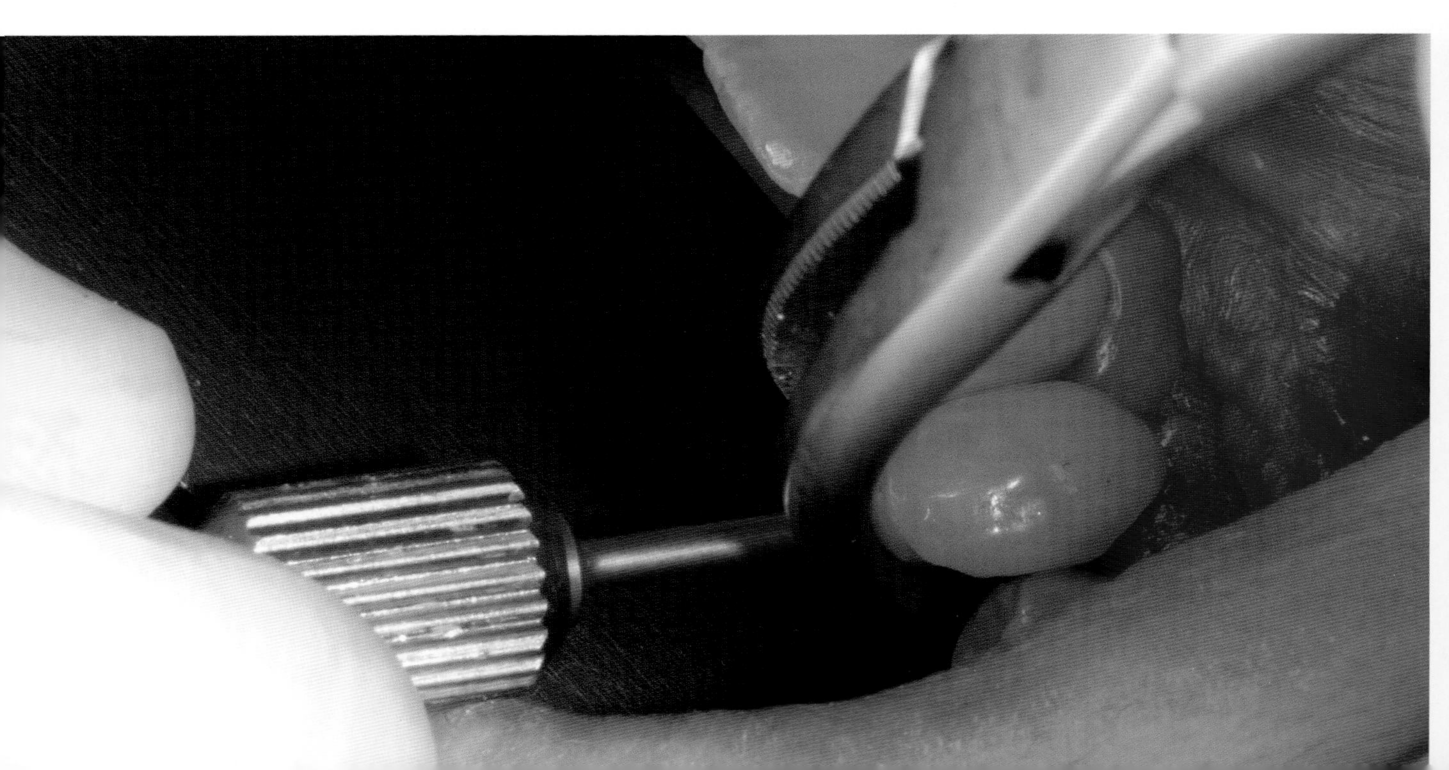

三指握持法

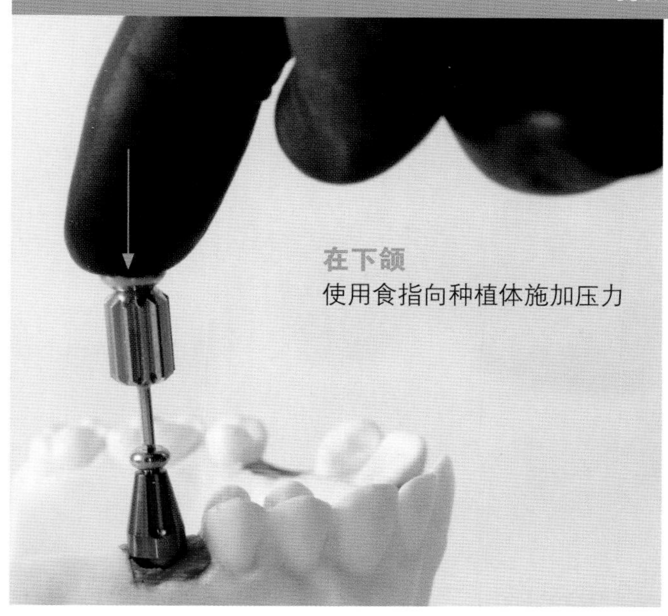
在下颌
使用食指向种植体施加压力

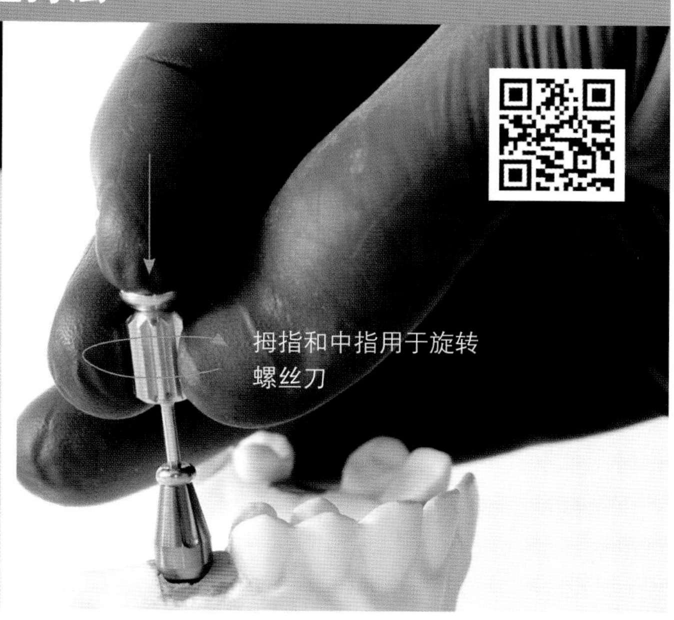
拇指和中指用于旋转
螺丝刀

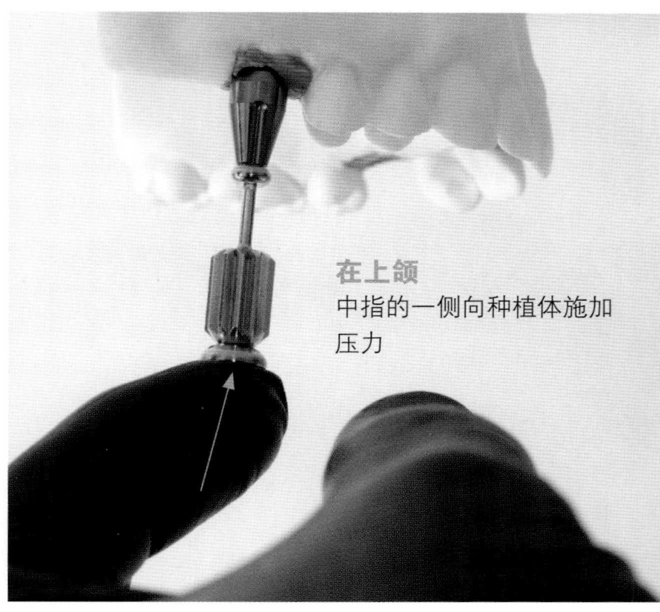
在上颌
中指的一侧向种植体施加
压力

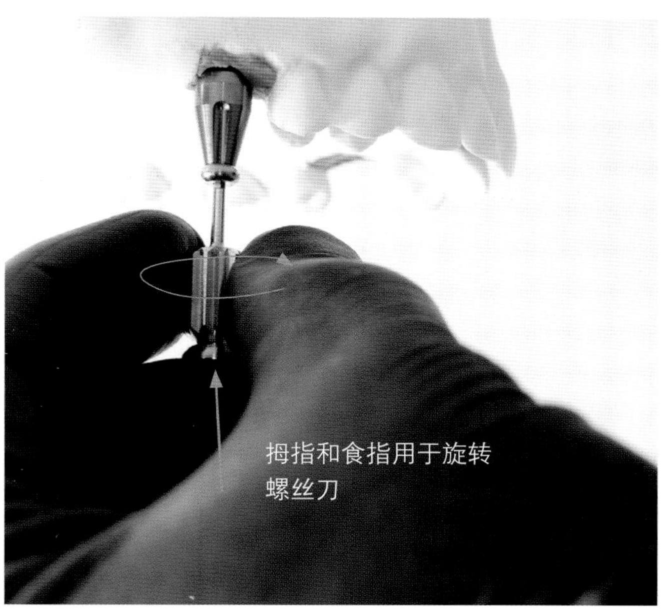
拇指和食指用于旋转
螺丝刀

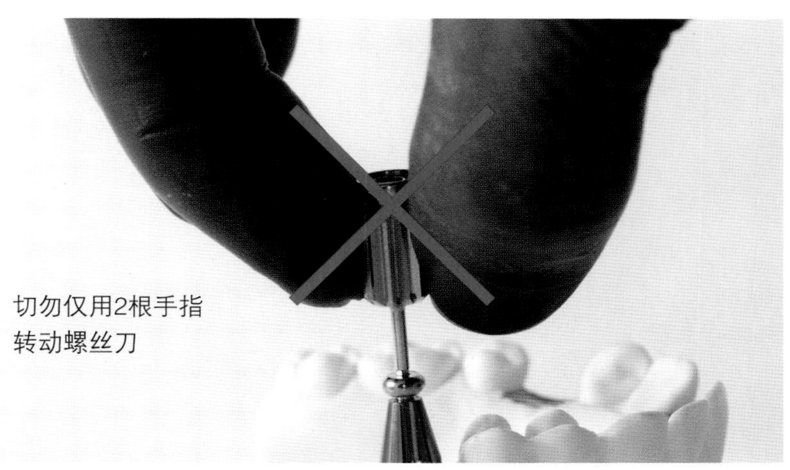
切勿仅用2根手指
转动螺丝刀

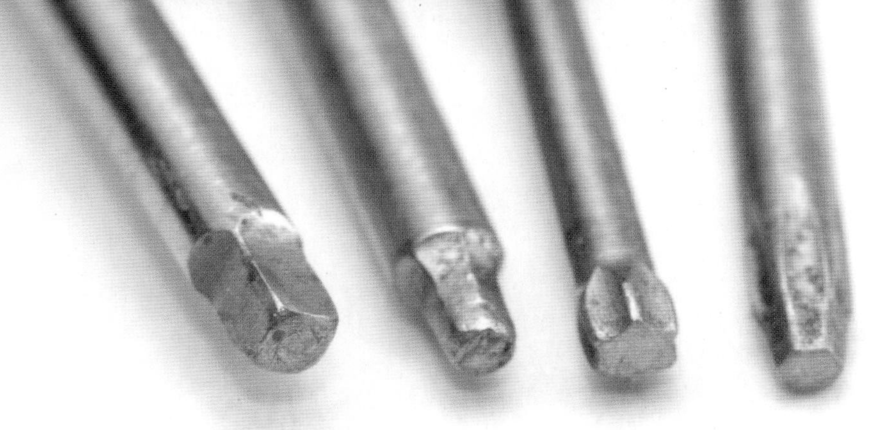

螺丝刀及其使用

种植修复操作需要适当的器械（即扭矩扳手、螺丝刀）和配件。由于有成百上千不同的厂家生产种植体，每个系统所需的器械存在较大差异。一些螺丝刀可以在多个系统之间共用，而一些是专有的。螺丝刀有各种尺寸和配置（即槽形、方形、六角形、圆角六角形、梅花形）。有些具有锥形接合区域，有些则是平行的。临床医生必须谨慎地确保所选螺丝刀的设计和尺寸与所处理的螺丝及配件相匹配。虽然不适配的螺丝刀可能可以在螺丝松开的时候旋转螺丝，但是在更大的扭矩值下，不适配的螺丝刀会导致螺丝损坏或剥落（如下图所示）。随着时间的推移，螺丝刀也会磨损（如上图所示），需要及时更换。应该注意的是，一些螺丝刀的尺寸相同（如1.25mm），但不能与其他相同尺寸的系统共用，这是因为一些厂家使用锥形1.25mm接口，而其他厂家使用平行壁接口。如果不确定是否合适，请仅使用原厂的螺丝刀。

一些厂家还提供特制的螺丝/螺丝刀系统，以允许在有角度的螺丝通道使用。这些螺丝和螺丝刀不同于同一厂家的“普通”螺丝和螺丝刀，通常标有相应识别色条。

由于在咬合空间有限的口腔环境中工作，大多数厂家可提供各种长度的螺丝刀，以适用于不同的口腔环境。通常，较短的螺丝刀旨在用于后牙区域，而较长的螺丝刀更适合用于前牙区域。螺丝刀必须足够长才能够接触到螺丝，这对于深埋或使用螺丝固位修复体的种植体来说可能是一项特殊的挑战。在进行口内操作之前，临床医生应确保所选的螺丝刀能够接触到基台或修复体内部的螺丝，更加谨慎的做法是为所使用的系统准备好所有长度的螺丝刀。

厂家也制造出不同类型的螺丝刀-扳手连接形式，但命名法各不相同，其与螺丝刀装入手柄或扭矩扳手的方式有关。有些设计为“闩锁式”车针接口，这类螺丝刀需要插入手柄中使用，而另一些螺丝刀则将手柄设计为螺丝刀的一部分。其次，还有一些螺丝刀仅供手动使用，而另一些则设计为可与扭矩扳手一起使用，如一些螺丝刀设计为方形连接与手柄或扭矩扳手相配合。

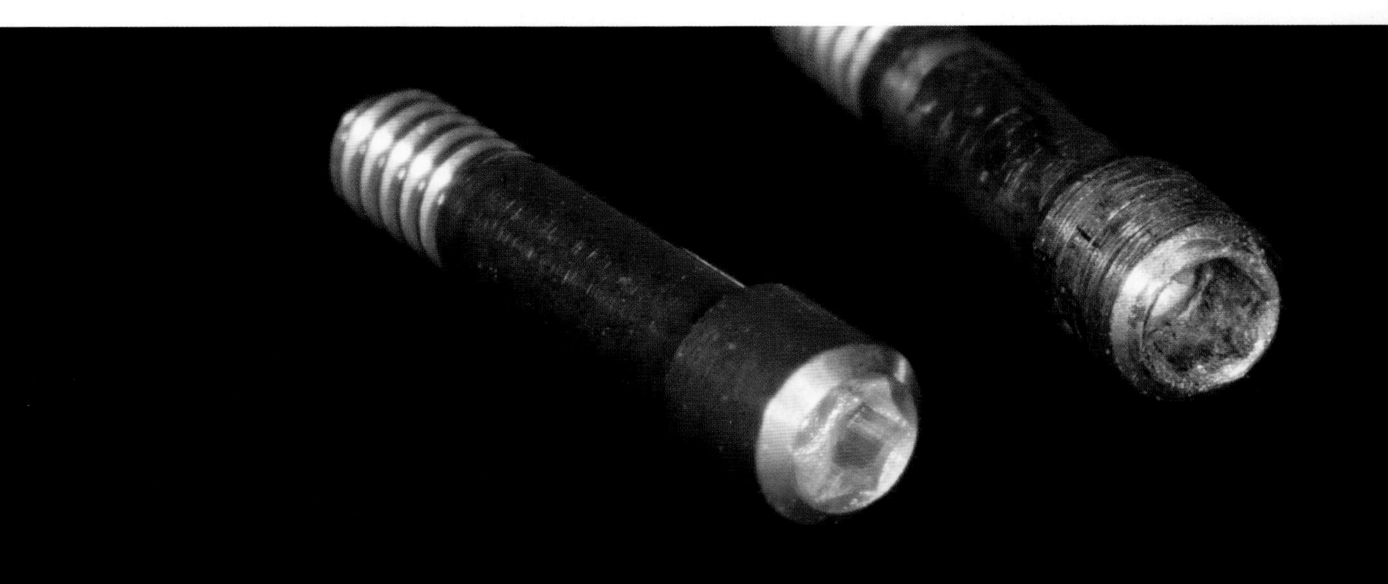

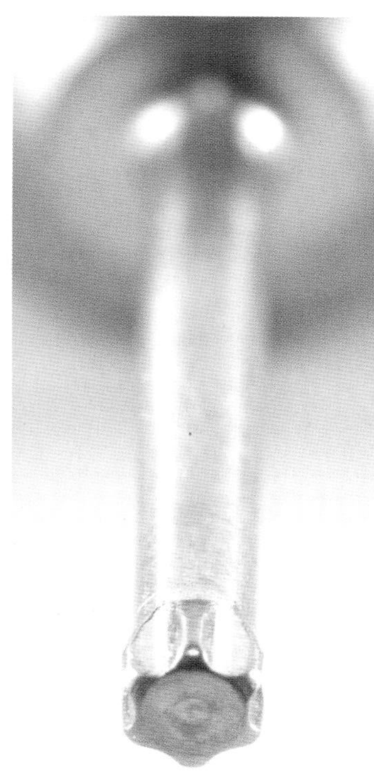
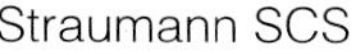

Straumann SCS

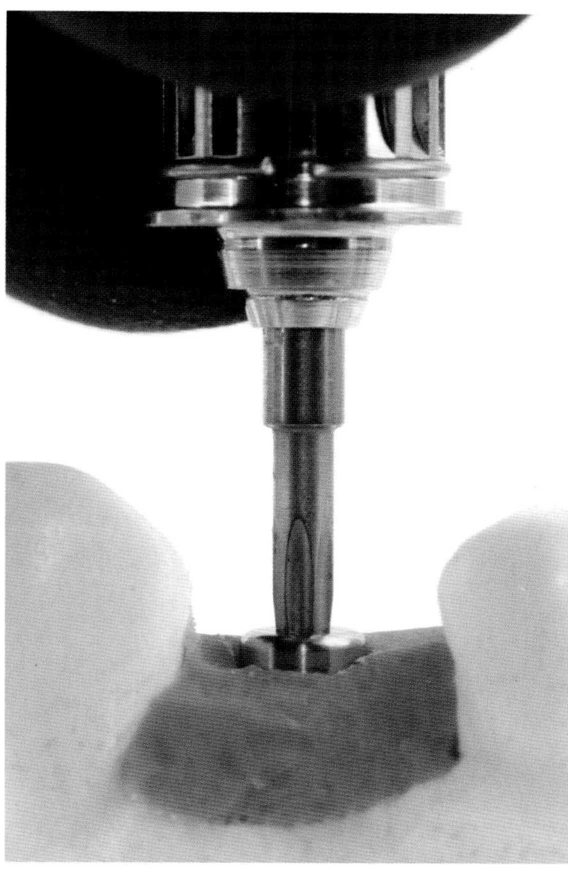

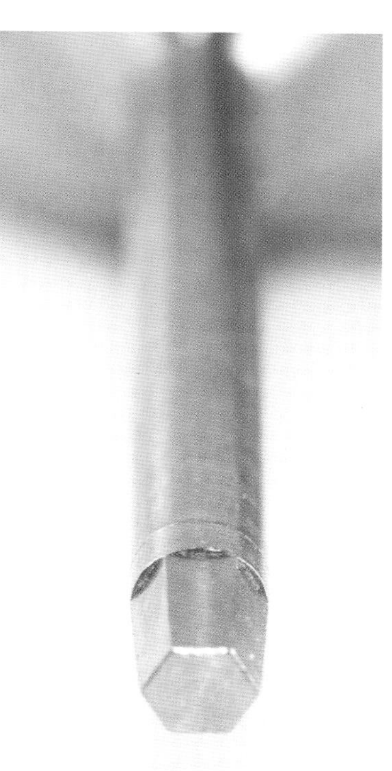

BioHorizons 平行型
0.05英寸（约1.25mm）

并发症和注意事项

- 在任何情况下都不应使用不匹配的螺丝刀来松开或拧紧螺丝，这会导致螺丝磨损和损坏，并且将很难解决。
- 应选择合适长度的螺丝刀，使其在就位螺丝时不会阻挡到修复体或基台，但同时也不应选择过长的螺丝刀，以在相对有限的咬合空间内顺利使用。
- 一些螺丝刀仅通过摩擦力与手柄连接在一起，所以在使用这种设计的螺丝刀时必须格外小心，以防这两部分意外分离，从而增加吸入的风险。
- 应定期检查螺丝刀的磨损和损坏情况，并根据需要及时更换。
- 尽管某些不同种植系统螺丝刀可能被设计为相同尺寸（如约1.25mm或0.05英寸），但它们依然无法互相通用。这通常是因为某些系统将螺丝刀设计为平行壁接口而其他系统为锥形接口。

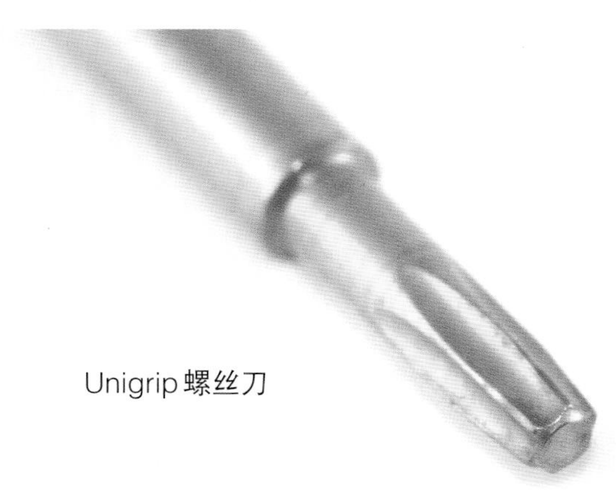

Unigrip螺丝刀

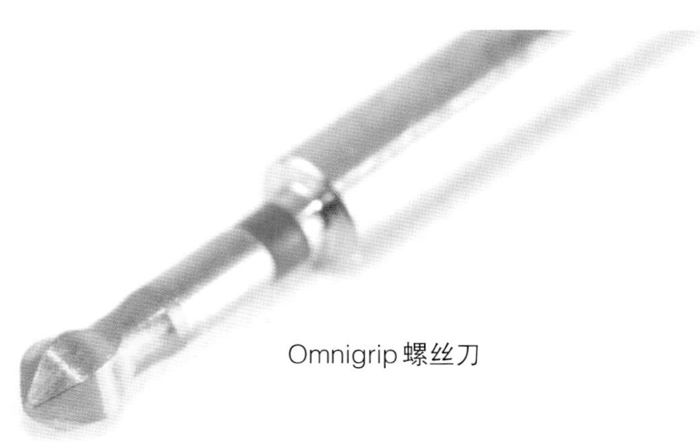

Omnigrip螺丝刀

患者体位和气道保护装置

患者体位在某些情况下由临床医生自由决定，但在种植修复中，应遵守一般指南。虽然作者的偏好是站立位操作，但大多数临床医生通常采用坐位操作。因为担心掉落的配件会被吸入或吞下，一些新手种植医生偏向于让患者坐得更加直立。虽然误吸器械是一个严重的问题，但将患者置于直立位置会降低医生的可视度和可操作性，从而增加出错率，因此不建议这样做。患者应完全仰卧，头部向医生侧倾斜，调整头枕以完全支撑头部，使医生能够直视植入部位。在后牙区域工作时需要患者保持最大的开口度，咬合块、开口器的使用可以增加患者的舒适度。医生应采用站立位或坐位，同时肘部与患者头部在相同的高度。

与所有口腔学科一样，尤其是种植学，其治疗过程中使用的配件和工具非常小，并且大多数都无法连接安全带，所以医生必须谨慎操作以保护患者的气道从而避免配件和器械的误吸。术中保护气道的方法有很多，但有些方法过于烦琐，无法用于种植治疗。对于敞开的口腔来说，口腔底部受到舌头的保护，从而免受掉落的器械或配件伤害，而腭穹隆却不受其他器官或组织的保护，所以腭穹隆是必须保护的区域。操作过程中可使用2个大纱布方块，制作成1个足够大的松散纱球来填充这个空间，患者会本能地用舌头将其固定到位。虽然这并不能提供万无一失的保护，但它提供了一个有效的“安全网”，以防有东西掉落。**请注意，防止误吸的最佳保护措施是从一开始就不要掉落任何东西**。患者的头部可能会倾斜到正在工作的一侧，这样脸颊也可以用来接住任何掉落的物品。

一些临床医生尝试用纱布制成纱网来防止误吞、误吸，但很快被提出是有问题的，因其与舌头的接触会刺激产生唾液，从而快速浸湿纱布并产生更危险的情况。从经验上看，纱网很快就会从保护气道演变为仅铺在舌头上的一块湿纱布，此时器械仍可通过腭穹窿。

并发症和注意事项

- 切勿将任何未牢固连接的东西留在口内（如螺丝刀、未拧紧的基台）。
- 在连接或拆卸配件时，切勿将眼睛从嘴巴上移开。
- 不要使用湿器械或湿手指处理种植体配件和螺丝刀。
- 如果你在连接配件时遇到问题，请将其和螺丝刀一同从口内取出，并将所有东西擦干，然后再重新安装。
- 与丁腈橡胶手套相比，乳胶手套在潮湿或干燥条件下的摩擦力都更强，这对处理小型金属配件非常重要，同时手套应该紧紧地戴在手指上。
- 始终使用三指握持法来拧紧和拧松配件。如果咬合空间有限，可以使用闭合在一起的镊子尖端或球形抛光器代替手指施压。
- 任何时候安装或拆卸配件时，都必须有气道保护装置，开放的腭穹隆最容易让掉落的配件通过，因此应该用一个大的、松散的干纱布球保护它。配件的吸入和吞咽在种植修复操作中是一件非常危险的事，但是与患者签订适当的术前知情同意书，这便是一个可控的风险。防止误吸的最有效方法是从一开始就不要在口内遗留任何物品。当纱布被唾液弄湿时，必须及时更换，因为湿纱布会润湿手指与配件从而增加掉落物品的风险。
- “呼吸道堵塞”是常用的术语，在未使用镇静剂的患者面前最好避免该情况发生。
- 医生的非惯用手应该拿着镊子而不是口镜，其后端适用于脸颊和舌头牵引，而工作端适用于在需要时夹持小器械（始终抓住螺纹区域，而不是圆形光滑区域）。
- 手术吸唾管（小直径）非常适合在需要时及时取出小零件。
- 因为配件大多数都太小且光滑，无法直接用手抓握处理，所以最好用螺丝刀来连接并处理所有的配件。

- 在拆卸愈合基台之前，可使用探针或牙周探针清洁愈合基台的顶部，若未完全清除该区域的异物，螺丝刀将无法完全就位。

扭矩扳手

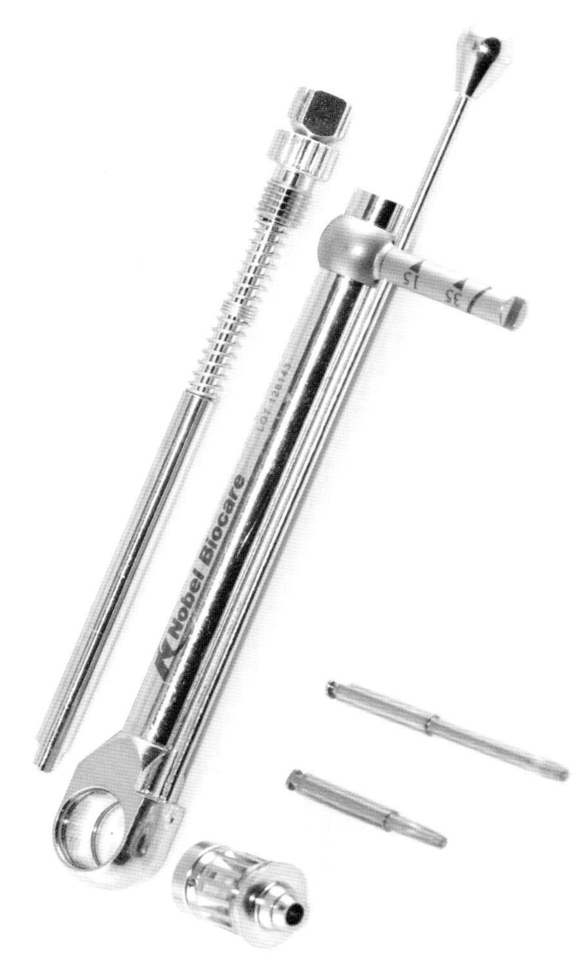

种植体配件（如种植体和修复基台）常通过1个小螺丝与种植体固定在一起，必须将螺丝拧紧到一定程度才能使螺丝正常工作以及配件与种植体牢牢固定，在拧紧螺丝的过程中会拉伸螺丝并提供夹紧力（称为预紧力）。如果拧得过紧，配件或螺丝可能会损坏或折断，扭矩扳手在种植牙中可将螺丝拧紧至厂家指定的扭矩值。在种植牙中，扭矩以牛顿厘米（Ncm）为单位，不同螺丝所需的扭矩值因厂家和配件/螺丝类型而异，临床医生必须按照指示使用配件并按照适当的扭矩值拧紧，以尽量减少并发症的发生。

在种植修复中，扭矩扳手仅可用于拧紧修复基台或修复体，其他配件如愈合基台和印模转移杆，只需使用螺丝刀即可手动牢固拧紧（5 ~ 15Ncm），由于这些配件不需要反复地承受功能负载，因此未标明扭矩。

在某些情况下，愈合基台、印模转移杆或其他配件可能难以用手松开，在这种情况下可以使用扭矩扳手来松开。一些扭矩扳手的末端有一个反转的闩锁，另一些可通过翻转扭矩扳手实现，而还有一些则可以简单地逆时针旋转。需要反复提醒的是，使用扭矩扳手为顺时针方向拧紧，逆时针方向松开。

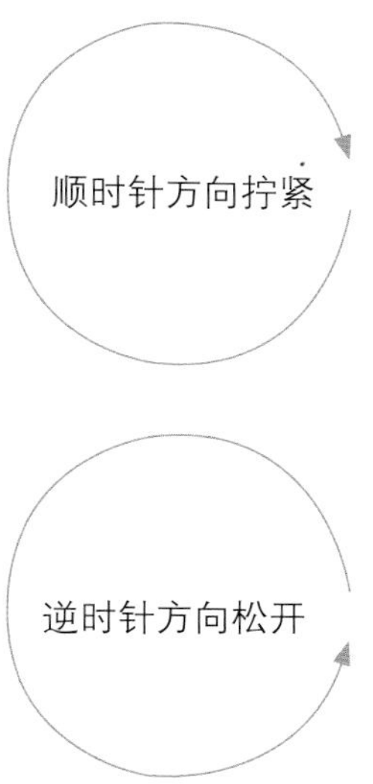

扭矩扳手有多种设计，我们将在这里介绍最常见的2种形式：拨动式扭矩扳手有单一的扭矩设置（如30Ncm）或者一个可调节的扭矩刻度盘，其通过使头部与手柄成一条直线来激活。顺时针方向转动拧紧时，颈部在扳手指定的扭矩值下“断裂”。可调节的“拨动式”扭矩扳手的后端有一个扭矩调节刻度盘，必须设置为所需扭矩。

横梁式扭矩扳手由不同的厂家提供，结构与上述扳手稍有不同，但它的操作方式与“拨动式”扭矩扳手类似。“横梁式”扭矩扳手在操作时会有一个测量臂从扭矩扳手的主手柄上脱开，操作时，将一根手指放在扳手头上，使螺丝刀稳定保持与种植体连接，同时顺时针转动横梁以拧紧，随着横梁持续转动，梁将弯曲，测量臂上的扭矩值增加，直至达到需要的扭矩值后停止加力。此类扳手大多数都提供棘轮设计，因此手柄可以向后转动而无须拧下螺丝。横梁式扭矩扳手通常会有2个非常危险的错误：

（1）随着扭矩的增加，一些医生会因为紧张，将拇指放在测量梁上，这将导致螺丝拧紧不足而过早松动。

（2）部分医生误转动手柄而不转动横梁，这将过度拧紧螺丝并使其折断或损坏。

与学习使用任何器械一样，在对患者进行操作之前，正确了解该项技术非常重要。

对于任何类型的扭矩扳手，最重要的是要确保它始终保持校准并正常运行，随着时间的推移，所有的扭矩扳手都需要更换或重新校准。在消毒时，扳手应按说明拆卸。

Nobel - 横梁式扭矩扳手

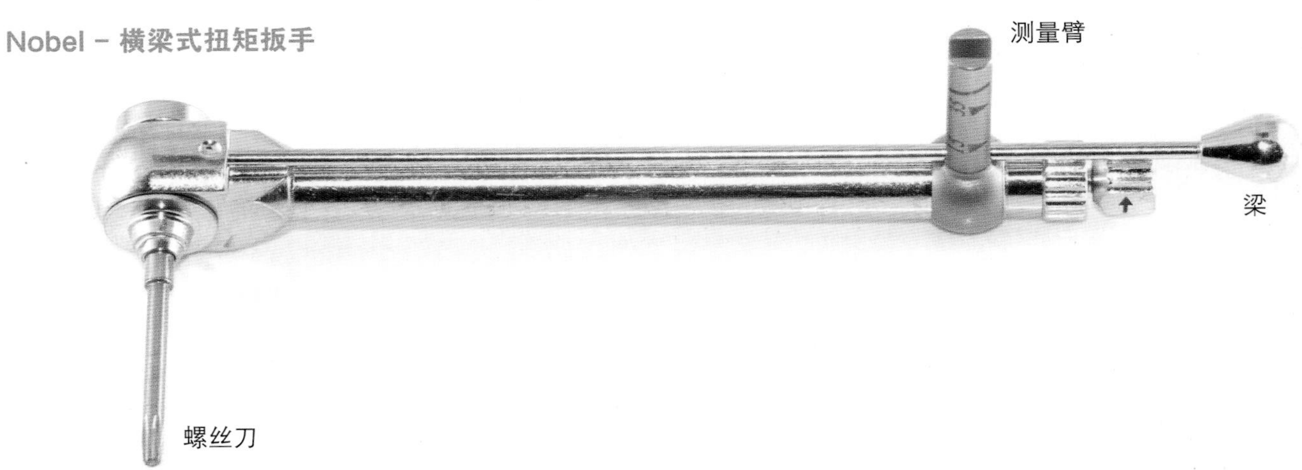
测量臂
梁
螺丝刀

BioHorizons - 拨动式扭矩扳手

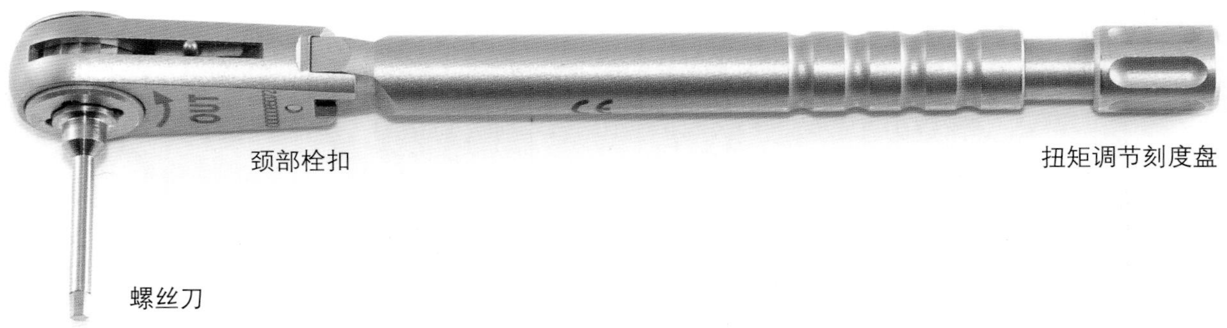
颈部栓扣
扭矩调节刻度盘
螺丝刀

Straumann - 横梁式扭矩扳手

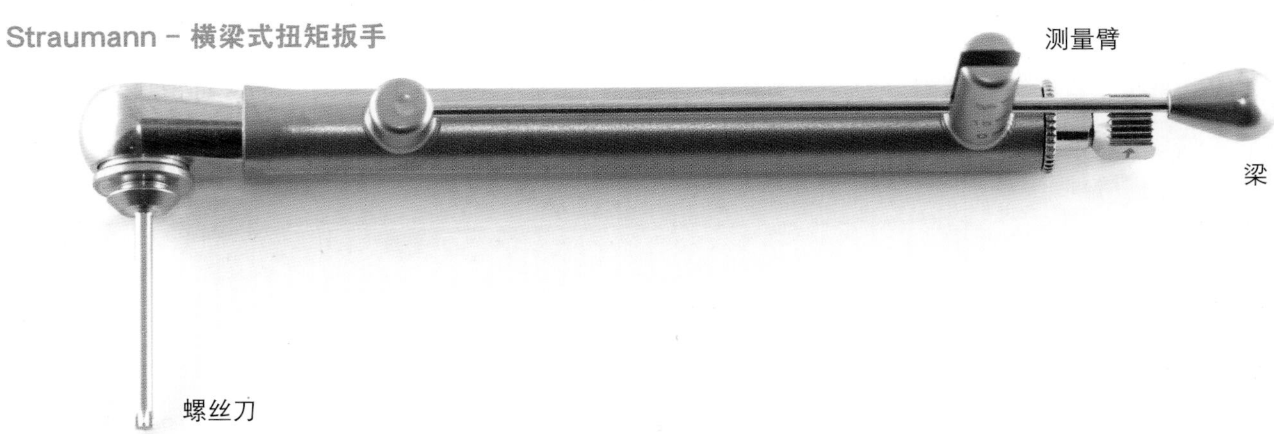
测量臂
梁
螺丝刀

组装横梁式扭矩扳手

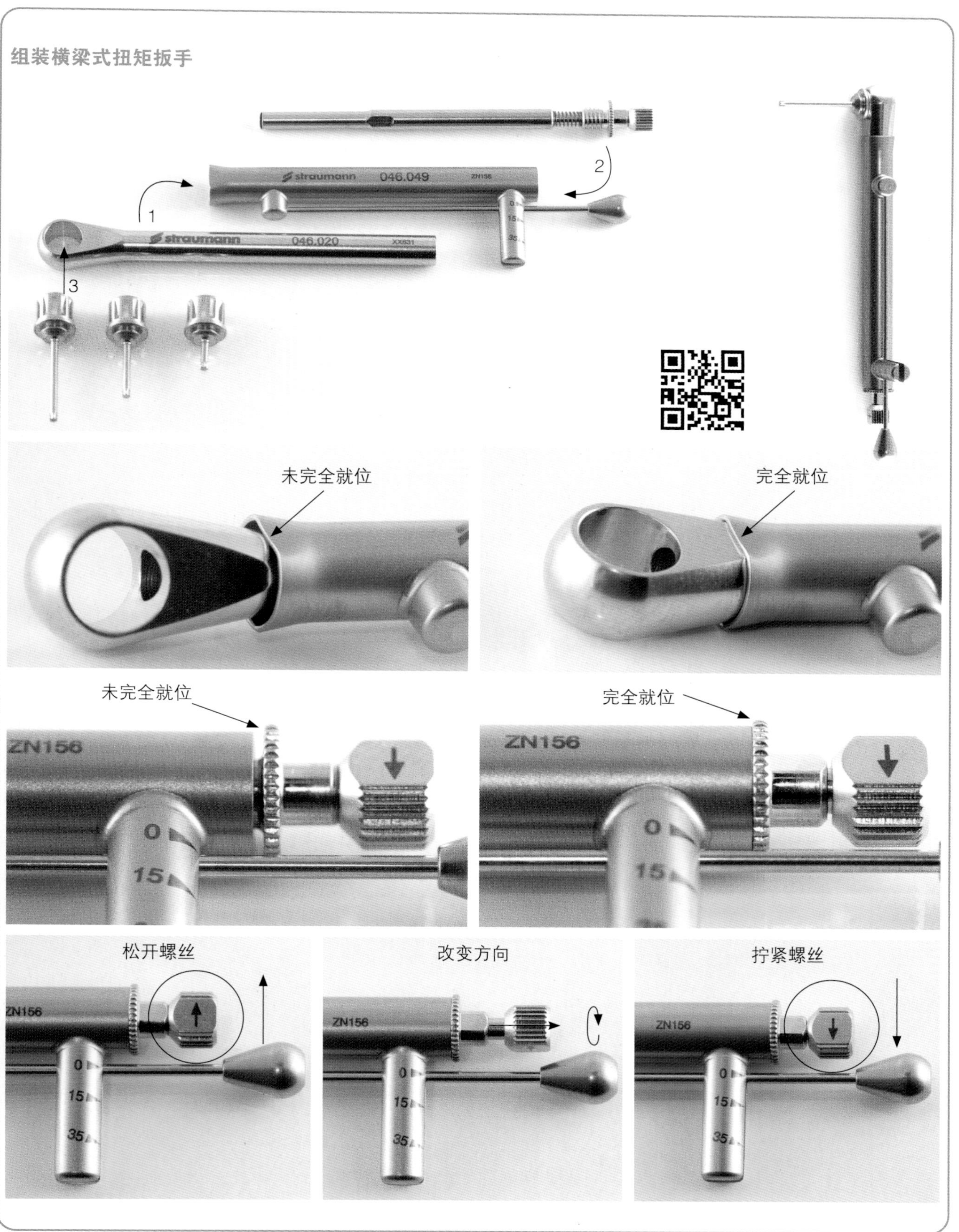
2
straumann 046.049
ZN156
1
straumann 046.020
3
未完全就位
完全就位
未完全就位
ZN156
0
15
完全就位
ZN156
0
15
松开螺丝
ZN156
0
15
35
改变方向
ZN156
0
15
35
拧紧螺丝
ZN156
0
15
35

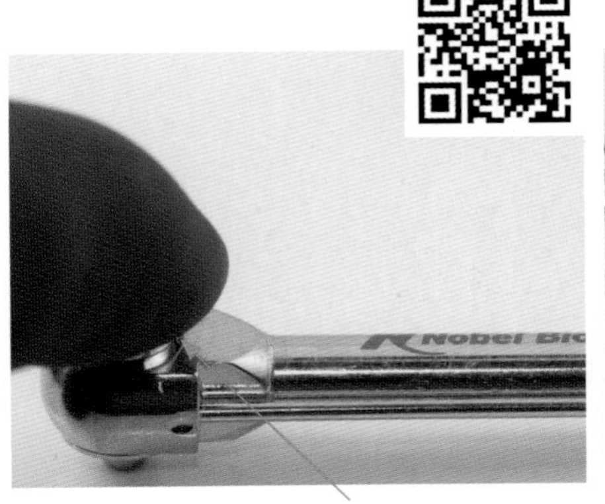

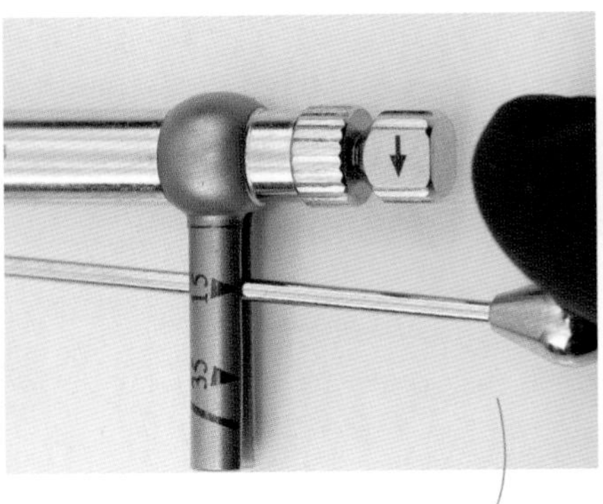

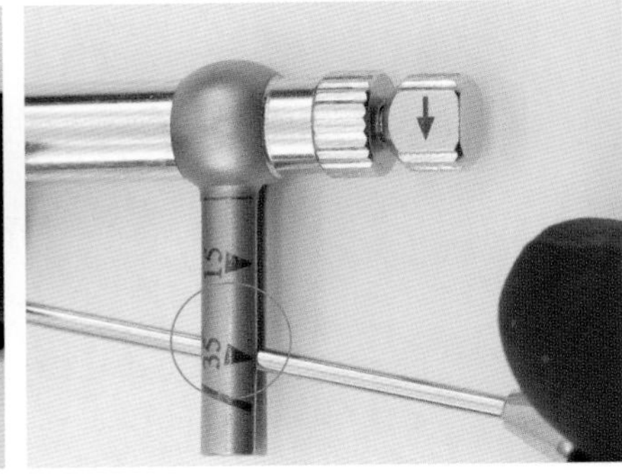

将螺丝刀插入扳手头部内，并在其顶部施加压力

逆时针旋转扳手横梁臂

继续旋转直至达到所需扭矩值

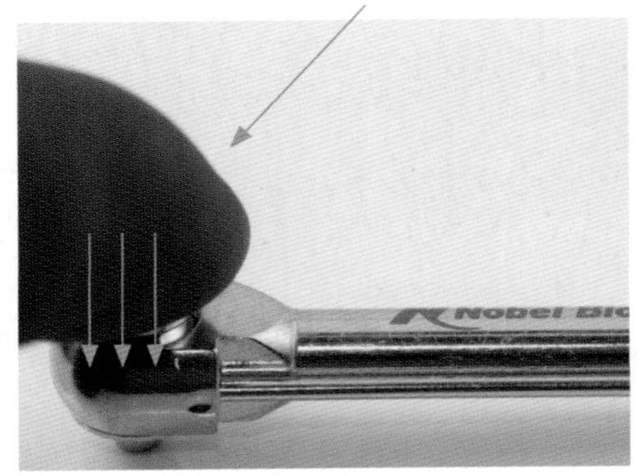

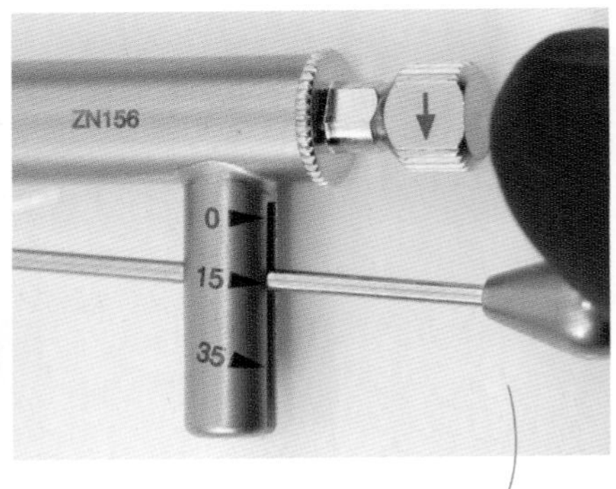

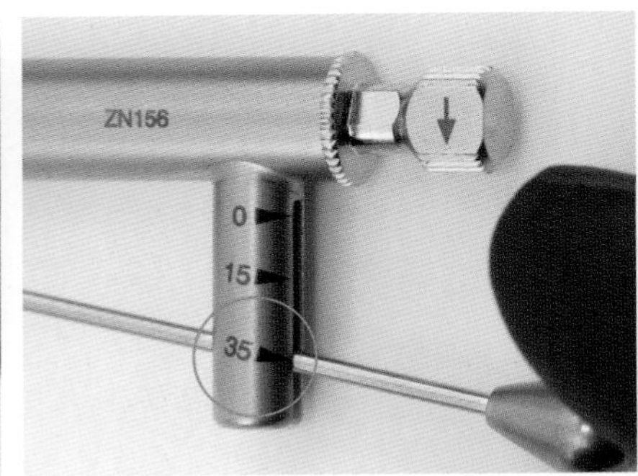

横梁式扭矩扳手的使用

1. 选择带有厂家指定扭矩值（如35Ncm）标记的横梁式扭矩扳手，检查梁臂读数是否为零，确保扭矩扳手处于拧紧设置（顺时针）。
2. 应选择足够长度的螺丝刀，保证在没有阻挡到修复体上部的情况下可完全接触到螺丝，然后将螺丝刀固定到扭矩扳手中。将螺丝刀/扭矩扳手配件安装到螺丝孔中并尝试啮合螺丝，通过旋转、回旋、倾斜运动以允许螺丝刀的头部接触并与螺丝接合。此类操作一般无法在直视下完成（更加详细的使用方法在第5章中介绍）。
3. 将手指放在扭矩扳手的头部，以保证对螺丝刀的压力传入螺丝和种植体。

切勿用拇指或其他手指向后推动扭矩刻度杆。这将导致螺丝加力不足或导致螺丝和基台松动。

4. 用惯用手转动横梁臂直至达到预期扭矩值，达到预期扭矩值后不要继续转动。
5. 如果手柄碰到牙齿或口角，则需要逆时针旋转（这时你可能会听到或感觉到棘轮滑动的声音），然后继续转动，直到横梁臂达到适当的值。
6. 小心地卸下螺丝刀和扭矩扳手。

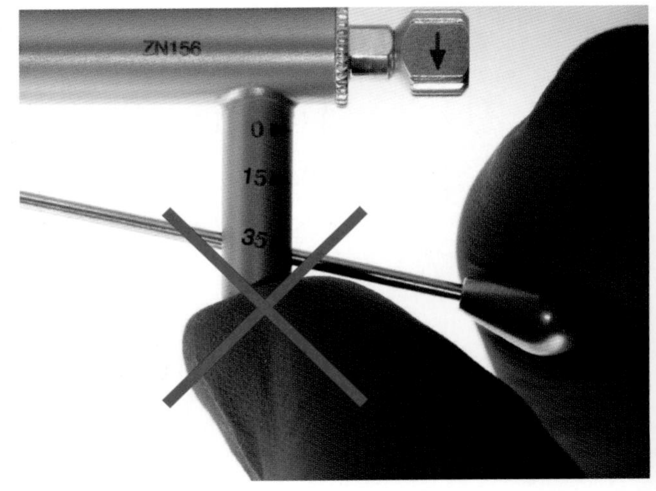

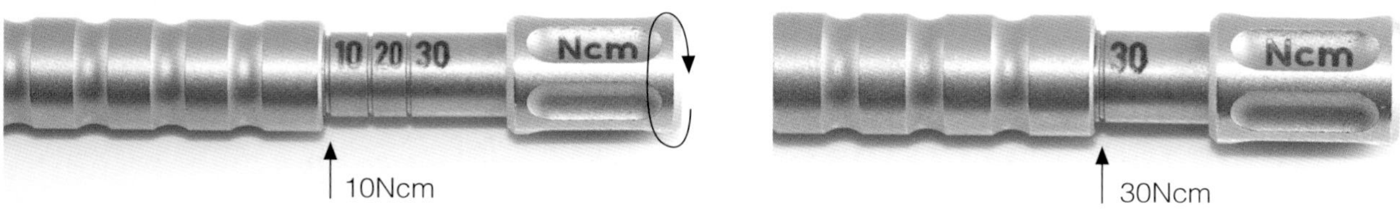

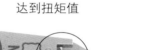

顺时针转动刻度盘，直到读数与所需的扭矩值匹配

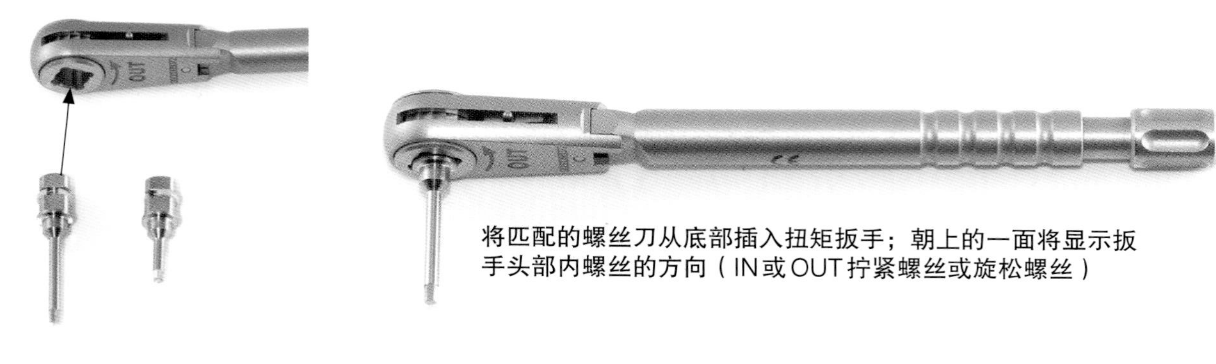

将匹配的螺丝刀从底部插入扭矩扳手；朝上的一面将显示扳手头部内螺丝的方向（IN或OUT拧紧螺丝或旋松螺丝）

未达到扭矩值

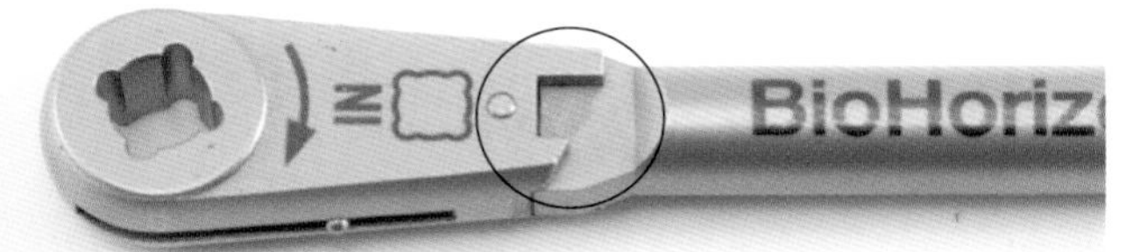

达到扭矩值

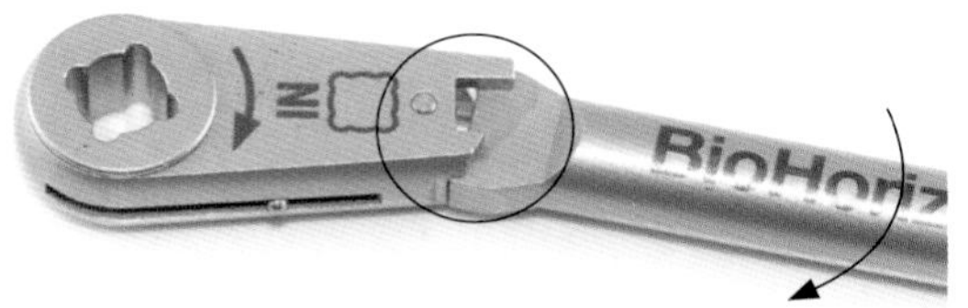

顺时针转动手柄，直到扭矩扳手的颈部“折断”

拨动式扭矩扳手的使用

1. 准确选择拨动式扭矩扳手并设置为厂家指定的扭矩值（即30Ncm）。顺时针转动扭矩调节刻度盘可增加扭矩，逆时针转动可减小扭矩。如本页面顶部所示，指示扭矩值的凹槽应与扳手外壳的下缘对齐。
2. 检查扳手颈部是否可以用合理的力量“折断”。确保扭矩扳手处于拧紧设置，颈部伸直，“IN”标识朝上。
3. 应选择足够长度的螺丝刀，保证在没有阻挡到修复体上部的情况下可完全接触到螺丝，然后将螺丝刀固定到扭矩扳手中。将螺丝刀/扭矩扳手配件安装到螺丝孔中并尝试啮合螺丝，通过旋转、回旋、倾斜运动以允许螺丝刀的头部接触并与螺丝接合。此类操作一般无法在直视下完成（更加详细的使用方法在第5章中介绍）。

4. 将手指放在扭矩扳手的头部，以保证对螺丝刀的压力传入螺丝和种植体。
5. 用惯用手转动手柄，直到颈部“折断”，此时不要再继续转动。
6. 如果手柄碰到牙齿或口角，则需要逆时针旋转（这时你可能会听到或感觉到棘轮滑动的声音），然后继续转动，直到颈部折断。
7. 小心地卸下螺丝刀和扭矩扳手。

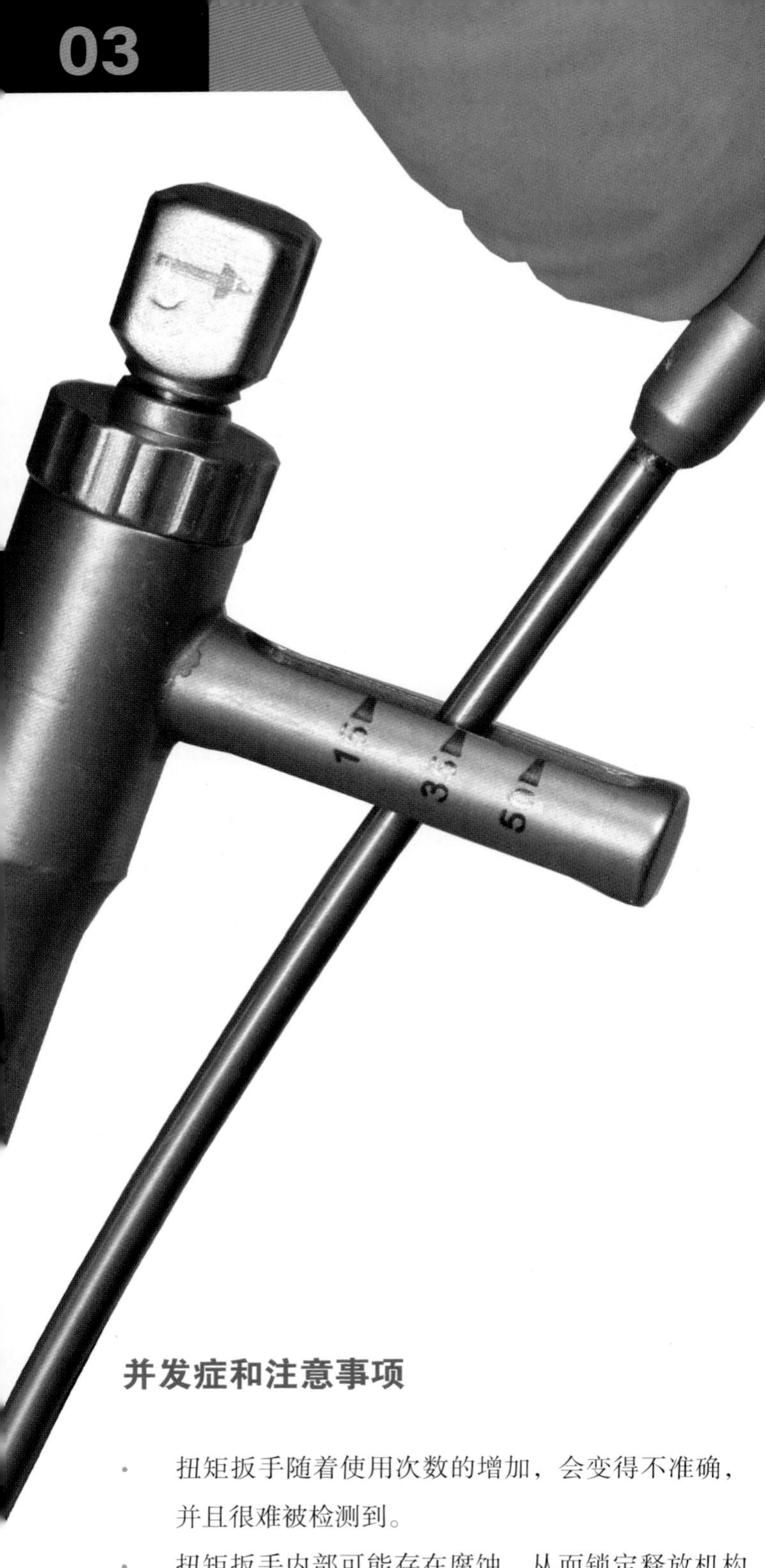

并发症和注意事项

- 扭矩扳手随着使用次数的增加，会变得不准确，并且很难被检测到。
- 扭矩扳手内部可能存在腐蚀，从而锁定释放机构（即“折断”结构）。临床上，由于颈部未在指定值下释放，可导致螺丝脱落或断裂，为避免这种并发症，需按照说明书对扳手进行润滑，并在使用之前检查扳手是否可按预期工作，在可能的情况下，可对“折断”结构进行正确消毒。
- 横梁式扭矩扳手的横梁臂有时会发生无意的弯曲，这种情况在操作检查之前会表现得很明显，因为此时扭矩值大于零，这时则需要更换扳手。
- 扭矩扳手不可无限期地使用，需随着时间的推移进行维护和更换。
- 如果使用不当，扭矩扳手则会严重损坏螺丝和配件。

讨论

扭矩扳手是种植修复的关键工具，但必须正确使用以确保其正确发挥其价值。它可帮助临床医生操作时达到指定的预紧力，并最大限度地减少螺丝损坏或配件松动等并发症。

参考书目和补充阅读

[1] Alnasser AH, Wadhwani CP, Schoenbaum TR, Kattadiyil MT. Evaluation of implant abutment screw tightening protocols on reverse tightening values: An in vitro study. J Prosthet Dent 2021;125:486-490.

[2] Britton-Vidal E, Baker P, Mettenburg D, Pannu DS, Looney SW, Londono J, Rueggeberg FA. Accuracy and precision of as-received implant torque wrenches. J Prosthet Dent 2014;112:811-816.

[3] Goheen KL, Vermilyea SG, Vossoughi J, Agar JR. Torque generated by hand-held screwdrivers and mechanical torquing devices for osseointegrated implants. Int J Oral Maxillofac Implants 1994;9:149-155.

[4] Gutierrez J, Nicholls JI, Libman WJ, Butson TJ. Accuracy of the implant torque wrench following time in clinical service. Int J Prosthodont 1997;10:562-567.

[5] McCracken MS, Mitchell L, Hegde R, Mavalli MD. Variability of mechan-ical torque-limiting devices in clinical service at US dental school. J Prosthodont 2010;19:20-24.

[6] Standlee JP, Caputo AA, Chwu MY, Sun TT. Accuracy of mechanical torque-limiting devices for implants. Int J Oral Maxillofac Implants 2002;17:220-224.

影像学检查 / 手术导板制作

技工室工作及模型摄影由Sam Alawie提供

影像学检查 / 手术导板制作应由修复临床医生或相关技术人员在种植手术开始之前制作完成。它可以在制订种植计划和种植实施阶段时提示医生种植体合适的位置与角度，这些信息可以指导医生种植。在简单的病例中，它的作用适中，但在更复杂的病例中，导板则变得必不可少。修复临床医生应充分了解可能影响手术计划的解剖结构或其他手术因素，但任何计划的修改都应尽可能在手术前完成。

患者在CT扫描期间应佩戴放射导板，从而在扫描影像中，外科医生可以看到理想的种植体位置及其角度。最简单的导板形式是运用丙烯酸树脂通过抽真空的方式得到的，缺失牙齿部位则用丙烯酸树脂代替。牙钻在丙烯酸材料上预备出2 ~ 3mm的通道来指示所需的角度，并在通道中填充X线阻射的材料（通常是牙胶尖）以便在扫描中显示角度，通过钻出牙胶材料来制作手术导板，这样的导板至少可帮助指导外科医生确定先锋钻的位置和角度。对于更复杂的病例，则应由技师用丙烯酸树脂制作刚性更强的导板。目前有更先进和更复杂的手术引导方法（即通过打印得到的全程引导的导板、数字化导航），但是本书中描述的技术则应用普遍，并适用于所有种植系统。但无论如何，我们都应了解，这只是一个指示方向的导板，而不是一个非常精确的装置。

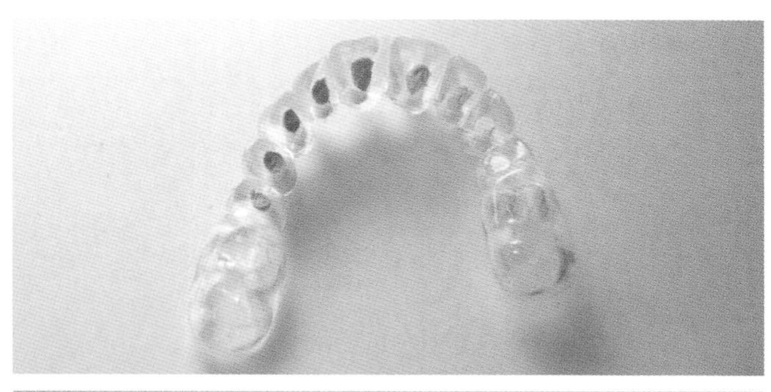

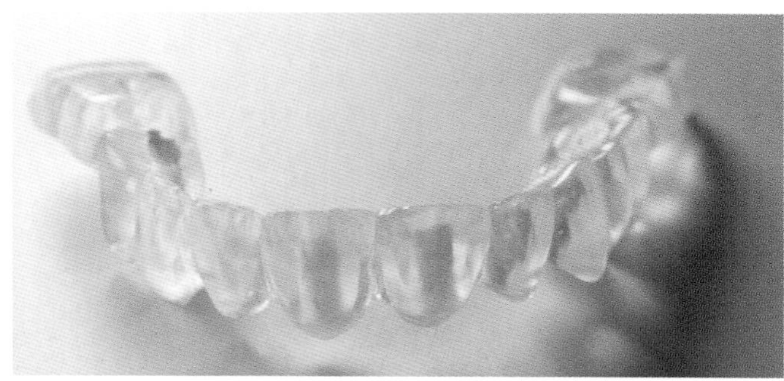

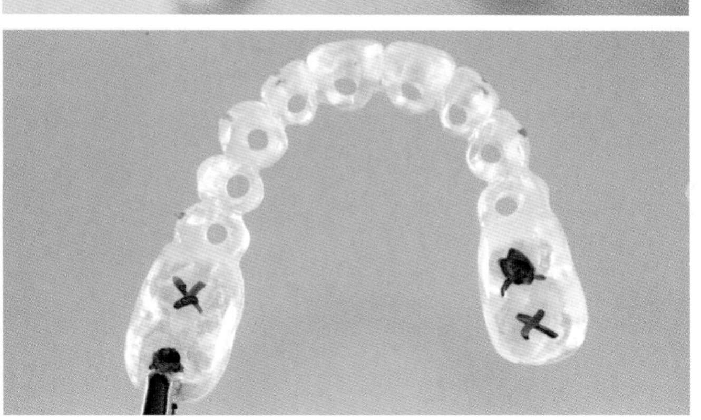

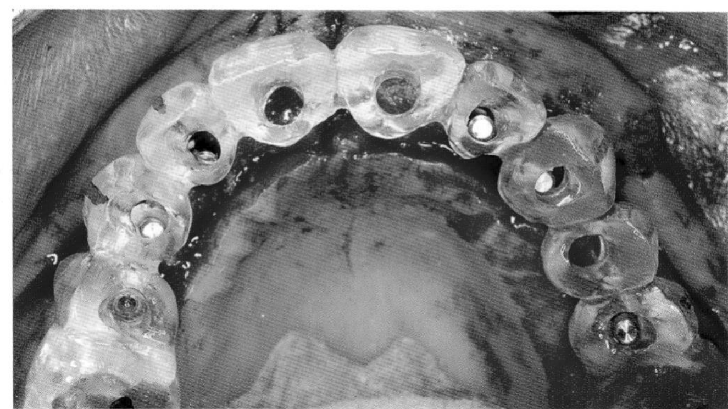

需要的器械

- 术前模型。
- 直型手机或技工室马达，带有适用于修整模型的基托钨钢车针。
- 2~3mm直型手机先锋钻。
- 真空吸塑机。
- 1mm透明丙烯酸向模型吸附形成导板。
- 酒精灯。
- 更大型号的充填器。
- 牙胶尖或牙科填塞剂。
- 聚甲基丙烯酸甲酯（PMMA）单体和树脂，带有调拌刀和小盘子。

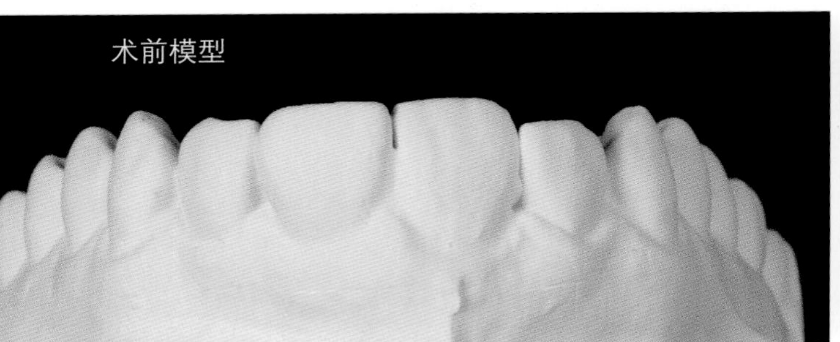
术前模型

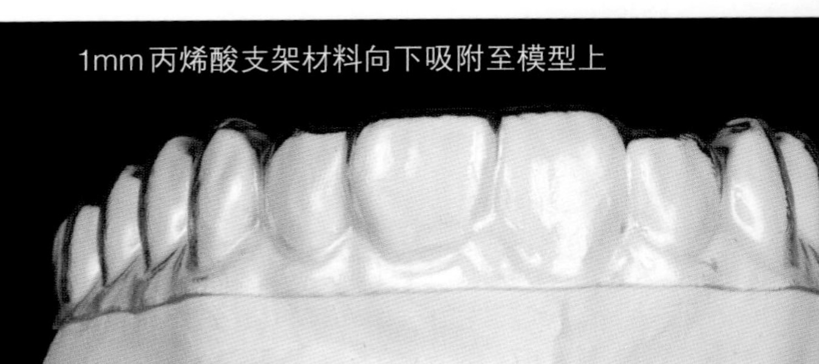
1mm丙烯酸支架材料向下吸附至模型上

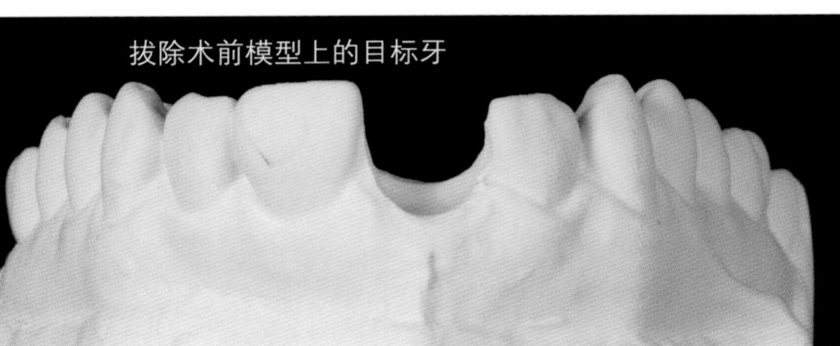
拔除术前模型上的目标牙

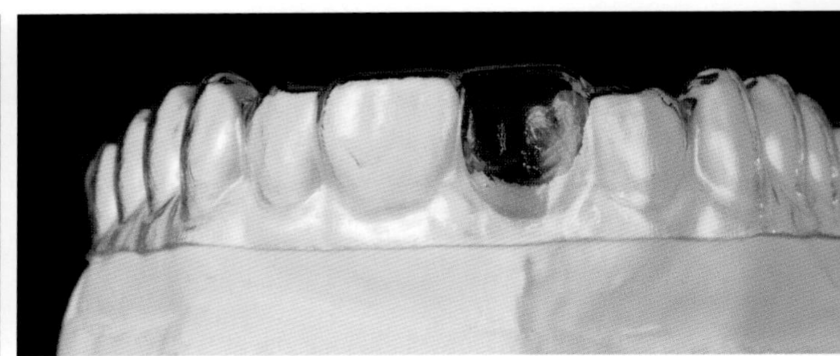

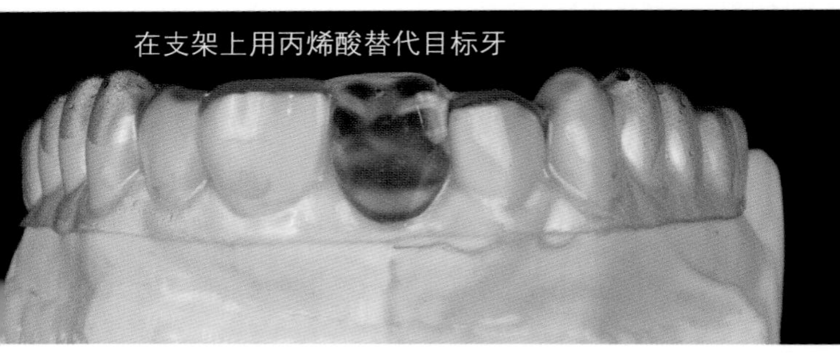
在支架上用丙烯酸替代目标牙

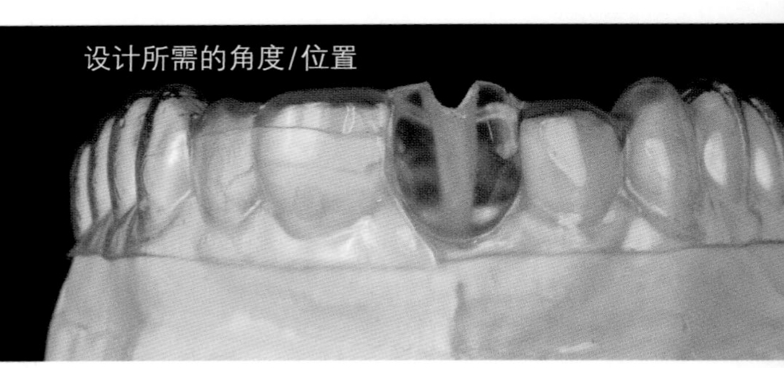
设计所需的角度/位置

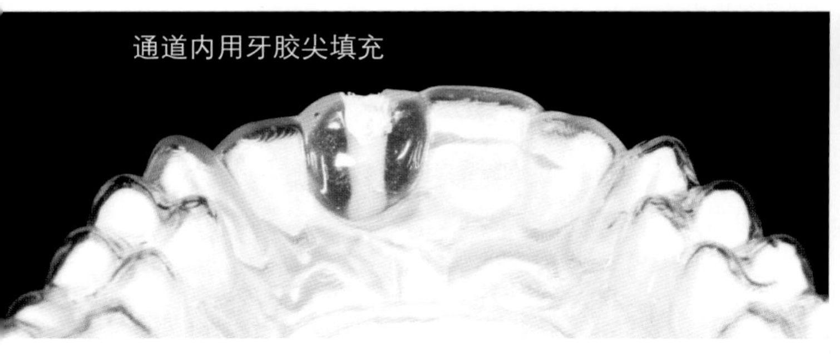
通道内用牙胶尖填充

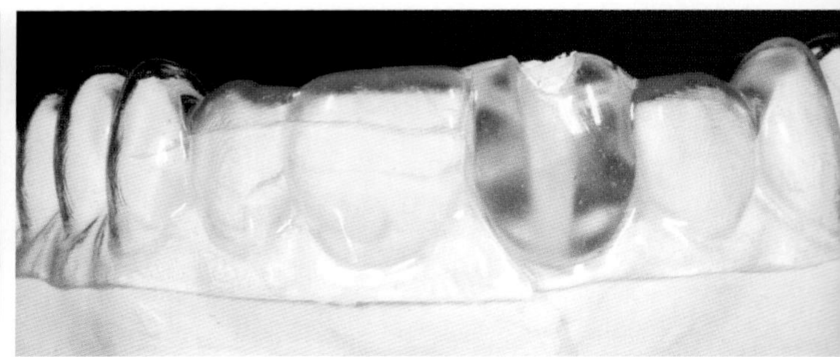

影像学检查 / 手术导板制造技术

1. 术前修整石膏：将基底部修剪到牙齿的牙龈边缘以下数毫米。
   - 如果牙齿已经缺失，请使用丙烯酸或义齿在模型上重建替换牙齿。在牙齿上切出固位槽，以确保它在取下导板时位于导板内部。
   - 如果牙齿还未缺失且牙齿的位置良好，则直接从步骤2开始执行。
2. 将1mm厚的丙烯酸导板材料放入真空压模机中，并吸附于模型上。
3. 冷却后，从机器中取出压制的丙烯酸材料，并将其修剪至牙齿牙龈边缘的根方。石膏在此过程中可能会有些许损坏。
4. 从石膏上取下导板并抛光以去除任何粗糙或锋利的边缘。
   - 如果有牙齿，使用直手机切掉需要更换的石膏牙，使之形成类似于拔除后的拔牙位点。将PMMA丙烯酸混合至中等稠度，然后涂抹在拔牙位点上和导板的牙位上，用导板压住丙烯酸材料复位并将导板放在模型上等待PMMA材料凝固。
   - 如果牙齿缺失，上述步骤1中的第1条放置的丙烯酸或义齿应该存在于导板内，直接将导板放置回模型之上。
5. 使用2 ~ 3mm的先锋钻，在所需位置（通常是后牙咬合面的中央或前牙切缘的腭侧）钻开导板和丙烯酸牙，并调整角度(通常后牙区域角度较垂直，前牙区域尽可能向上腭倾斜）。
6. 根据特定位点的已知解剖结构和牙槽嵴轮廓形态，确认位置和角度是否符合要求且合理。如果不符合，请用丙烯酸填充通道并重新钻孔。
7. 如果牙齿缺失，加热牙胶或牙齿并将其插入通道中，冷凝并清洁干净。只有在牙齿缺失的情况下才能在CT扫描期间使用导板，因此如果存在牙齿，则无须执行此步骤。假如牙齿位置合理，牙齿本身位置将辅助种植。
8. 确保患者有CT扫描导板和种植手术预约信息。

并发症和注意事项

- 带有不透射线标记的放射线导板适用于术前牙齿缺失的情况，如果牙齿存在并且需要在拔除后同期进行种植体植入，牙齿本身将用于CT上的计划 / 评估，导板将有助于种植体的手术植入。而当牙齿仍在原位时，很显然内部仍带有牙齿的导板将无法用于CT扫描。
- 各个种植体厂家都可提供全过程种植体导板。这些导板通常用于涉及多颗种植体和骨增量 / 牙槽嵴修整术的大型病例，但如果医患双方觉得有需要，导板也可用于单颗种植体。这种原厂导板的缺点包括术中灵活性低、需要专门的种植体钻头和支架、在钻孔过程中降温难度增加且需增加额外的成本和时间。它们的优点主要是从CT规划到实际种植体植入的过程都具有高的准确性。有多颗缺牙部位的复杂病例仍需要制造和使用放射线导板并结合CT扫描数据来规划种植体位置，甚至手术导板可由厂家通过3D打印制作而成，有时还需要使用专用的导板设计软件来完成导板的设计。
- 本书中描述的影像 / 手术导板主要是为了传达种植体位置信息，但它不具有权威性。在CT扫描后，必须重新评估种植体数量、尺寸和位置。外科医生、修复医生和技术人员之间必须进行团队合作和集体讨论目标与挑战是很有必要的。
- 支架材料应足够厚以确保支架的刚性，薄的或用于漂白的托盘材料对于导板来说，弹性过大。1mm厚丙烯酸支架材料是大多数牙列缺损病例的理想选择。
- 全牙列或多颗牙缺失的复杂病例需要用完全刚性

的、技工室加工的丙烯酸支架。

- 最好使用2 ~ 3mm平行种植体钻头钻出入路孔。
- 前牙区入路孔角度的确定可能具有挑战性，应确保颊腭面成角的种植体顶点没有向颊侧倾斜，而是尽可能向腭侧倾斜，并通过牙冠刚好位于切缘的腭侧，它应类似于牙髓通路开口。

讨论

影像/手术导板用于在CT扫描影像上辅助设计种植体位置，在设计和用导板实施植入过程中医技之间要充分沟通。并非所有患者和所有解剖结构都需要种植体完全按照苛刻的位置植入。有时，种植体在植入时需要进行位置调整。导板只有在制作准确的情况下使用才有意义。如果钻针角度随意或导板没有准确并安全地就位，那么导板就没有用，甚至可能适得其反。这是跨学科进行种植计划制订和执行的重要一步。

本书中描述的技术是制作导板的数十种可能方法之一。有关其他方法，请参阅下面的参考书目和补充材料。

参考书目和补充阅读

[1] Adrian ED, Ivanhoe JR, Krantz WA. Trajectory surgical guide stent for implant placement. J Prosthet Dent 1992;67:687–691.

[2] Becker CM, Kaiser DA; University of Colorado Health Science Center. Surgical guide for dental implant placement. J Prosthet Dent 2000;83:248–251.

[3] Garber DA. The esthetic dental implant: Letting restoration be the guide. J Am Dental Assoc 1995;126:319–325.

[4] Shotwell JL, Billy EJ, Wang HL, Oh TJ. Implant surgical guide fabrication for partially edentulous patients. J Prosth Dent 2005;93:294–297.

04

印模

Impressions

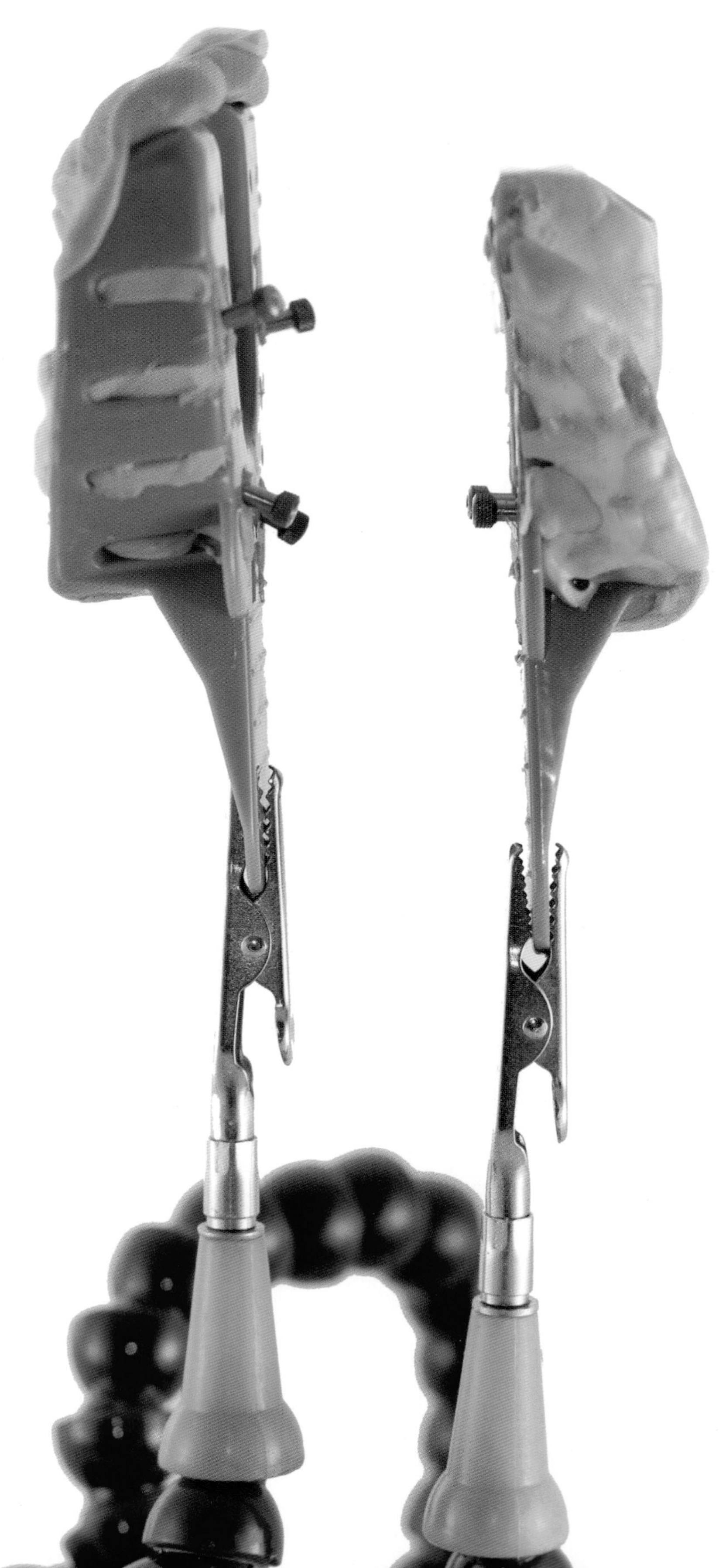

由于种植系统、患者口内情况、种植体植入位置和修复体设计不尽相同，种植印模有许多种不同的方法。本章探讨了如何选择取模配件、制取印模以及提高印模准确性的相关内容。本章列举了一些最常见的种植系统的取模过程，但不同种植系统之间有所差异，不论好坏，没有任何一种取模方法可适用于所有种植系统。在本章中每个章节都介绍了各种取模方法的优缺点。

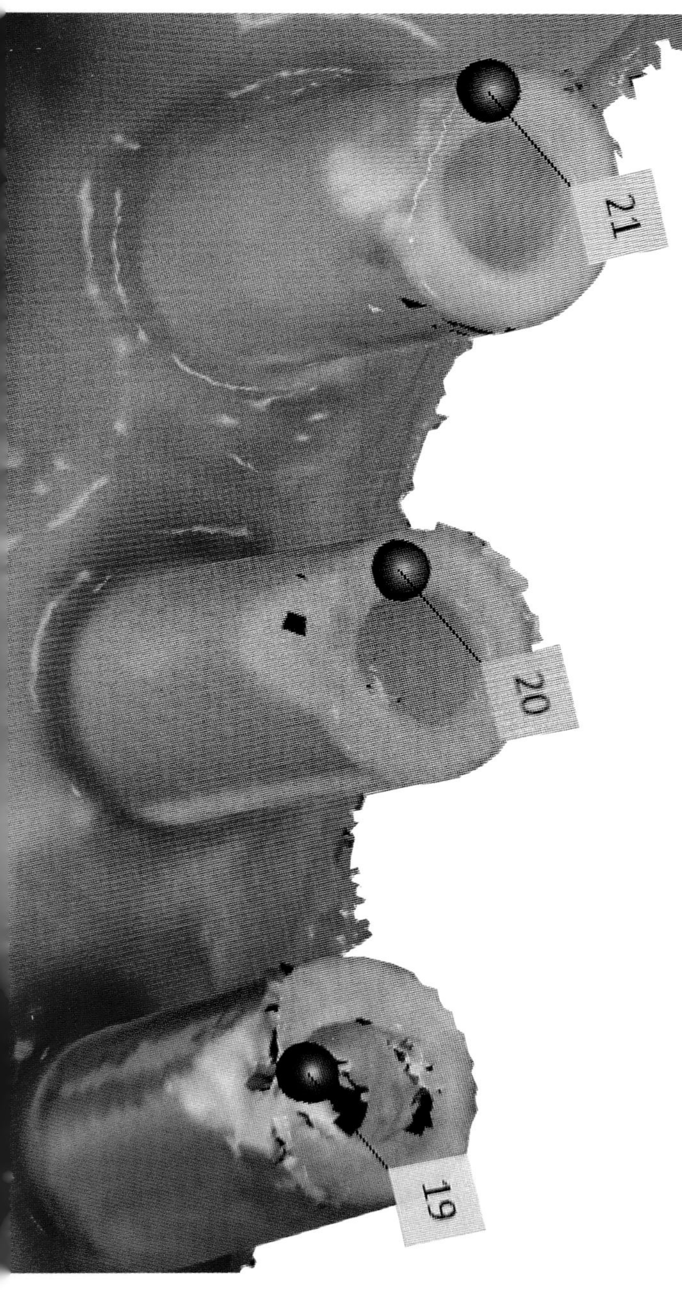

目录

印模配件的选择

现代种植系统的厂家提供各种用于口内的转移杆/扫描杆。转移杆/扫描杆的作用是将口腔中种植体位置与模型中替代体位置相关联。转移杆用于物理取模（即硅橡胶）印模，而扫描杆用于口内数字化扫描。模型中的种植体替代体必须尽可能与口腔中的种植体处于完全相同的位置。种植体位置准确度的5个向量是X（近远中）、Y（颊舌）、Z（冠根）、倾斜和旋转。模型与实际颌骨中的种植体位置在任何一个向量都可能有差异，从而导致戴修复体时遇到困难，这时可能需要制取新的印模/修复体。为制作合适的修复体，确保种植体印模的准确性是第一步。

转移杆/扫描杆在许多方面有所不同。首先，不同种植体厂家、种植系统和不同种植体的平台尺寸都不同，因此选择合适转移杆的第一步是了解种植体的详细信息：种植体厂家、种植系统以及平台尺寸。种植体的详细信息可通过手术团队或从手术记录中获得，但最可靠的是复制种植体贴纸的信息。所有种植体的小瓶上都有一个种植体信息贴纸，外科医生可将它从小瓶中取出并进行扫描记录。这样可以确保在种植体出现问题或种植复诊时便捷地查询种植体信息，并有助于在外科医生和修复临床医生之间准确跟踪记录种植体情况。在修复临床医生无法获得种植体信息的情况下，难以准确地识别种植体，有一些网站、社交媒体和互联网团体致力于在这一过程中提供帮助，但它们并非万无一失，这时可以请经验丰富的同事识别种植体/愈合基台的X线片和照片，也可获得相应的种植体信息，这可能是最好的方法。大多数种植体公司的员工也可以在需要时帮助识别。

在制取印模时需做的第二个决定是选择何种印模方式。通常，有开窗式托盘印模和闭口式托盘印模两种选择。对于单牙修复，许多种植体研究表明，开窗式和闭口式托盘印模之间的准确性几乎没有差异。如果修复体的数目增加到4颗及以上或有更多单位的种植体，证据表明低收缩树脂夹板固定开窗式印模是最准确的。虽然没有完全表现出来，但是不同的种植系统之间存在差异。对于2颗种植体上的三单位修复体，夹板固定开窗式印模可能稍加准确。同时还应该了解的是，种植体印模的准确性不是非黑即白的问题，即没有哪种印模是“精确”到微米的。数字化印模精度以及技工室中用于模型打印和基台/修复体切削的精度因系统与扫描设备的发展而有很大差异。我们应该尽可能地提高印模准确性，但有一些实际情况可能会迫使我们在制取印模时无法用最精确的取模方式。例如，当患者后牙种植但其开口度有限时，虽然我们知道此时夹板固定开窗式印模方案在制作更大的修复体中会更加准确，但开口度受限导致我们可能无法使用这种方法，因为它需要的颌间距离超出了患者的能力。一些（但不是全部）种植系统在开窗式托盘印模转移杆上设计为滚花状，对于开口受限的患者，这种设计非常实用，因为其允许使用止血钳来代替螺丝刀放置和拆卸印模杆，这显著减少了印模所需的咬合空间。虽然使用止血钳进行放置/拆卸是有用的，但它在操作上

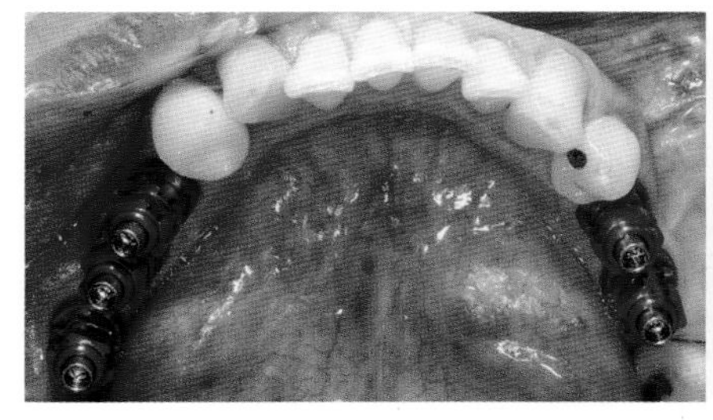
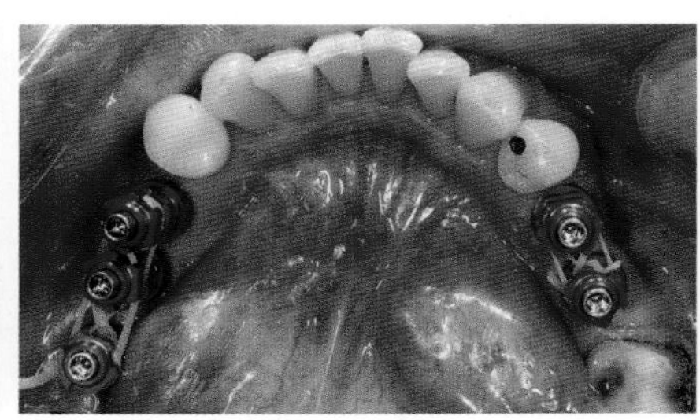
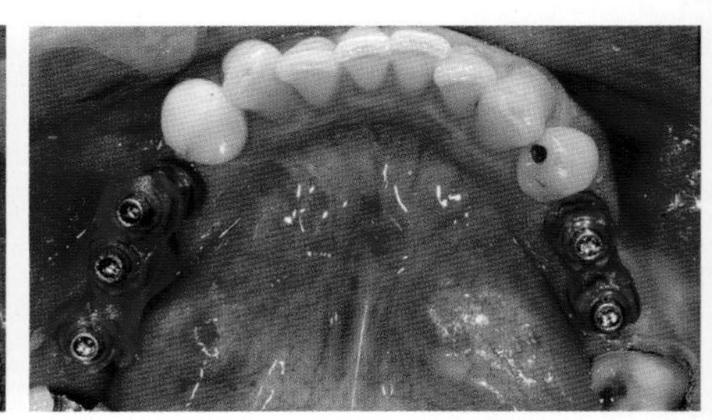

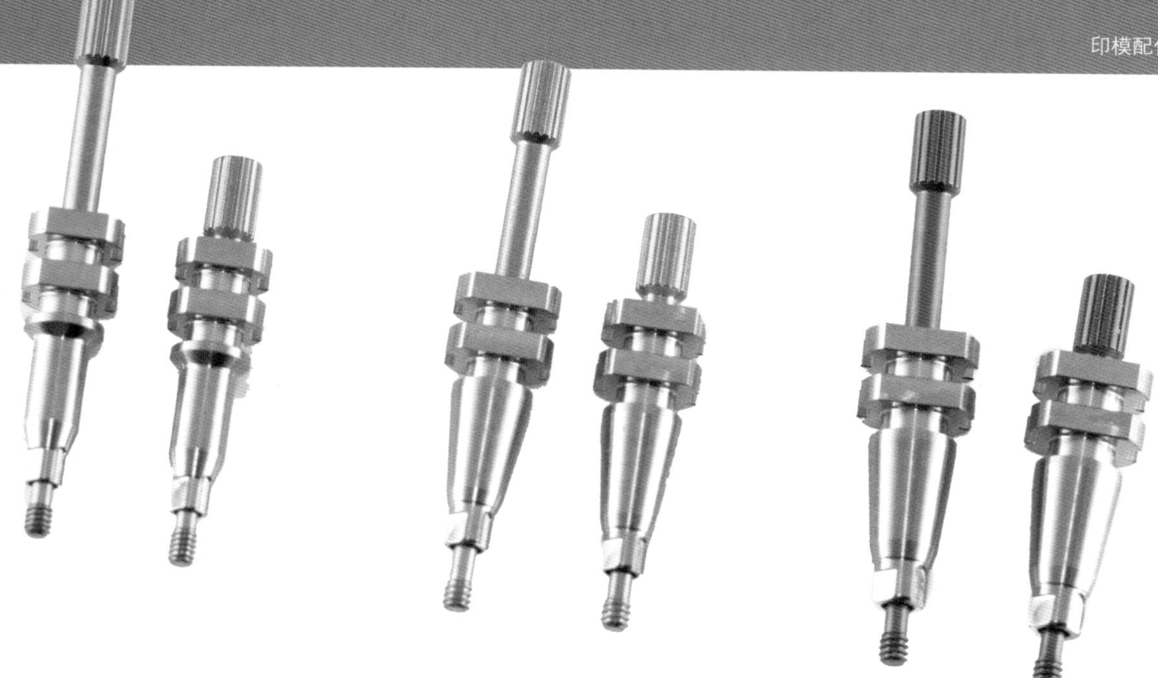

也具有技术敏感性，所以医生应该在对患者进行操作之前反复练习。

关于转移杆的高度，许多厂家可以提供各种高度的开窗式转移杆和闭口式转移杆，而大多数扫描杆仅提供一种高度设计，其原因是在后牙区域，很多患者开口度有限，而短的扫描杆可以在不同开口度下使用。在开窗式托盘印模中，医生应确保转移杆的末端杆足够长，以便从托盘的开窗孔中顺利穿出。在更具挑战性的病例中，个性化托盘对医生更加友好。长杆开窗式托盘转移杆最好用于上颌前牙区，因为此区开口度较大可以为长杆提供足够的间隙。

对于闭口式或开窗式托盘印模，医生应选择可运用的最高的转移杆。尽管我们没有对于该观点的确切研究数据，但可合理地预测，在给定的系统中，更高或更长的转移杆相对于短转移杆能更好地提高印模的准确性。

在选择最合适的转移杆时要考虑的最后一项因素是宽度。大多数（但不是全部）种植体厂家在穿龈区域提供各种宽度的转移杆。这样做的基本原理是，较窄的牙齿（即上颌侧切牙、下颌切牙）需要非常窄的穿龈轮廓，而较宽的牙齿（即磨牙）需要更宽、更敞开的穿龈轮廓。我们对于种植体-基台界面（IAJ）上方修复体理想穿龈轮廓的理解正在不断发展。目前的科学发现表明，在IAJ上方1mm左右，基台应该比种植体本身窄，这个概念通常被称为平台转移。但不是所有种植体都允许使用较窄的基台设计，在这种情况下，基台的宽度将与种植体相同。但正如大家所熟知的一样，在IAJ上方的1mm以内，基台不应比种植体宽，但在这1mm以外，基台必须逐渐增宽以支撑软组织和修复体的牙形态。同时不建议使用比种植体大得多的修复牙冠，因为其穿龈过渡较大而难以支撑软组织。我们应准确选择转移杆的宽度，以模拟最终基台所需的宽度。如果该宽度明显大于种植体上的愈合基台，则在放置转移杆时可能会使种植体周围的软组织被拉伸。

在更复杂的取模方法中，可以通过使用精心设计的临时修复体（参见第6章）或个性化愈合基台来塑造种植体周围软组织，这使治疗团队能够在最终印模之前将组织塑造成理想的形状。当组织已塑形完成时，使用简单常规的转移杆将无法准确传递软组织信息给技术人员，从而导致最终修复基台的穿龈轮廓出现问题及出现不可预测的美学轮廓变化。个性化转移杆允许技术人员设计一个与成形软组织相匹配的修复基台，个性化转移杆可以在闭口或开放的托盘上制作，也可以直接在口中制作，或者在技工室中制作。个性化印模的详细信息将在后面的章节中解释（参见第132页和第137页）。

另一种转移杆，被称为压力就位式转移杆，它不属于上述类别。它通常由塑料或丙烯酸材料制成，有时带有钛套筒。压力就位式转移杆在使用过程中只是简单地“压入”种植体中，所以这些转移杆相对易用。放置印模材料并在印模材料凝固后，转移杆就可连同印模材料一同取出，它们不需要螺丝刀来放置或拆卸，并且可以用于咬合空间极其有限的情况。但是，由于没有螺丝存在，所以无法保证转移杆和种植体之间的连接，从而缺乏螺丝带来的稳定固位。如果患者对颌牙接触到转移杆，或者转移杆被仪器、托盘、X线传感器等撞击，它们便可能产生移位。这些情况有时不会出现在X线片上，也无法检查是否完全就位。但转移杆也可能在拍摄影像片后和放置印模材料之前的时间段内再次发生移位。塑料或丙烯酸材料容易磨损和变形，不应重复使用。虽然压力就位式转移杆“易于”放置就位，但使用它们制作出的模型准确率低，这时则需要对修复体进行重新制作，并且在尝试佩戴最终修复体之前，都无法预知这种风险和并发症是否存在。所以医生应尽可能避免使用压力就位式转移杆，更不应将其用于多颗种植体的最终印模。有关其使用的详细信息，请参见本章“单颗种植体压力就位式印模”（第96页）。

如果使用口内扫描仪，则需要准确选择适配种植体的扫描杆（见下图）。大多数厂家为相同平台尺寸的种植体提供同一种扫描杆选择。个性化软组织口内扫描印模因扫描仪厂家不同而有所差异。可咨询相关技工室技术人员以确保其提供的软件与医生准备使用的扫描杆相匹配。有关其使用的详细信息，请参见“单颗种植体口内扫描”和“多颗种植体口内扫描”部分（第101页和第126页）。

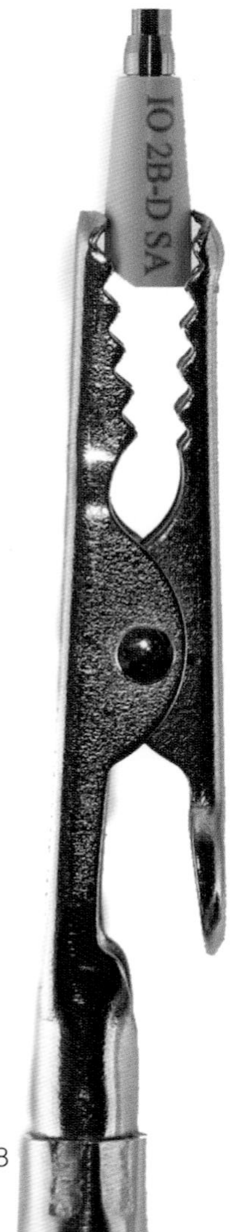

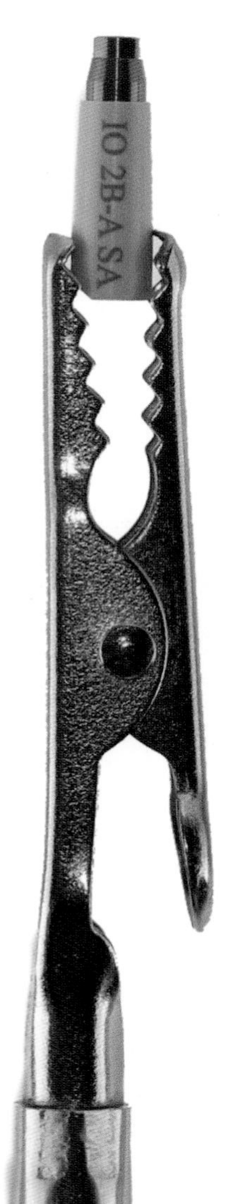

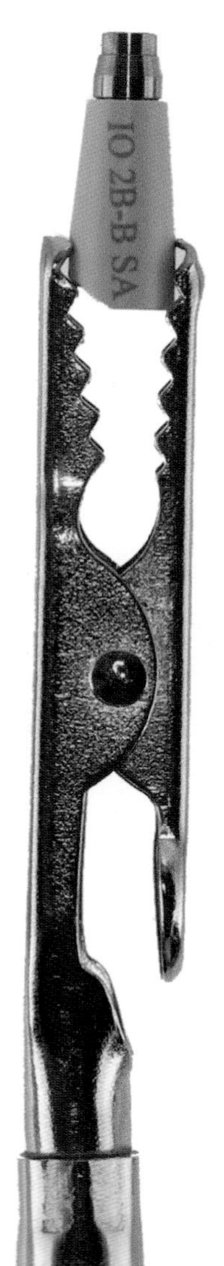

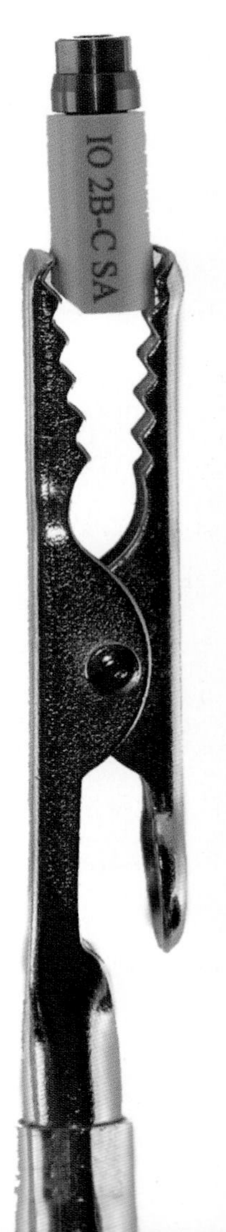

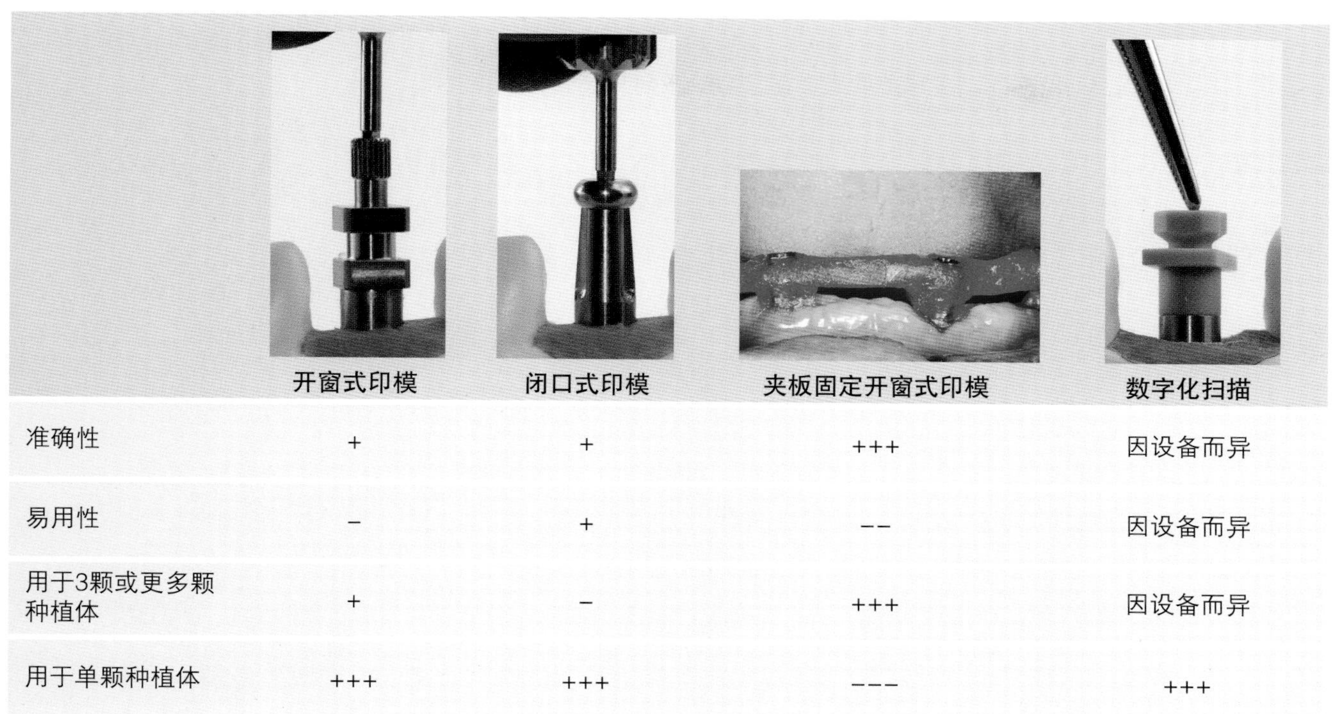

	开窗式印模	闭口式印模	夹板固定开窗式印模	数字化扫描
准确性	+	+	+++	因设备而异
易用性	−	+	−−	因设备而异
用于3颗或更多颗种植体	+	−	+++	因设备而异
用于单颗种植体	+++	+++	−−−	+++

上表为不同情况下病例的印模方式提供了一些指南。与其他部分口腔操作类似，在所有的情况下如何选择印模方式没有一个正确答案。我们应该在有限的开口度内尽可能准确地制取印模。对于单颗种植体，大量数据研究表明，开窗式或闭口式印模的准确性几乎没有显著临床差异。然而，对于不同种植病例，数字化口内扫描仪在准确性和易用性方面差异很大，因此我们无法对它们的工作情况和适应证做出一概而论的总结。同时，数字化扫描系统也在不断发展和改进，因此旧设备的准确度可能明显低于同一厂家的新设备。

数据表明，更复杂的修复体或使用较多颗种植体的情况更适合选择夹板固定开窗式印模方案。此种方案始终是对复杂病例进行物理印模最准确的方式。请参见本章“多颗种植体开窗式印模”（第114页）。

为了尽量减少复杂修复体的并发症，通常可使用辅助定位装置。它是一个二代装置，可在口内制造完成，帮助技师高度准确地确认种植体的位置并确保转移杆的被动就位。辅助定位装置的使用和制作请参见本章“辅助定位夹板”（第147页）。

在修复后牙种植体时，较多患者会出现咬合空间受限的情况，而开窗式转移杆通常比牙齿更高，并且需要在转移杆顶部使用螺丝刀来放置和拆卸转移杆，这便增加了取模难度。对于这种情况，可选择使用闭口式印模。同时，在咬合空间极端有限的情况下，也可选择使用短的开窗式转移杆及个性化印模来制取印模。大多数厂家在开口式转移杆的顶部制有滚花，这样就可以用止血钳将它们拧紧和松开，而不需要像闭口式转移杆一样使用螺丝刀，作为替代方案，压力就位式转移杆可用于极端有限的咬合情况，但同时我们需要明白此种修复方法严重错位的概率会增加。

如何选择种植体印模配件

种植体厂家

（即BioHorizons、Nobel、Straumann）

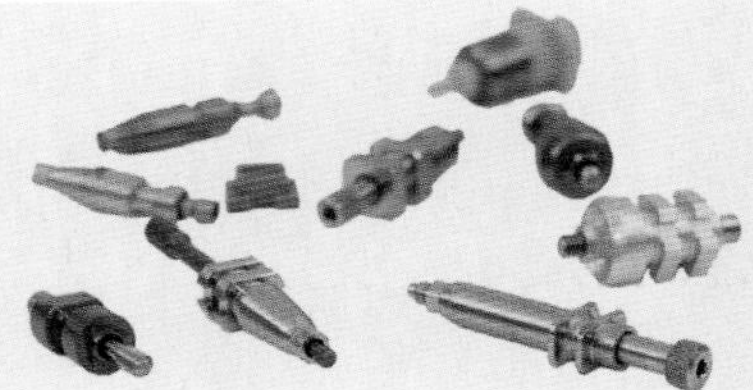

种植体连接

（即软组织水平或骨水平）

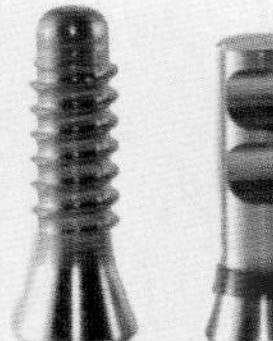
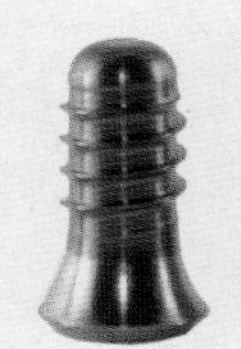
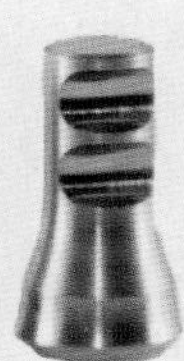

平台尺寸

（即NP、RP、WP）

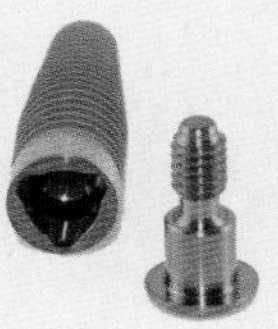
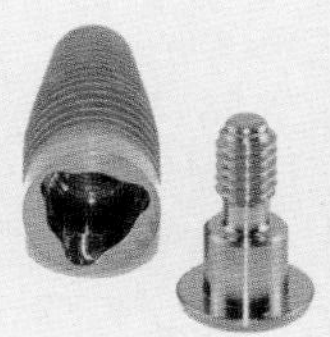
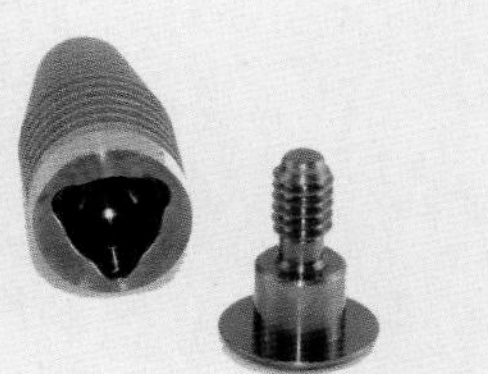

印模类型

（即数字化、闭口式、开窗式）

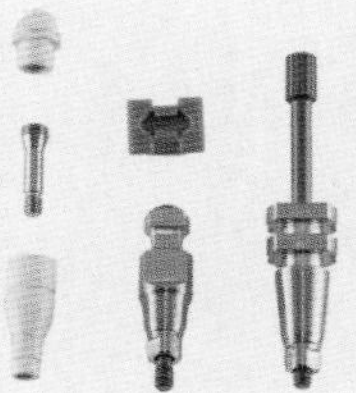

所需的穿龈轮廓

（即窄、常规、宽）

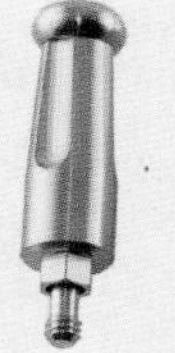
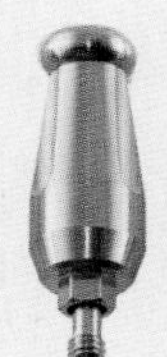
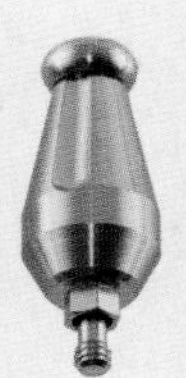

转移杆长度

（即短、长）

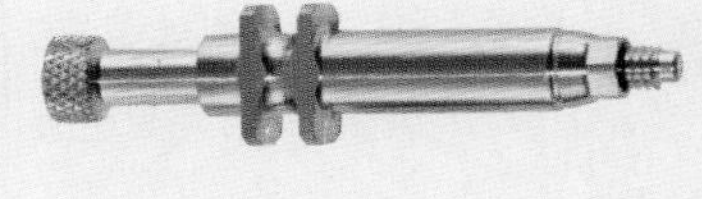

抗旋或非抗旋转移杆

（对于单颗种植体）（对于固定桥）

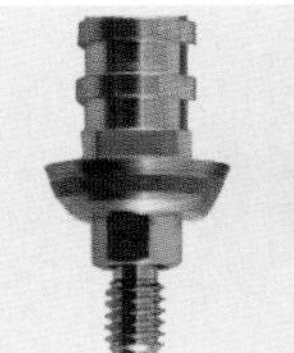
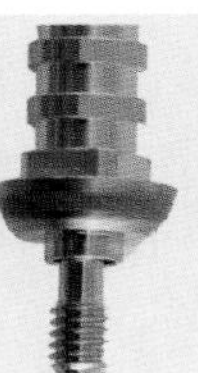

方法步骤

1. 从种植医生处获取种植体信息。
2. 根据种植体信息确**定种植体厂家**、**种植系统**和**平台尺寸**（在没有种植体信息的情况下，可通过临床手术记录查询，也可请教经验丰富的手术团队及同事进行识别验证）。
3. 确定要使用合适的**印模方案**（闭口式、开窗式、夹板固定开窗式、个性化闭口式、个性化开窗式印模、口内扫描或压力就位式印模）。数字化扫描杆通常只有一种尺寸/形状。
4. 根据最终修复基台所需的**宽度**选择转移杆宽度。一般来说，磨牙应选择较宽的转移杆，而较窄的牙齿应选择窄的转移杆（也可制作个性化转移杆）。但不是所有厂家都会提供各种宽度的转移杆。
5. 根据咬合空间选择合适的转移杆**长度**。一般来说，在更靠后的区域需要较短转移杆，而在口腔的前牙区域需要较长的转移杆；种植体放置过深或过浅也会影响到转移杆长度的选择。并不是所有的厂家都会提供各种长度的转移杆。
6. 确定抗旋或非抗旋配件是否合适。单颗种植体应始终使用具有抗旋结构的转移杆。更多单位的固定局部义齿（FDP）应使用非抗旋结构配件。2颗种植体几乎平行的短跨度FDP可使用单个或两个抗旋结构转移杆。如果要对转移杆进行夹板固定以提高准确度，则应使用非抗旋配件。但并非所有厂家都提供抗旋或非抗旋配件选择。
7. 使用厂家目录或网站，根据以下信息订购合适的转移杆：
   - 种植体厂家。
   - 种植体特定的系统（即软组织水平或骨水平、三叶连接或锥形连接）。
   - 平台尺寸（即RC、NC、SC；RP-cc、NP-cc）。
   - 印模类型（即开窗式印模、闭口式印模、数字化扫描印模）。
   - 转移杆宽度（即窄、直、宽）。
   - 转移杆长度（即短、长）。
   - 抗旋或非抗旋转移杆。

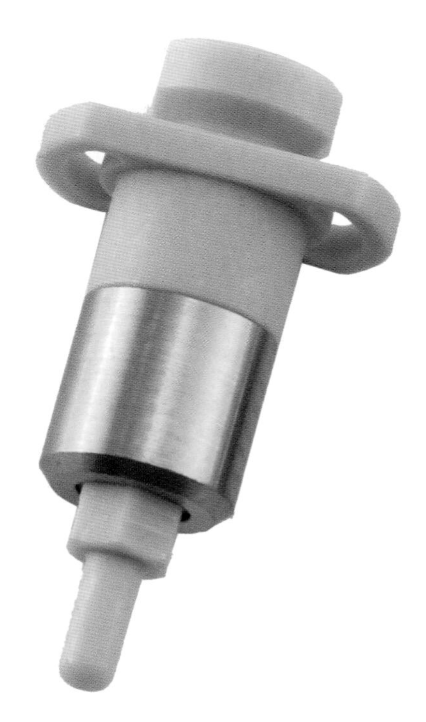
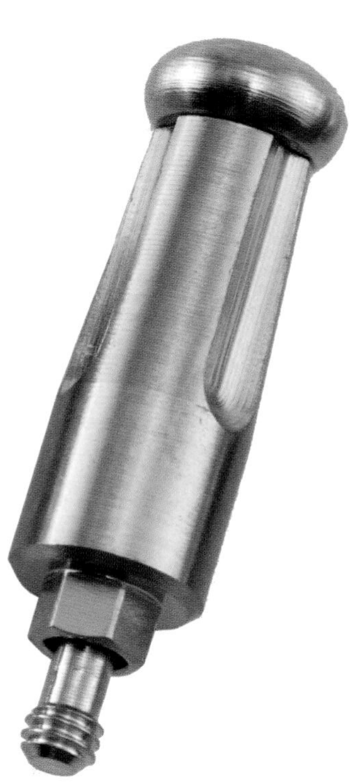
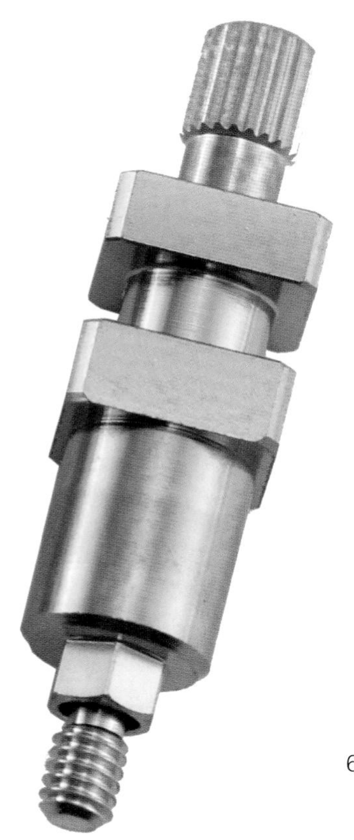

并发症和注意事项

- 必须为所要修复的种植体准确选择转移杆：需选择相同的厂家、种植系统和平台尺寸。不同系统之间不可互换使用（少数例外）。
- 咬合空间使种植体印模过程复杂化，医生必须考虑剩余多少空间可以放置转移杆和螺丝刀，一些厂家提供较短转移杆和螺丝刀，以帮助开口受限的患者接受后牙区种植治疗。
- 大多数口内扫描杆只有一个长度，需要螺丝刀深入到扫描杆内部以拧紧螺丝。当医生拧紧螺丝后，将螺丝刀从口腔后部区域拧紧的扫描杆中移除比较困难。某些系统可能会使用较短的螺丝刀来改善（但不能完全解决）这种困难。右图就是展示如何在这种极端咬合空间拆除所需的螺丝刀（约38mm）。
- 在咬合空间严重受限的情况下，可能需要使用止血钳而不是螺丝刀来放置/拆卸转移杆，或者可能需要使用压力就位式转移杆。
- 转移杆的宽度应接近最终修复基台所需的轮廓。
- 对于开窗式印模，请尝试将印模放入口内，并确保转移杆就位，且需要保证转移杆可轻松穿过印模上的开窗孔。如有需要可修整该开窗孔。个性化印模在更复杂的病例中很有用。
- 应尽可能避免使用压力就位式转移杆，因为出现印模严重不准确和修复体重制的可能性很高。
- 种植体周围软组织成形后，应使用个性化印模（第132页和第137页），其可帮助准确维持软组织形态，这对成功至关重要。

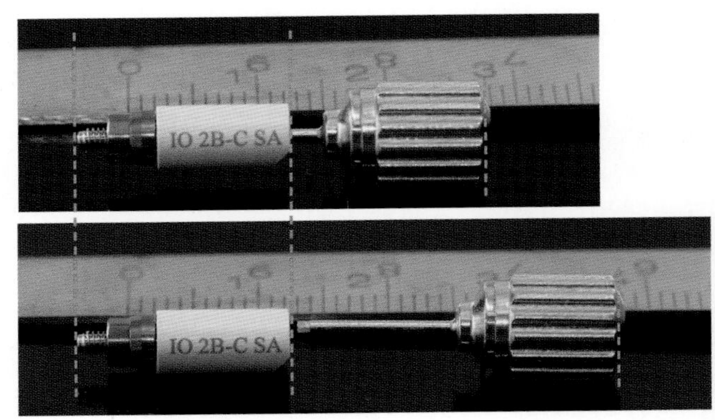

讨论

可以说，印模是修复临床医生进行种植治疗的关键技术步骤，这里出现的错误将是耗时且昂贵的。应根据目前治疗的具体情况仔细选择印模方案。医生在对患者进行操作之前，应先练习不熟悉的流程。

参考书目和补充阅读

[1] Chang WG, Vahidi F, Bae KH, Lim BS. Accuracy of three implant impression techniques with different impression materials and stones. Int J Prosthodont 2012;25:44–47.

[2] Moreira AH, Rodrigues NF, Pinho AC, Fonseca JC, Vilaça JL. Accuracy comparison of implant impression techniques: A systematic review. Clin Implant Dent Relat Res 2015;17:e751–e764.

[3] Papaspyridakos P, Chen CJ, Gallucci GO, Doukoudakis A, Weber HP, Chronopoulos V. Accuracy of implant impressions for partially and completely edentulous patients: A systematic review. Int J Oral Maxillofac Implants 2014;29:836–845.

[4] Papaspyridakos P, Schoenbaum TR. Enhanced implant impression techniques to maximize accuracy. In: Schoenbaum TR (ed). Implants in the Aesthetic Zone: A Guide for Treatment of the Partially Edentulous Patient. Cham, Switzerland: Springer, 2019:217–234.

[5] Sorrentino R, Gherlone EF, Calesini G, Zarone F. Effect of implant angulation, connection length, and impression material on the dimensional accuracy of implant impressions: An in vitro comparative study. Cli Implant Dent Relat Res 2010;12:e63–e76.

手动确认印模配件是否完全就位

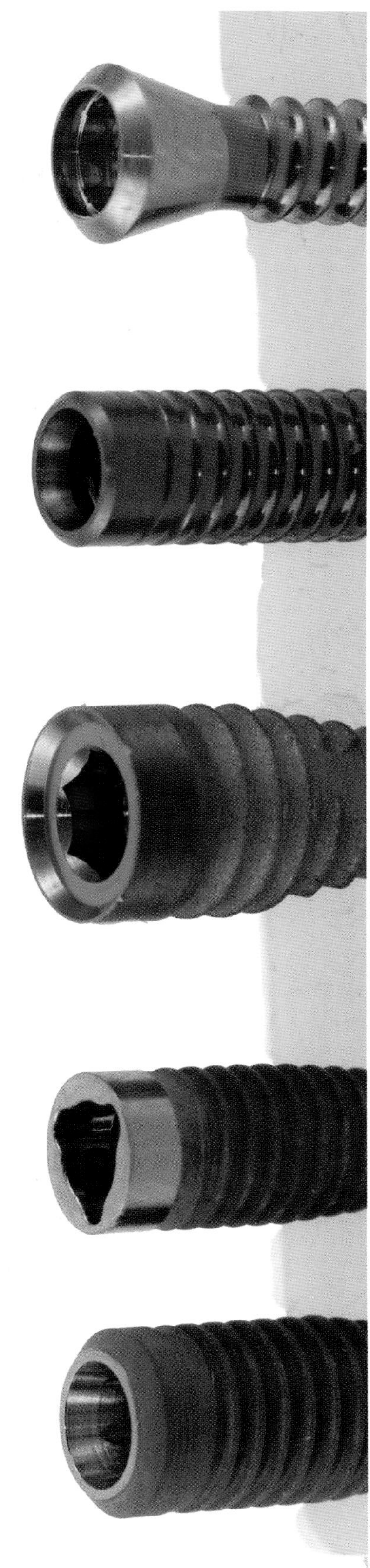

现代种植体采用各种类型的抗旋内部连接设计，其可为六边形、三叶形、七方形、十二角星形、四倒叶圆形等其他几何形状。但无论如何设计，转移杆（和大多数其他配件）与种植体内部连接都必须相互对齐，以便两个配件正确匹配在一起，我们通常称之为“完全就位”。转移杆或基台内的螺丝不会帮助就位，而是需要正确对齐抗旋结构来防止其旋转，螺丝仅提供很小的力来保持配件完全固定在一起，所以这两个配件必须具有相同的设计和尺寸才能完全就位，若使用不匹配的平台尺寸或不正确的抗旋设计将无法正确对齐和就位。

在这里，我们主要介绍单颗种植体修复配件的内部连接设计，我们称之为“抗旋”结构，一些厂家可能会将这些配件标记为“用于冠修复”，这些配件的“抗旋”结构具有与种植体相匹配的抗旋转特征，类似于五金店的螺栓需要具有相对应尺寸和设计的扳手来拧紧它。但是，也有一些配件被标记为“非抗旋”结构或“用于桥修复”，这类配件在转移杆或基台上不具有防旋转功能，可用于在种植体不平行的情况下连接种植修复桥和复杂的多单位修复体。这两类配件分类的原理为，当“抗旋”修复配件作为多单位刚性修复体的一部分时，多个转移杆或基台不能产生相对位移而难以就位（就像预备传统固定桥一样，若没有取得共同就位道，则难以保证义齿完全就位）。但非抗旋配件不如抗旋配件稳定，严重依赖修复体螺丝来保持修复体的稳定性，并且具有完全的旋转自由度，所以非抗旋结构一般用于复杂的多单位修复体，但在单牙修复体中不推荐使用。

下一页将介绍如何使用X线片来确认配件是否完全就位，但是X线片的使用是为了证明已经完全就位，而不是用于检查是否就位。上述手动确认就位技术实际上是为了保证在使用X线片之前已正确对齐配件。

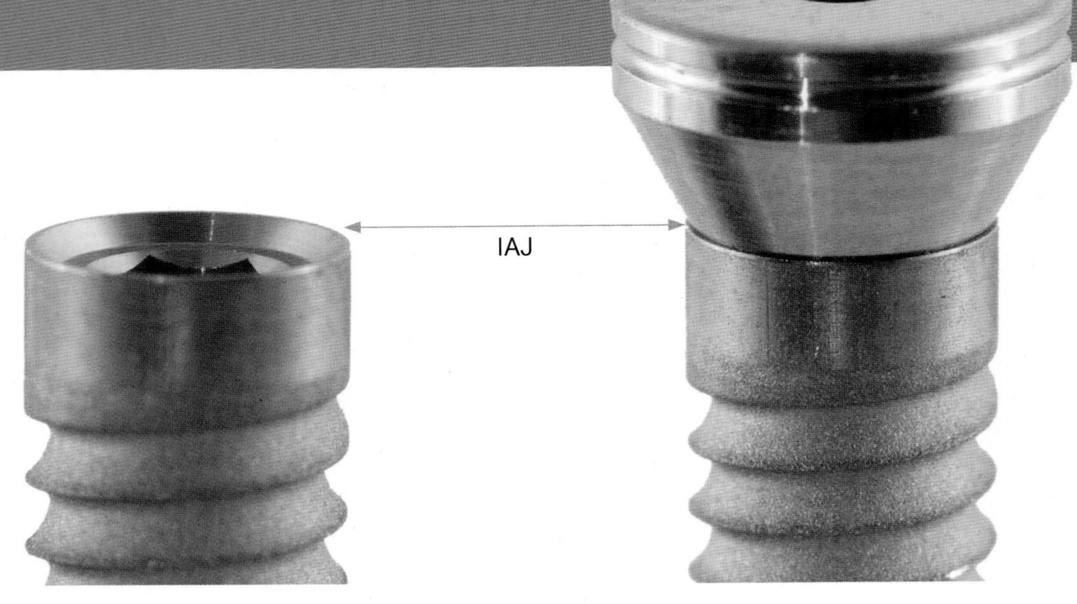

如第1章所述，IAJ是种植体和修复体配件之间的连接处。必须确保所有配件（覆盖螺丝、愈合基台、转移杆、修复基台/修复体）完全就位到种植体中，并且IAJ完全闭合。可以并且应该使用X线片来检查配件是否完全就位（如下一节所述），但此处描述的手动检查技术将节省时间，最大限度地减少并发症，并减少重复辐射暴露。

IAJ设计因厂家和种植体而异（见下图）。有些种植体没有平台转移设计（即Nobel Tri-Lobe），有些具有窄锥形平台转移设计（即Straumann骨水平种植体、Nobel锥形连接种植体），还有一些具有斜面形平台转移设计（即BioHorizons、Straumann软组织水平种植体）。对于临床医生来说，在尝试使用手动法或X线片确认修复配件是否完全就位之前，了解IAJ设计是很重要的。查看第1章可了解有关单颗种植体连接设计的更多详细信息。一些系统具有平台转移设计，其修复体配件比种植体更窄，在X线片上可看到连接处有一部分凹槽，此时不应误认为修复配件未就位。

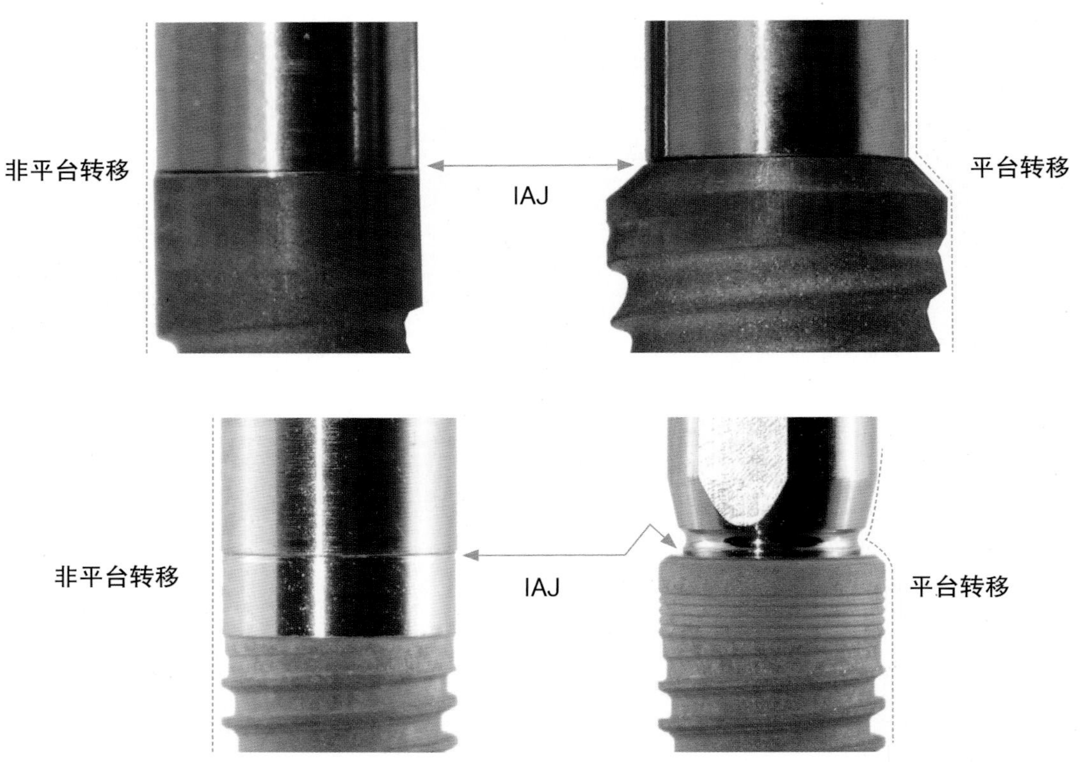

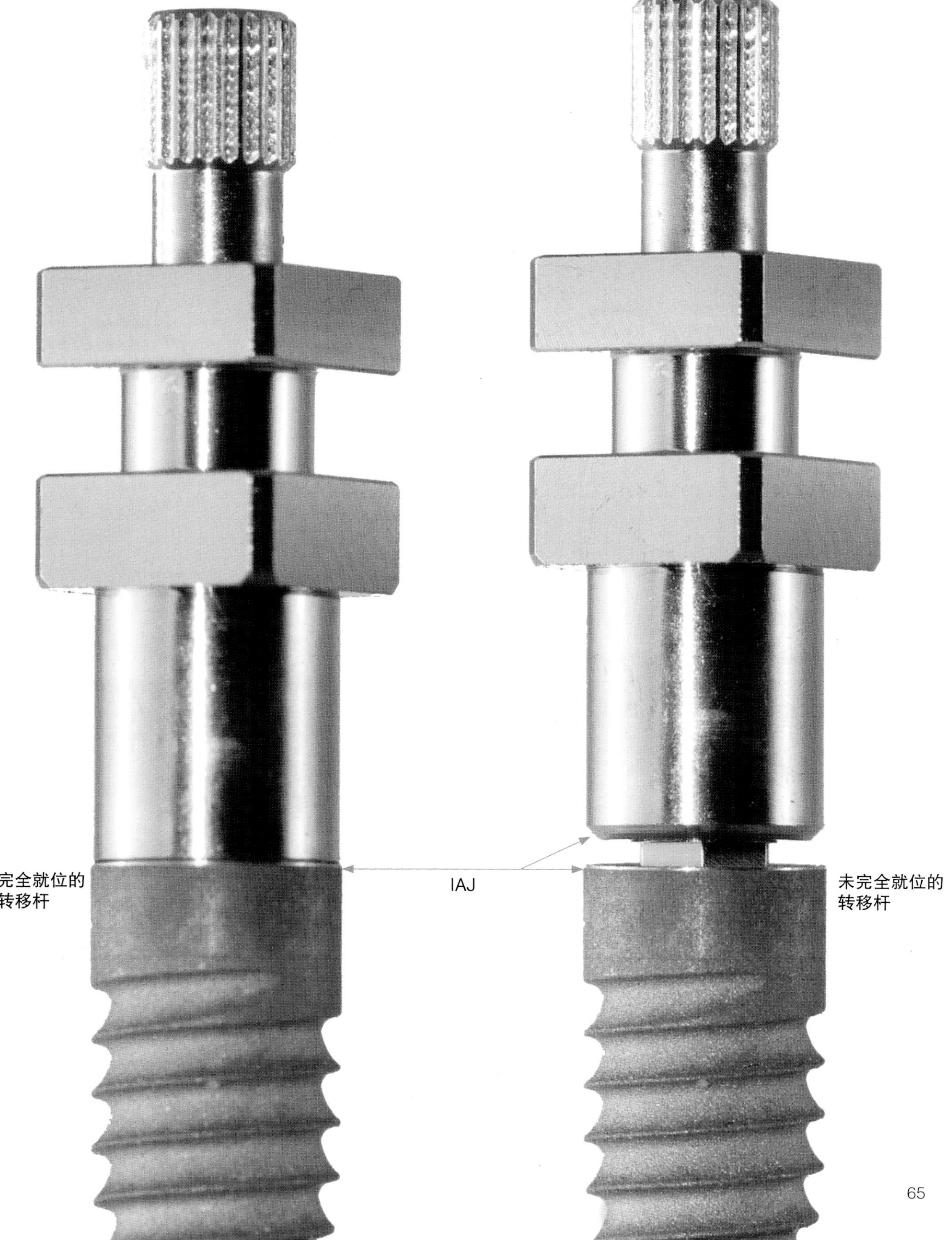
完全就位的
转移杆
IAJ
未完全就位的
转移杆

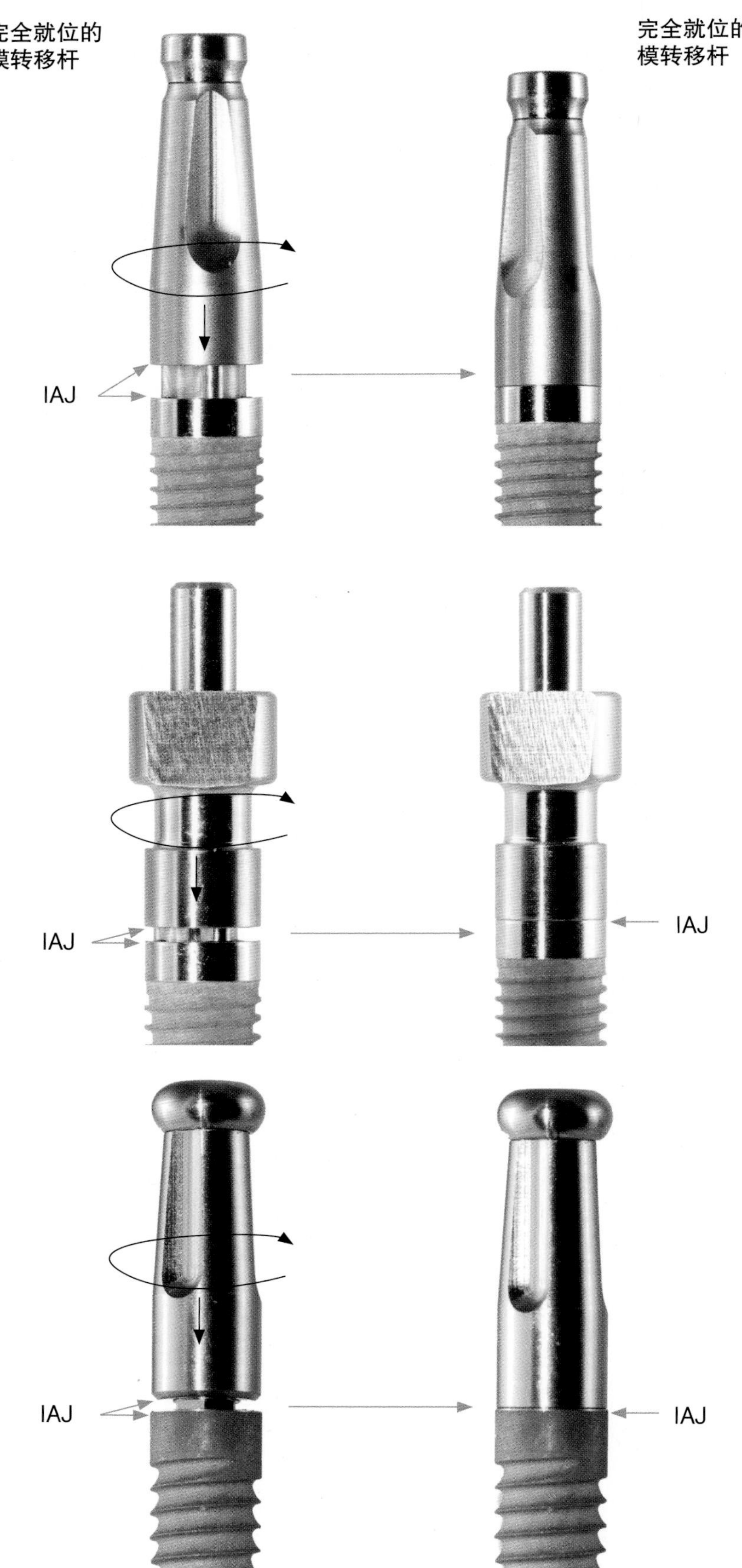
未完全就位的
印模转移杆
完全就位的印
模转移杆
IAJ
IAJ
IAJ
IAJ
IAJ

方法步骤

1. 放置气道保护装置。
2. 取出愈合基台，用氯己定溶液擦拭种植体后，将合适长度的螺丝刀牢固地固定在印模转移杆上。
3. 用三指握持法将转移杆安装到种植体上。
4. 尽量使转移杆、螺丝刀与种植体保持平行。此时需要患者维持比正常情况下较大的张口度。
5. 用拇指和另一根手指旋转转移杆，直到落到正确的位置上。在这个过程中，必须用第三根手指保持对螺丝刀的压力。虽然转移杆可能会有一些移动，但应该感觉更稳定，不能旋转。
6. 将握住转移杆的两根手指滑向螺丝刀，同时用第三根手指保持对螺丝刀的压力。
7. 顺时针方向转动螺丝刀以拧紧螺丝。有时，来回旋转螺丝刀能更好感知拧紧的过程。
8. 继续拧紧螺丝，注意观察患者的表情，如果拧得太快，他们往往会因为疼痛而躲避。如果使用的是比愈合基台更宽的转移杆，或者愈合基台在放置转移杆之前被搁置了很长一段时间，上述情况尤其明显。在拧紧组件时应告知患者，会感到一些压力及疼痛。即便患者感到不适，也不需要麻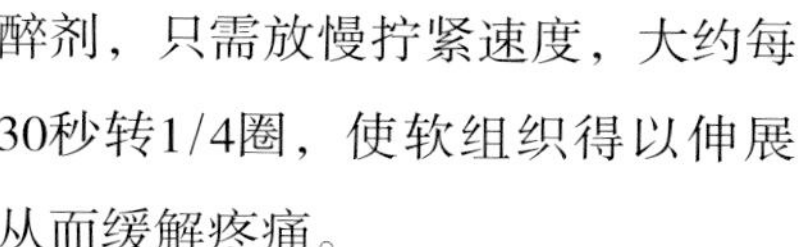醉剂，只需放慢拧紧速度，大约每30秒转1/4圈，使软组织得以伸展从而缓解疼痛。
9. 拧紧螺丝。不要认为有一些阻力就代表螺丝已经完全拧紧了或是组件已经完全就位，真正拧紧时，单纯用手不能再转动螺丝。当然也有可能是转移杆没有完全就位但螺丝依然是紧的，这种情况常发生在螺丝通道错误就位的情况下（参见上一页图片）。
10. 将螺丝松开1/4圈，此时转移杆可轻微移动，尝试转动转移杆体部。
11. 如果转移杆不能旋转，重新拧紧螺丝就可以正确对准并完全就位（下文有数个罕见的例子）。
12. 如果转移杆能够旋转，说明零件没有正确对齐，此时可转动转移杆，直到对准为止，这个过程会感受到转移杆明显落入种植体内，再继续旋转螺丝刀来重新紧固螺丝。这将会比1/4圈转得多得多。
13. 移除气道保护装置。

并发症和注意事项

- 手动检查就位对几乎所有的现代种植体连接来说都很有效。
- 有些种植系统有较短的螺丝，在组件正确对准之前，甚至不能旋入种植体内。
- 对于非平台转移的种植体和/或扩口或宽大的转移杆和基台，有可能会对骨或软组织产生影响。要解决这个问题，则需要选择较窄的组件或通过手术方式去除多余的骨（一般不推荐）。
- 当旋入过程中开始感觉到螺丝有点紧时，检查是否与邻牙或修复体有接触，转移杆绝不能与它们有接触。如果转移杆接触到邻牙或修复体，就会导致转移杆倾斜，从而影响印模/修复体的准确性。
- 通常来说，当转移杆或基台拧紧到位后，软组织会发生移位。少量和中等程度的移位是正常的，也是预料之中的。如果组件过大（在穿龈区域太宽），则可能需要一个更窄的部件或者一个新的修复体。
- 窄直径的转移杆和基台可以减少对组织的压迫，尽管可能不适合于大直径的（即磨牙）修复体。
- 手动检查就位对于最终基台/修复体的正确就位也很有帮助。

讨论

手动检查转移杆的就位可避免患者过度暴露于X线的辐射，从而遵守ALARA（尽可能低辐射）的原则。事实证明，手动检查技术在种植修复过程的各个阶段都很有用，几乎适用于所有的种植系统。

参考书目和补充阅读

[1] Hendee WR, Edwards FM. ALARA and an integrated approach to radiation protection. Semin Nucl Med 1986;16:142–150.

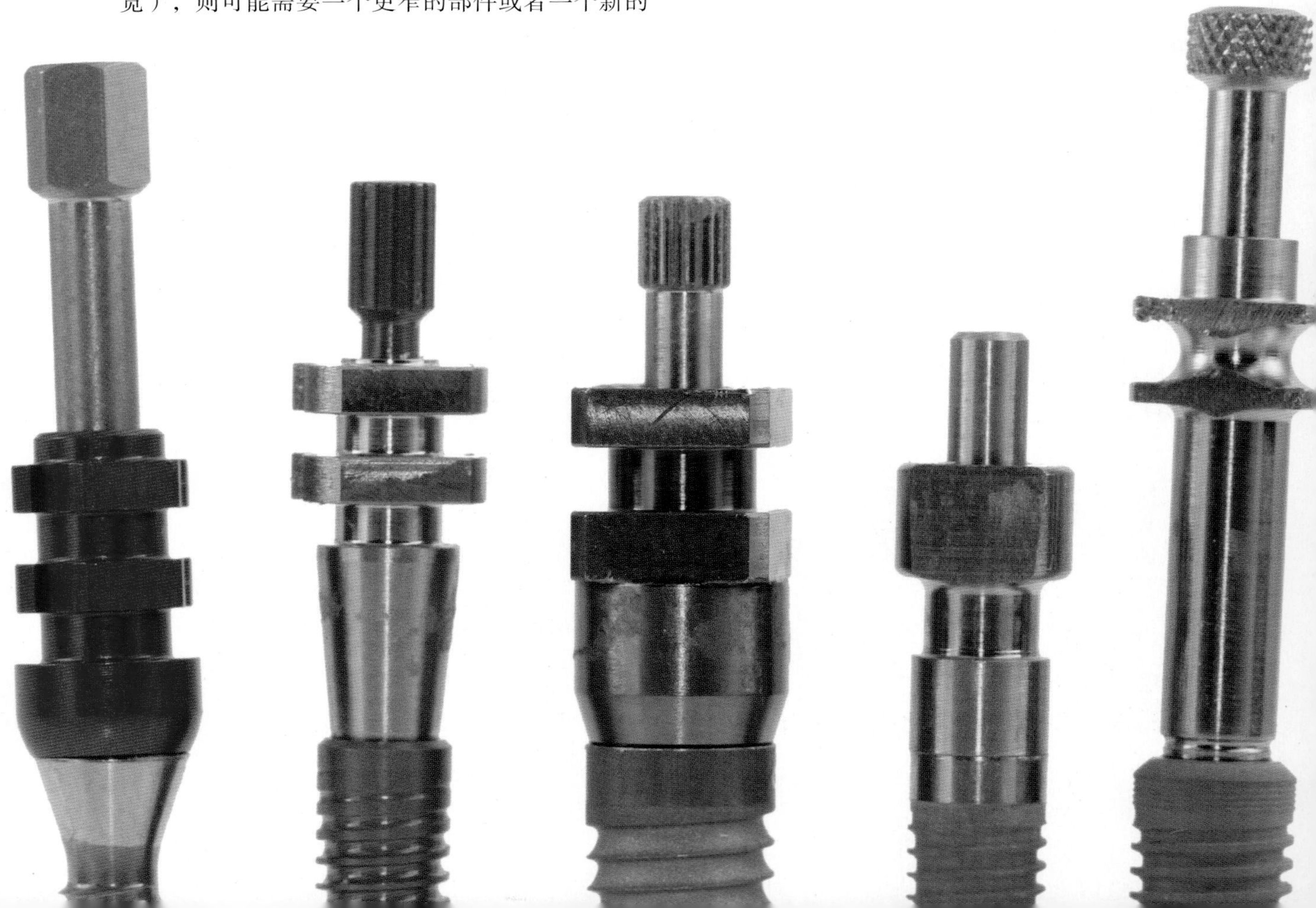

完全就位的印模转移杆影像学检查

在进行以下的阅读之前，请先回顾前面关于手动检查转移杆就位的部分。在对转移杆的就位进行快速的手动检查后，应拍片检查是否完全就位，在遵守ALARA原则的前提下，我们必须努力减少患者接受不必要的辐射。常见的情况是在没有确认组件完全就位的情况下就对转移杆进行拍片，这是不正确的做法。本章节包括了一系列代表完全就位的转移杆和不同厂家的扫描杆的图片。不要随意拍一张X线片就继续进行下一步。影像学检查是一种帮助分析种植体–转移杆连接处情况的工具，从而纠正错误就位的转移杆。技术人员无法判断转移杆是否正确就位。这是继续下一步修复前纠正错误的最后机会。

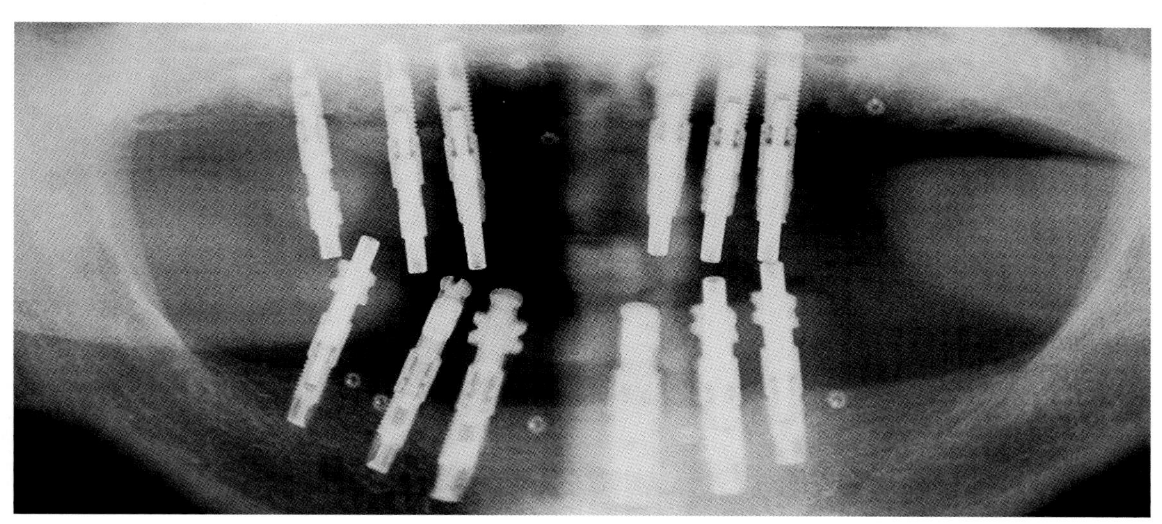

需要的器械

- 镊子。
- 与植入种植系统相匹配的各种长度的螺丝刀。
- 大量的纱布（最好为大尺寸纱布）。
- 转移杆/扫描杆。
- 影像学检查设备（一般情况下需要使用水平咬合片即可，某些情况下需要使用根尖片，理想情况下使用垂直咬合片）。

方法步骤

1. 放置气道保护装置。
2. 取出愈合基台，用氯己定溶液擦拭种植体后，按照前文所述，进行手动就位检查。
3. 给种植体/印模转移杆或种植体/扫描杆拍摄一张X线片。注意，不需要拍摄种植体的根部，只需要拍摄种植体–转移杆连接处。尽可能地垂直于种植体，但如果稍微偏离轴线，仍然可以进行下一步。
4. 分析X线片以确定转移杆/扫描杆是否完全就位。请参见文中关于完全就位和未完全就位的印模转移杆病例。
5. 一旦确认正确就位，就可以进行印模或口内扫描步骤。

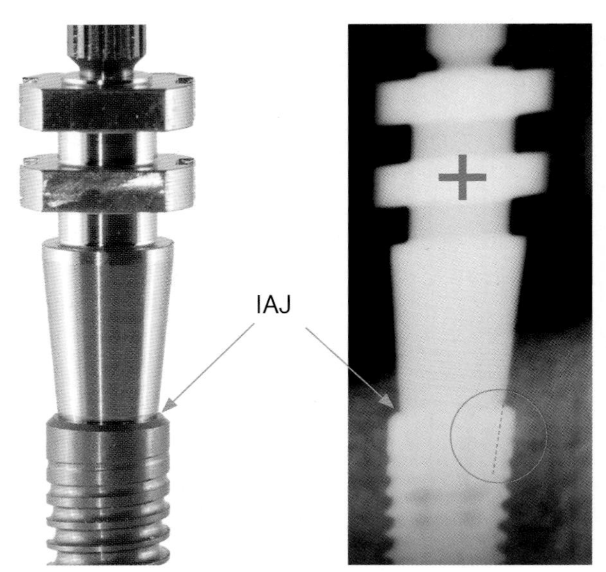

完全就位的印模转移杆病例

这是一个平台转移种植体的开窗式印模，在连接处（转移杆与种植体连接处）有一个狭窄的锥形缺口。转移杆与种植体在图中箭头处相接合，具有平台转移结构的种植系统通常配备狭窄的基台，这便会造成连接处的缺口。一个错误就位的组件会显示出一条从连接处到种植体的暗线，正如虚线的位置所显示，是转移杆的锥体与种植体内部的锥体接合的地方。连接处就在这个锥体与种植体交界处的根端。

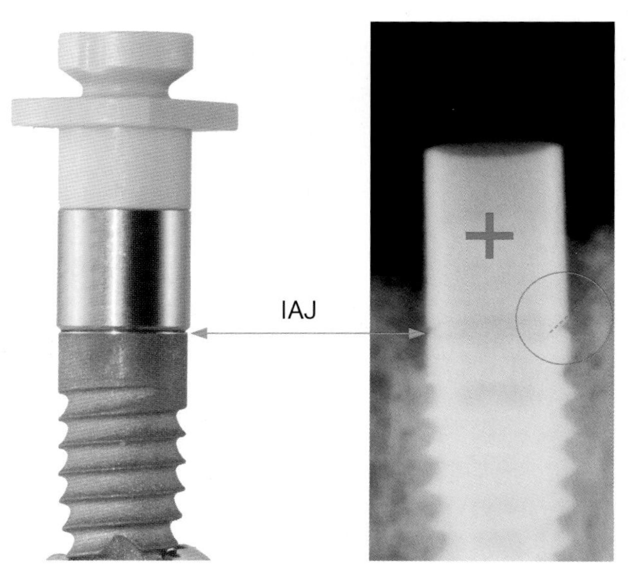

这是一个压力就位式转移杆/扫描杆，它可以用于制取传统的印模/数字化口内扫描。这种特殊的印模设计包含了一个金属套筒（绿色），以便在X线片上进行观察，但塑料部分不会显影。该种植体在连接处有一个45° 的内部斜面，错位的组件会在虚线所示的位置出现一条暗色的放射透射线。连接处的缺口是该种植系统设计的一部分，并不表示组件没有就位。

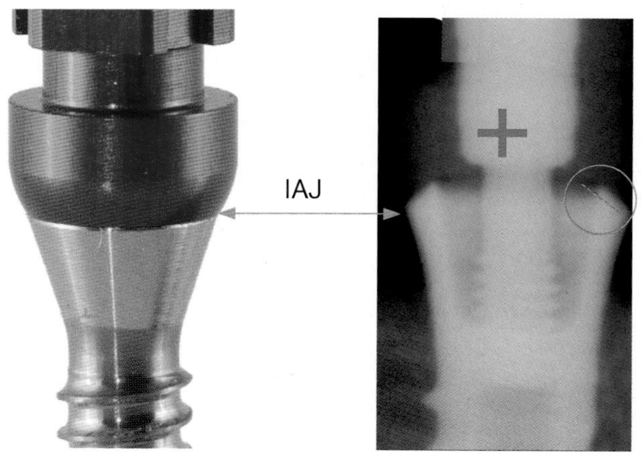

这是一种用于软组织水平种植体的开窗式转移杆。该系统在连接处有一个45° 的外展斜面连接。在正常的曝光设置下，这种特殊的金属有轻度的不显影，可能需要调整曝光或图像水平以正确显示它。一个错位的组件会沿着外部斜面显示出一条如虚线所示的暗色的放射透射线。

未完全就位的印模转移杆病例

该种植体在连接处有一个45° 的内部斜面。在这个特殊的病例中，医生为这个种植体印模杆选择了错误的平台尺寸（即4.5mm的印模杆与3.5mm的印模杆连接）。在订购转移杆时，或者在比较种植体内部的颜色编码和转移杆的颜色编码时，就应该发现这个错误。可以看到转移杆位于斜面连接处区域的顶部，而不是嵌套在其中。用这种印模制作的修复体无法在连接处密合连接，而且会出现螺丝松动、咬合不一致、种植体周炎、骨缺失和潜在的种植体损毁。纠正这种错误需要重新订购一个正确尺寸的转移杆，并在随后的预约中重新制作印模。

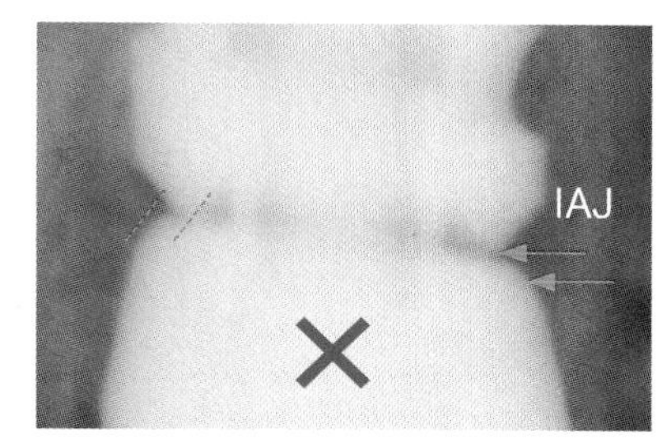

这张X线片显示了2颗相邻的外六角连接种植体，采用了平台转移设计。该连接处是一个平坦肩台设计。右边种植体的转移杆完全就位，而左边的种植体显然没有就位。两种情况下的转移杆都完全拧紧了，但在左边，六角图案连接处没有连成一线，转移杆就位在种植体六角连接的上面。这种印模会导致修复体无法在左侧种植体上就位，造成与上述病例相同的问题。如果临床医生使用上一节所述的手动检查技术，这种错误本可以很容易避免。纠正这种错误需要松开错位的转移杆，旋转直到落入种植体内，重新拧紧，并重新进行影像学检查以确认就位。

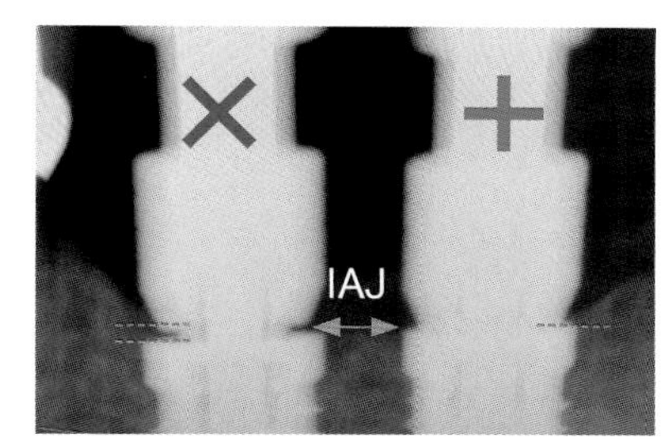

右边的种植体是一个软组织水平的种植体，有一个45° 的外部斜面结构，以及一个正确就位的转移杆。左边的种植体是一个骨水平的种植体，内部有一个45° 的斜面结构，以及一个完全错误就位的转移杆。左边的转移杆适用于软组织水平种植体，而不适用骨水平种植体。种植体和转移杆的斜面角度是相反的。这类错误很可能是由于对所使用的植入系统了解不够，或者是种植手术医生和种植修复医生之间沟通不畅所导致的。强行使用这个印模进行修复，会出现上面第一个病例中提到的问题。纠正这种错误需要重新订购一个正确尺寸的转移杆，并在随后的预约中重新制作印模。

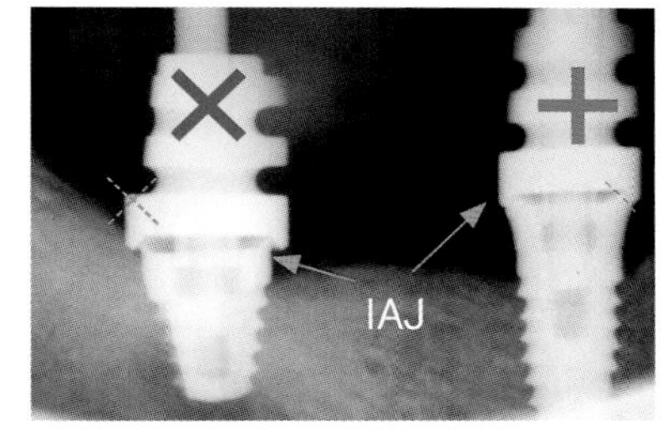

这些种植体都有内部的三叶连接结构，有一个平坦肩台连接处。右边的种植体上是一个方向正确且已经完全就位的转移杆。 左边的种植体上是一个与种植体内部的接合区没有正确对齐的转移杆。这种印模杆在种植体肩台的顶部就位，而不是在种植体内部就位。这种印模会导致修复体无法在左侧种植体上就位，从而产生上述第一种情况的问题。如果临床医生使用上一节所述的手动检查技术，这种错误本可以很容易避免。纠正这种错误需要松开错位的转移杆，旋转直到落入种植体内，重新拧紧，并重新进行影像学检查以确认就位。

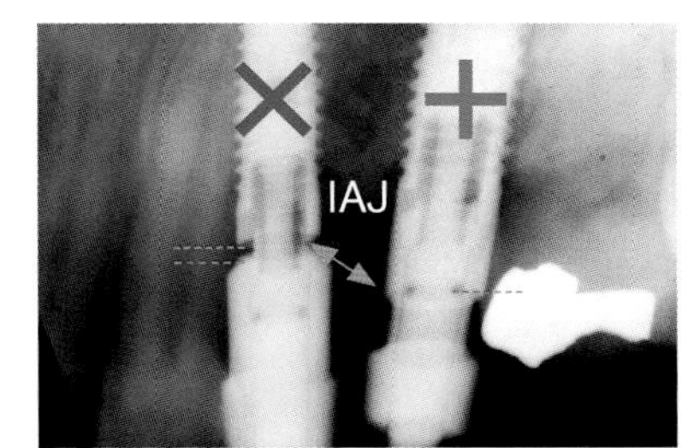

这些都是软组织水平的种植体，在连接处有一个45° 的外斜面连接结构。2颗种植体的转移杆都是正确的，但左边的转移杆没有正确地旋入，导致转移杆和种植体之间连接处没有对齐。这种印模将会导致修复体无法在左侧种植体上就位，从而产生与上述第一个病例中所述的相同问题。如果临床医生使用上一节所述的手动检查技术，这种错误本可以很容易避免。纠正这种错误需要松开错位的转移杆，旋转直到落入种植体内，重新拧紧，并重新进行影像学检查以确认就位。

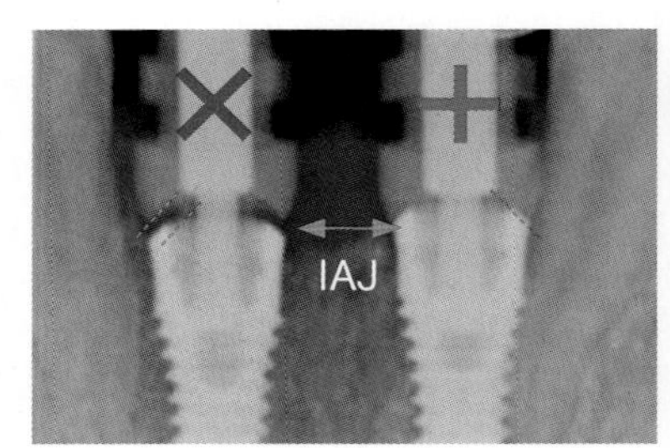

并发症和注意事项

- 大多数现代种植体可以通过使用在上一节中详细说明的手动检查方法来验证是否完全就位。
- 应根据需要拍摄X线片（特别是对初学者或在学习系统的“感觉”时），但重要的是临床医生能否从X线片上确定是否就位。如果不清楚拍片的目的是什么，就不要拍摄X线片。在使用一个新的系统时，错误放置的组件可能并不容易被发现。
- 影像学检查并不能确保就位，只是一种分析组件就位的工具。
- 不同种植系统的连接方式是不一样的。错误就位的转移杆和正确就位的差别很大。
- 在螺丝的顶部以下和转移杆的顶部以下会有空隙（黑暗）。这是正常的。
- 使用计算机将X线片调暗，可以方便观察到种植体的内部。请注意，钛合金在正常曝光下只有部分不显影。这将使临床医生能够更好地了解转移杆是否正确就位。
- 以上原则同样适用于评估基台的就位情况。

讨论

影像学检查就位是一项重要的技能。 在预约印模前，要熟悉你所使用的系统的具体外观和感觉。影像学检查不能确认就位；临床医生以影像学检查作为验证就位的辅助工具。掌握上一节所述的手动检查技术，并坚持ALARA原则，尽量减少患者接受的辐射。

参考书目和补充阅读

[1] Cameron SM, Joyce A, Brousseau JS, Parker MH. Radiographic verification of implant abutment seating. J Prosthet Dent 1998;79:298-303.

[2] Hendee WR, Edwards FM. ALARA and an integrated approach to radiation protection. Semin Nucl Med 1986;16:142-150.

[3] Sharkey S, Kelly A, Houston F, O' Sullivan M, Quinn F, O' Connell B. A radiographic analysis of implant component misfit. Int J Oral Maxillofac Implants 2011;26:807-815.

[4] Wyatt CC, Pharoah MJ. Imaging techniques and image interpretation for dental implant treatment. Int J Prosthodont 1998;11:442-452.

愈合基台的拆卸

愈合基台是一个小的穿黏膜的钛合金组件，可以在一期手术时直接放置，或者在分阶段手术中暴露种植体时放置。愈合基台有多种不同的宽度和高度，但必须有一个与特定种植体的修复平台相对应的连接口。愈合基台应该有足够的高度能够完全穿过软组织，但是同时应低于咬合面的高度。愈合基台宽度的选择需要更谨慎，窄直径的愈合基台可以提供更多的空间，使种植体周围的骨和软组织可以得到最大限度地利用。然而，在制取印模和修复阶段，这些干扰的软组织可能需要用更宽的转移杆或基台来撑开。

无创伤拉伸的程度是有限的（可能为1mm）。在这种情况下，磨牙面临着特殊的挑战。因为牙冠的近远中和颊舌向的宽度要求牙冠在游离龈下方的深部展开，以获得良好的口腔卫生。总的来说，在进入印模阶段的一些时间点，宽径的愈合基台能够理想地被放置在种植体上。

需要的器械

- 镊子。
- 与植入种植系统相匹配的不同长度的螺丝刀（短、中长、长）。
- 牙周探针或普通探针。
- 大量的纱布（最好为大尺寸纱布）。
- 装有0.12%氯己定溶液或无菌水的容器。
- 棉球或小毛刷。

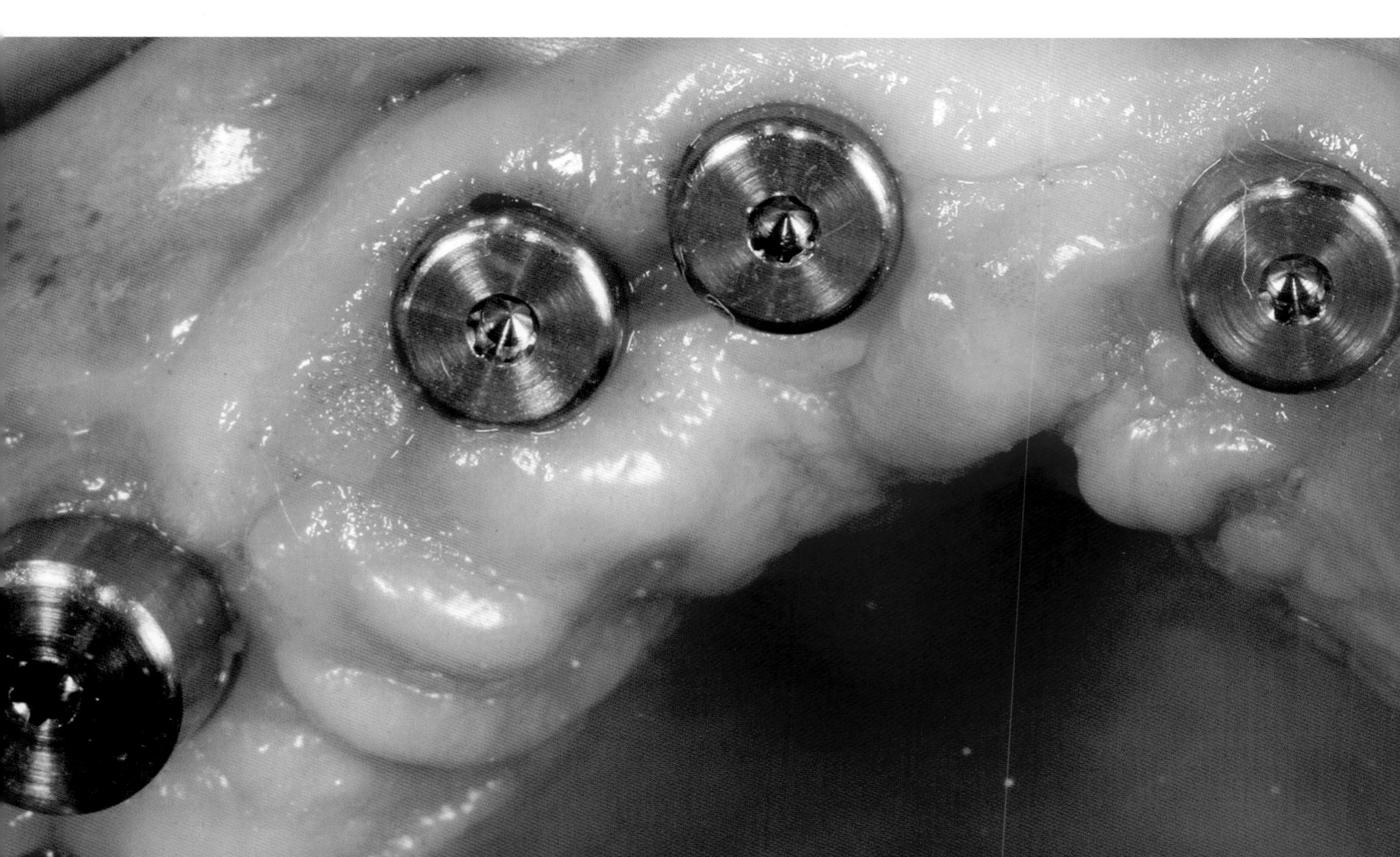

Straumann骨水平
窄十字锁合基台
NC（黄色）

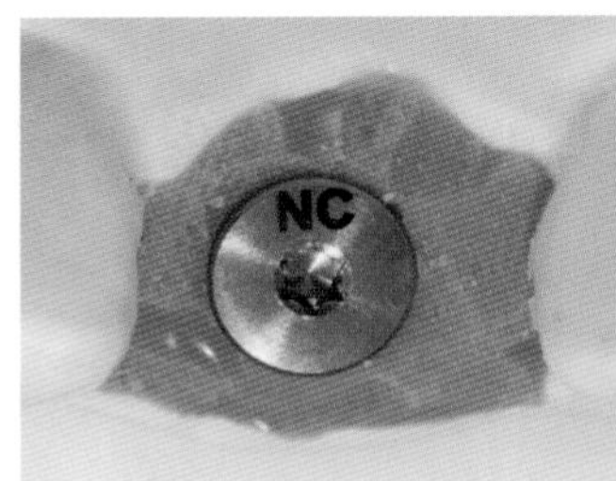

螺丝刀：
Straumann SCS

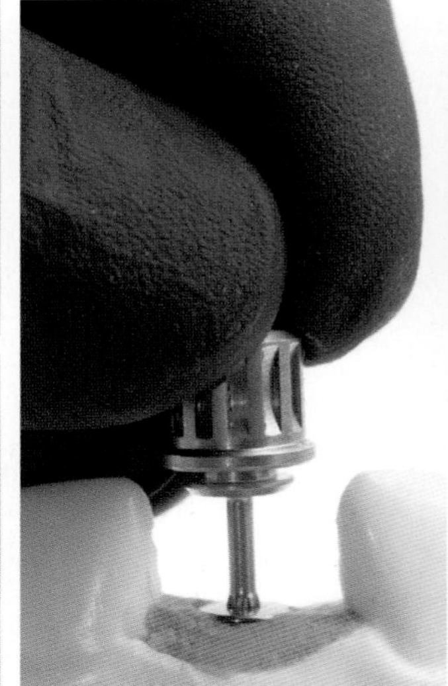
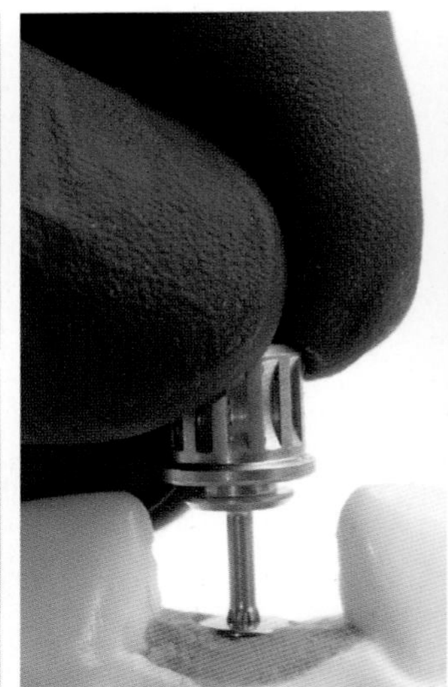
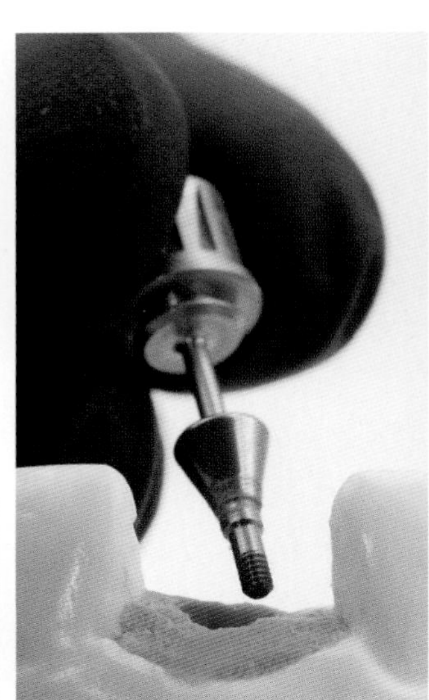

Straumann骨水平
常规十字锁合基台
RC（紫色）

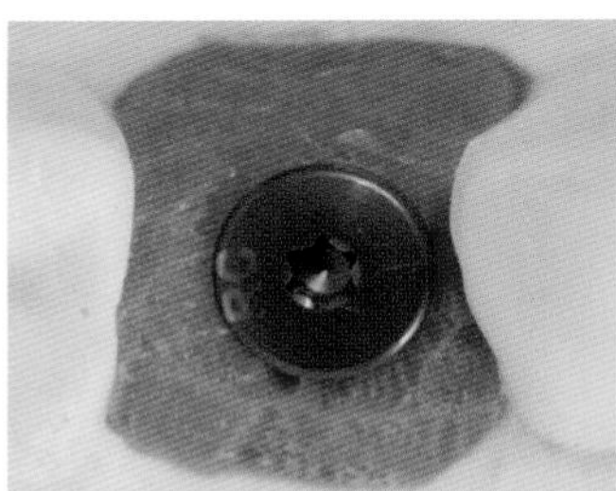

螺丝刀：
Straumann SCS

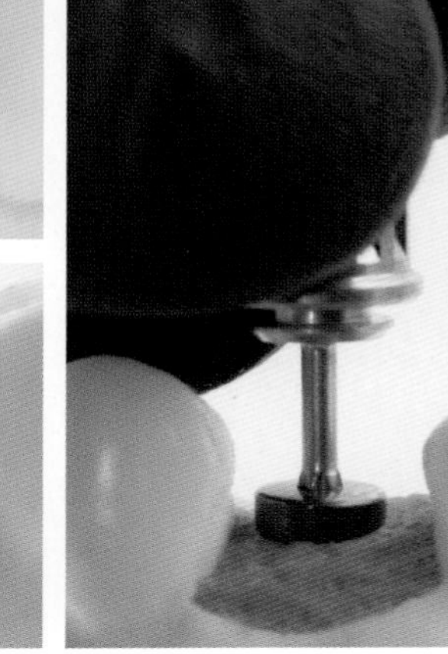
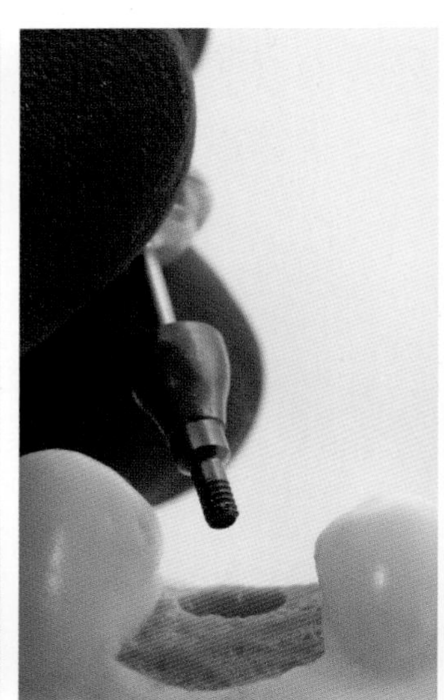

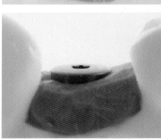

Straumann软组织水平
宽颈基台
WN

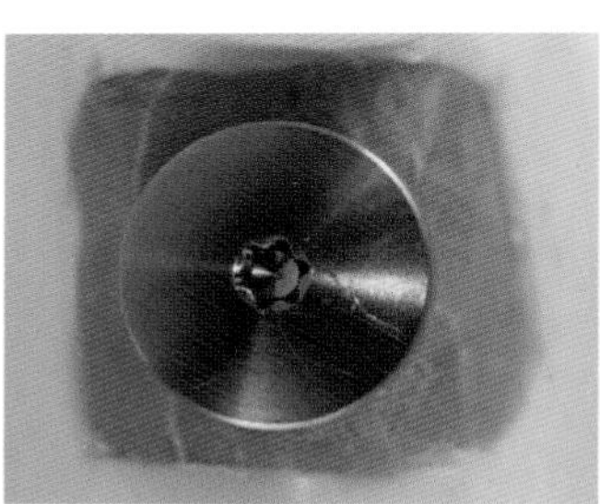
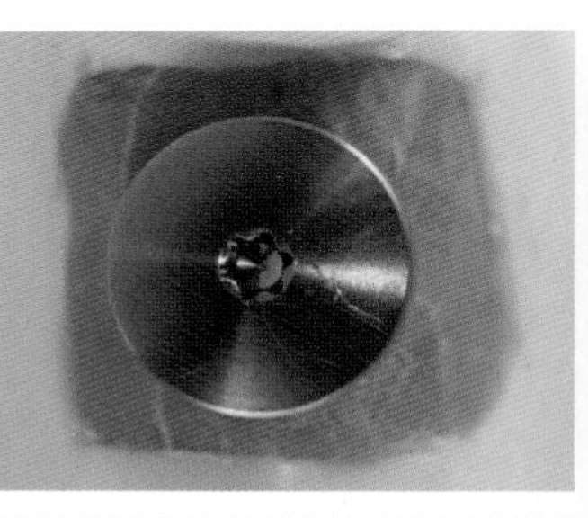

螺丝刀：
Straumann SCS

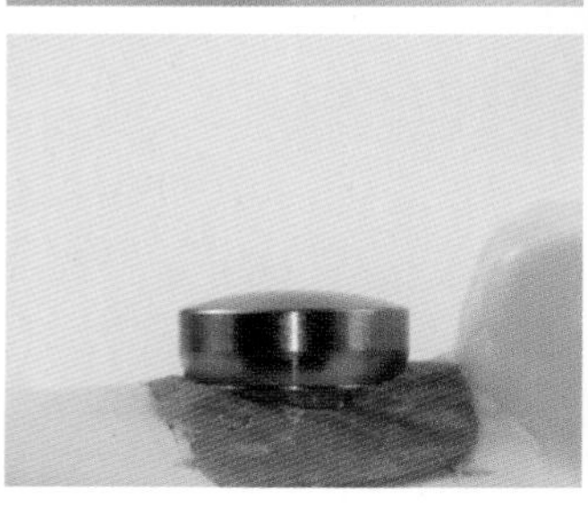
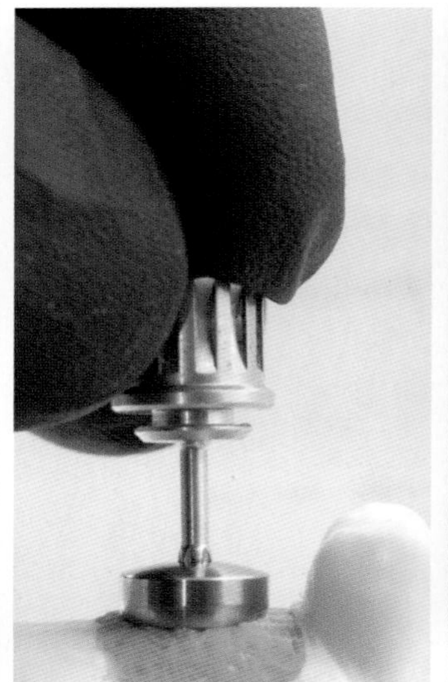
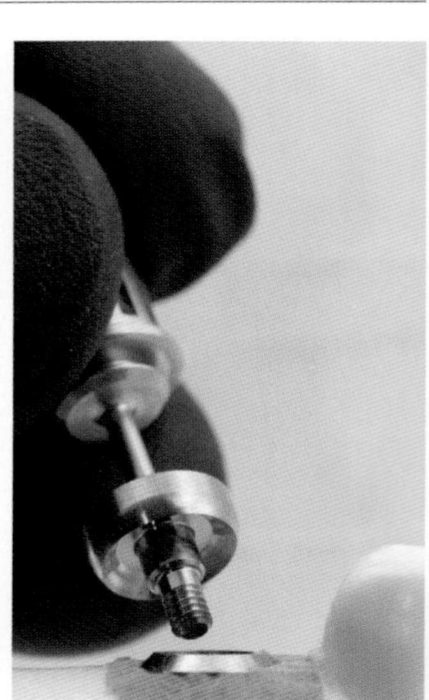

Nobel锥形连接
窄平台
NP-cc（粉色）

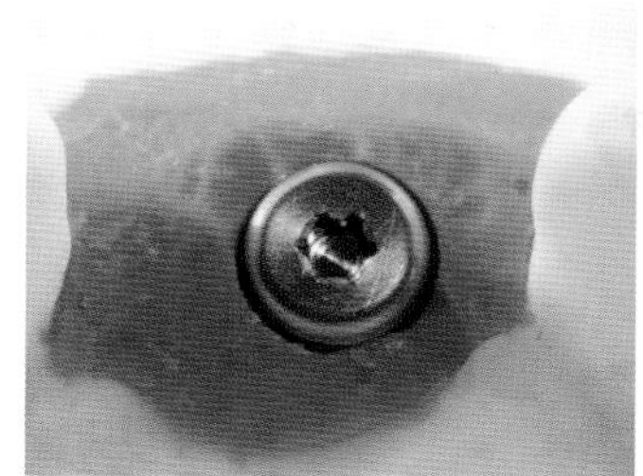

螺丝刀：
Nobel Uni-grip

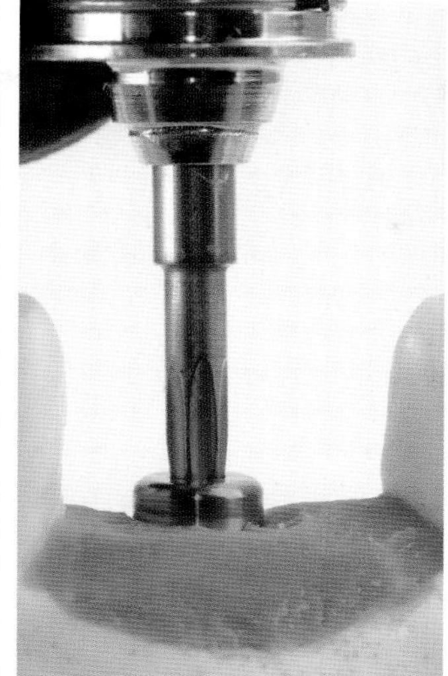

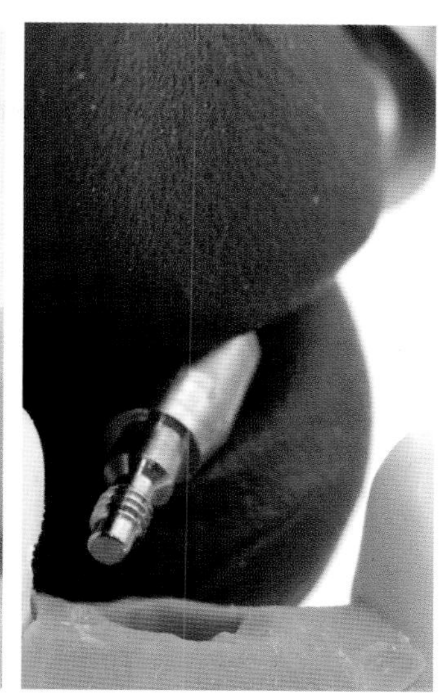

Nobel锥形连接
常规平台
RP-cc（黄色）

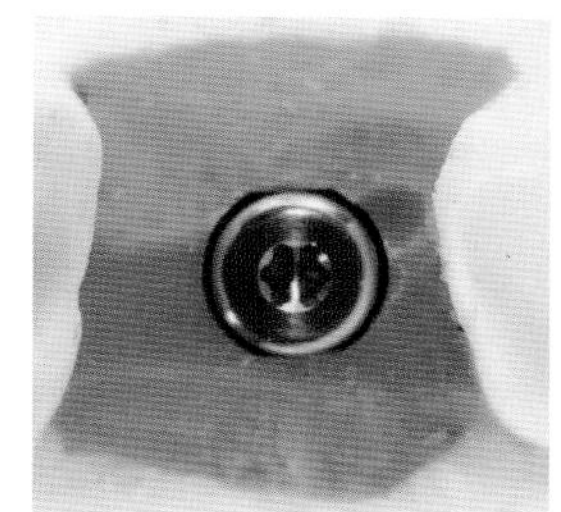

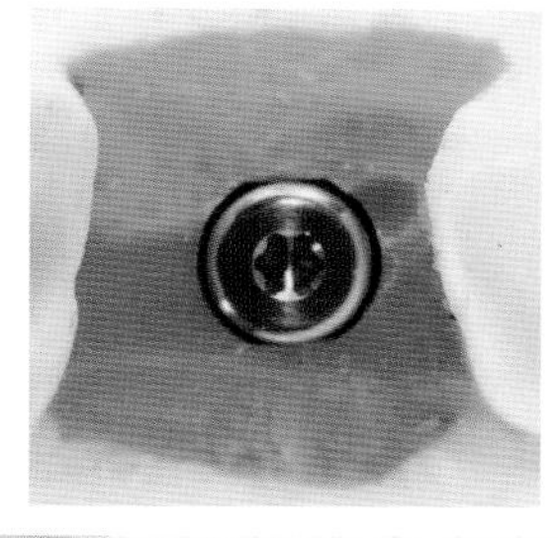

螺丝刀：
Nobel Uni-grip

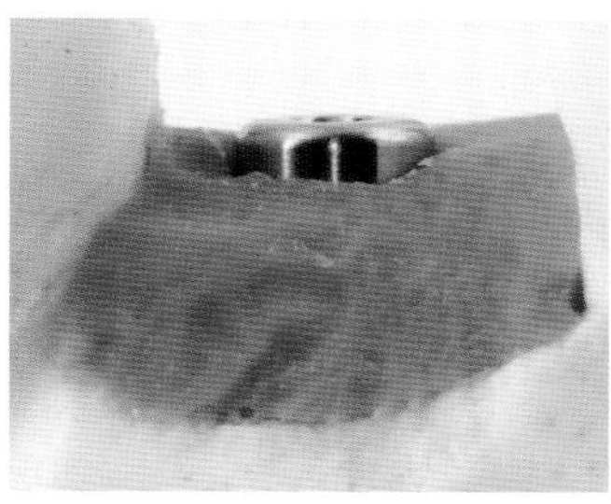

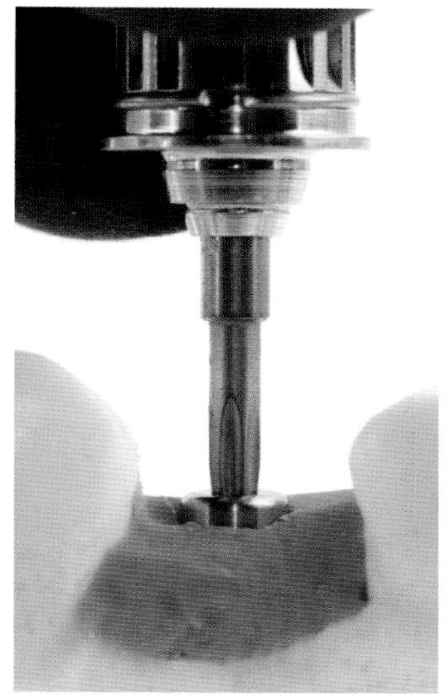

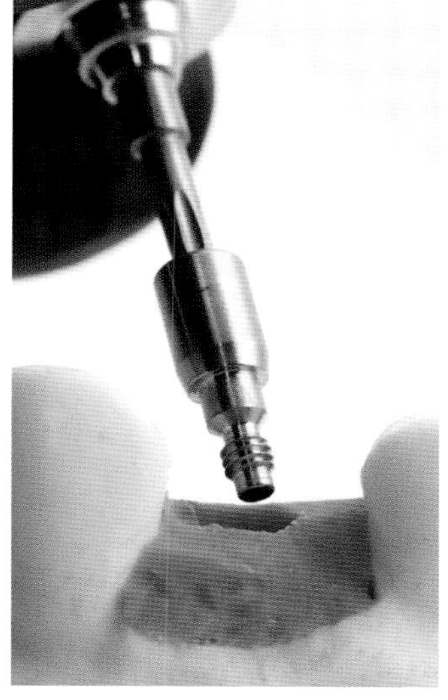

Nobel内部三叶连接
宽平台
WP（蓝色）

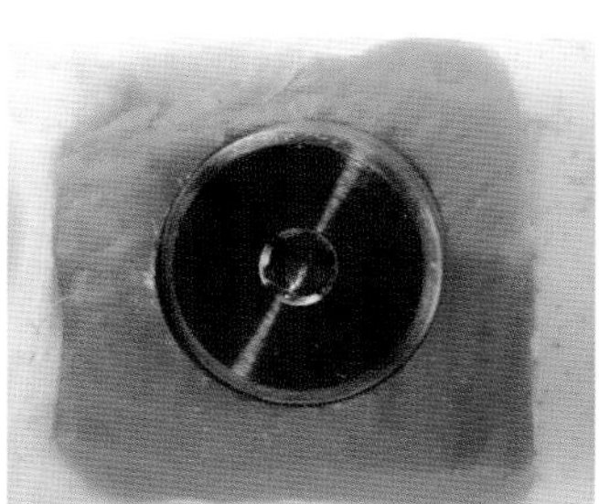

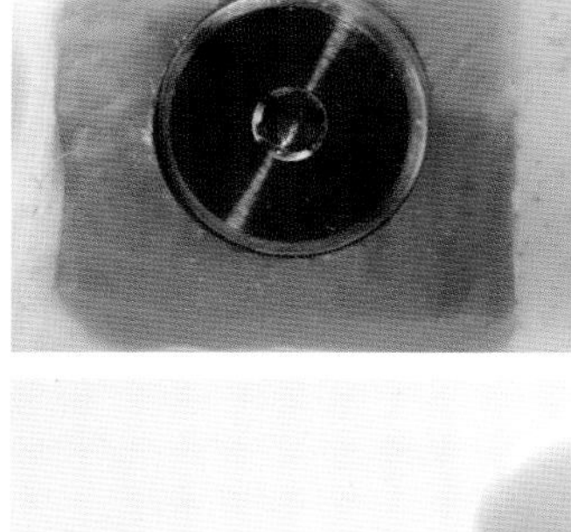

螺丝刀：
Nobel Uni-grip

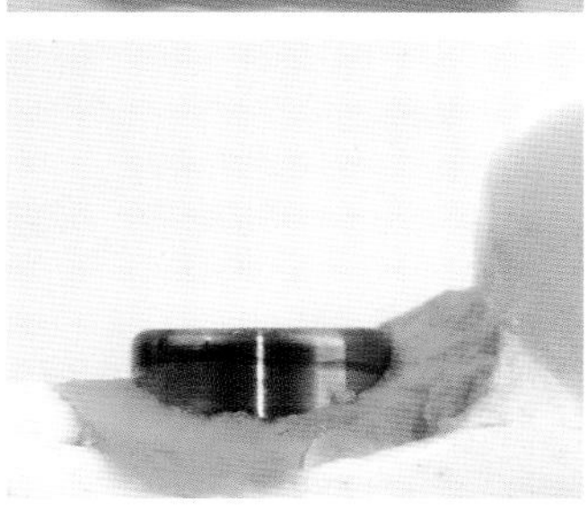

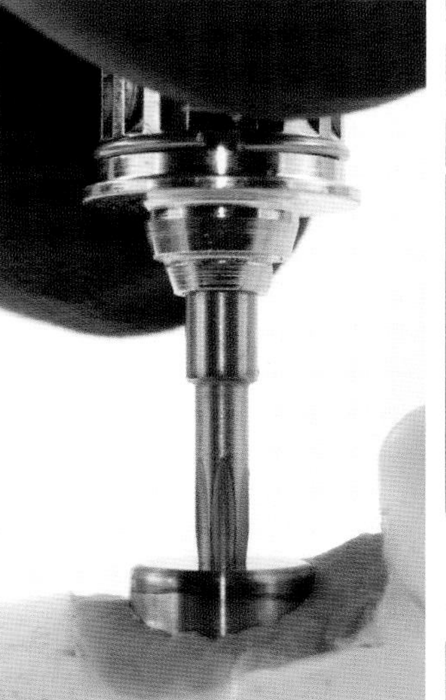

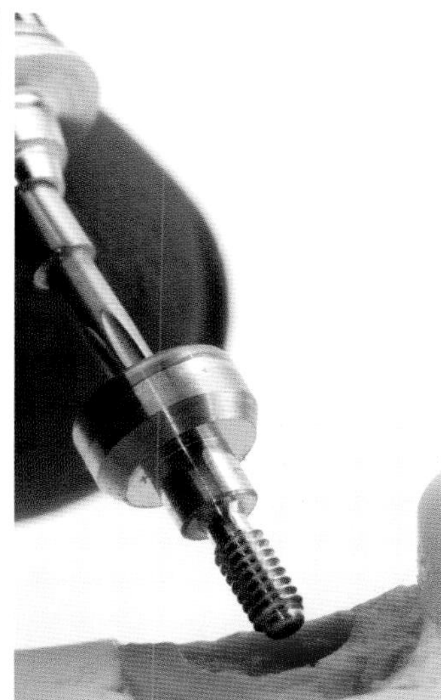

BioHorizons 骨水平
3.5mm平台
（黄色）

螺丝刀：0.05英寸
（约1.25mm）平行型

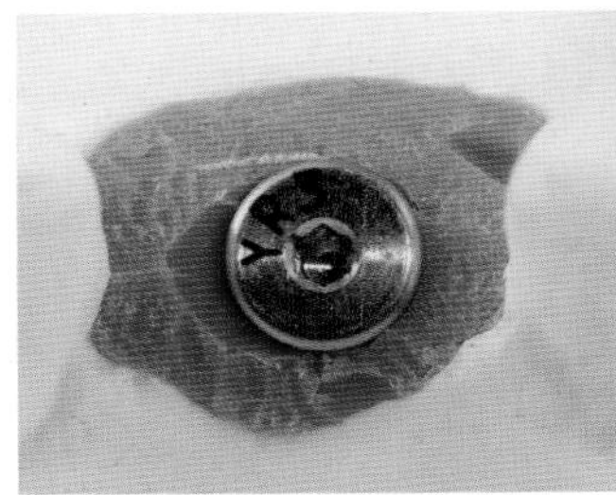

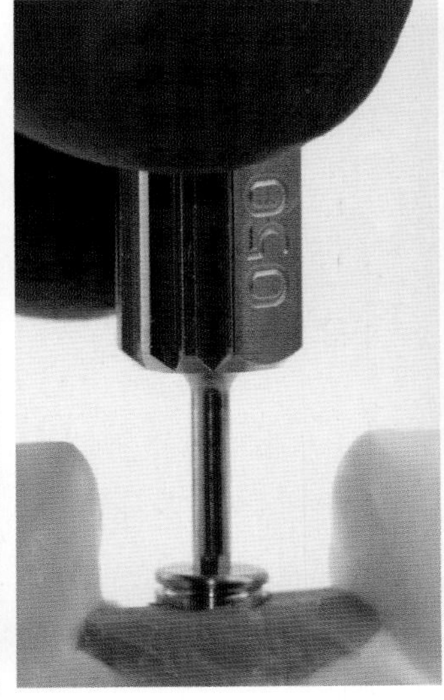

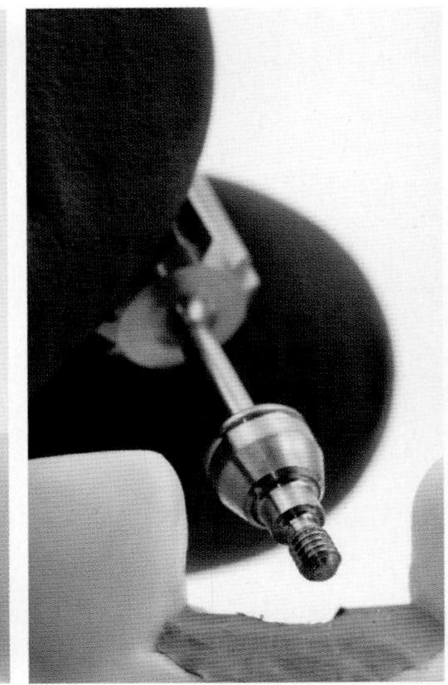

BioHorizons 骨水平
4.5mm平台
（绿色）

螺丝刀：0.05英寸
（约1.25mm）平行型

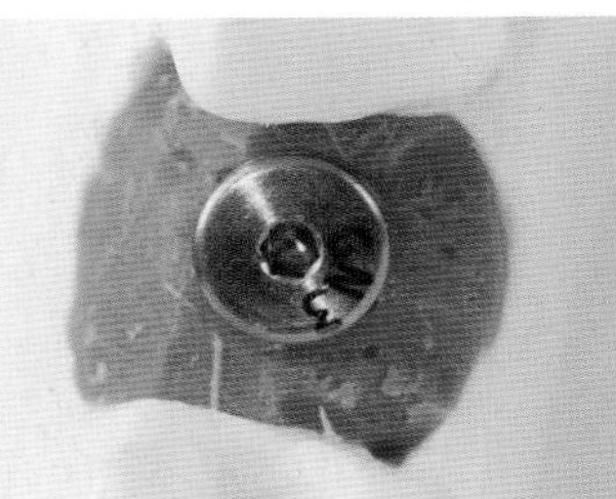

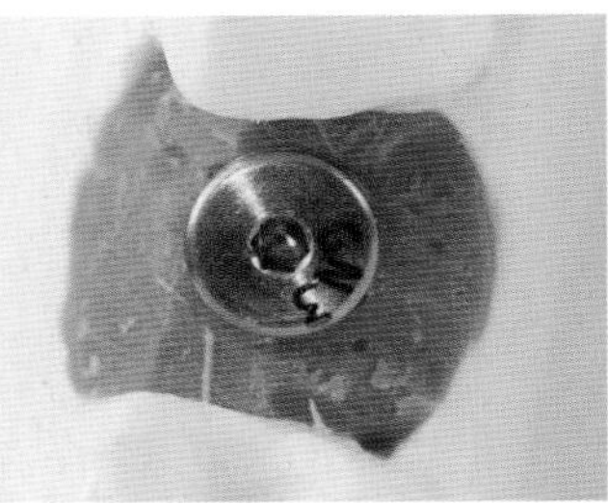

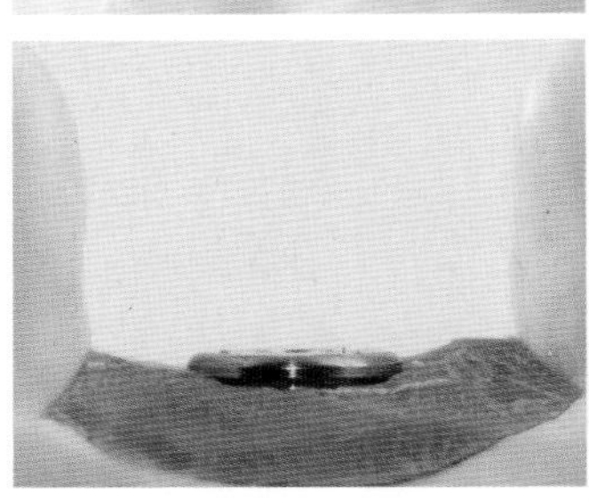

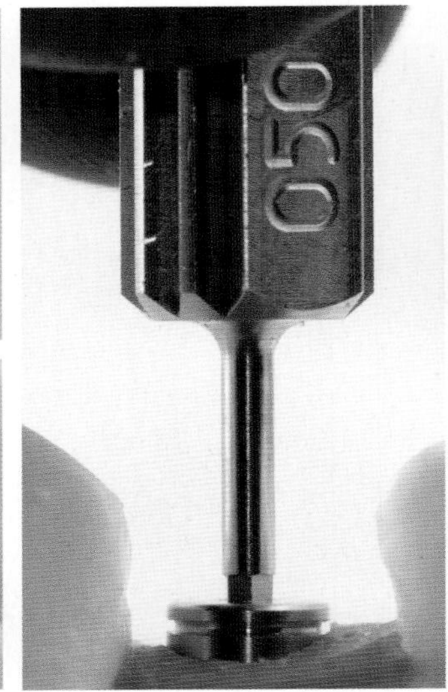

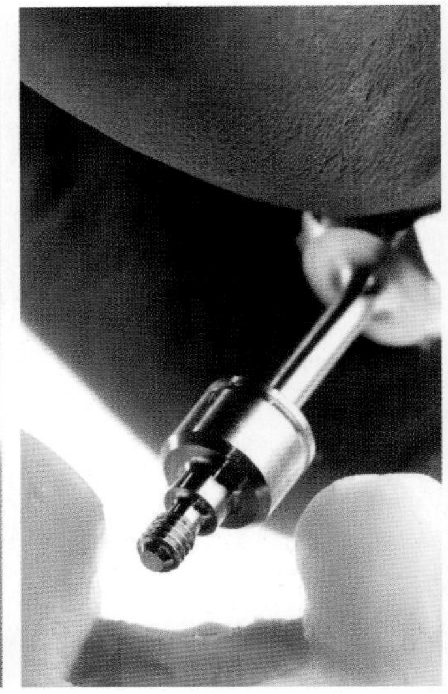

BioHorizons 骨水平
5.7mm平台
（蓝色）

螺丝刀：0.05英寸
（约1.25mm）平行型

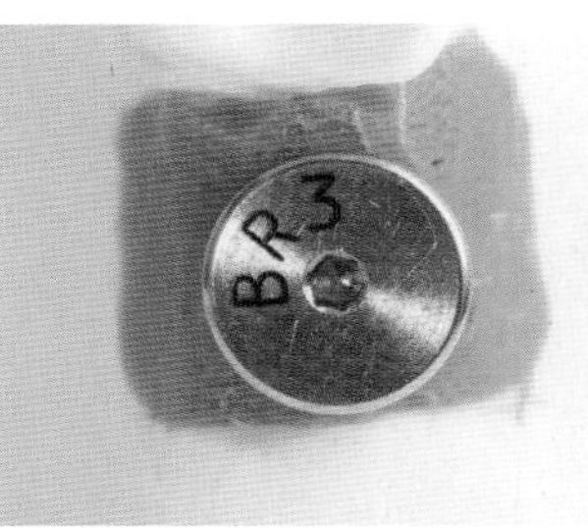

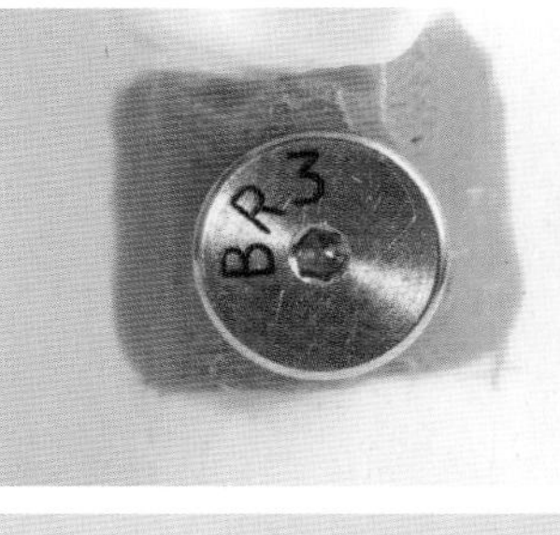

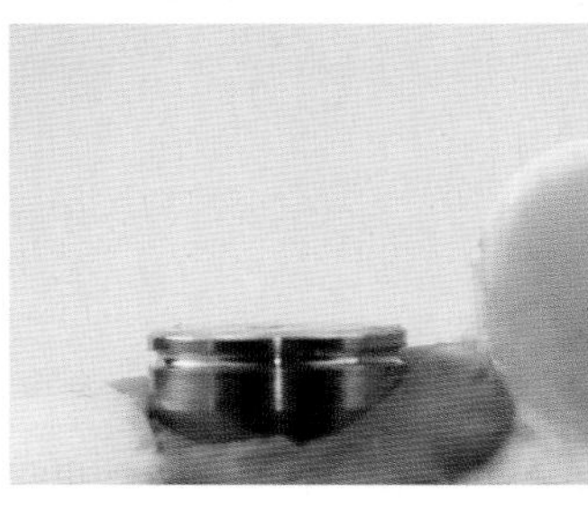

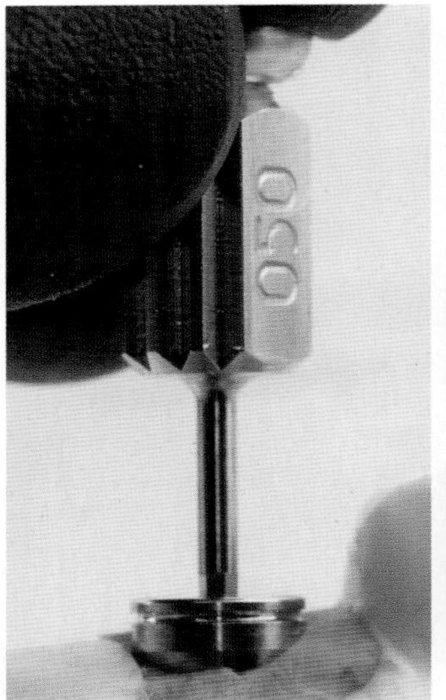

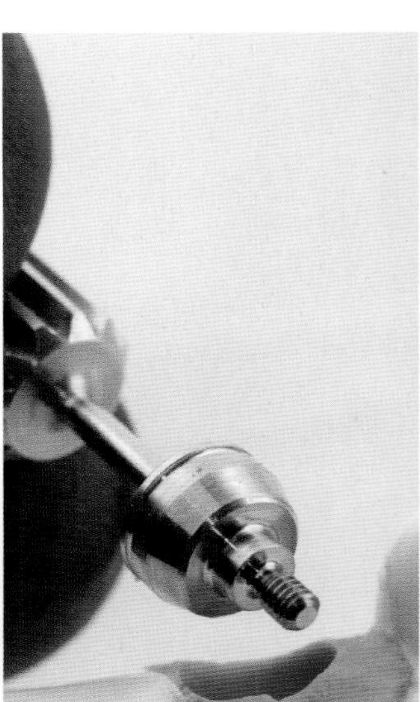

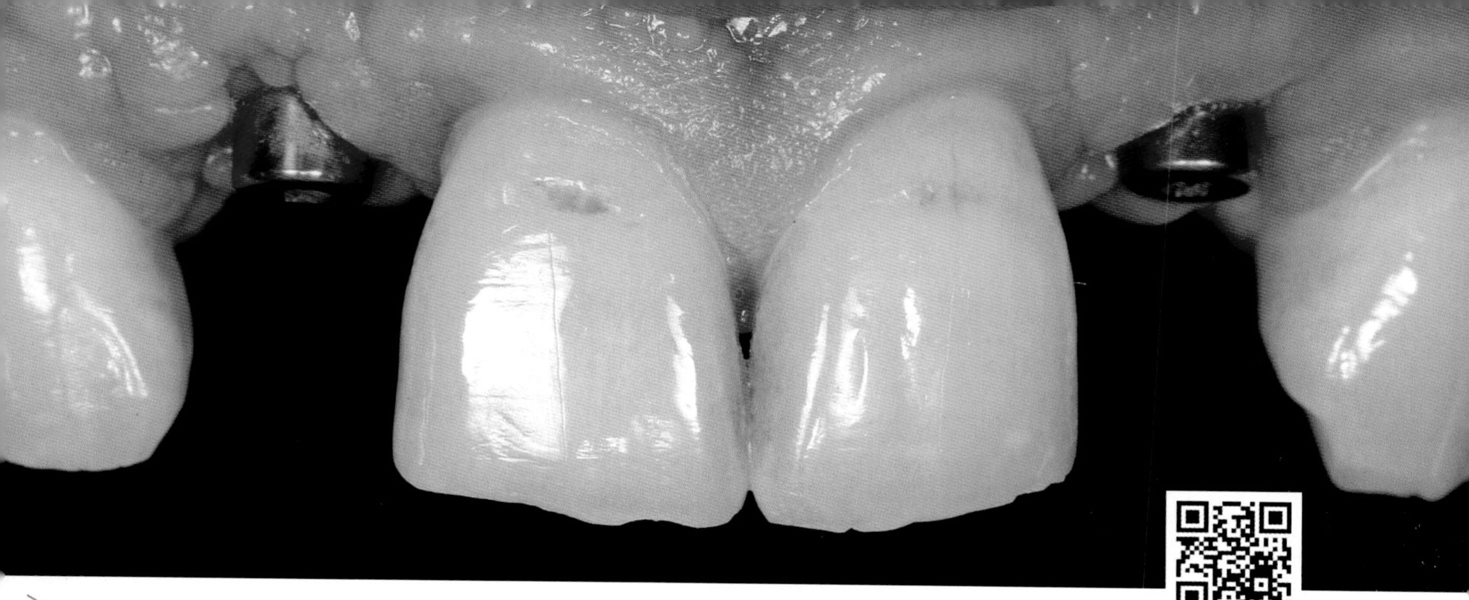

方法步骤

1. 用探针或牙周探针清除愈合基台顶部的碎屑。
2. 放置气道保护装置。
3. 用3根手指使用螺丝刀按逆时针方向拧下愈合基台。仔细聆听小的“咔嗒”声，以便确认愈合基台完全旋松，这很重要。
4. 确保螺丝刀仍然完全与愈合基台连接，眼睛盯着螺丝刀和愈合基台，并小心地将连接在螺丝刀上的愈合基台整体移除。保持螺丝刀斜向一侧或向上，确保愈合基台不会掉落到口内。
5. 将卸下的愈合基台放置在盛有氯已定溶液的容器中。
6. 用棉球或者小毛刷蘸取氯已定溶液彻底地清理种植体内表面。
7. 由于愈合基台取下后牙龈袖口会收缩，所以在制取印模或戴入修复体时不要拖延。

并发症和注意事项

- 视线离开患者口腔时，切勿将任何未固定的组件或螺丝刀长时间放置在口内。
- 全程使用气道保护装置。
- 确保螺丝刀与植入种植系统相匹配，并且没有过度的磨损。
- 愈合基台是种植体中最小和最易变形的组件之一。在拆卸或更换时应小心。
- 不要在没有螺丝刀的帮助下放置或拆卸愈合基台。
- 非惯用手应该使用镊子的后端替代口镜来牵引口角。如果愈合基台从螺丝刀上脱落，请迅速使用镊子抓住愈合基台。不要夹住它光滑的圆形部分，因为该部分太滑夹不稳；要夹住它螺纹的部分，或者用一个钳子夹住螺丝头，另一个钳子夹住外部轮廓。防止愈合基台在口中掉落的最好办法是确保螺丝刀在任何时候都与愈合基台密合连接。
- 一个小型的手术吸唾管（一般由助手拿着）也是一个非常有效的工具，可以抓取口内松动的组件。

讨论

愈合基台创建了一个穿过软组织到种植体颈部的通道，以便连接组件。它在维持和塑造组织外形方面起着至关重要的作用。愈合基台很小，如果处理不慎，很容易掉落到口中。

参考书目和补充阅读

[1] Bergermann M, Donald PJ. Screwdriver aspiration: A complication of dental implant placement. Int J Oral Maxillofac Surg 1992;21:339–341.

[2] Worthington P. Ingested foreign body associated with oral implant treatment: Report of a case. Int J Oral Maxillofac Implants 1996;11:679–681.

个性化印模托盘的制作

模型和图片由Sam Alawie提供。

个性化托盘是一种固定种植体印模的辅助工具，尽管并不总是必要的。它可以简化印模过程，特别是在多颗种植体、不规则种植体位置或非典型牙弓形状的复杂病例中。可用于开窗式印模或闭口式印模。

在过去，个性化托盘是用聚甲基丙烯酸甲酯（PMMA）粉末和液体材料制作的。现在预成的光固化片已大部分取代了这种做法。在制作个性化托盘时，必须在牙齿和托盘之间为印模材料提供空间。通常两层基底蜡就足够了。对于相邻的种植体，开窗式转移杆的入路孔可以设计为一个大开口的形式。

需要的器械

- 石膏模型。
- 基板蜡。
- 酒精灯。
- 雕刀。
- Al-Cote（Dentsply）或凡士林。
- Triad托盘材料（Dentsply）。
- Triad光固化箱。
- Triad阻氧剂或甘油。
- 钨钢车针直机。

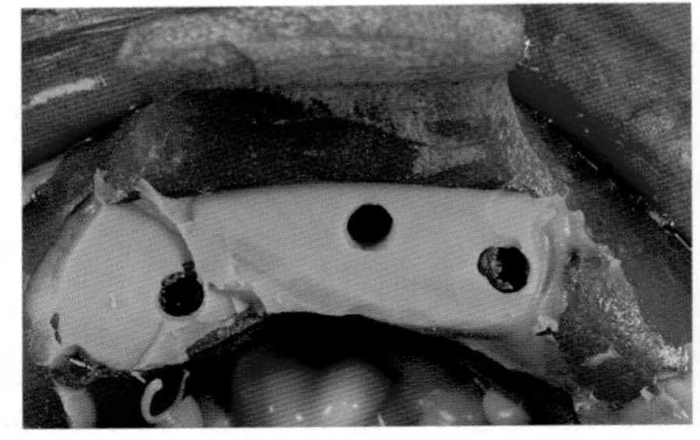

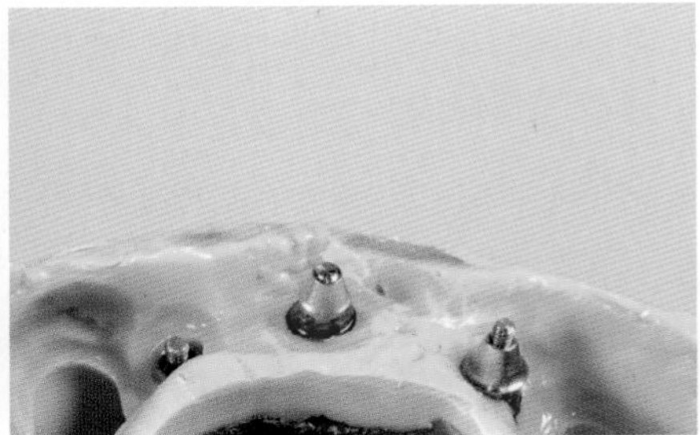

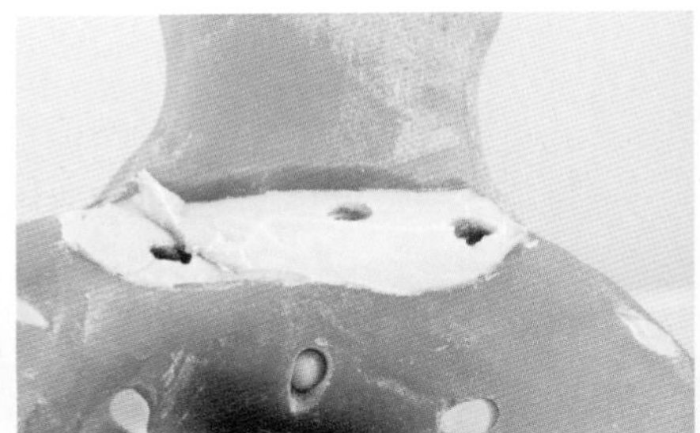

方法步骤

1. 准备一个用于制取印模的石膏模型。
2. 在石膏模型上涂上分离介质（如凡士林或Al-Cote）。
3. 软化（但不要融化）基板蜡。
4. 在整个牙弓上轻轻地铺垫一层蜡。修剪至黏膜转折处水平或超出牙齿数毫米。对于大多数固定修复体来说，不需要覆盖腭部。不要使蜡与牙齿贴得太紧。建议使用两层蜡。
5. 打开Triad托盘材料。不要在强光源下使用。将材料放置在蜡垫上。
6. 修剪蜡垫的边缘。
7. 仅适用于开窗式印模：在计划种植区域中为开窗式转移杆磨出直径为6 ~ 8mm的入路孔。
8. 用多余的Triad材料在中切牙区域制作一个手柄。确保强度足够并与托盘相适应。
9. 在托盘的整个表面涂上Triad阻氧剂。
10. 将模型/托盘放入Triad光固化箱，光固化3分钟。
11. 从模型上取下托盘。移除蜡垫。
12. 在托盘的倒凹处重新涂上Triad阻氧剂。将托盘倒放回Triad光固化箱中，进行光固化3分钟。
13. 使用直型手机修整托盘的边缘。如有需要，可打磨出固位孔。

石膏模型

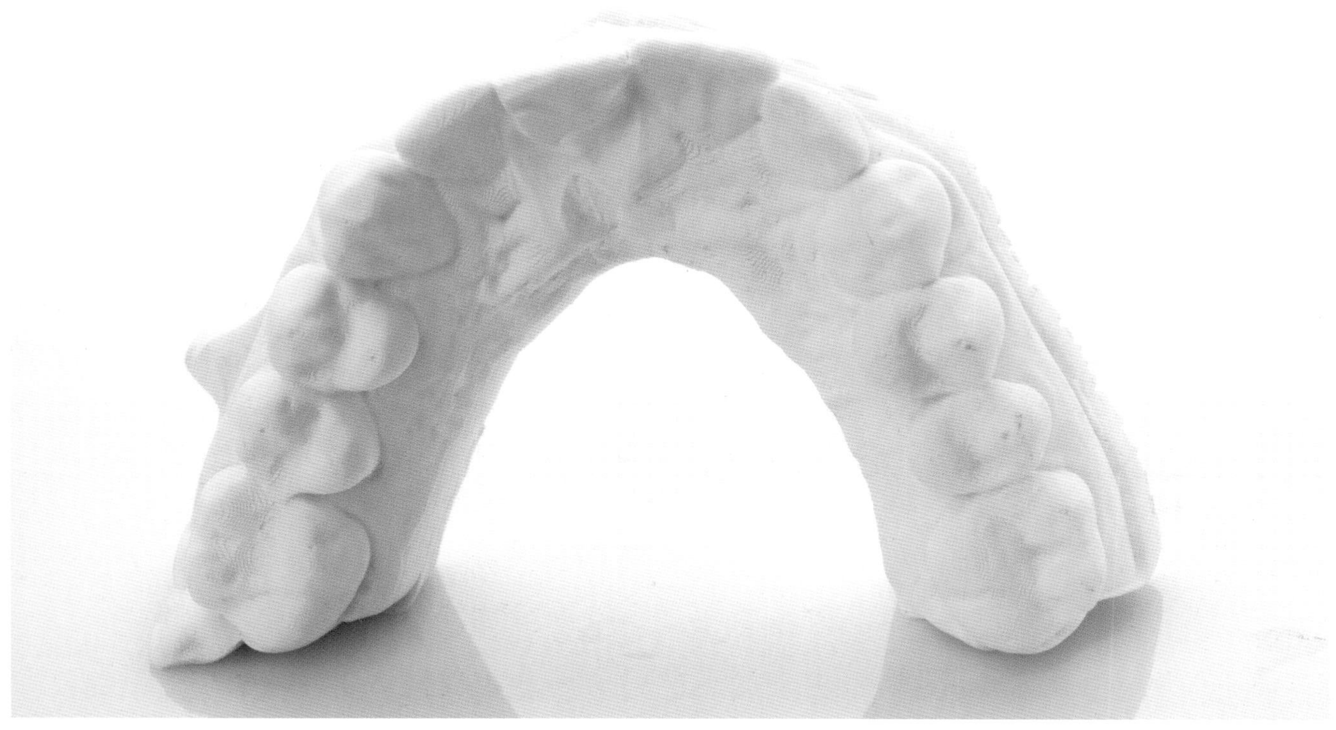

基底蜡型

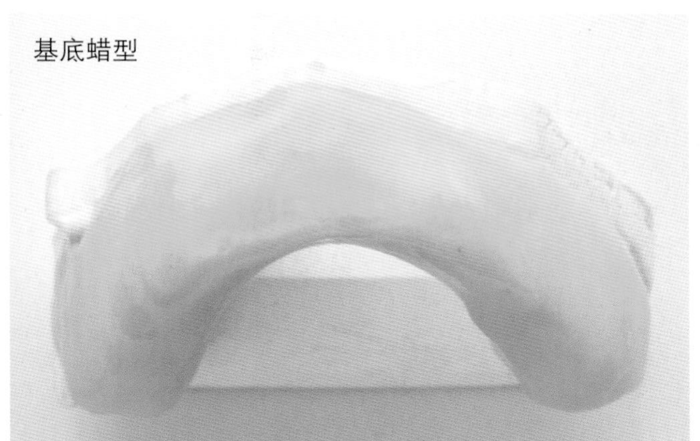

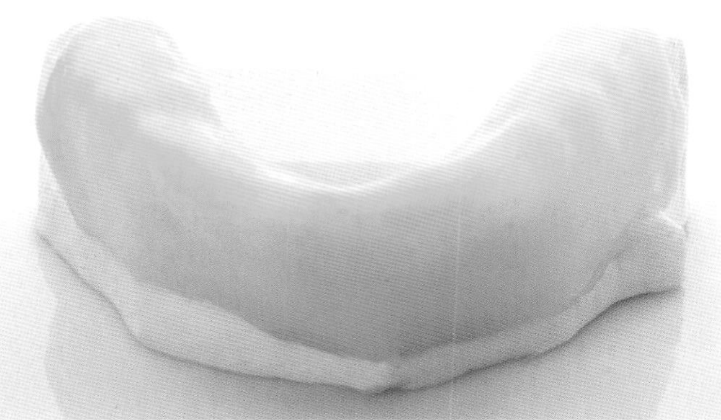

托盘材料成型

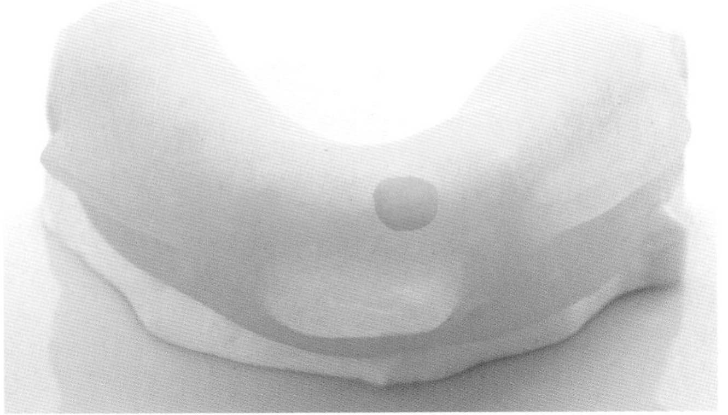

最终制取的个性化托盘

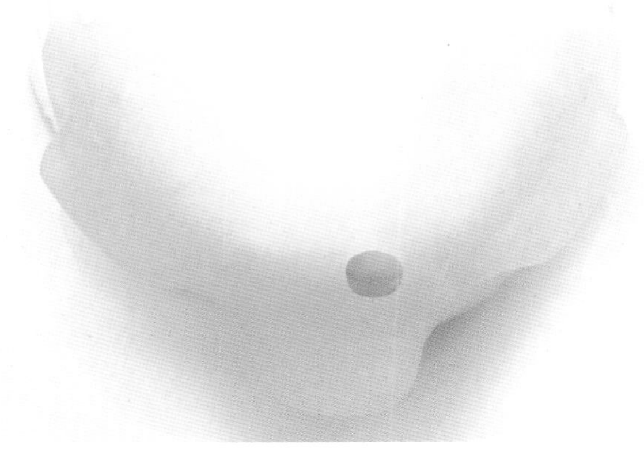

并发症和注意事项

- 对于大多数少于三单位的固定种植体来说，不需要使用个性化托盘。
- 如果种植体的角度/位置不理想，患者的开口有限，或者有非典型的牙弓形状的情况下则需要个性化托盘。
- 如果术前牙齿缺失，蜡片应该放在缺牙区域的上方，而不是向下放入。对于长期缺牙的区域，可以使用丙烯酸或义齿来保持空间。
- 与预成的印模托盘一样，必须为所使用的印模材料涂上适当的粘接剂。
- 不要在第一遍固化时将托盘固化过久；蜡垫会融化而且更难去除。
- 在口内试戴托盘。转移杆的入路孔可能需要修改。
- 对于闭口式印模，用蜡垫提供额外的垂直空间是有好处的，因为许多闭口式转移杆会延伸到咬合面之上。
- 在使用印模材料粘接剂之前，确保托盘上的蜡残余物都去除干净。如果蜡在固化过程中融化，可能需要使用蜡溶剂。

讨论

研究数据各有不同，但大多数体外测试显示，个性化托盘比预成塑料托盘在种植体印模方面的精确度有小幅提高。如果情况允许，个性化托盘可以使印模变得更简单、更快速、更准确。在制作印模之前，应该确定是采用开窗式印模还是闭口式印模。

参考书目和补充阅读

[1] Burns J, Palmer R, Howe L, Wilson R. Accuracy of open tray implant impressions: An in vitro comparison of stock versus custom trays. J Prosthet Dent 2003;8：250-255.

[2] Terry DA, Tric O, Blatz M, Burgess JO. The custom impression tray: Fabrication and utilization.Dent Today 2010;29:132-134.

[3] Vigolo P, Majzoub Z,Cordioli G.Evaluation of the accuracy of three techniques used for multiple implant abutment impressions. J Prosthet Dent 2003;89:186-192.

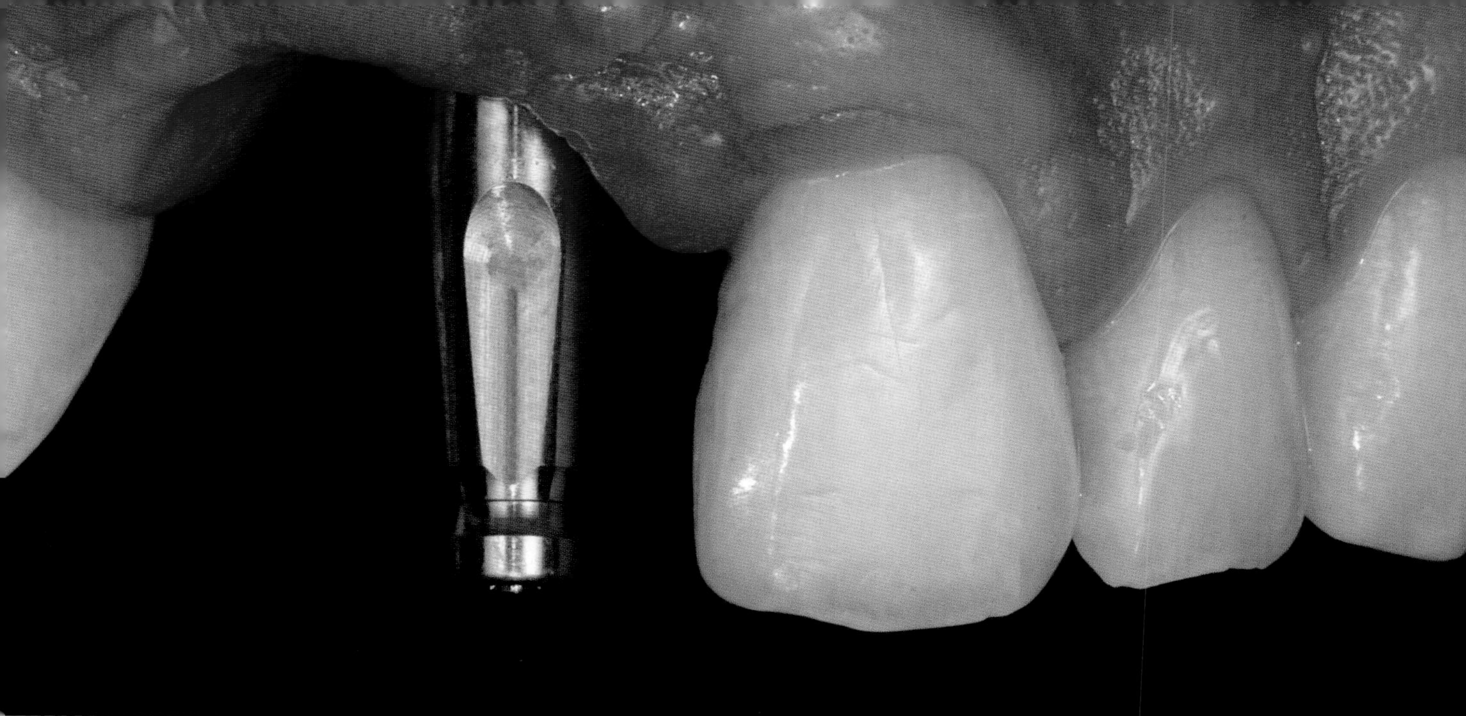

单颗种植体闭口式印模

单颗种植体印模相对简单，现有最好的证据表明，单颗种植体的开窗式印模和闭口式印模在准确性上几乎没有差异。一般来说，决定使用闭口式印模与开窗式印模需要根据实际情况而定，特别是考虑到患者的张口度。

闭口式印模包括放置一个与特定种植体平台相匹配的转移杆（参见第56页）。转移杆必须完全就位（参见第63页和第69页）。然后，制作印模（全牙弓印模，而不是局部印模）。除了一些特殊情况，其他情况下都不需要打麻醉剂。

需要的器械

- 与植入种植系统相匹配的不同长度的螺丝刀（短、中长、长）。
- 专为种植体平台设计的闭口式转移杆。
- 装有0.12%氯己定溶液或无菌水的容器。
- 探针或牙周探针。
- 镊子。
- 大量纱布（最好为大尺寸纱布）。
- 印模材料（硅橡胶或聚醚）。
- 印模托盘。
- 托盘粘接剂。
- 棉球或小毛刷。
- 对颌牙列石膏模型或用印模材料制取对颌模型。
- 比色板（最好使用单反相机记录）。
- 影像学检查设备（一般情况下需要使用水平咬合片即可，某些情况下需要使用根尖片，理想情况下使用垂直咬合片）。

移除愈合基台 → 安装闭口式转移杆 → 影像学检查 → 制取印模

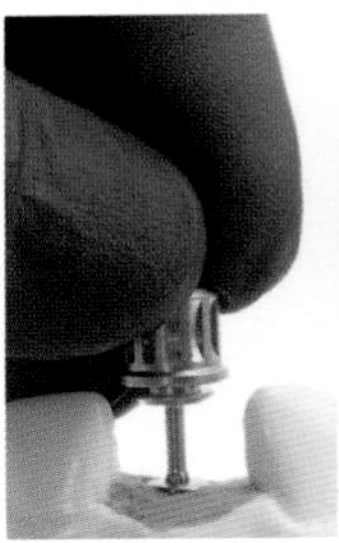
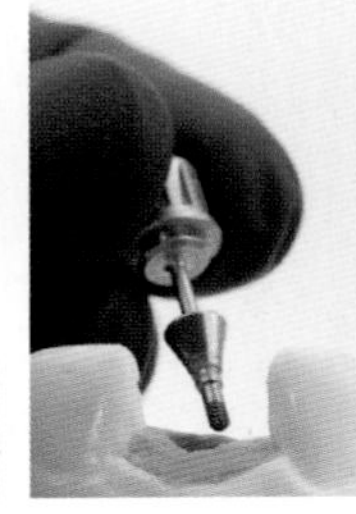
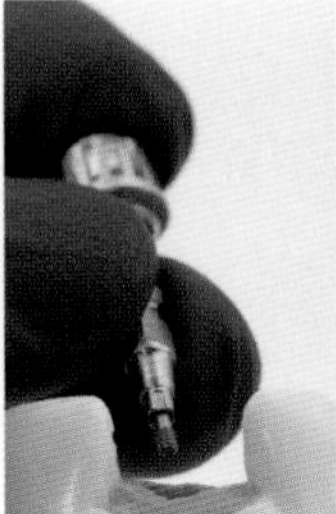
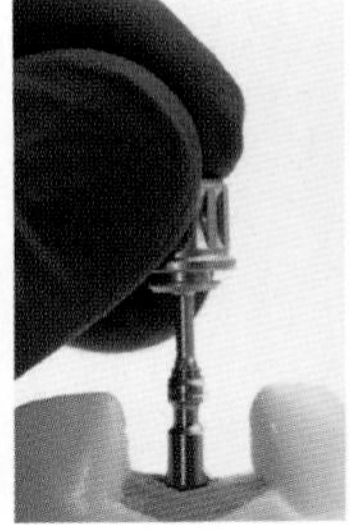
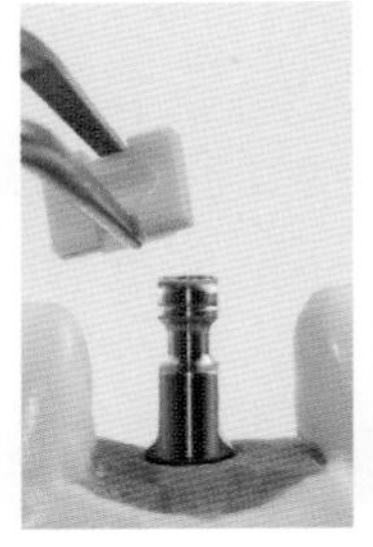
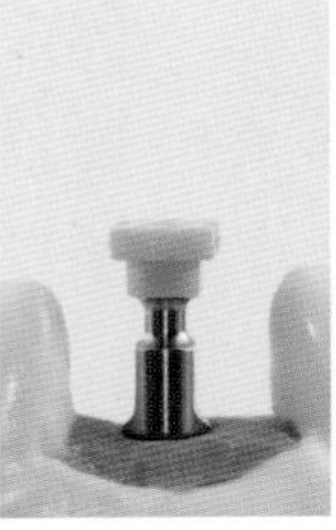
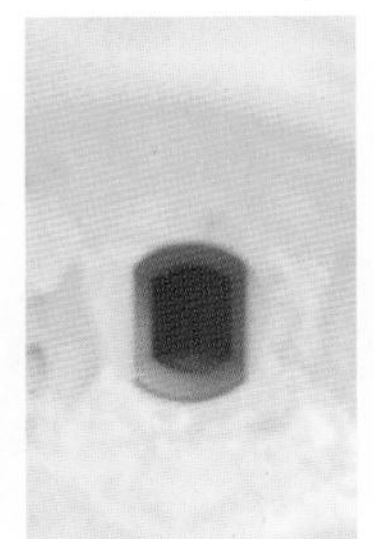

螺丝刀：Straumann SCS

Straumann骨水平
窄十字锁合基台
NC（黄色）

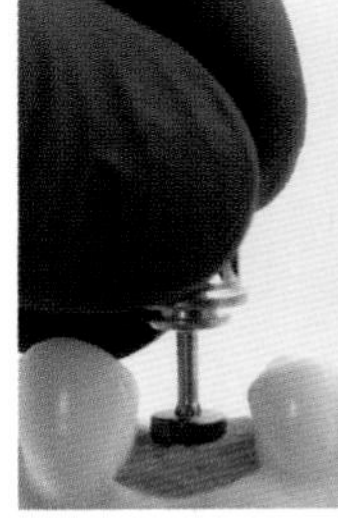
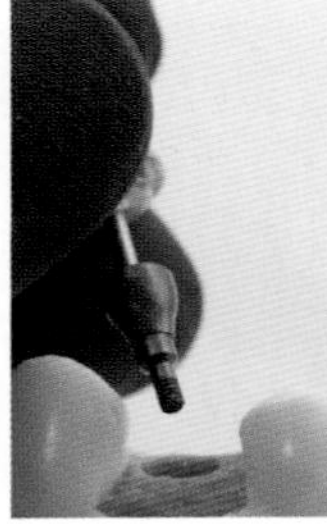
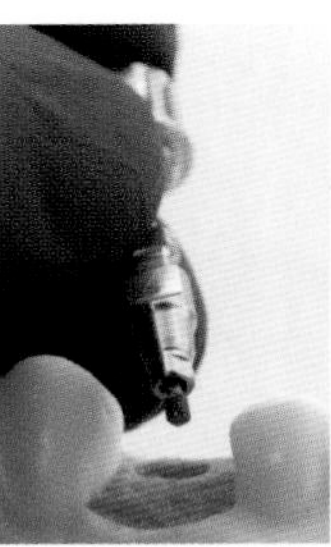
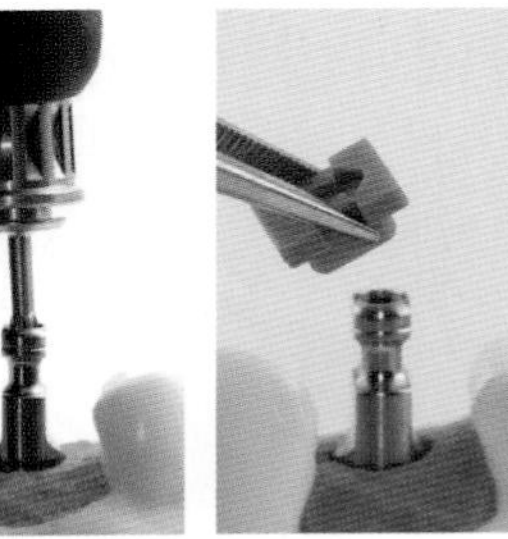
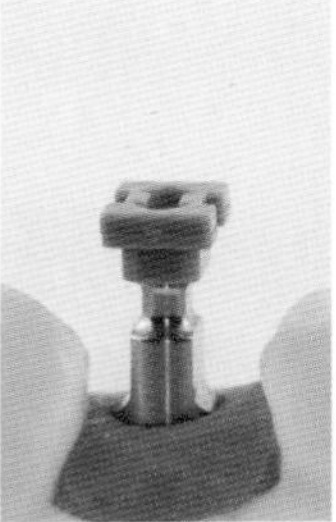
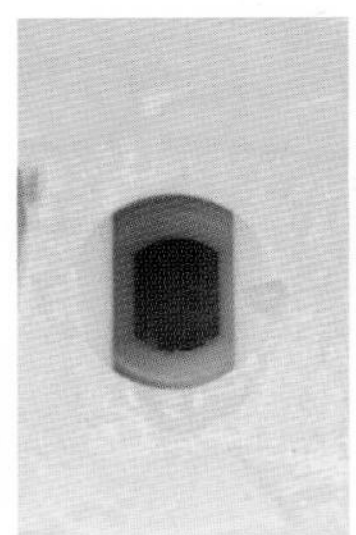

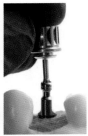

螺丝刀：Straumann SCS

Straumann骨水平
常规十字锁合基台
RC（紫色）

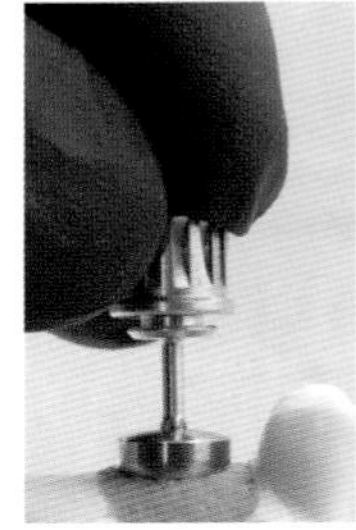
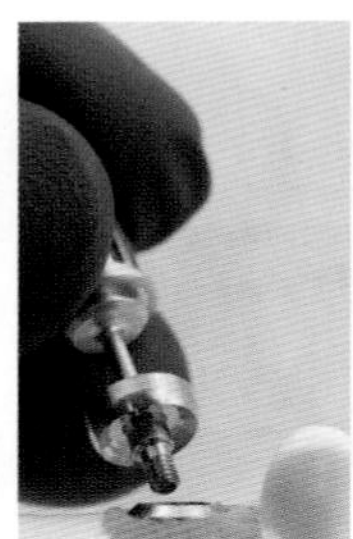
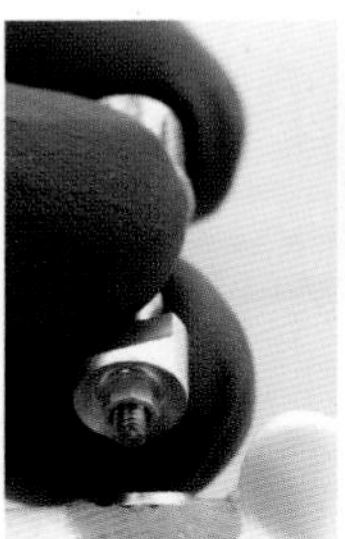
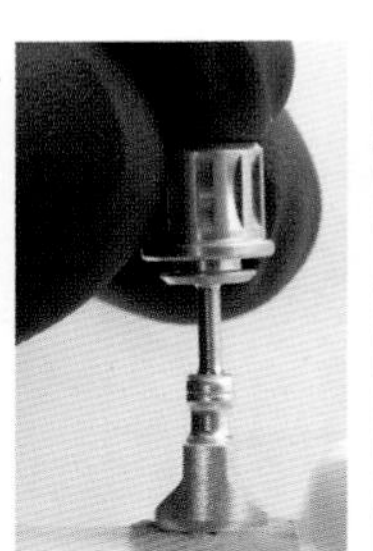
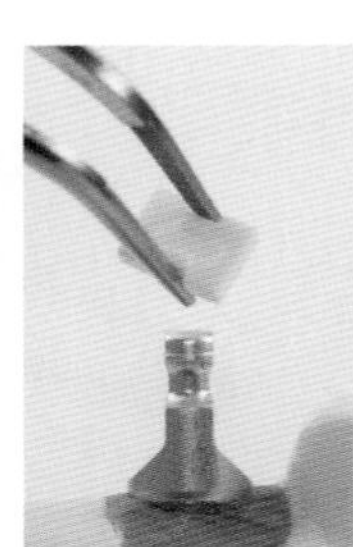
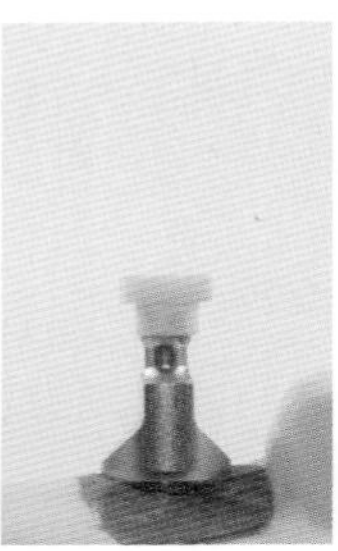
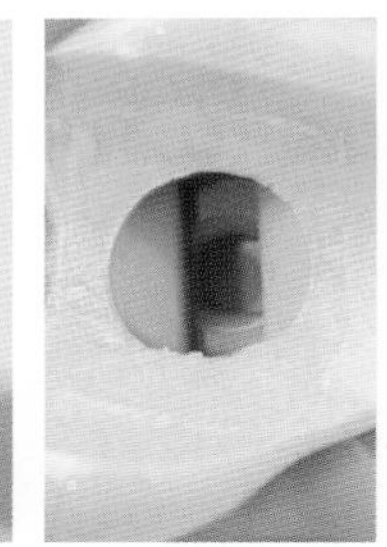

螺丝刀：Straumann SCS

Straumann软组织水平
宽颈基台
WN

移除愈合基台 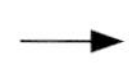 安装闭口式转移杆 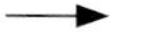 影像学检查 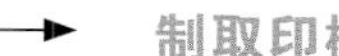 制取印模

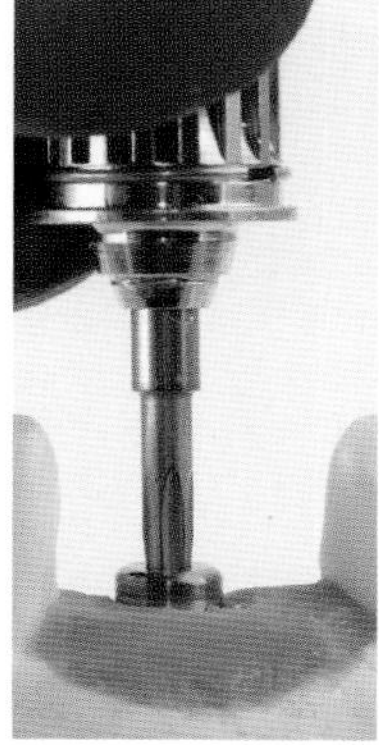
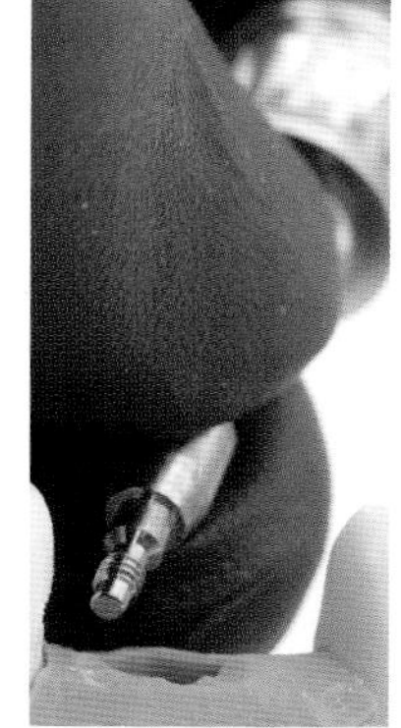
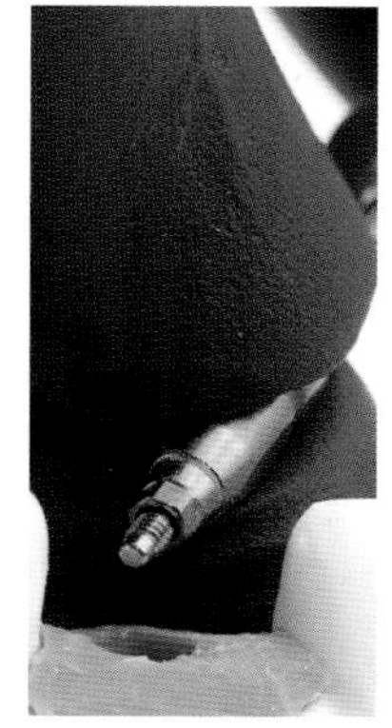
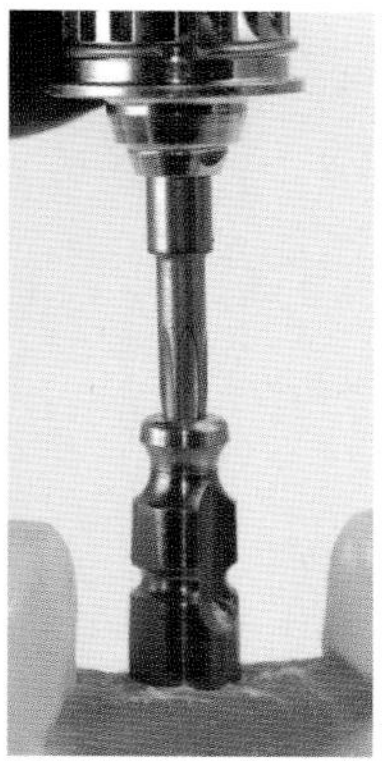
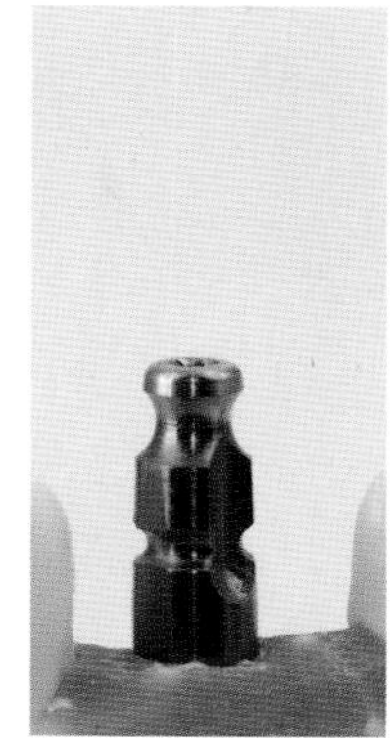
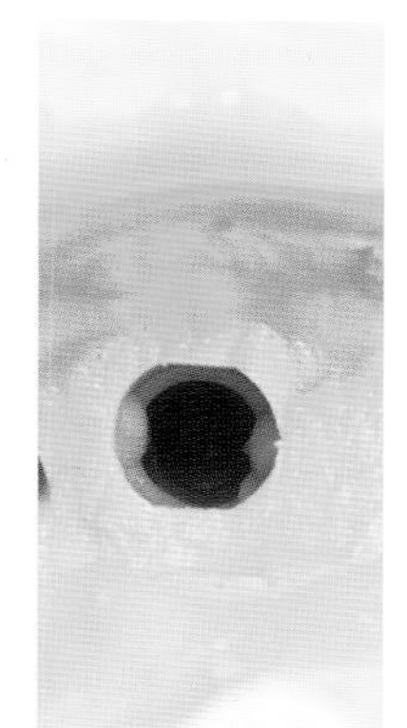

螺丝刀：Nobel Uni-grip

Nobel锥形连接
窄平台
NP-cc（粉色）

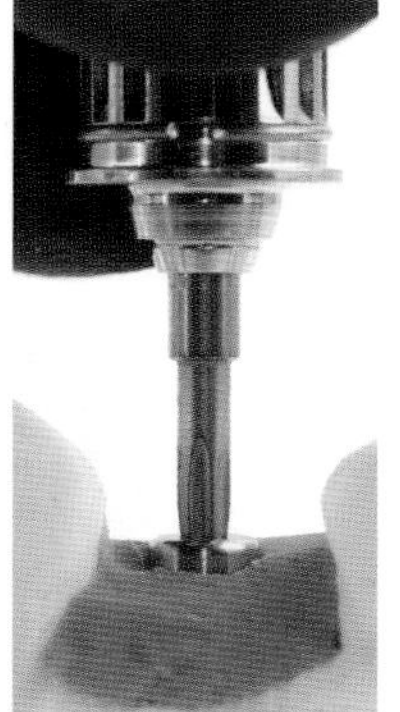
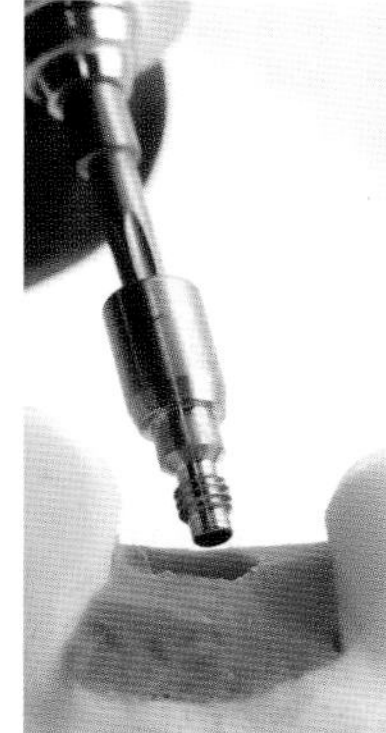
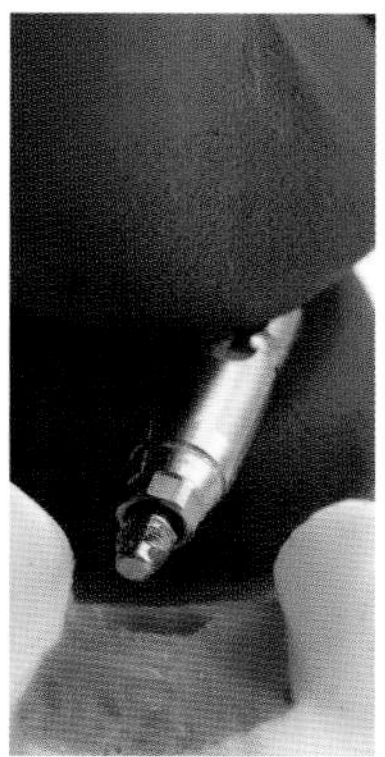
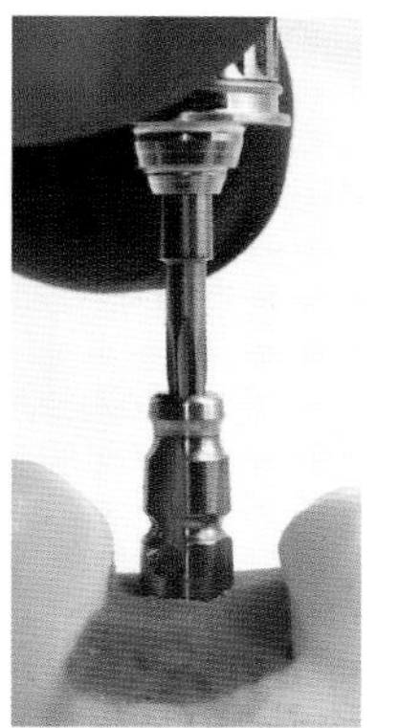
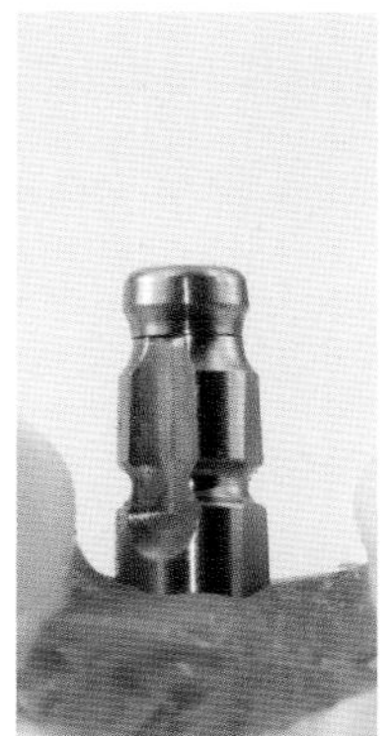
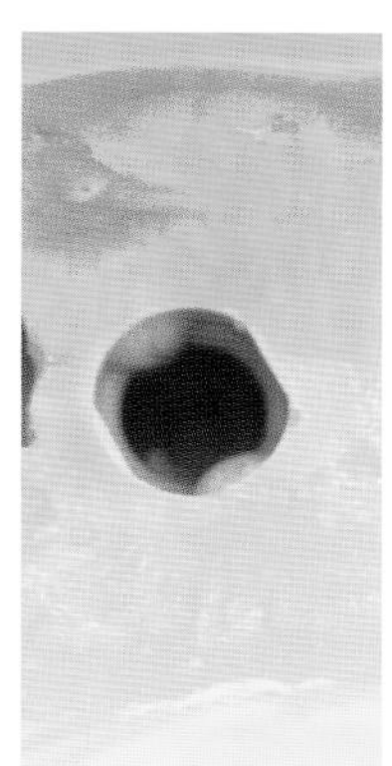

螺丝刀：Nobel Uni-grip

Nobel锥形连接
常规平台
NP-cc（黄色）

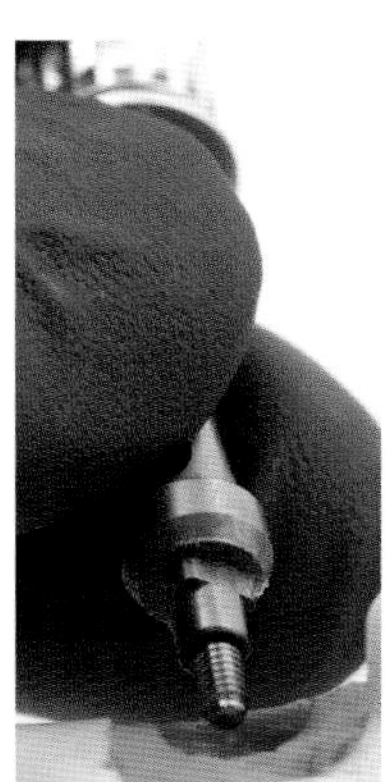
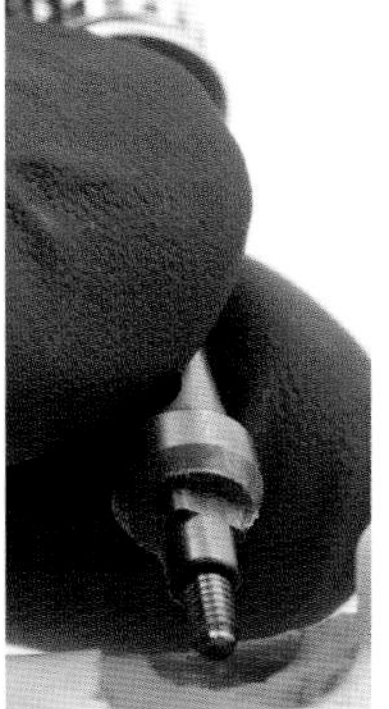
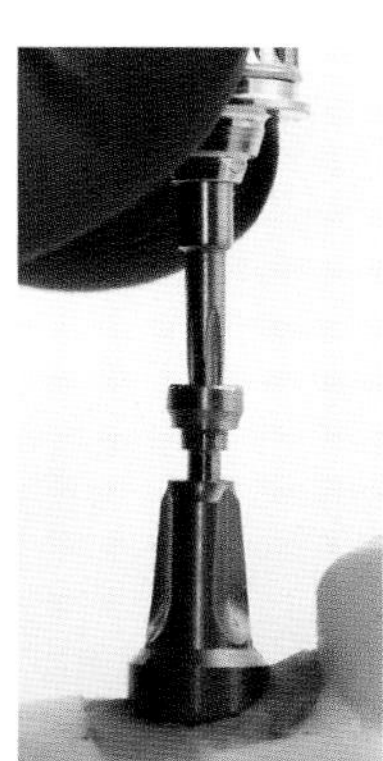
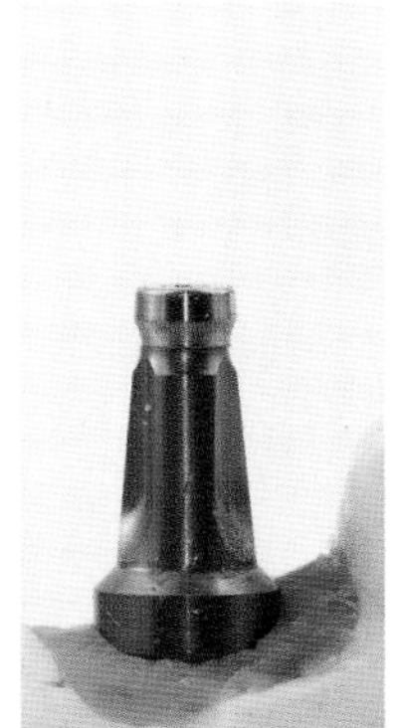
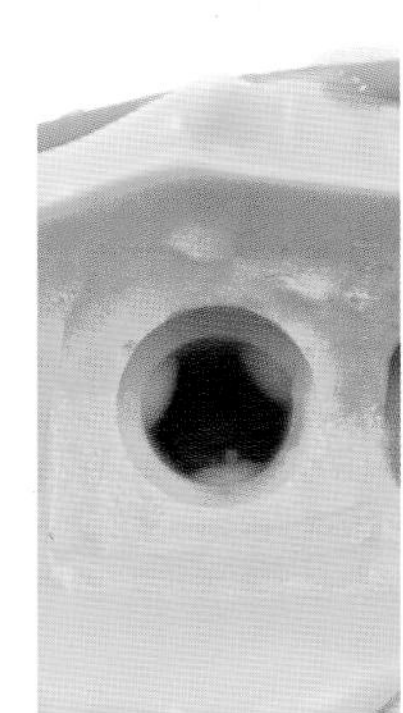

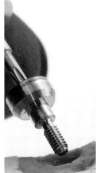

螺丝刀：Nobel Uni-grip

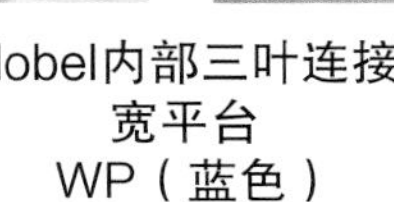

Nobel内部三叶连接
宽平台
WP（蓝色）

移除愈合基台  安装闭口式转移杆 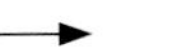 影像学检查 → 制取印模

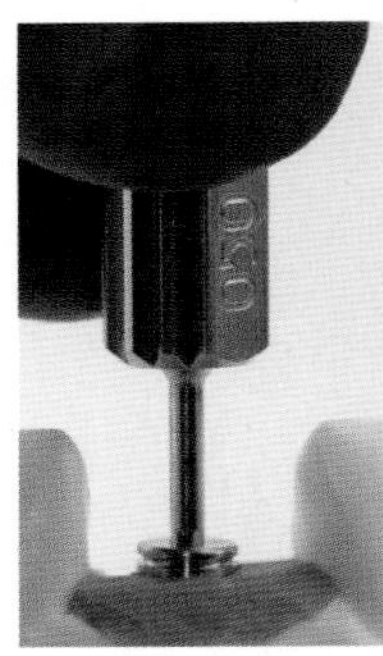

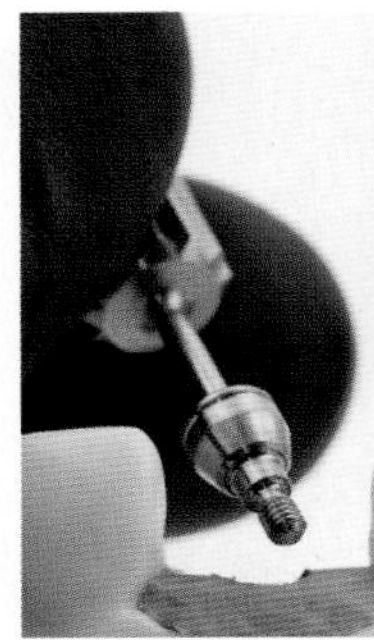
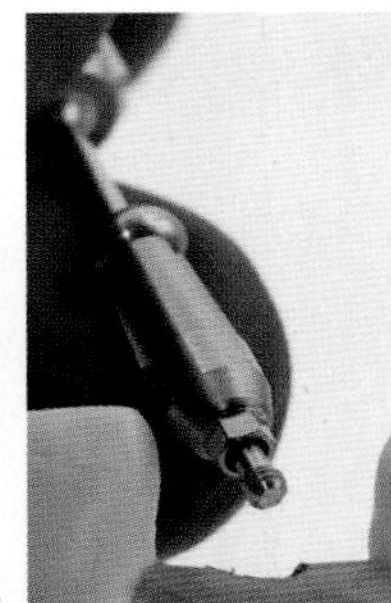
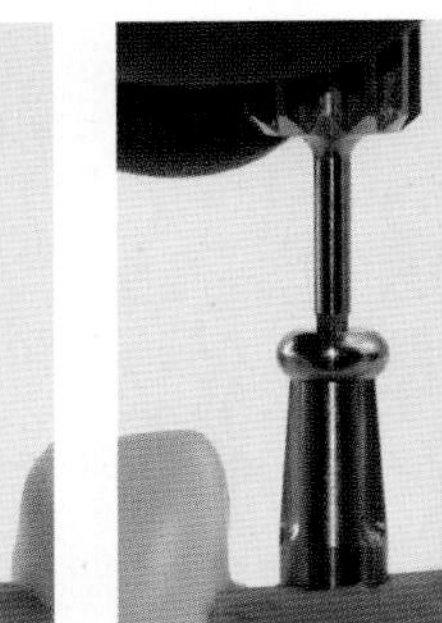

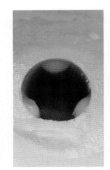

螺丝刀：0.05英寸（约1.25mm）
平行型

BioHorizons骨水平
3.5mm平台
（黄色）

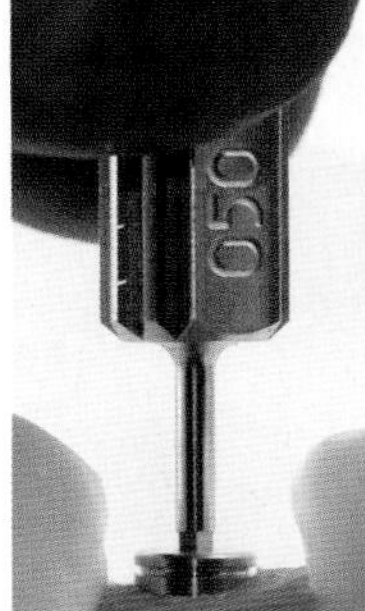

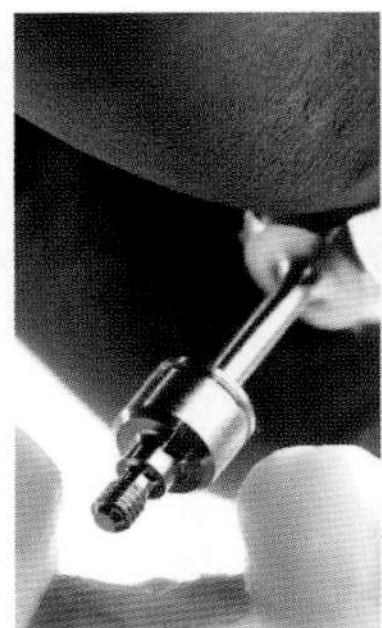
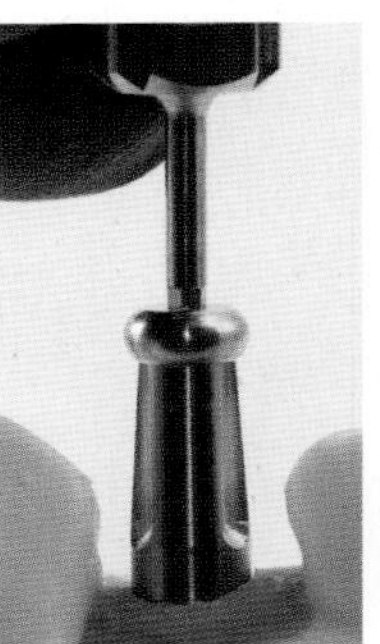
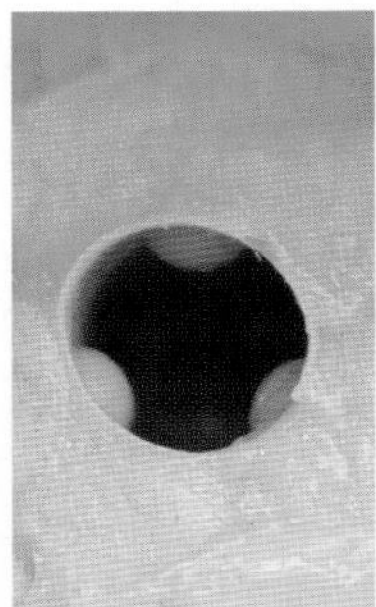

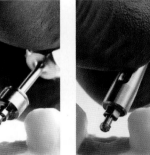

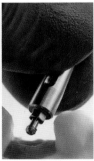

螺丝刀：0.05英寸（约1.25mm）
平行型

BioHorizons骨水平
4.5mm平台
（绿色）

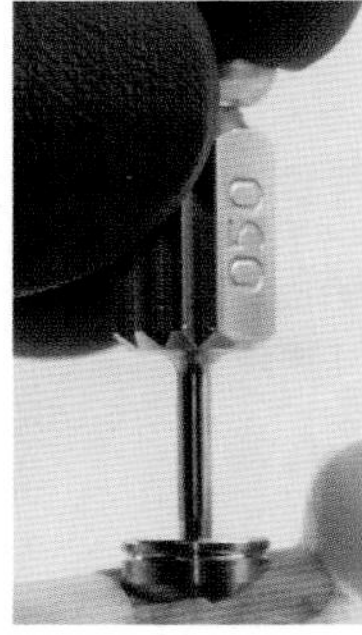

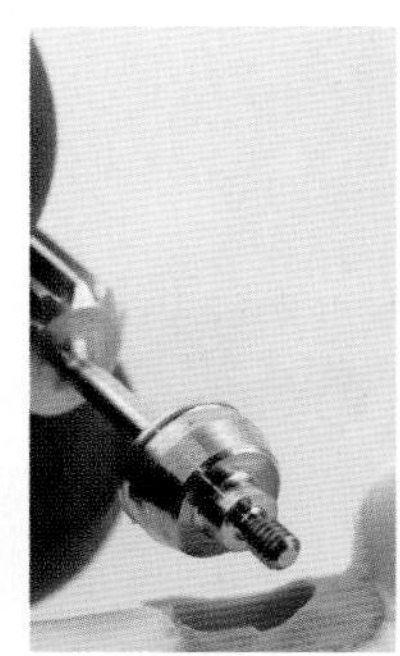
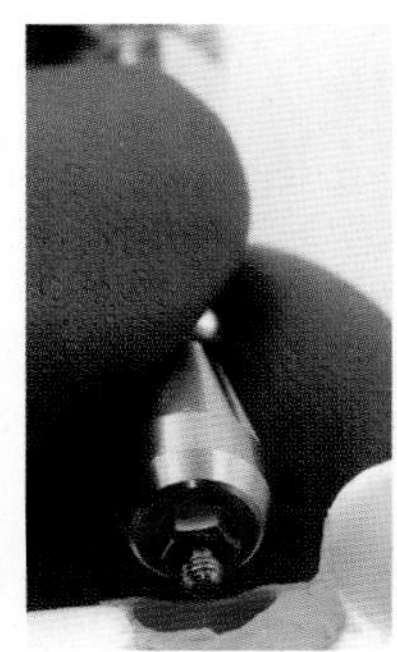
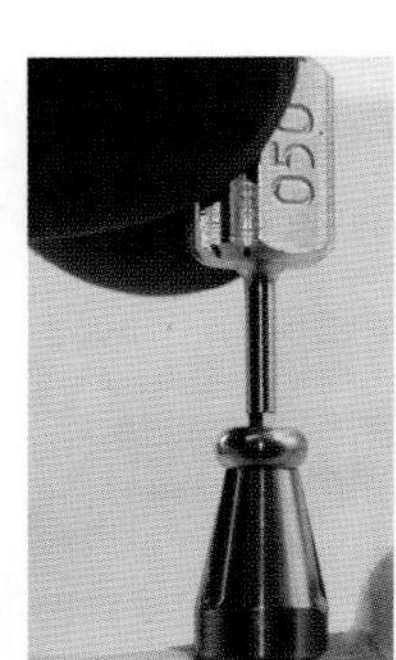
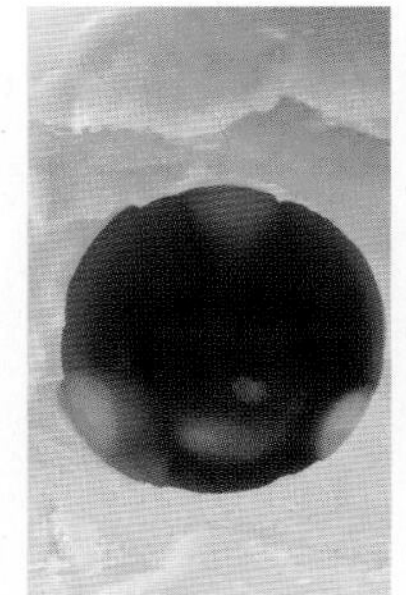

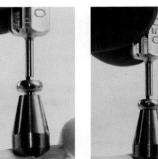

螺丝刀：0.05英寸（约1.25mm）
平行型

BioHorizons骨水平
5.7mm平台
（蓝色）

方法步骤

1. 比色。
2. 如果没有对颌牙列石膏模型，需用印模材料制取对颌模型。
3. 确保闭口式印模托盘转移杆与种植体相匹配。
4. 用探针或牙周探针清除愈合基台顶部的碎屑。
5. 放置气道保护装置。
6. 用三指握持法握住厂家提供的螺丝刀，逆时针方向旋转拧松愈合基台，直到听到清脆的弹响，确保愈合基台与种植体完全分离。保持螺丝刀稳定就位于愈合基台中，仔细观察螺丝刀和愈合基台，用抗旋螺丝刀小心移除愈合基台。移除过程中螺丝刀保持偏斜或向上，以防愈合基台落入口内。
7. 将卸下的愈合基台放置在盛有氯己定溶液的容器中。
8. 使用棉球或小毛刷蘸取氯己定溶液，彻底地清理种植体的内表面。
9. 牢固地把闭口式印模托盘转移杆安装到最短的螺丝刀上。确认它被牢固地固定住。当它朝下放置时，不应脱落。注意，在某些种植系统中，转移杆的“主体”部分并没有连接到长螺丝上。应反复练习，应始终使用三指握持法。
10. 用螺丝刀将转移杆安装到种植体上。在任何时候都要保持转移杆偏斜或向上，以减少掉落的风险。
11. 在对螺丝刀施加尖端压力的同时，旋转转移杆的主体，直到落入种植体内。检查是否不再能够旋转。
12. 缓慢地拧紧转移杆，直到它停止旋转。某些系统有较宽的印模转移杆可用，在修复较大的牙齿（磨牙）时，一般建议使用这种印模转移杆。但是，如果使用的是窄的愈合基台，或者如果种植体明显在牙槽嵴顶下，那么它们要完全就位是有难度的。见下面的“并发症和注意事项”部分。
13. 完全拧紧转移杆后，逆时针旋转1/4周。尝试旋转转移杆体部，此时转移杆可轻微移动，但不会旋转，之后再重新拧紧转移杆。这是手动检查转移杆正确就位于种植体的方法。
14. 确保转移杆不会触碰任何相邻的牙齿或修复体。
15. 移除气道保护装置。
16. 对完全就位的转移杆进行影像学检查（参见第69页）。了解完全就位和未完全就位的印模转移杆病例。

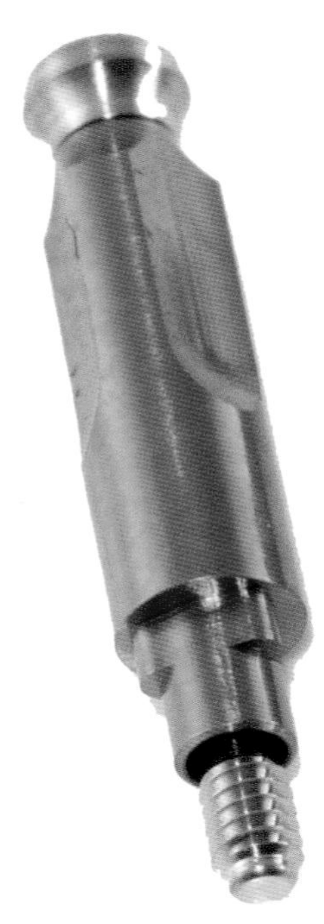
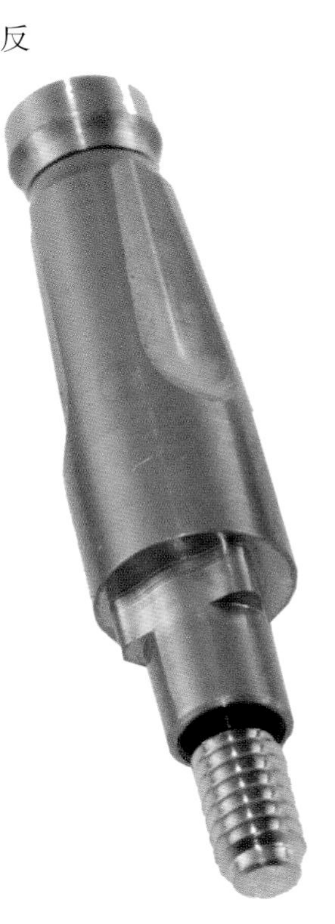
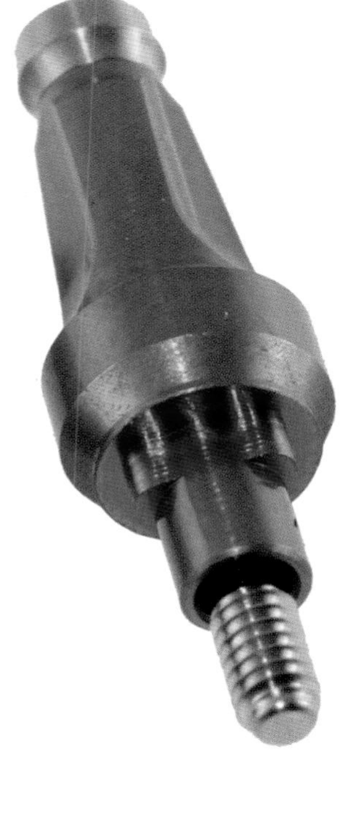

17. 准备好印模材料，将粘接剂涂在托盘上。
18. 检查牙列中的倒凹（如固定桥下方或严重的骨缺失部位），以及松动牙和修复体情况，根据实际情况填充倒凹。
19. 确保邻牙/修复体的邻面光滑、清洁。
20. 将转移杆和牙弓中的其他牙齿/修复体吹干。
21. 用硅橡胶重体印模材料填充托盘，同时将轻体印模材料涂抹在转移杆周围和邻牙上，不需要像传统牙齿预备那样去获取边缘。
22. 将托盘完全就位，等待材料凝固。
23. 移除托盘。此过程需要用力。告知患者会感觉到脱位力，用力时可以将颏部或上颌作为支撑。印模转移杆将保留在种植体中。
24. 检查印模。印模材料中存在轻微的气泡通常是没有影响的。但是，当转移杆周围和邻牙间表面有大量的空隙，或者材料本身有问题时，需要重新制作印模。
25. 放置气道保护装置。
26. 使用最短的螺丝刀，三指握持法握住，完全拧开转移杆，直到听到“咔嗒”弹响声。在螺丝刀完全就位后，小心取出转移杆。把它放置在装有氯己定溶液的容器中。
27. 用纱布清洁愈合基台上的菌斑或碎屑。用螺丝刀将愈合基台放置在种植体上，并拧紧。
28. 移除气道保护装置并结束就诊。
29. 对转移杆和制取的印模进行消毒并放进袋子中，以便送至技工室。如有需要，可将替代体一同放进袋子中。

并发症和注意事项

- 视线离开患者口腔时，切勿将任何未固定的组件或螺丝刀留在口中。
- 全程使用气道保护装置。
- 确保螺丝刀与植入种植系统相匹配，并且没有过度磨损。
- 大多数厂家提供各种高度的闭口式转移杆。虽然没有关于短与长闭口式转移杆的准确性数据，但当垂直空间足够时，长型转移杆可能会提供更好的准确性。

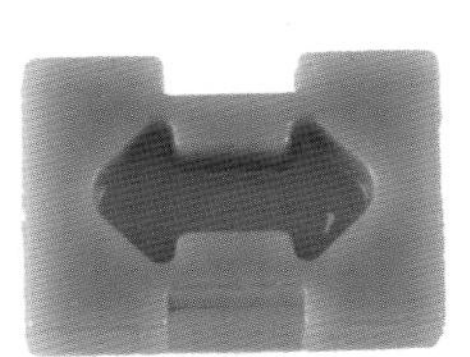

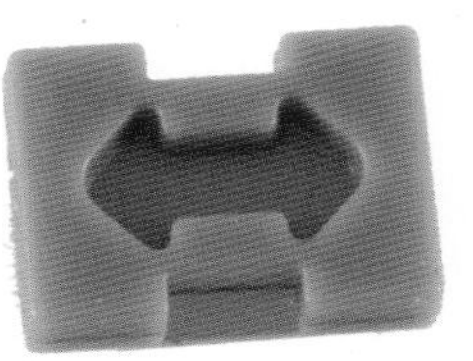
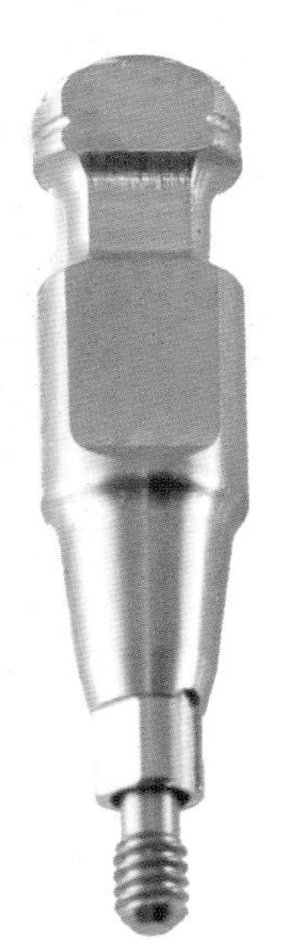
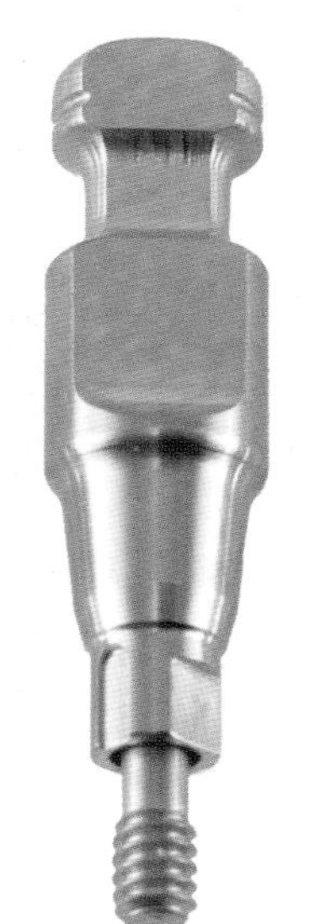
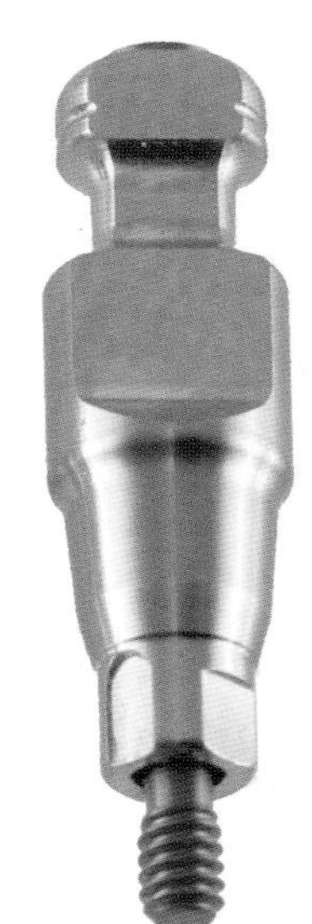

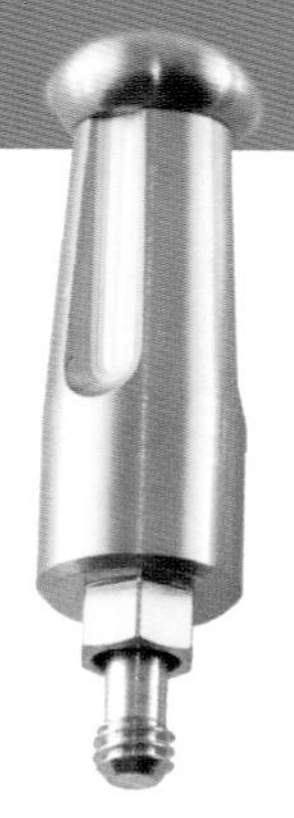
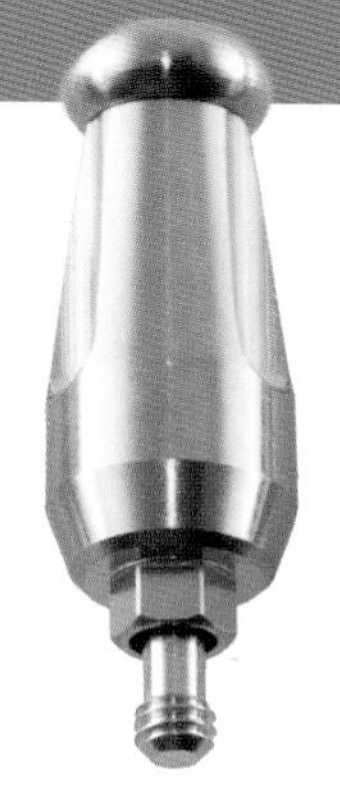
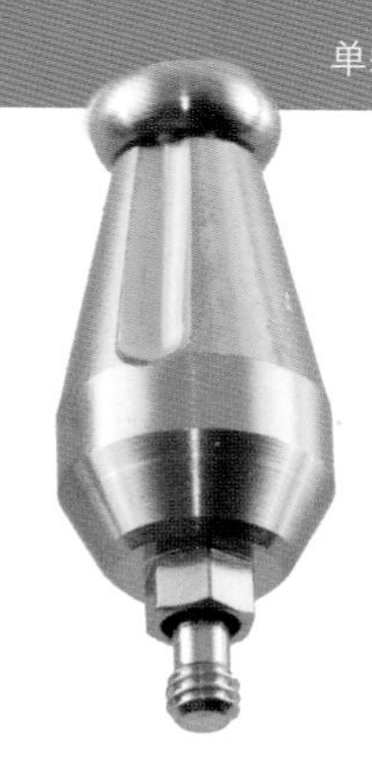

- 大多数厂家提供不同宽度的闭口式转移杆（如上图所示）。作为一般指导原则，转移杆的宽度应接近终末修复体的宽度。因此，磨牙区种植体应该使用宽的印模转移杆，而上颌侧切牙和下颌切牙应该使用窄的转移杆。其他的种植体应使用“常规”或中等宽度的转移杆。
- 使用宽的转移杆可能会在放置过程中出现拉伸软组织和软组织变白的现象。缓慢地拧紧螺丝，让软组织适应。应该告知患者，在这个过程中他们会感觉到压力。如果使用的是狭窄的愈合基台，在使用“常规”宽度的转移杆时也会出现这种情况。当种植体在牙槽嵴顶下，或转移杆无法落入种植体内时，如果不切开牙龈则无法完全就位。
- 闭口式转移杆在口腔的大部分区域都能很好地用于单颗种植体。然而，它们需要使用螺丝刀来放置和移除。在垂直空间严重受限的情况下（常见于第二磨牙），转移杆和螺丝刀可能过长导致无法放置。在这种情况下，使用短的开窗式转移杆，用止血钳来拧紧和移除转移杆可能是唯一的选择。
- 从种植体上取下转移杆后，不要将其放置在替代体上以及插入印模中。这是技师的工作，他们比任何临床医生都更熟悉这一工作，而且是借助显微镜完成的。此外，大多数印模在运输到技工室的过程中经历震动变化，可能在铸模中产生误差。
- 对于单颗种植体，一般不需要进行咬合记录。此外，没有有效的方法来记录咬合关系，因为转移杆太高，会影响到正中咬合（牙尖交错位）。在愈合基台上制取咬合记录是无效的，因为技工室不会有它的记录（它在患者的口中）。最后，最常见的硅橡胶咬合记录只有在正确修整的情况下使用时是有效的，但是这种材料又不足以支撑牙尖交错位时的咬合力量。如果需要咬合记录时，应在完全就位的愈合基台上制取，并将相同的愈合基台一并送至技工室。更多信息请参见本章后面的“咬合记录”（参见第142页）。

讨论

闭口式印模是一种高度可靠且相对简单的技术，适用于大多数单颗种植体。现有的最佳数据表明，与开窗式印模技术相比，两种印模方法对单颗种植体的精准度水平相当。

参考书目和补充阅读

[1] Chang WG, Vahidi F, Bae KH, Lim BS. Accuracy of three implant impression techniques with different impression materials and stones. Int J Prosthodont 2012;25:44–47.

[2] Moreira AH, Rodrigues NF, Pinho AC, Fonseca JC, Vilaça JL. Accuracy comparison of implant impression techniques: A systematic review. Clin Implant Dent Relat Res 2015;17:e751–e764.

[3] Papaspyridakos P, Schoenbaum TR. Enhanced implant impression techniques to maximize accuracy. In: Schoenbaum TR (ed). Implants in the Aesthetic Zone. Cham, Switzerland: Springer, 2019:217–234.

[4] Sorrentino R, Gherlone EF, Calesini G, Zarone F. Effect of implant angulation, connection length, and impression material on the dimensional accuracy of implant impressions: An in vitro comparative study. Clin Implant Dent Relat Res 2010;12:e63–e76.

单颗种植体开窗式印模

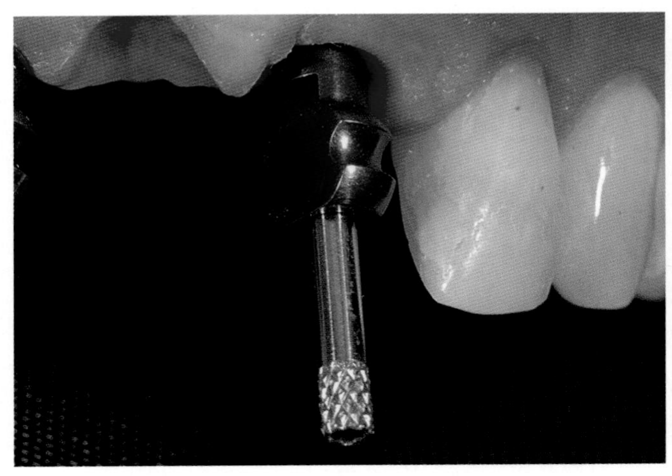

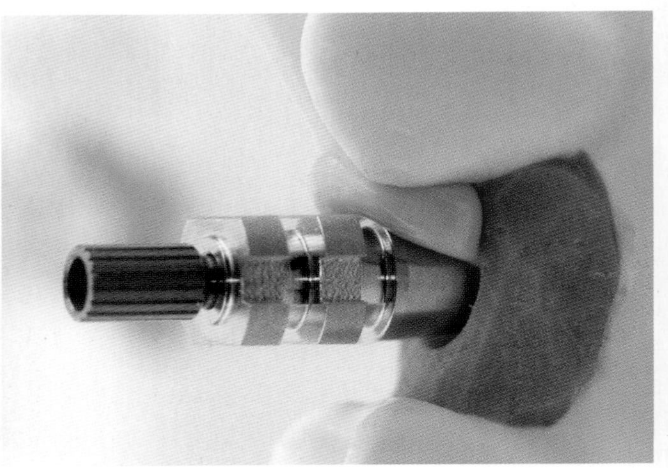

单颗种植体的印模相对简单。现有的、最好的证据表明，对于单颗种植体来说，开窗式印模和闭口式印模在精确度上的差异很小，甚至没有。一般来说，决定使用闭口式印模托盘或开窗式印模需要根据实际情况而定，特别是考虑到患者的开口度。

开窗式印模使用较长的转移杆，具有较强的固位功能，以及伸出转移杆的长杆或柱。转移杆体部（右上图银色部分）在凝固后将被嵌入印模材料中。杆（右上角紫色部分）将延伸至印模材料外。

在印模托盘的“𬌗”面上开一个孔。临床医生需要确保在向印模托盘内填充印模材料之前，转移杆伸展到印模托盘的外表面。然后，制作印模（全牙弓，而不是“三重托盘”）。一旦印模材料凝固，就可以拧开转移杆，从而松开转移杆和种植体之间的连接。当取下印模时，转移杆应仍留在印模中。

开窗式印模技术比闭口式印模方法稍具挑战性，但是正确的计划和对种植系统的理解将降低操作难度。

需要的器械

- 与植入种植系统相匹配的不同长度的螺丝刀（短、中长、长）。
- 专为种植体平台设计的开窗式转移杆。
- 装有0.12%氯己定溶液或无菌水的容器。
- 探针或牙周探针。
- 镊子。
- 直型手机。
- 用于直型手机的基托钨钢车针或石膏裂钻。
- 大量纱布（最好为大尺寸纱布）。
- 印模材料（硅橡胶或聚醚）。
- 印模托盘。
- 印模托盘粘接剂。
- 棉球或小毛刷。
- 对颌牙列石膏模型或用印模材料制取对颌模型。
- 比色板（最好使用单反相机记录）。
- 影像学检查设备（一般情况下需要使用水平咬合片即可，某些情况下需要使用根尖片，理想情况下使用垂直咬合片）。

移除愈合基台 → 安装单颗种植体开窗式转移杆 → 影像学检查 → 制取印模

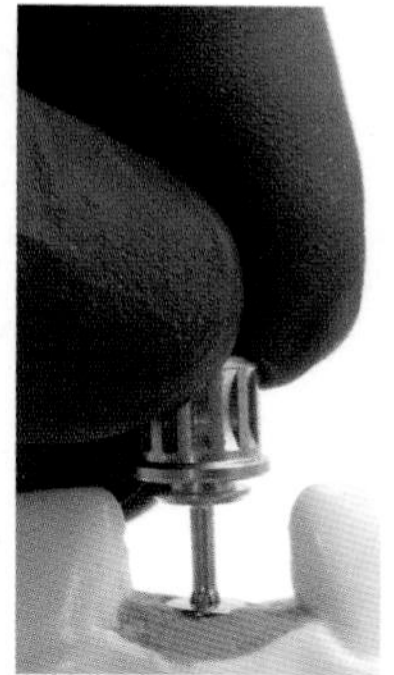
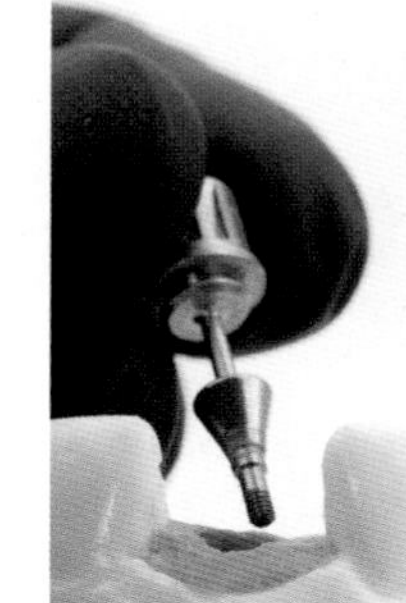
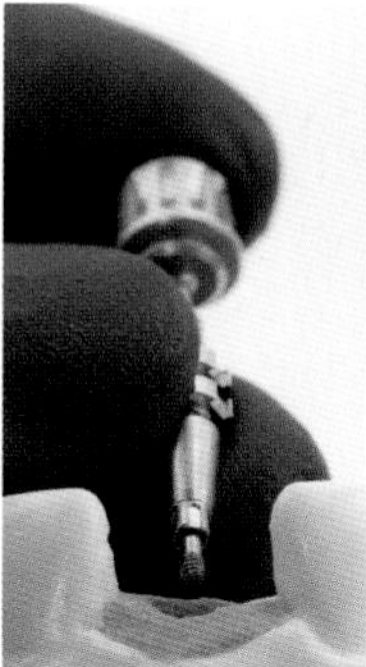
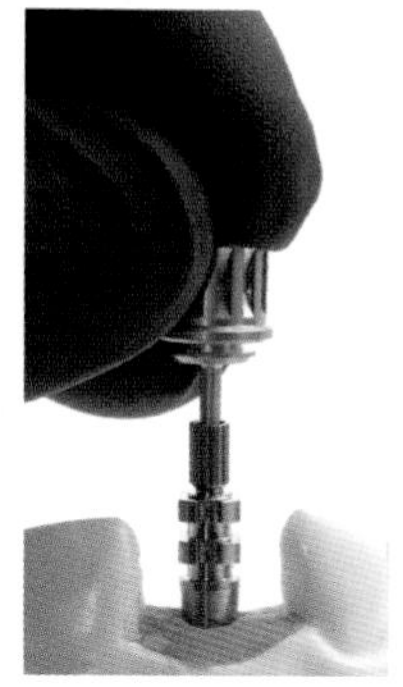
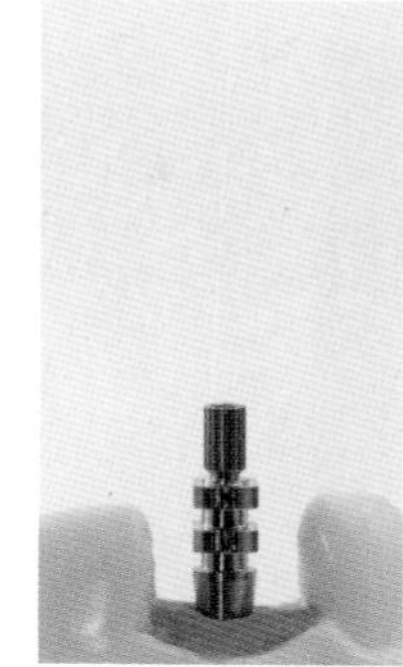
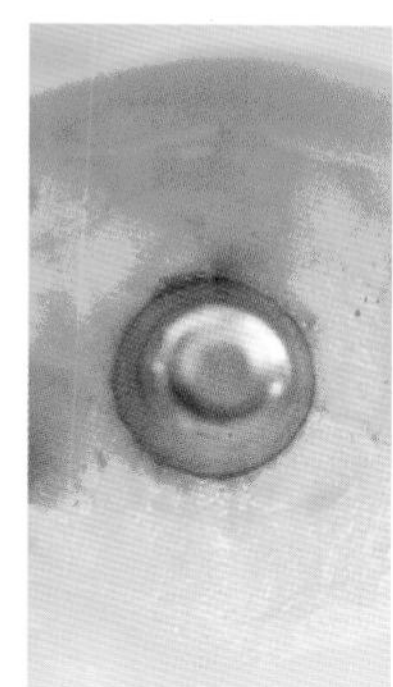

螺丝刀：Straumann SCS

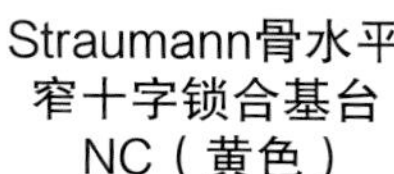
Straumann骨水平
窄十字锁合基台
NC（黄色）

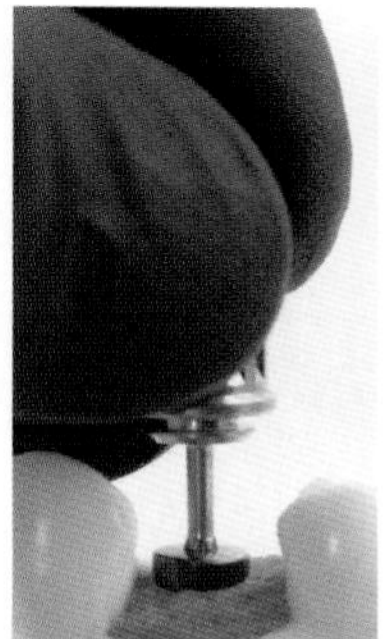
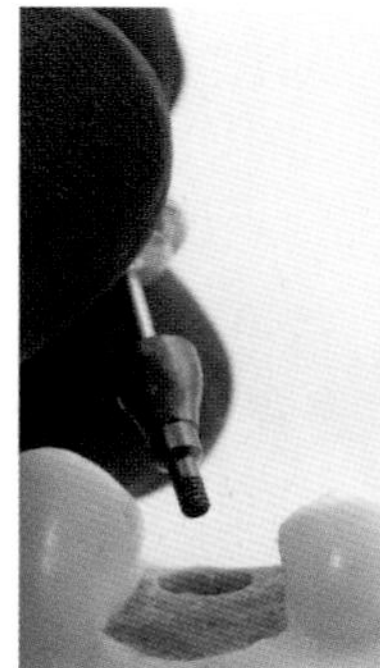
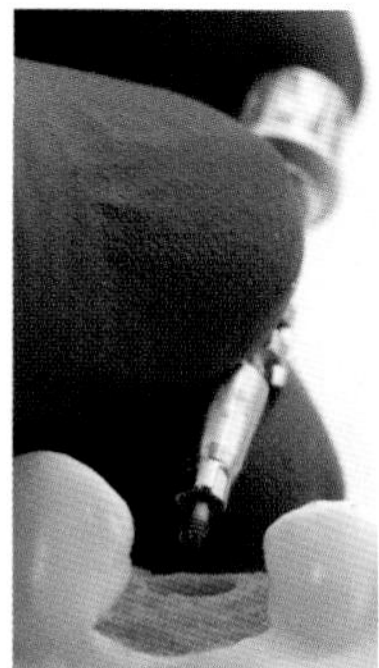
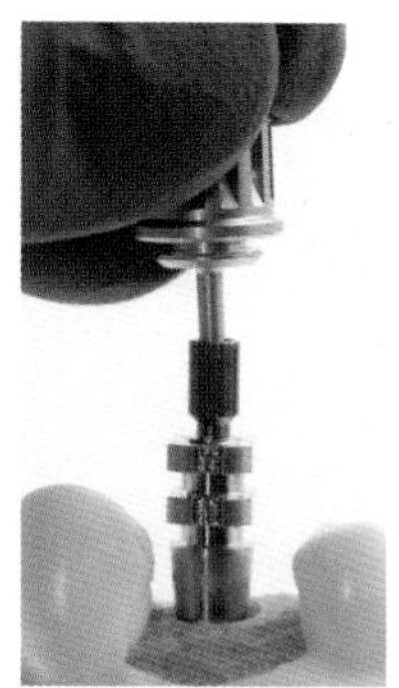
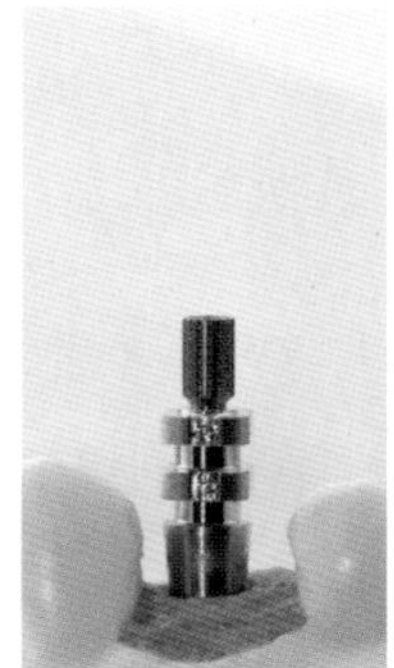
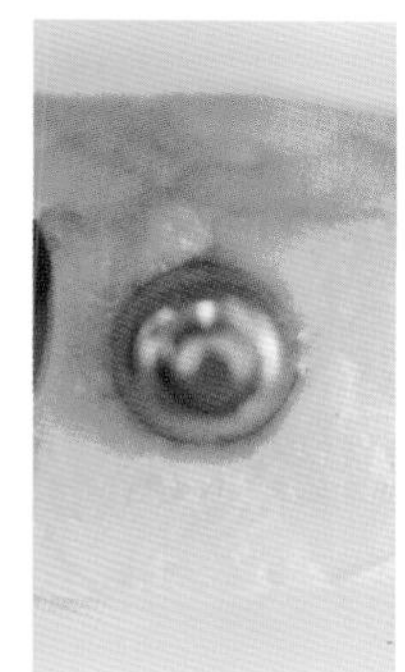

螺丝刀：Straumann SCS

Straumann骨水平
常规十字锁合基台
RC（紫色）

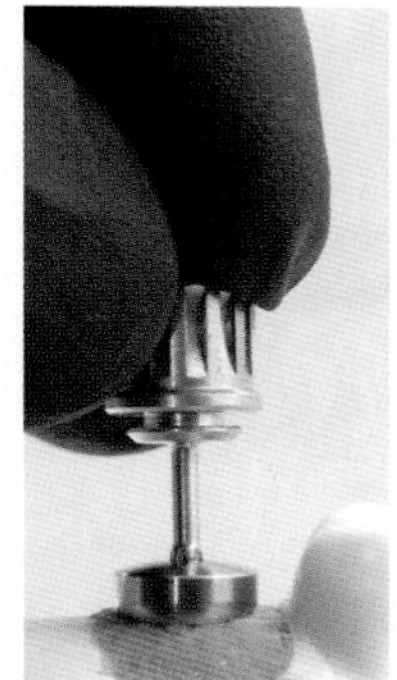
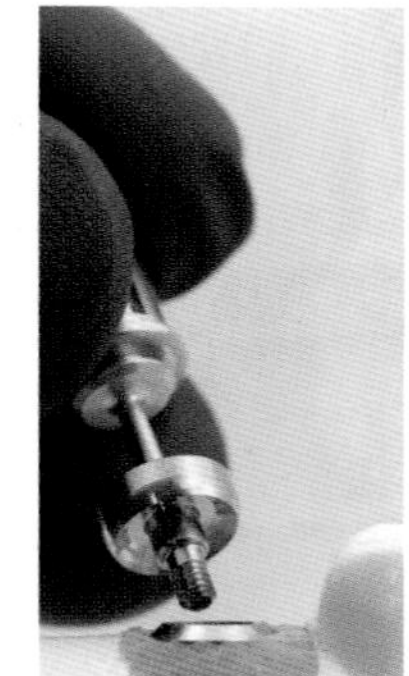
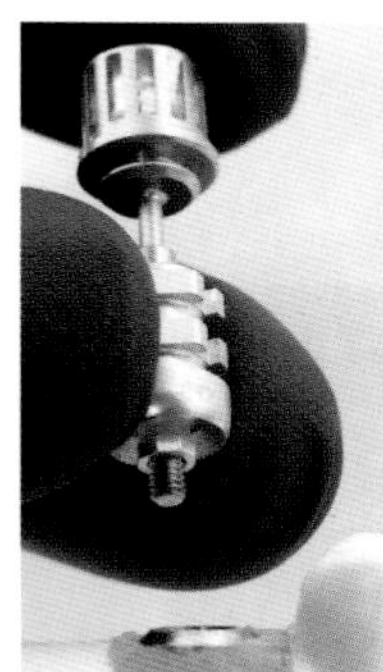
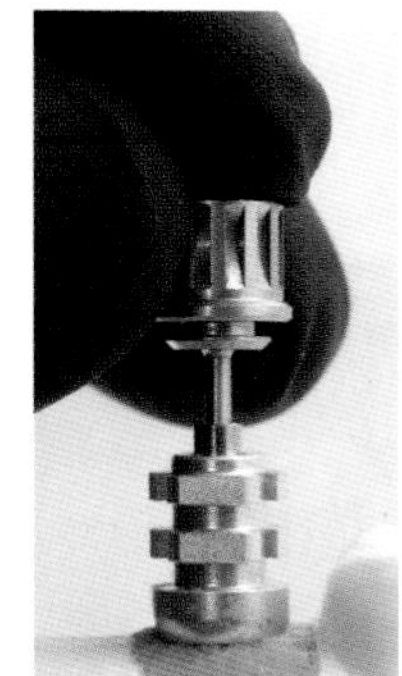
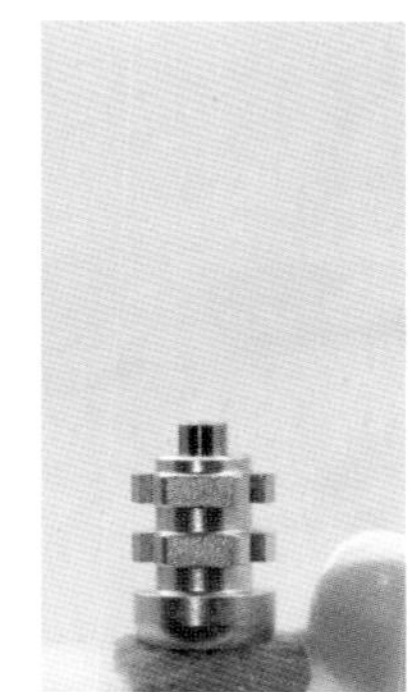
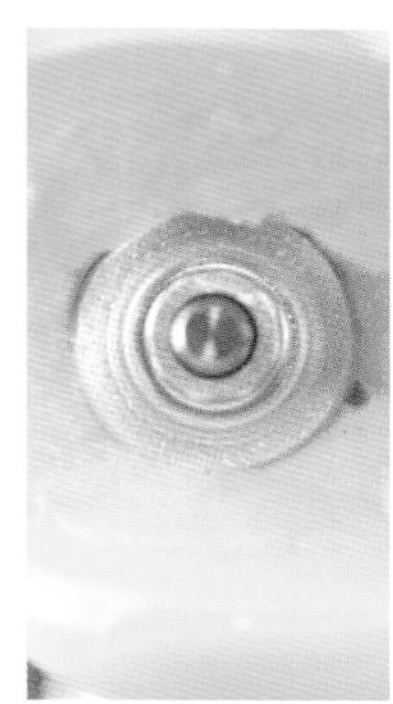

螺丝刀：Straumann SCS

Straumann软组织水平
宽颈基台
WN

移除愈合基台 → 安装单颗种植体开窗式转移杆 → 影像学检查 → 制取印模

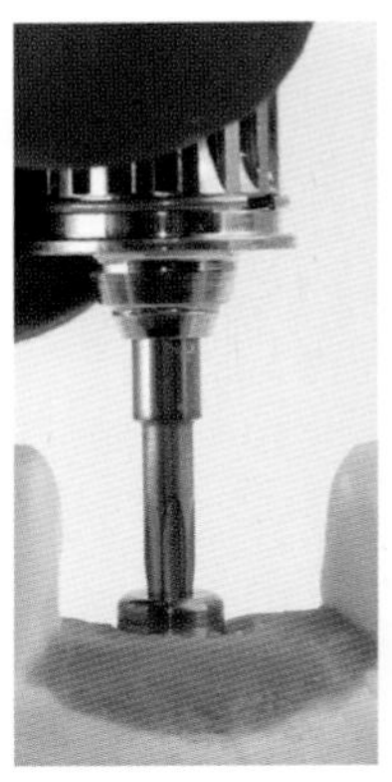
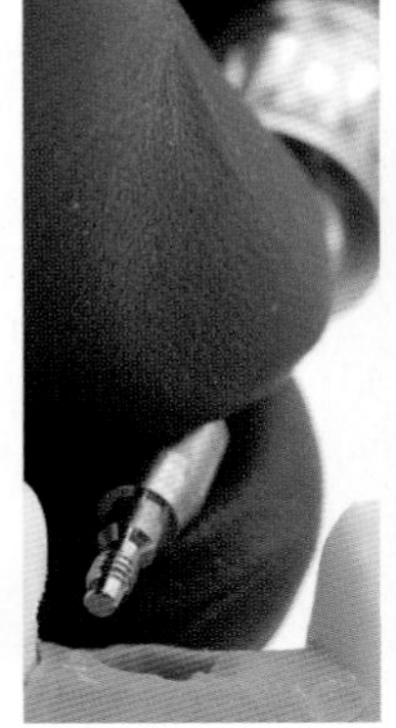
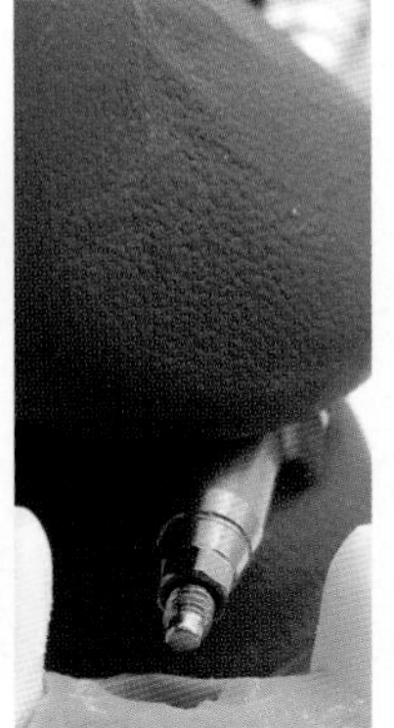
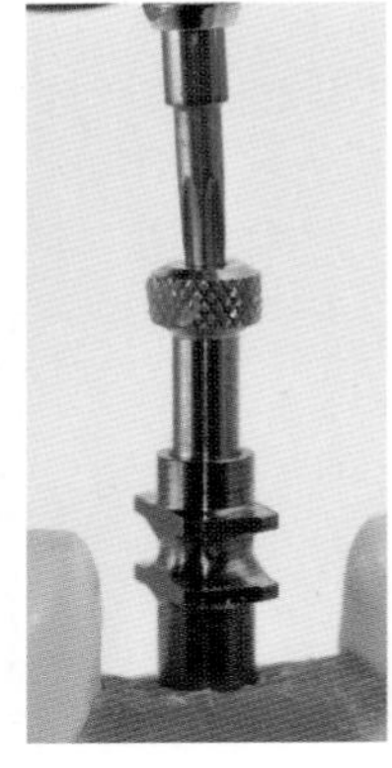
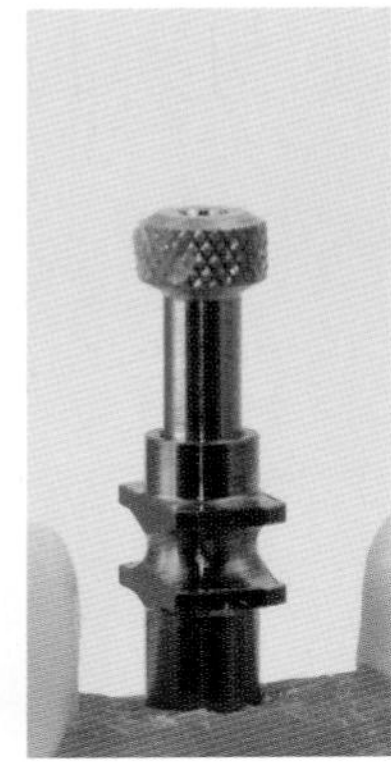
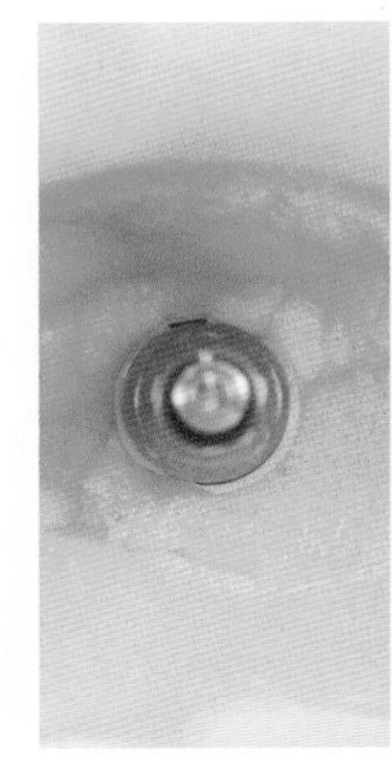

螺丝刀：Nobel Uni-grip

Nobel锥型连接
窄平台
NP-cc（粉色）

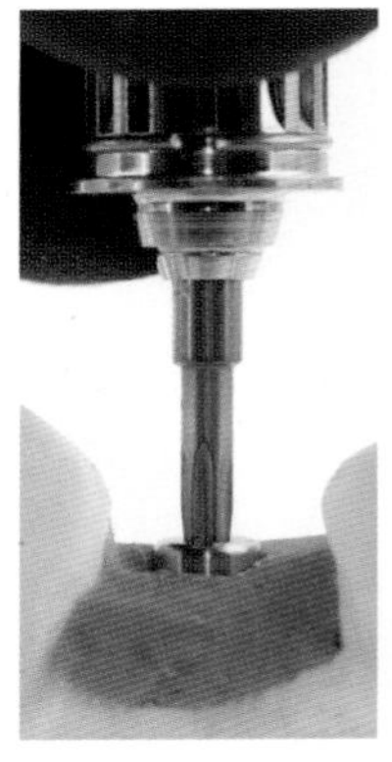
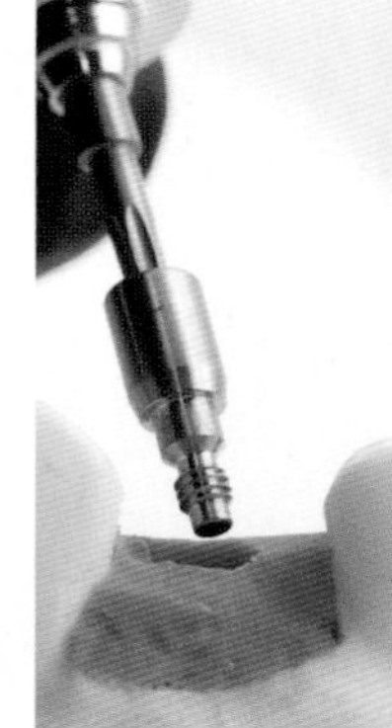
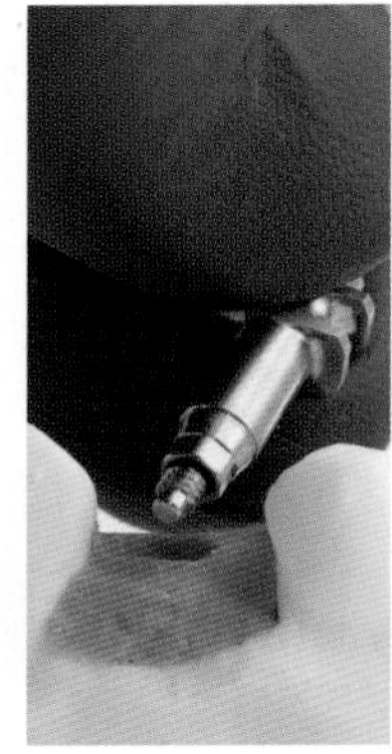
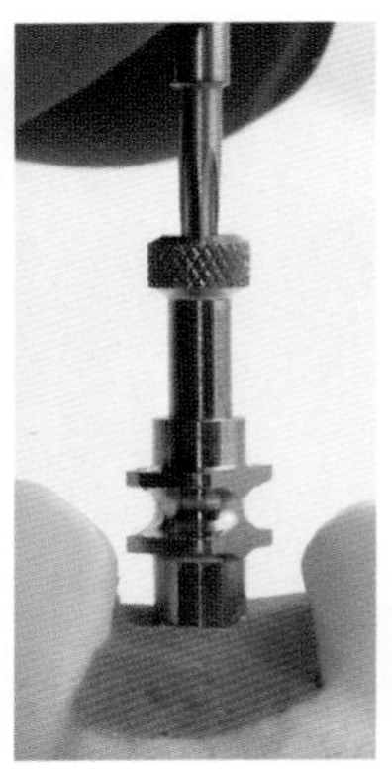
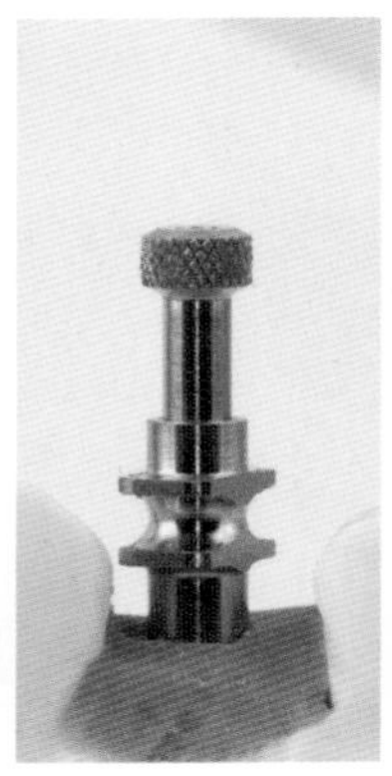
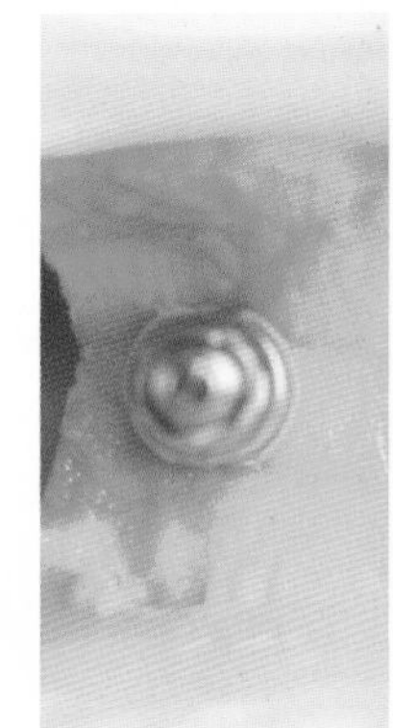

螺丝刀：Nobel Uni-grip

Nobel锥型连接
常规平台
RP-cc（黄色）

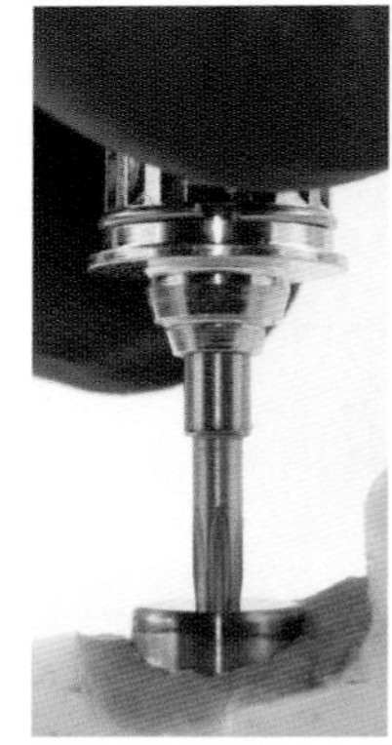
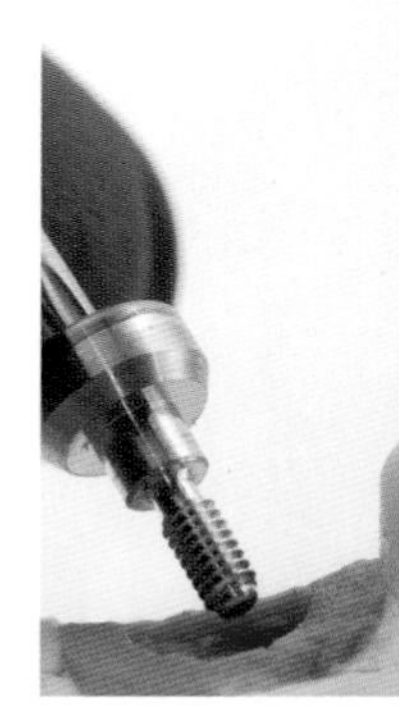
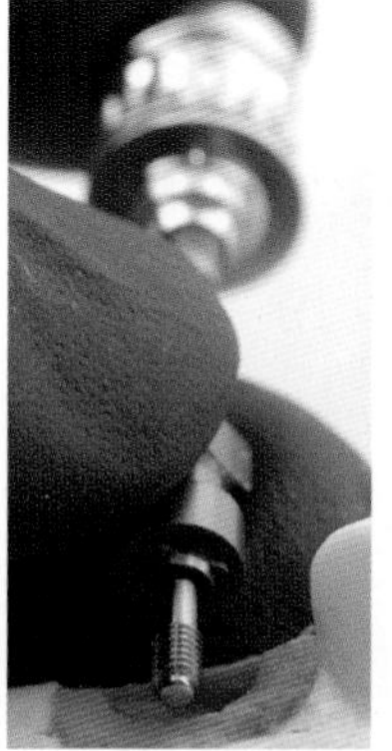
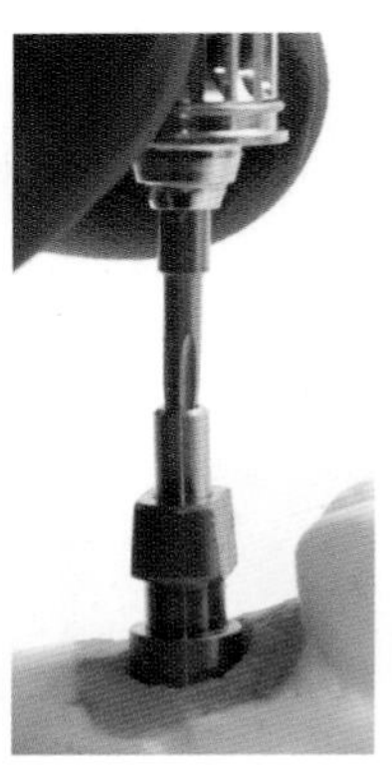
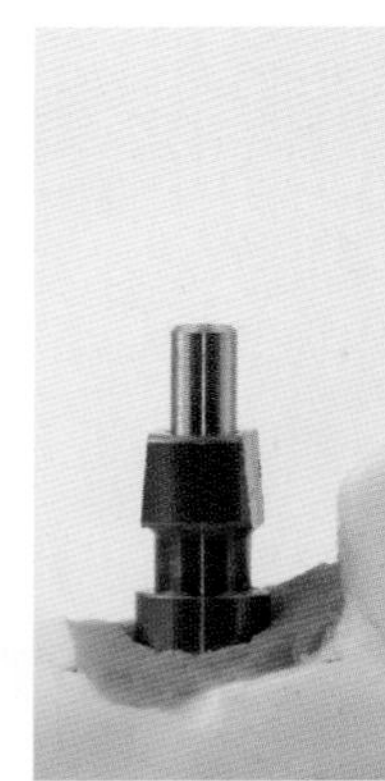
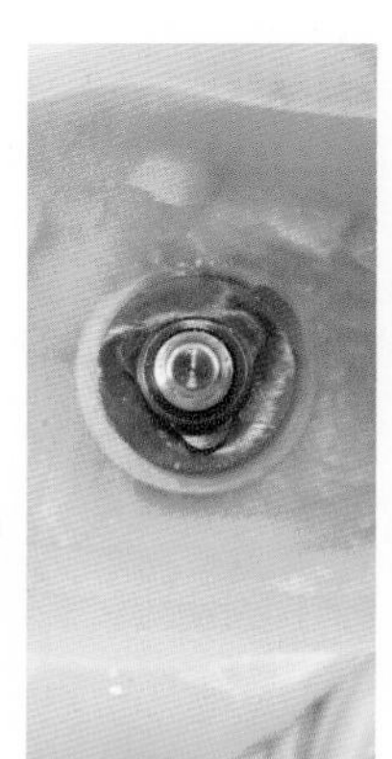

螺丝刀：Nobel Uni-grip

Nobel内部三叶连接
宽平台
WP（蓝色）

移除愈合基台 → 安装单颗种植体开窗式转移杆 → 影像学检查 → 制取印模

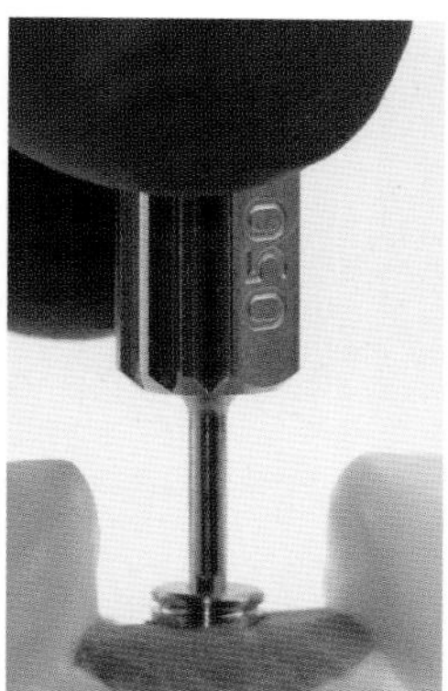

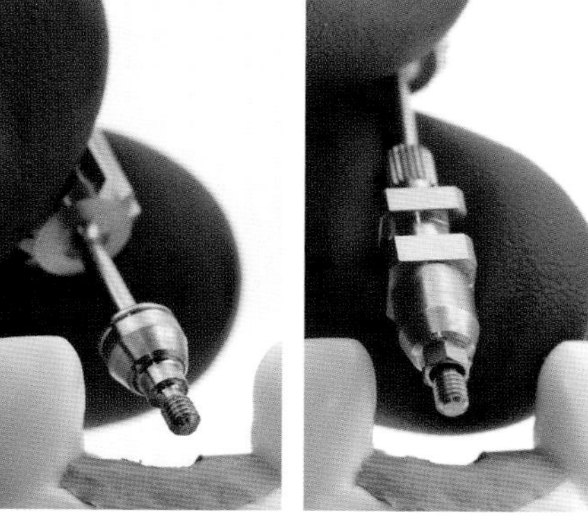
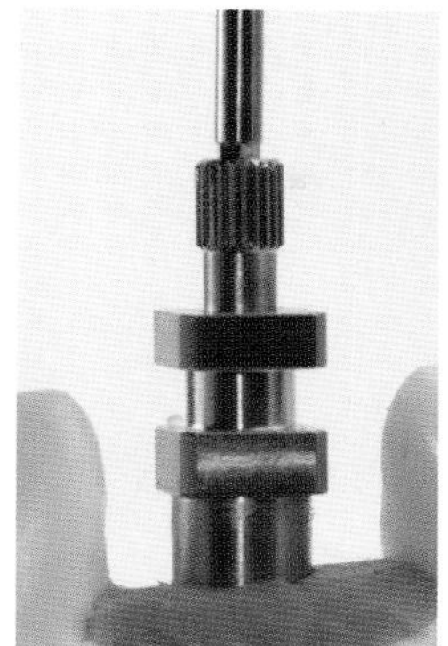
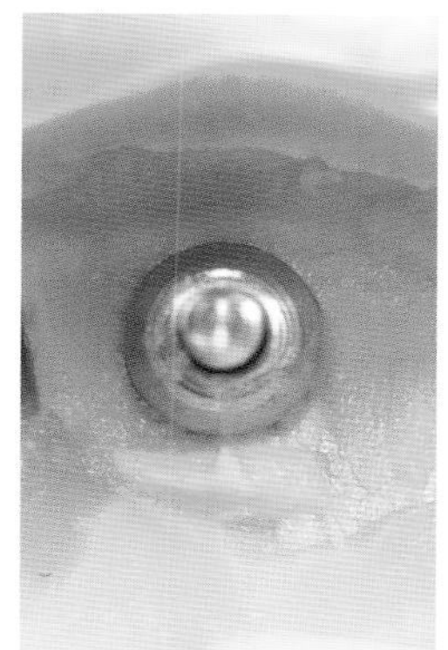

螺丝刀：0.05英寸（约1.25mm）
平行型

BioHorizons骨水平
3.5mm平台
（黄色）

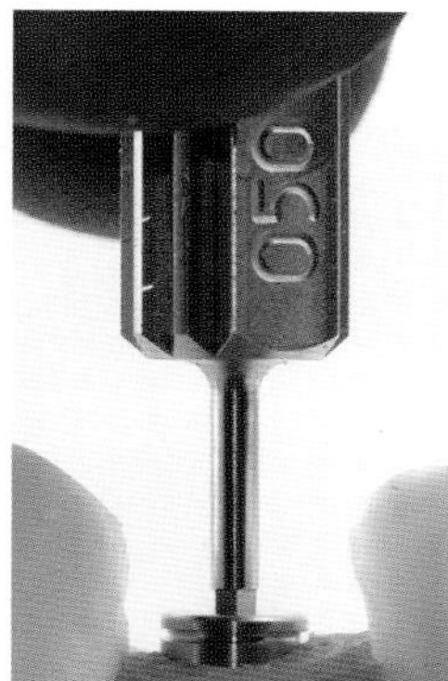

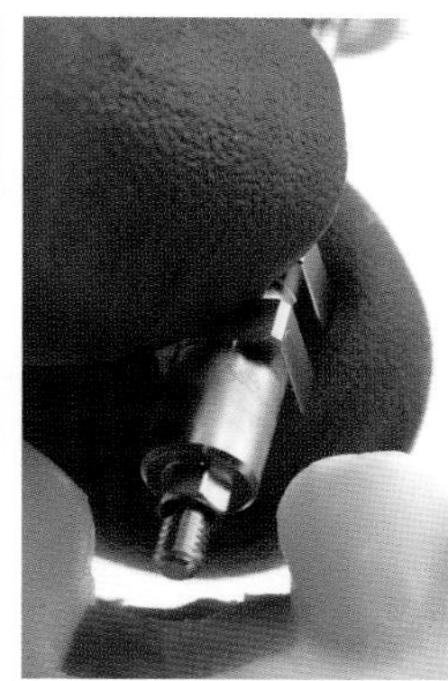
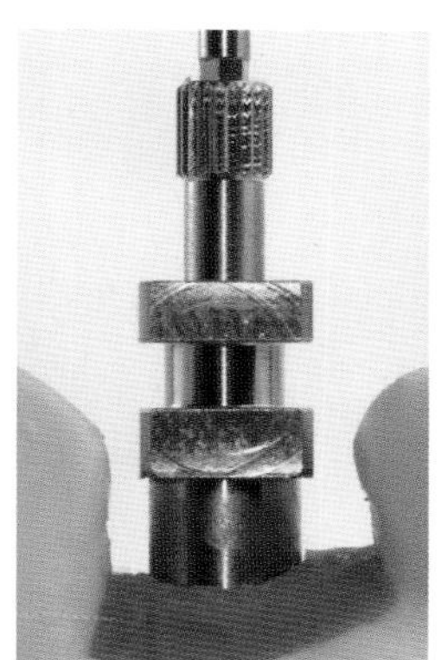
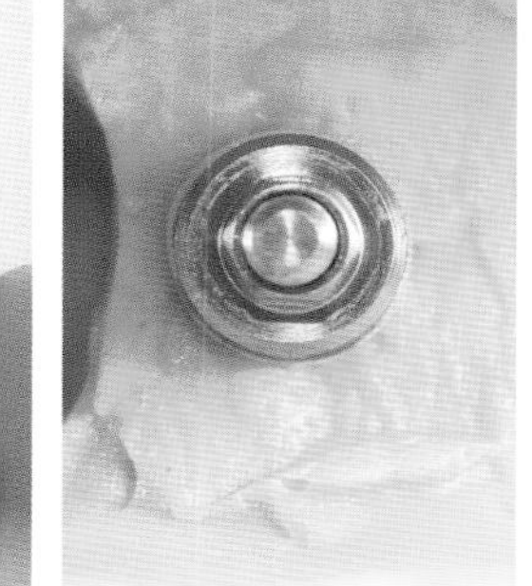

螺丝刀：0.05英寸（约1.25mm）
平行型

BioHorizons骨水平
4.5mm平台
（绿色）

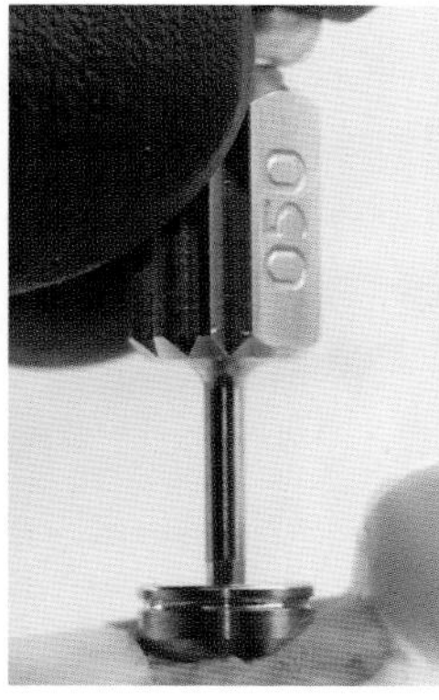

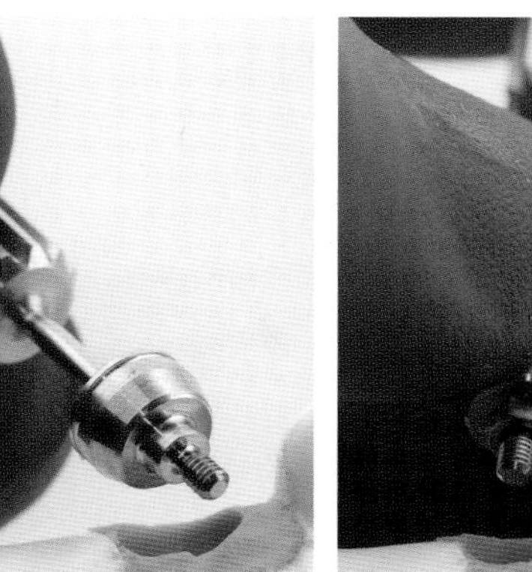
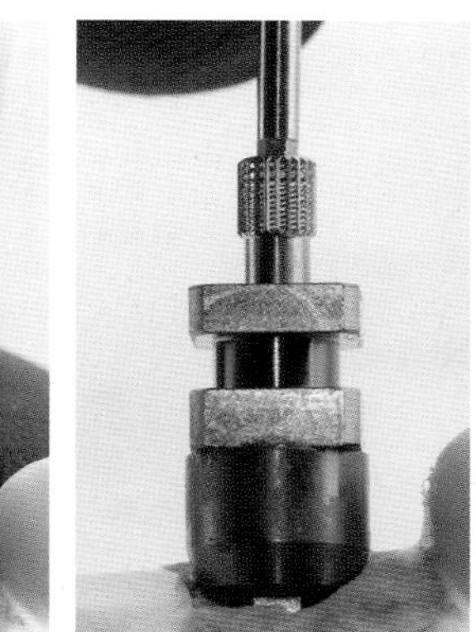
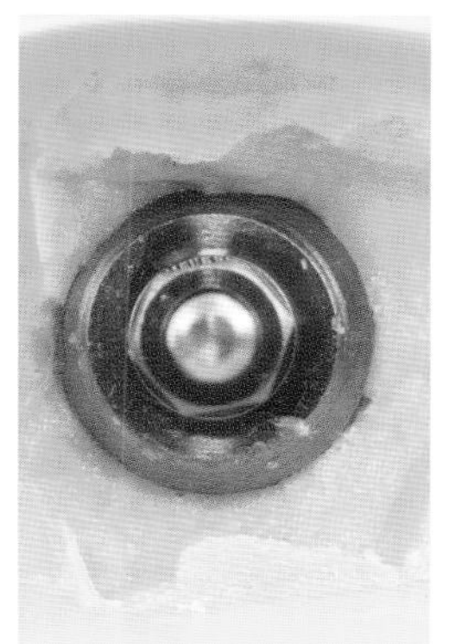

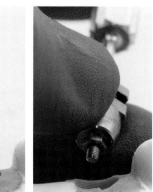

螺丝刀：0.05英寸（约1.25mm）
平行型

BioHorizons骨水平
5.7mm平台
（蓝色）

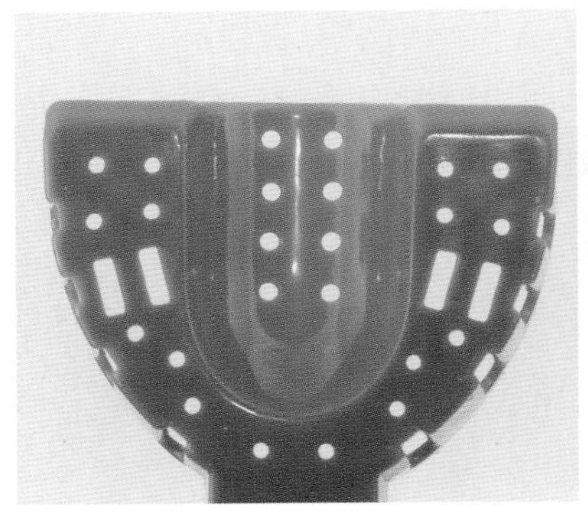
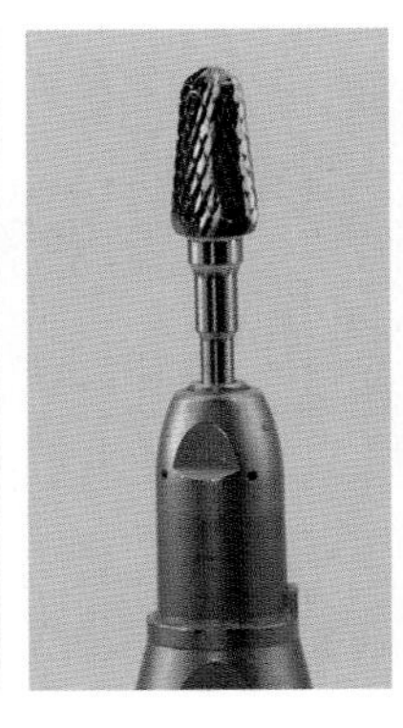
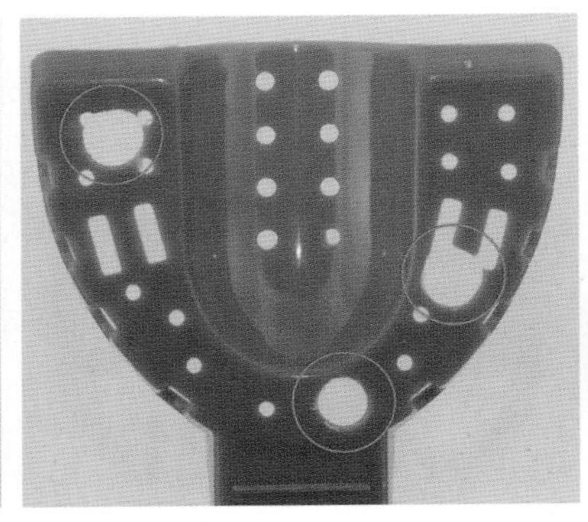
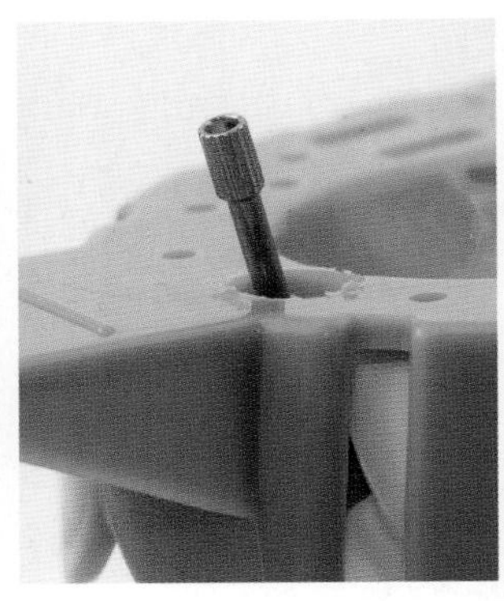

- 选择一个合适的塑料印模托盘。
- 使用合适的基托钨钢车针，为转移杆磨出入路孔（8～10mm）。
- 确认转移杆完全通过托盘。

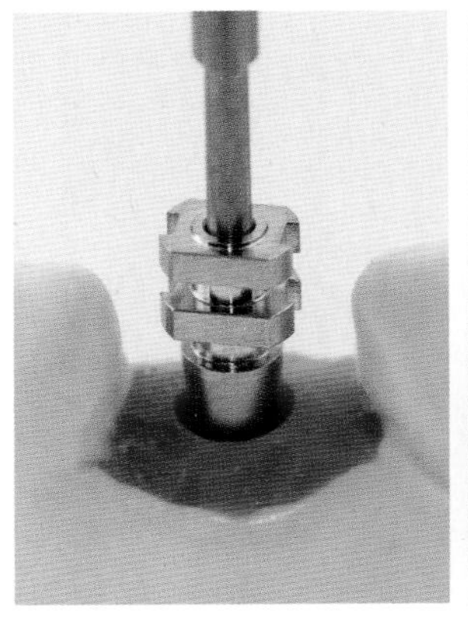
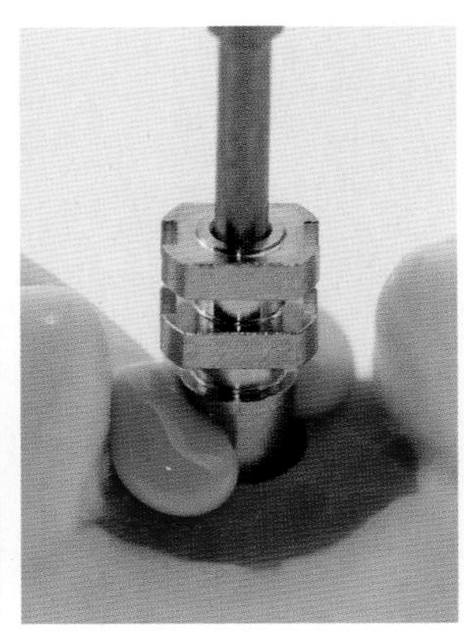
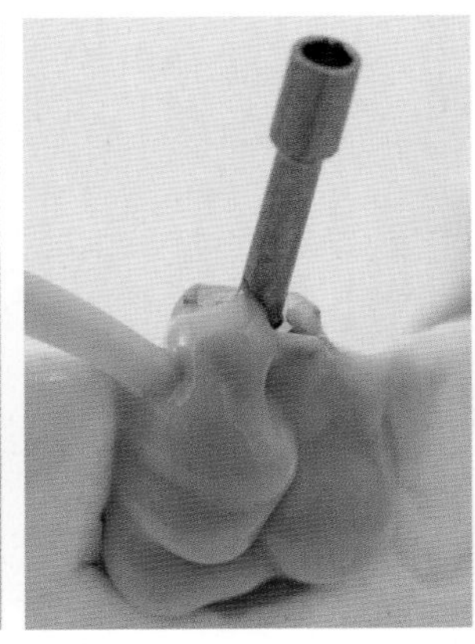
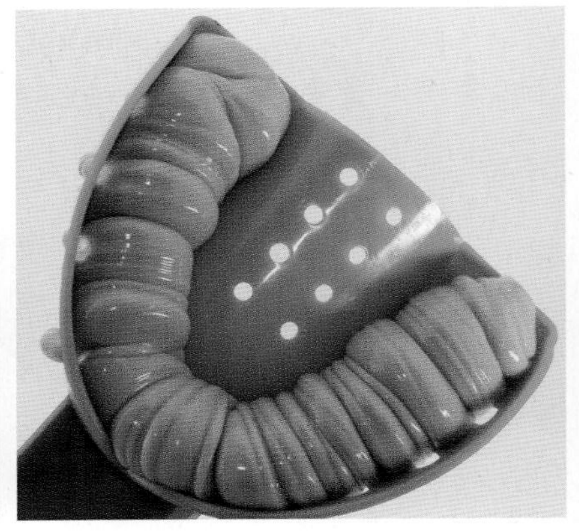

- 将轻体印模材料注入龈沟内和转移杆周围。
- 在托盘中注入重体印模材料。

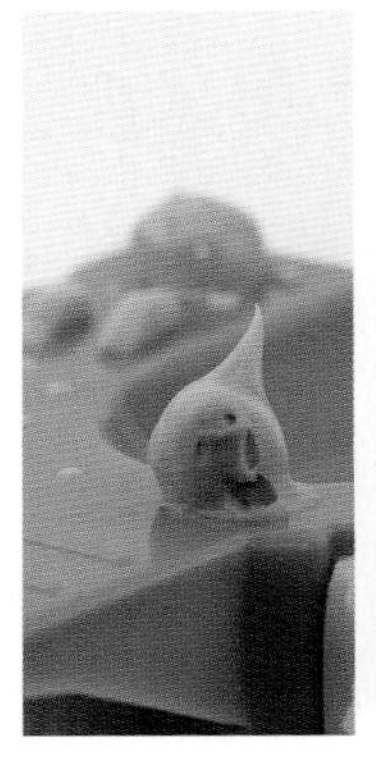
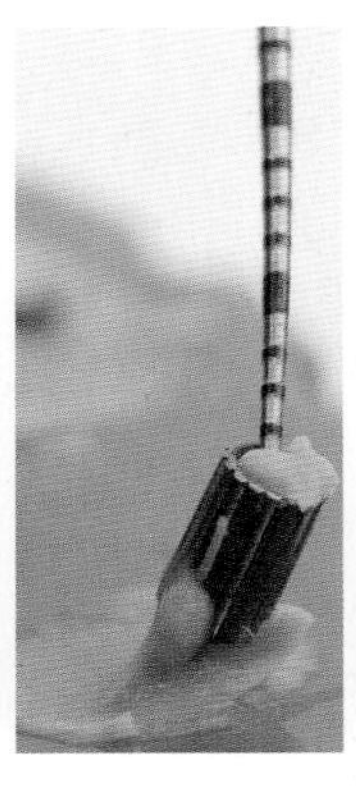
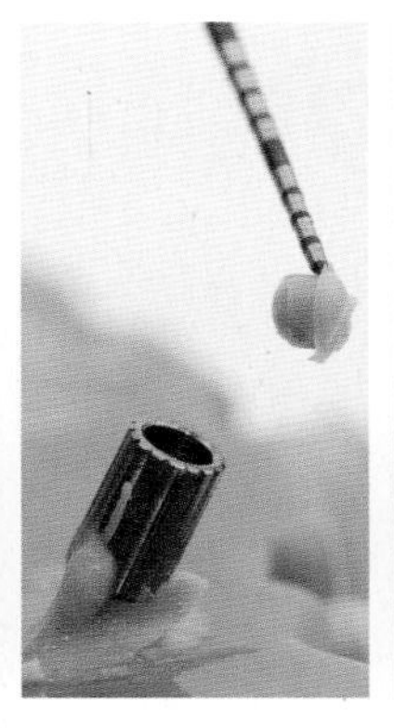
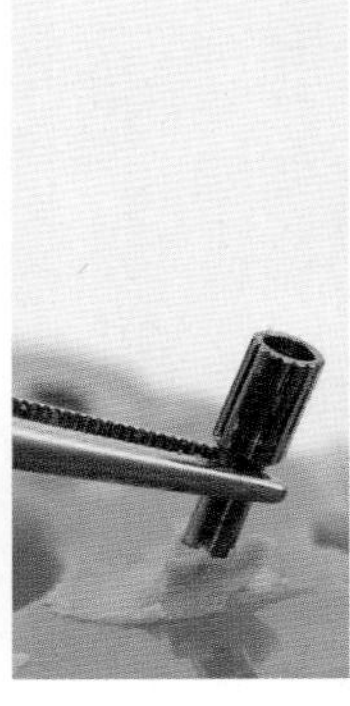
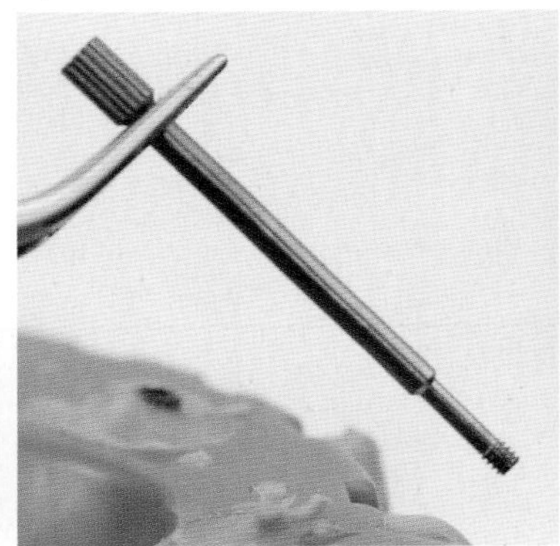
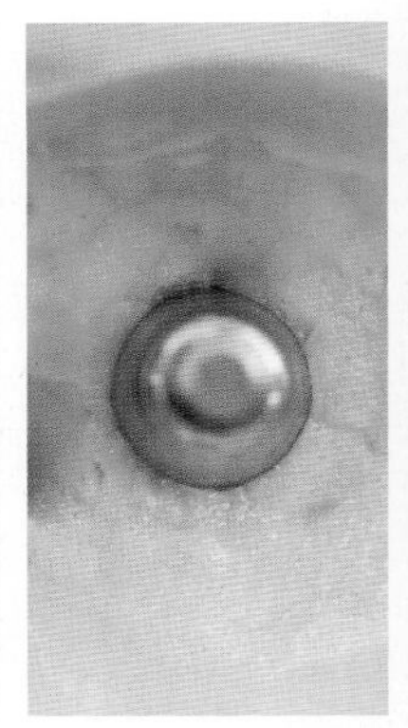

- 将托盘穿过转移杆，并完全就位于牙弓上。
- 确保转移杆穿过托盘上的入路孔。重新定位托盘的长柄顺利通过入路孔是必要的。
- 握紧托盘，去除转移杆暴露部分周围多余的材料。
- 在印模材料凝固后，从转移杆的顶部取出印模材料的小塞子。
- 完全拧开转移杆并尽可能将其取出，或者确认转移杆可以自由上下移动。
- 从口腔中取出印模。

方法步骤

1. 比色。
2. 如果没有对颌牙列石膏模型，需用印模材料印取对颌模型。
3. 确保开窗式印模托盘转移杆与种植体相匹配。
4. 用直机在种植体位置上磨出入路孔（约8mm）。这个位置通常可以用肉眼来估计。在托盘上涂抹粘接剂。
5. 用探针或牙周探针清除愈合基台顶部的碎屑。
6. 放置气道保护装置。
7. 用三指握持法握住厂家提供的螺丝刀，逆时针方向旋转拧松愈合基台，直到听到清脆的弹响，确保愈合基台与种植体完全分离。保持螺丝刀稳定就位于愈合基台中，仔细观察螺丝刀和愈合基台，用抗旋螺丝小心移除愈合基台。移除过程中螺丝刀保持偏斜或向上，以防愈合基台落入口内。
8. 将卸下的愈合基台放置在盛有氯己定溶液的容器中。
9. 用棉球或者小毛刷蘸取氯己定溶液彻底地清理种植体内表面。
10. 牢固地把开窗式印模托盘转移杆安装到最短的螺丝刀上，确认它被牢固地固定住，当它朝下放置时，不应脱落。注意，在某些种植系统中，转移杆的“主体”部分并没有连接到长螺丝上，必须小心谨慎，并应使用三指紧握。
11. 用螺丝刀将转移杆转移到种植体上。在任何时候都应该保持转移杆偏斜或向上，以减少掉落的风险。
12. 在对螺丝刀施加顶端压力的同时，旋转转移杆的主体，直到落入种植体内。检查是否不再能够旋转。
13. 缓慢地拧紧转移杆，直到它停止旋转。某些系统有较宽的愈合基台，在修复较大的牙齿（磨牙）时，一般建议使用这种基台。但是，如果使用的是窄的愈合基台，或者如果种植体明显在牙槽嵴顶下，那么它们要完全就位是有难度的。见下面“并发症和注意事项”部分。
14. 完全拧紧转移杆后，逆时针旋转1/4周拧松螺丝。尝试旋转转移杆体部，此时转移杆可轻微移动，但不会旋转，之后再重新拧紧转移杆。这是手动检查转移杆正确就位于种植体的方法。
15. 确保转移杆不会触碰任何相邻的牙齿或修复体。
16. 移除气道保护装置。
17. 试戴托盘，确保转移杆完全穿过预留的孔。可能需要对入路孔的位置进行调整。
18. 对完全就位的转移杆进行影像学检查（参见第69

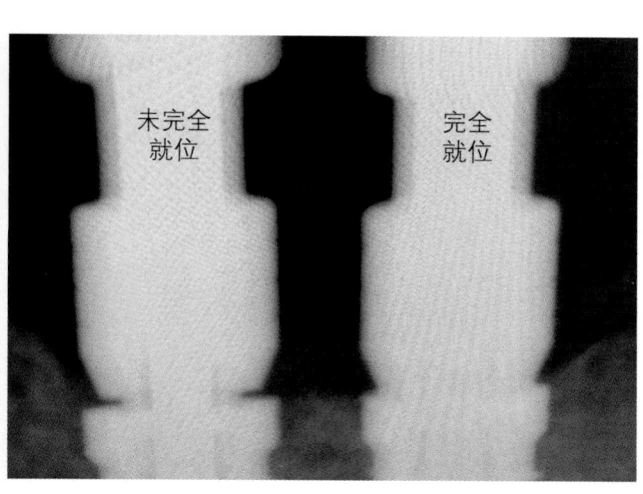

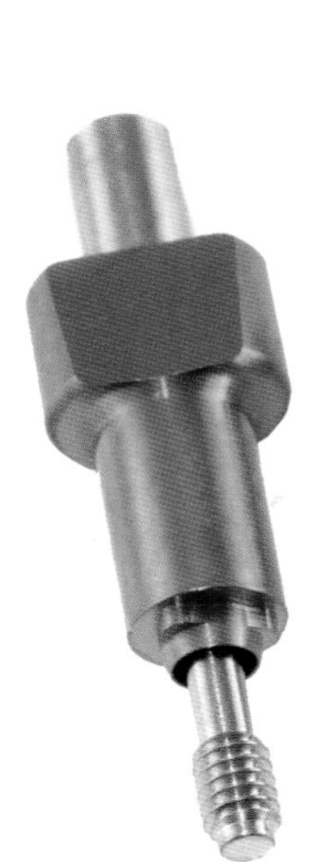

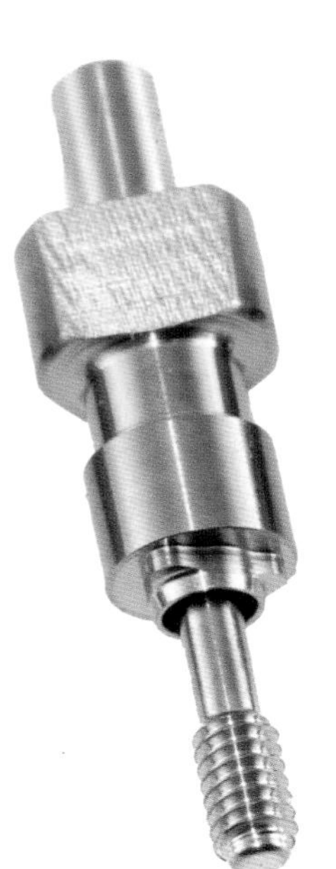

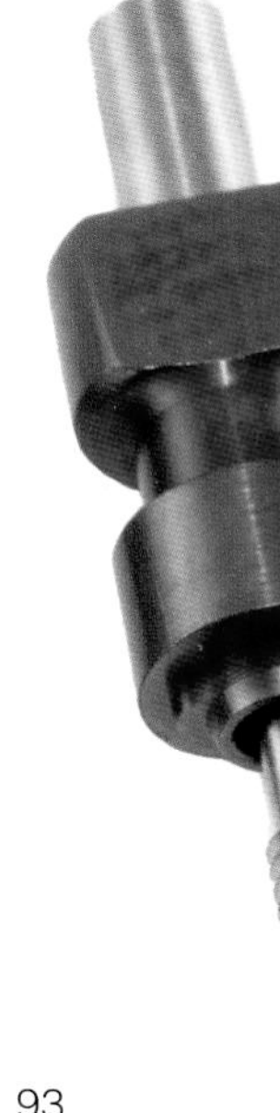

页）。了解完全就位和未完全就位的印模转移杆病例。

19. 准备好印模材料。
20. 检查牙列中的倒凹（如固定桥下方或严重的骨缺失部位），以及松动牙和修复体情况，根据实际情况填充倒凹。
21. 确保邻牙/修复体的邻接面光滑、清洁。
22. 擦干牙弓中的转移杆和其他牙齿/修复体。
23. 用重体材料填充托盘，同时将轻体印模材料涂抹在转移杆周围和邻牙上。不需要像传统牙齿预备那样获取边缘。
24. 将托盘完全就位。使用器械或手指确认转移杆穿过印模托盘上的入路孔。尽可能多地去除转移杆周围多余的材料。
25. 在材料完全凝固前1分钟，用探针去除可能存在于转移杆顶部的少量印模材料。
26. 用三指握持法握住短螺丝刀，完全拧开转移杆。此时医生应该听到弹响。转移杆应该能够上下移动数毫米。如果咬合空间有限，可以用止血钳代替螺丝刀拧开转移杆。
27. 移除托盘。此过程需要用力，需告知患者会感受到脱位力，用力时可以将颏部或上颌作为支撑。印模转移杆会从印模材料中被取下。
28. 检查印模。印模材料中存在微小的空隙或气泡通常是没有影响的。但是，当转移杆周围有大量印模材料缺失、相邻牙面存在很大空隙或材料本身存在问题时，需要重新印模。与种植体连接的转移杆底部不应有印模材料。不要从印模上取下转移杆。
29. 放置气道保护装置。
30. 用纱布清洁愈合基台上的菌斑或碎屑。用螺丝刀将愈合基台放置在种植体上，并拧紧。
31. 移除气道保护装置并结束就诊。
32. 对转移杆和制取的印模进行消毒并放进袋子中，以便送至技工室。如有需要，可将替代体一同放进袋子中。

并发症和注意事项

- 视线离开患者口腔时，切勿将任何未固定的组件或螺丝刀留在口中。
- 全程使用气道保护装置。
- 确保螺丝刀与植入种植系统相匹配，并且没有过度磨损。
- 大多数厂家提供各种长度的开口式印模托盘转移杆。虽然没有关于短型与长型闭口式托盘印模转移杆的准确性数据，但当咬合空间足够时，长型转移杆的准确性可能更高。

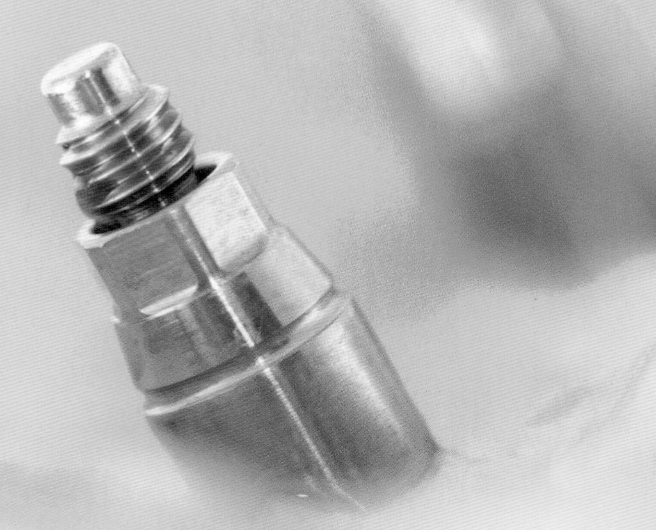

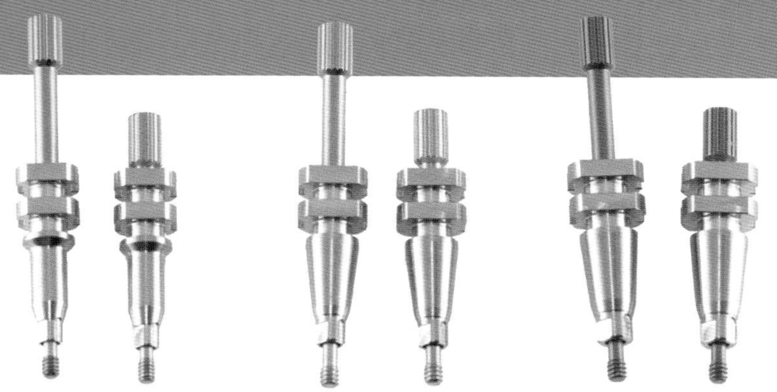

- 一些厂家还提供短螺丝和长螺丝。当空间允许时，长螺丝更容易使用（一般限于上颌前部），但当垂直空间有限时，就需要短螺丝。
- 大多数厂家提供不同宽度的开窗式托盘印模转移杆。作为一般指导原则，转移杆的宽度应接近最终修复体的宽度。因此，磨牙区种植体应该使用宽的印模转移杆，而上颌侧切牙和下颌切牙应该使用窄的印模转移杆。其他种植体应使用“常规”或中等宽度的印模转移杆。
- 使用宽的转移杆可能会在放置过程中出现拉伸软组织和软组织变白的现象。缓慢地拧紧螺丝，让软组织适应。应该告知患者，在这个过程中他们会感觉到压力。如果种植体连接的是窄的愈合基台，在换用“常规”宽度的转移杆时也会出现这种情况。如果种植体位于牙槽嵴顶下，或者转移杆无法落入种植体内，使用较宽的转移杆时可能需要切开牙龈，否则将是无用的。
- 对于单颗种植体，由于其高度增加，开窗式转移杆一般适合用于前磨牙和切牙。然而，在垂直空间非常有限的情况下（即张口受限情况下第二磨牙区），短式开窗式托盘可以在最狭窄的空间内进行印模。在这种情况下无法使用螺丝刀来拧紧和取出。必须使用止血钳来完成。
- 取出印模后，不要将替代体安装在转移杆上。这是技师的工作，他们比任何临床医生都熟悉这一工作，而且是借助显微镜完成的。另外，大多数印模将被送往技工室，在运输过程中经历震动和温度变化，可能在铸模中产生误差。
- 对于单颗种植体，一般不需要进行咬合记录。此外，没有有效的方法来记录咬合关系，因为转移杆太高，会影响到正中咬合。在愈合基台上制取咬合记录是无效的，因为技工室不会有它的记录（它在患者的口内）。最常用的硅橡胶类型咬合记录只有在正确修整的情况下使用是有效的，但是这种材料又不足以支撑牙尖交错位时的咬合力量。如果需要咬合记录时，应在完全就位的愈合基台上制取，并将相同的愈合基台一并送至技工室。更多信息请参见本章后面的“咬合记录”（参见第142页）。

讨论

开窗式印模是一种高度可靠且相对简单的技术，适用于大多数单颗种植体。难点在于在有限的咬合空间以及必须在印模位置上拧开转移杆。目前可用的最佳证据表明，与闭口式印模技术相比，开窗式印模技术对单颗种植体的精确度相当高。

参考书目和补充阅读

[1] Chang WG, Vahidi F, Bae KH, Lim BS. Accuracy of three implant impression techniques with different impression materials and stones. Int J Prosthodont 2012;25:44–47.

[2] Moreira AH, Rodrigues NF, Pinho AC, Fonseca JC, Vilaça JL. Accuracy comparison of implant impression techniques: A systematic review. Clin Implant Dent Relat Res 2015;17:e751–e764.

[3] Papaspyridakos P, Schoenbaum TR. Enhanced implant impression techniques to maximize accuracy. In: Schoenbaum TR (ed). Implants in the Aesthetic Zone. Cham, Switzerland: Springer, 2019:217–234.

[4] Sorrentino R, Gherlone EF, Calesini G, Zarone F. Effect of implant angulation, connection length, and impression material on the dimensional accuracy of implant impressions: An in vitro comparative study. Clin Implant Dent Relat Res 2010;12:e63–e76.

单颗种植体压力就位式印模

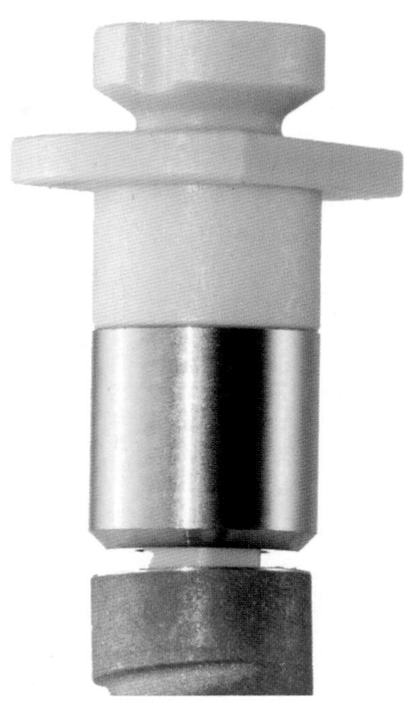

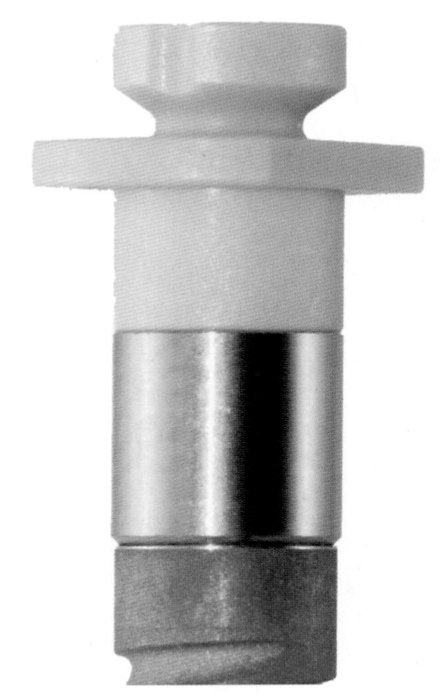

各厂家为他们的种植系统提供压力就位式转移杆，大多数是由塑料类材料聚醚醚酮（PEEK）制成的。有些转移杆有钛环（如上图所示），这样就可以通过影像学检查来验证是否完全就位。有些转移杆则掺杂了钡以方便显影。压力就位式转移杆的优势在于其使用方便、成本低。但是，这还需要根据实际情况权衡。在理想条件下，如果小心使用，压力就位式转移杆可以正常运作，但很难观察到转移杆是否完全就位（如上图左图）。这个问题只有在制作修复体时才会被发现。关于压力就位式转移杆准确性的结论在真实的临床条件下是未知的。目前还没有任何关于其有效性和准确性的有力数据。临床医生应该非常谨慎地使用，并且知道修复体由于不准确而需要重新制作概率较高。一些压力就位式转移杆也可与数字化口内扫描一起使用，将在下文介绍。

需要的器械

- 与植入种植系统相匹配的不同长度的螺丝刀（短、中长、长）。
- 与植入种植系统相匹配的压力就位式转移杆。
- 装有0.12%氯己定溶液或无菌水的容器。
- 探针或牙周探针。
- 镊子。
- 大量纱布（最好为大尺寸纱布）。
- 印模材料（硅橡胶或聚醚）。
- 印模托盘。
- 印模托盘粘接剂。
- 棉球或小毛刷。
- 对颌牙列石膏模型或用印模材料制取对颌模型。
- 比色板（最好使用单反相机记录）。
- 影像学检查设备（一般情况下需要使用水平咬合片即可，某些情况下需要使用根尖片，理想情况下使用垂直咬合片。只有当压力就位式转移杆具有X线阻射性时才需进行影像学检查）。

移除愈合基台 → 安装压力就位式转移杆 → 影像学检查 * → 制取印模

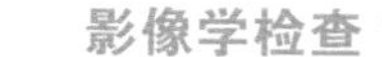

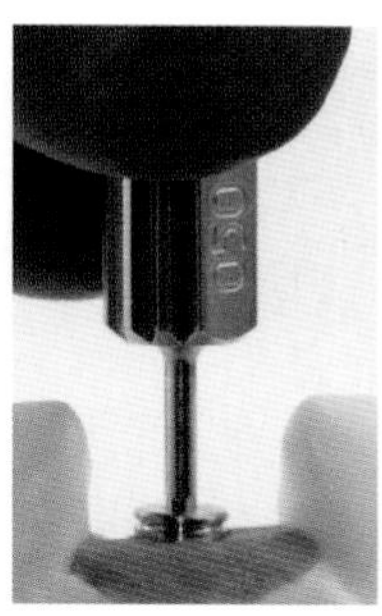

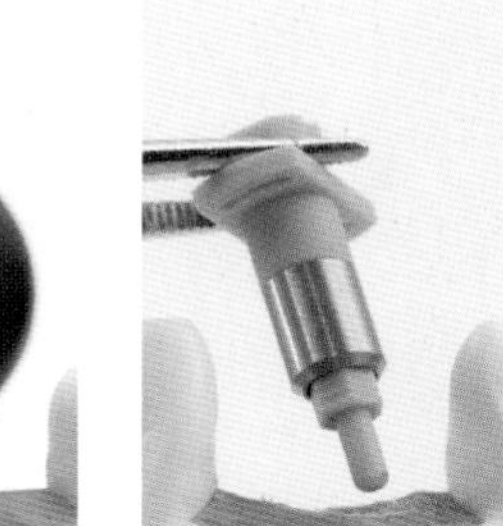
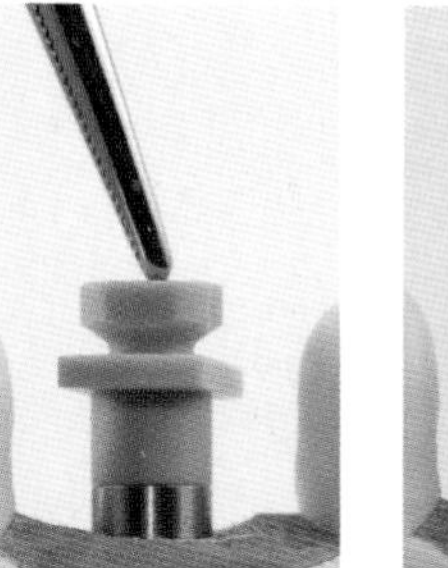
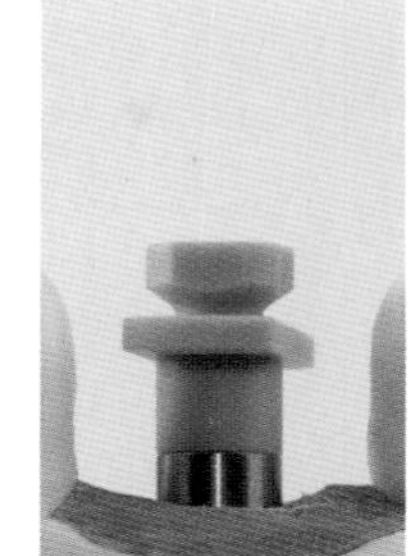
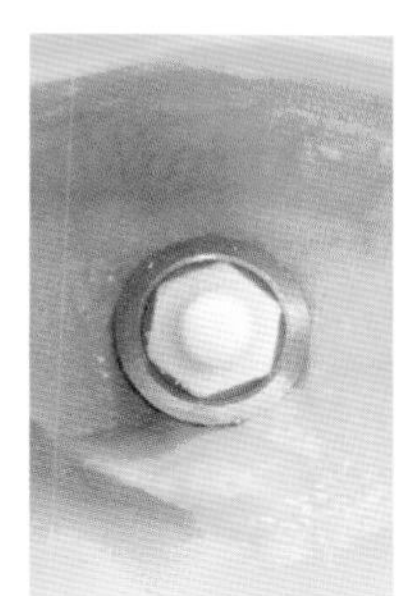

螺丝刀：0.05英寸（约1.25mm）
平行型

BioHorizons骨水平
3.5mm平台
（黄色）

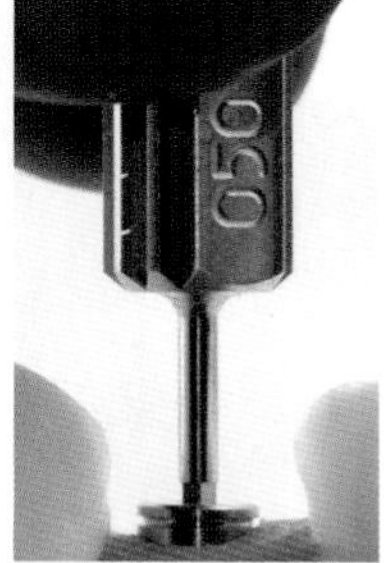

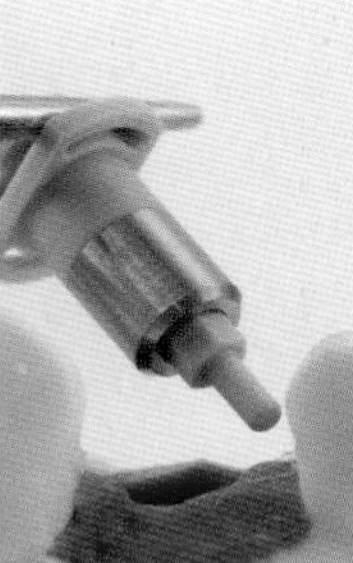
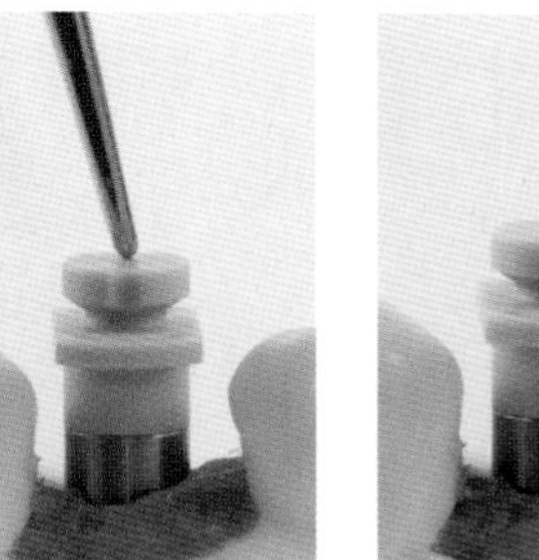
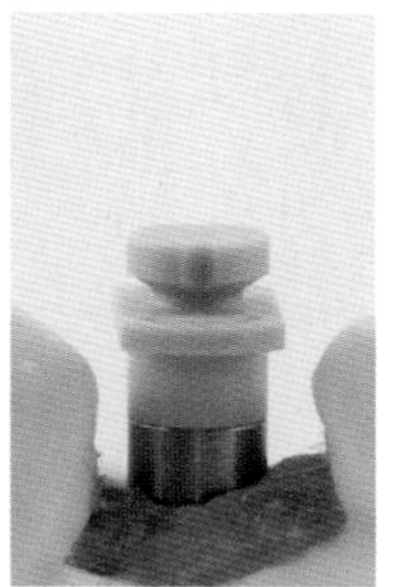
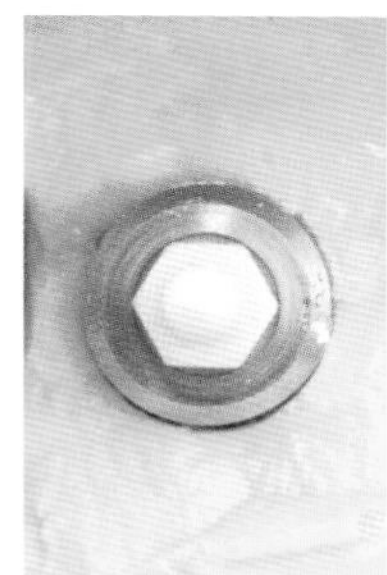

螺丝刀：0.05英寸（约1.25mm）
平行型

BioHorizons骨水平
4.5mm平台
（绿色）

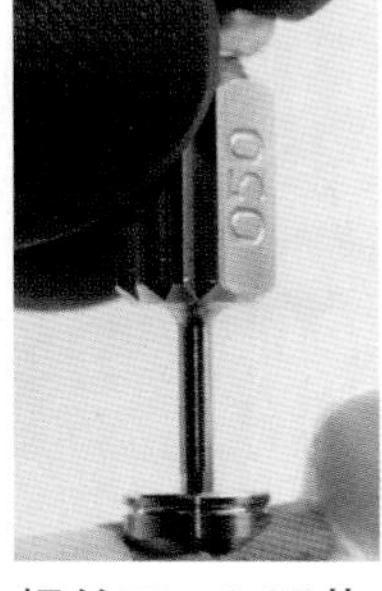

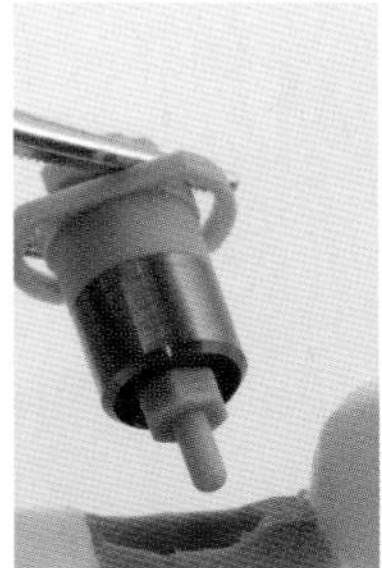
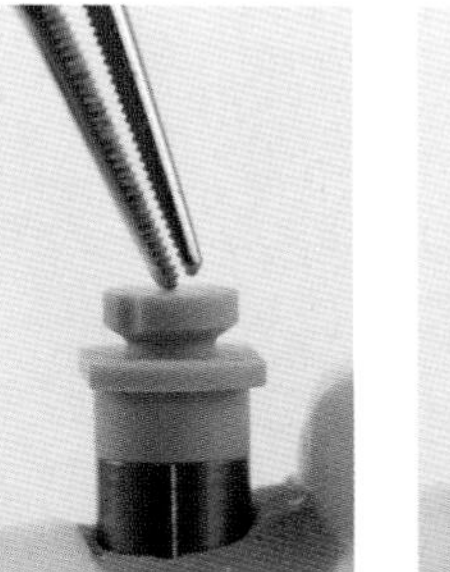
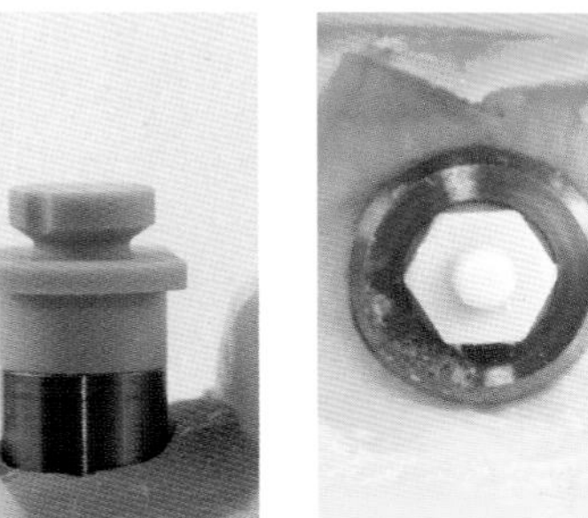

螺丝刀：0.05英寸（约1.25mm）
平行型

BioHorizons骨水平
5.7mm平台
（蓝色）

*只有当扫描杆具有X线阻射性时才进行。

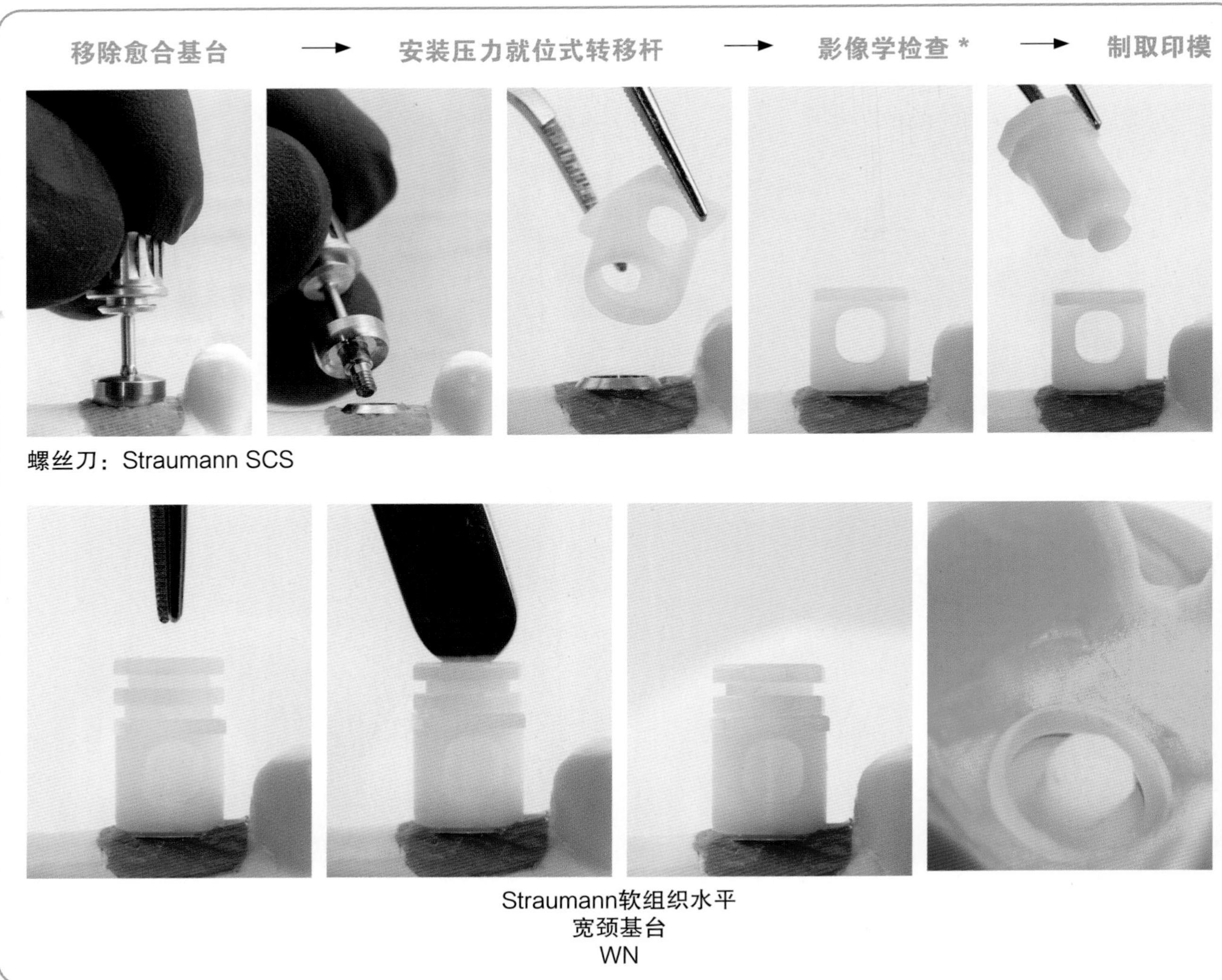

*只有当扫描杆具有X线阻射性时才进行。

方法步骤

1. 比色。
2. 如果没有对颌牙列石膏模型，需用印模材料制取对颌模型。
3. 确保压力就位式印模转移杆与种植体相匹配。
4. 用探针或牙周探针清除愈合基台顶部的碎屑。
5. 放置气道保护装置。
6. 用三指握持法握住厂家提供的螺丝刀，逆时针方向旋转拧松愈合基台，直到听到清脆的弹响，确保愈合基台与种植体完全分离。保持螺丝刀稳定就位于愈合基台上，仔细观察螺丝刀和愈合基台，用抗旋螺丝刀小心移除愈合基台。移除过程中螺丝刀保持偏斜或向上，以防愈合基台落入口内。
7. 将卸下的愈合基台放置在盛有氯己定溶液的容器中。
8. 用棉球或者小毛刷蘸取氯己定溶液彻底地清理种植体内表面。
9. 将压力就位式转移杆安装到种植体上，轻微旋转直至感觉其完全就位后再向根尖方向用力按压。
10. 确保转移杆没有接触到任何相邻的牙齿或修复体。
11. 移除气道保护装置。
12. 如果压力就位式转移杆具有X线阻射性，需拍摄一张就位转移杆的X线片（参见第69页）。了解完全就位和未完全就位的印模转移杆病例。
13. 准备好印模材料，并将粘接剂涂在托盘上。
14. 检查牙列中的倒凹（如固定桥下方或严重的骨缺失部位），以及松动牙和修复体情况，并根据情况填充倒凹。
15. 确保邻牙或相邻修复体的邻面光滑、清洁。
16. 吹干转移杆和牙列中其他牙或修复体。
17. 使用重体材料填充托盘，同时在转移杆和邻牙周围涂布轻体材料。此过程与传统牙体预备不同，无须获取边缘。
18. 将托盘完全就位。
19. 移除托盘。此过程需要用力，需告知患者会感受到脱位力，用力时可以将颏部或上颌作为支撑。压力就位式转移杆会从印模材料中被取下。
20. 检查印模。印模材料中存在微小的空隙或气泡通常是没有影响的。但是，当转移杆周围有大量印模材料缺失、相邻牙面存在很大空隙或材料本身存在问题时，需要重新印模。与种植体连接的转移杆底部不应有印模材料。不要从印模上取下转移杆。不要放置替代体。
21. 放置气道保护装置。
22. 用纱布清洁愈合基台上的菌斑或碎屑。用螺丝刀将愈合基台放置在种植体上，并拧紧。
23. 移除气道保护装置并结束就诊。
24. 对转移杆和制取的印模进行消毒并放进袋子中，以便送至技工室。如有必要，可将替代体一同放进袋子中。

并发症和注意事项

- 并非所有的压力就位式转移杆都具有X线阻射性，这一点可以通过查看厂家的说明书来确定。如果转移杆可透过射线，则无须拍摄X线片。有些转移杆掺入了钛（通常是与平台尺寸相对应的彩色金属），有些掺入了钡来达到阻射X线的目的。
- 对于可显影的压力就位式转移杆，无法确定是否完全就位。
- 压力就位系统的准确性无法评测。在理想的条件下或在平坦放置的模型上，这种方式可以很好地就位。但无法确保是否准确固位，因为没有螺丝来提供固位以保持组件的良好固位，它们只是依靠摩擦力连接在一起。
- 托盘中的印模材料很有可能会使转移杆轻微移动。这在制作修复体时会明显地体现出来。
- 患者也有可能咬住压力就位式转移杆，使其移位。也许只是轻微的移位，但足以产生一个非常不准确的石膏模型。在影像学检查时，也有可能出现轻微的移位。

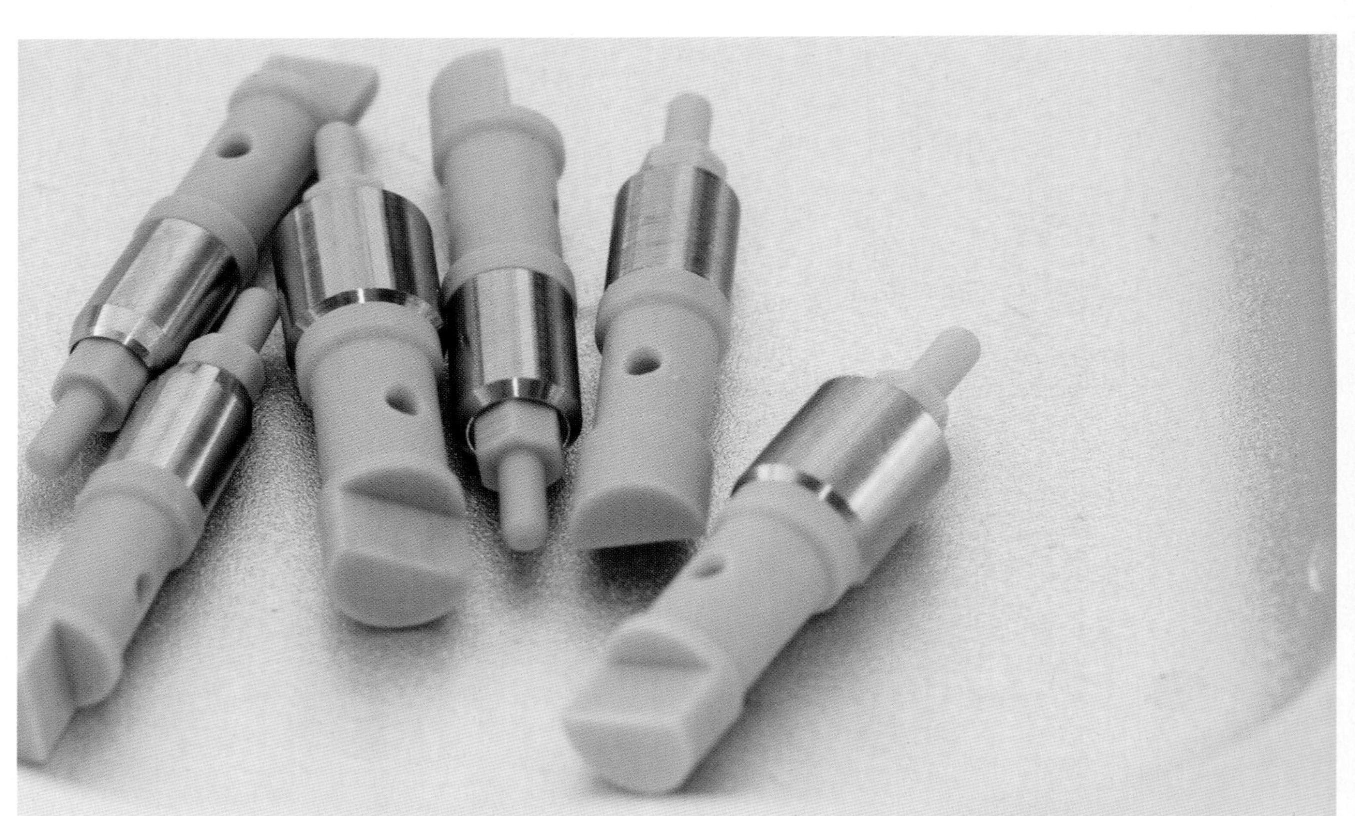

讨论

一般来说，压力就位式转移杆是不太理想的。其可能被错误地安装，但又无法验证。即使它们具有X线阻射性，患者或印模材料也可能在验证后使其移动。因此，应该谨慎使用。然而，在咬合空间严重受限的情况下，它们可能是唯一的选择。

参考书目和补充阅读

[1] Selecman AM, Wicks RA. Making an implant-level impression using solid plastic, press-fit, closed-tray impression copings: A clinical report. J Prosthet Dent 2009;101:158-159.

[2] Tsagkalidis G, Tortopidis D, Mpikos P, Kaisarlis G, Koidis P. Accuracy of 3 different impression techniques for internal connection angulated implants. J Prosthet Dent 2015;114:517-523.

单颗种植体口内扫描

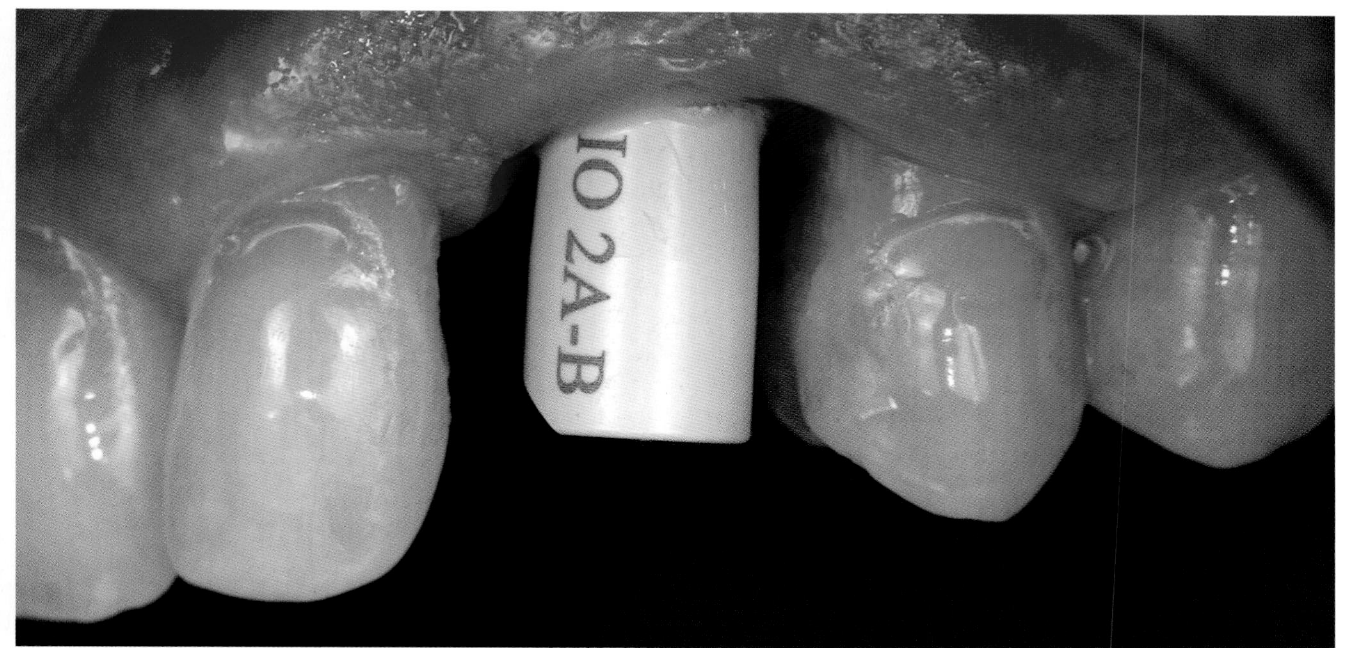

口内扫描仪（IOS）通常是一种杆状用于记录口内状况的数字化摄像机。目前IOS在市面上有很多型号，且还有很多型号正在开发中。IOS的准确性与模型、软件、扫描者的技术以及扫描的方式都有关。有些IOS基于一系列的静态图像（不常见），而其他的则使用动态视频。随着产品的更新换代，ISO的准确性和易操控性都在不断提升。目前可用的最佳证据表明，大多数IOS模型与运作良好的模拟技术准确度相当。使用IOS扫描时需要使用“扫描杆”来代替传统印模的转移杆。有些扫描杆是压力就位式，有些则为螺丝固位。所有的扫描杆必须与植入种植系统和平台尺寸相匹配。目前IOS的扫描技术局限于相对稳定的结构（如牙齿、修复体、扫描杆、附着龈）。

需要的器械

- 口内扫描仪系统（通常由杆状扫描仪、移动计算机/显示器或工作站组成）。
- 与植入种植系统和平台型号相匹配的口内扫描杆（如果扫描杆是螺丝固位，则需要用与之相对应的螺丝刀。在多数种植系统中，这种螺丝刀与平时所用的螺丝刀不同）。
- 与植入种植系统相匹配的不同长度的螺丝刀（短、中长、长）。
- 装有0.12%氯己定溶液或无菌水的容器。
- 探针或牙周探针。
- 镊子。
- 大量纱布（最好为大尺寸纱布）。
- 棉球或小毛刷。
- 比色板（最好使用单反相机记录；一些系统有内置的比色功能）。
- 影像学检查设备（一般情况下需要使用水平咬合片即可，某些情况下需要使用根尖片，理想情况下使用垂直咬合片。只有当扫描杆具有X线阻射性时才需进行影像学检查——并不是所有的都需要进行影响学检查）。

移除愈合基台 → 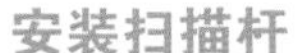 安装扫描杆 → 影像学检查 * → 扫描

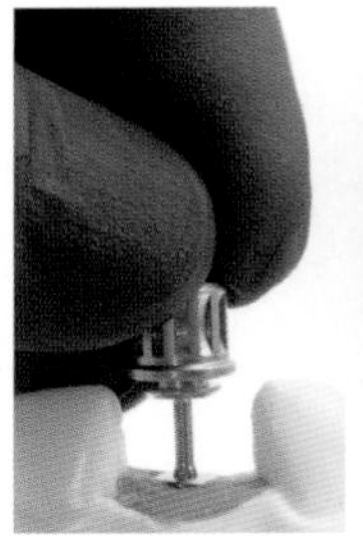
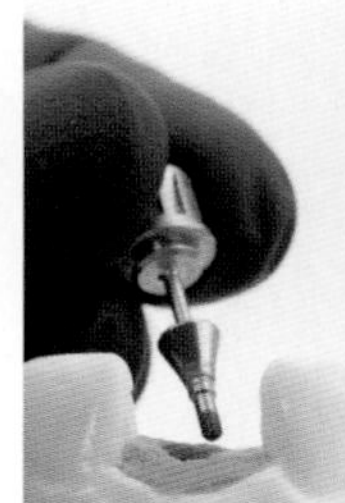
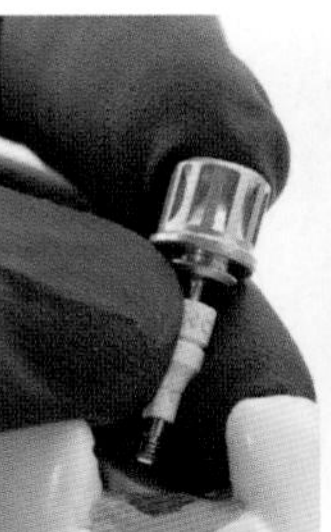
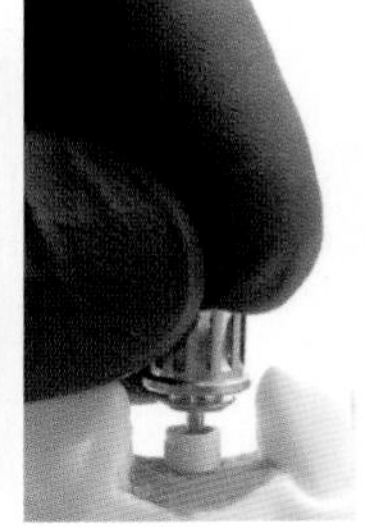
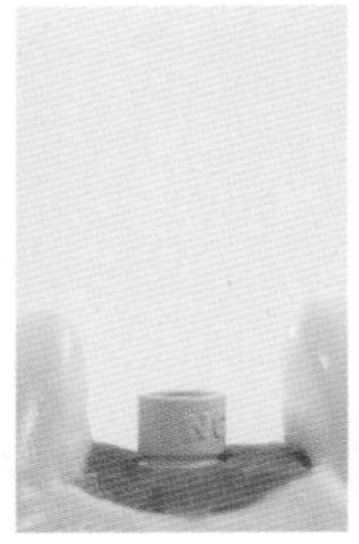
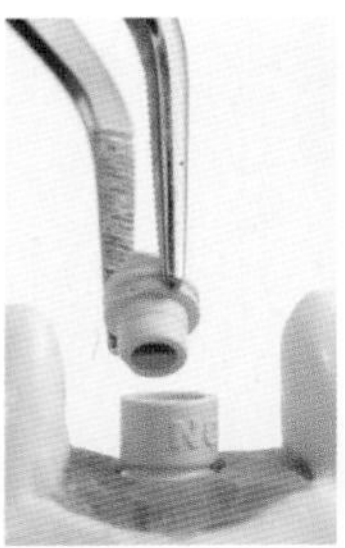
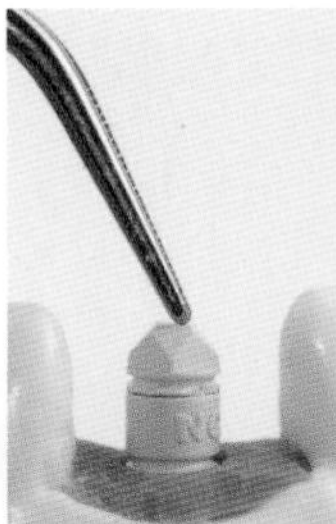

螺丝刀：Straumann SCS

Straumann骨水平
窄十字锁合基台
NC（黄色）

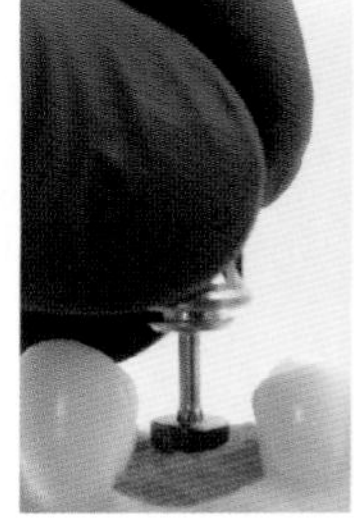
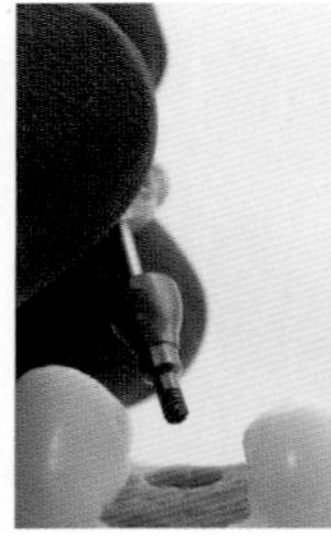
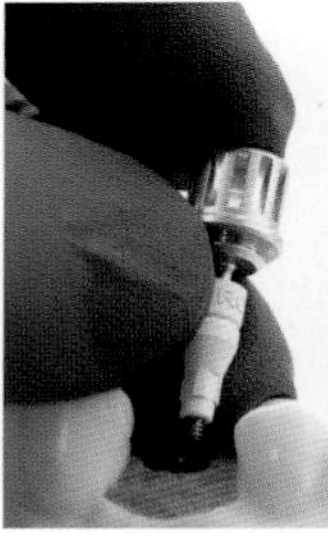
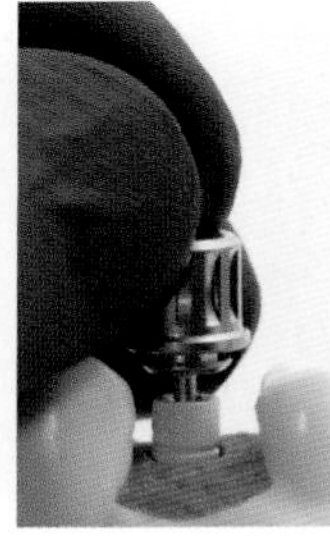
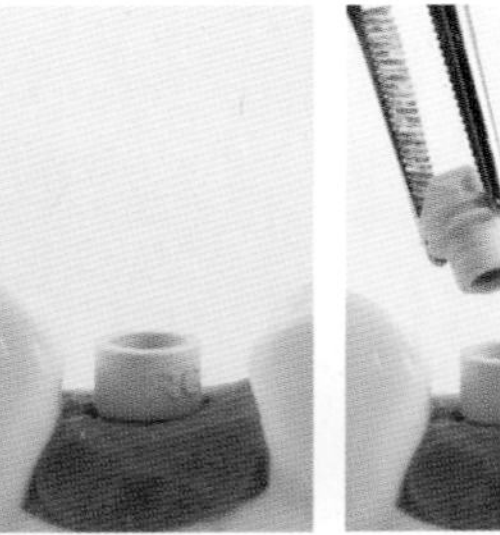
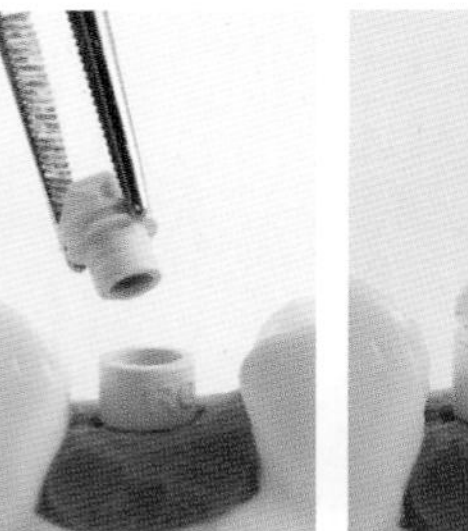
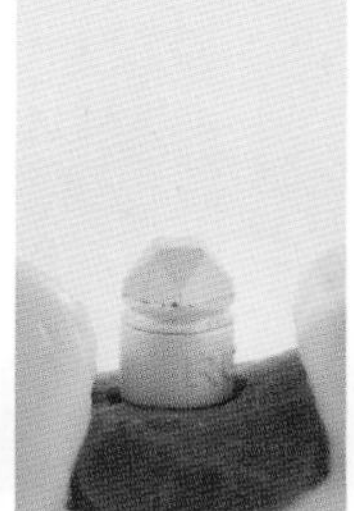

螺丝刀：Straumann SCS

Straumann骨水平
常规十字锁合基台
RC（紫色）

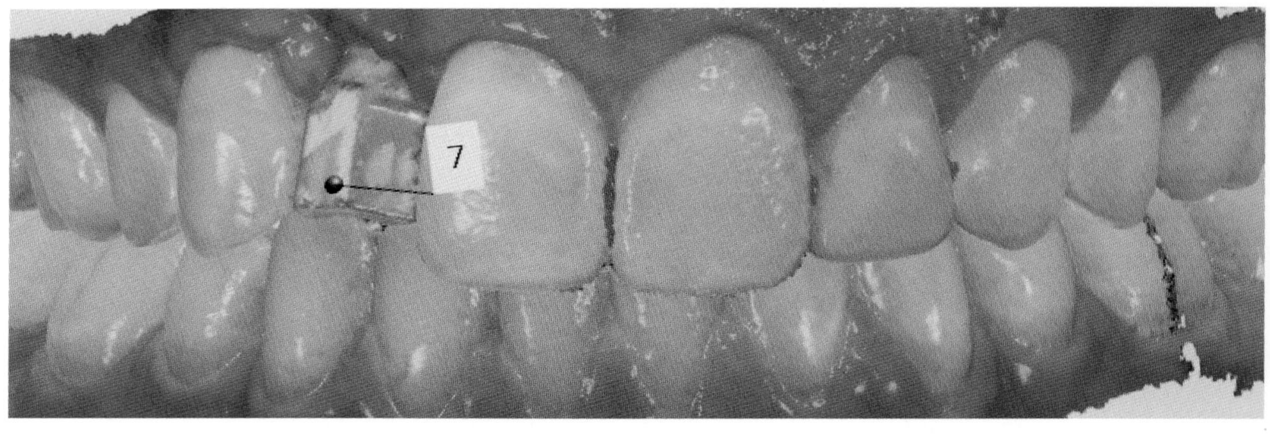

*只有当扫描杆具有X线阻射性时才进行。

移除愈合基台 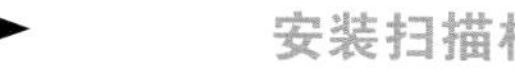 安装扫描杆 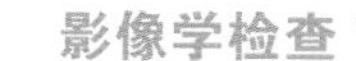 影像学检查 * → 扫描

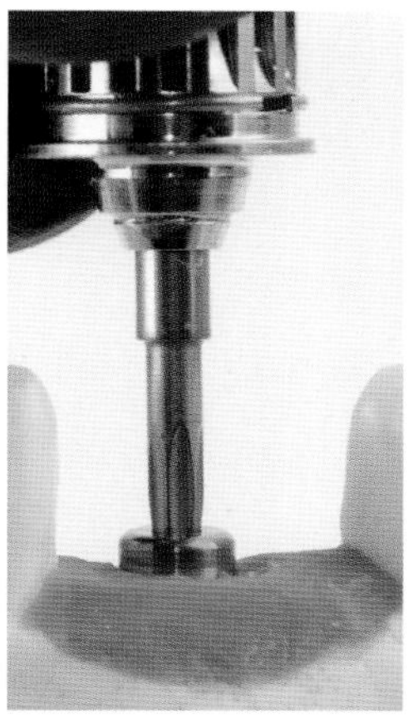

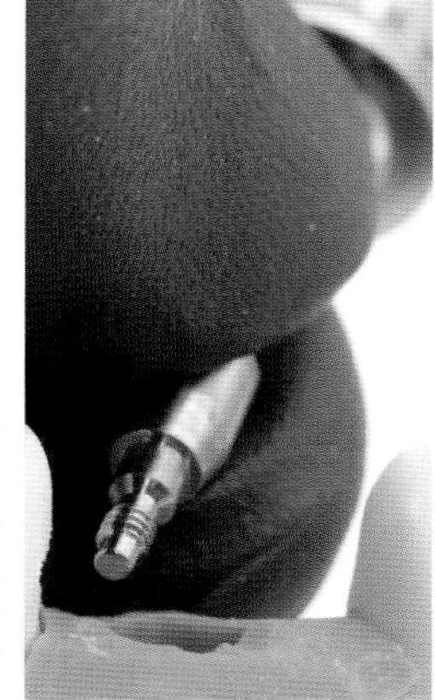

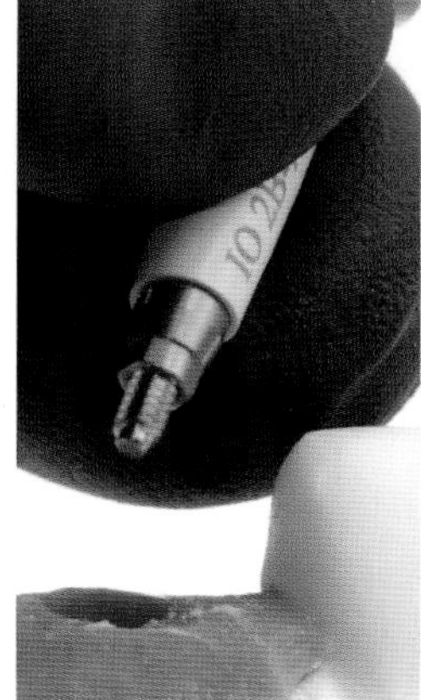

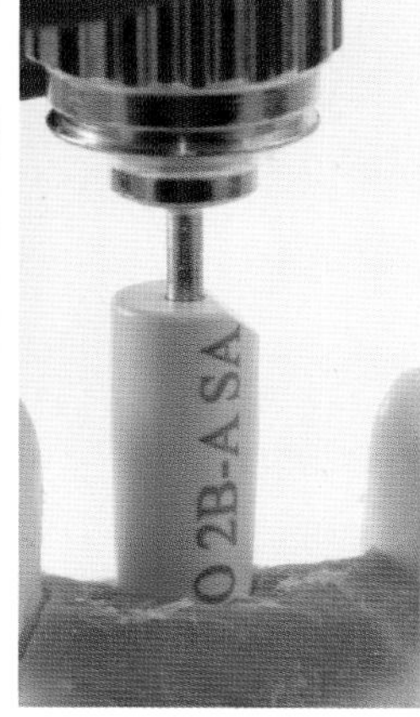

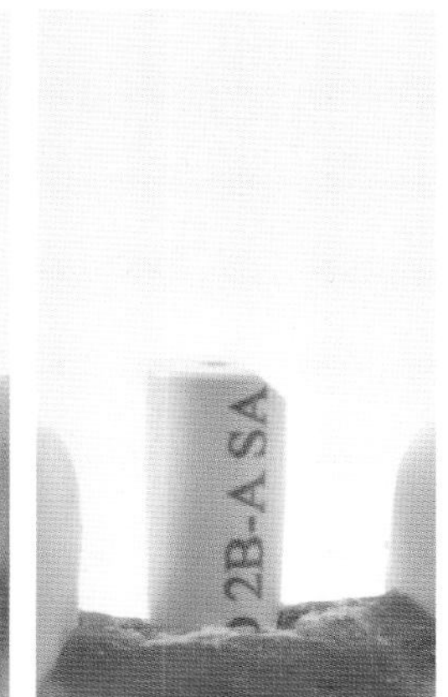

螺丝刀：Nobel Uni-grip

Nobel锥形连接
窄平台
NP-cc（粉色）

螺丝刀：ELOS螺丝刀

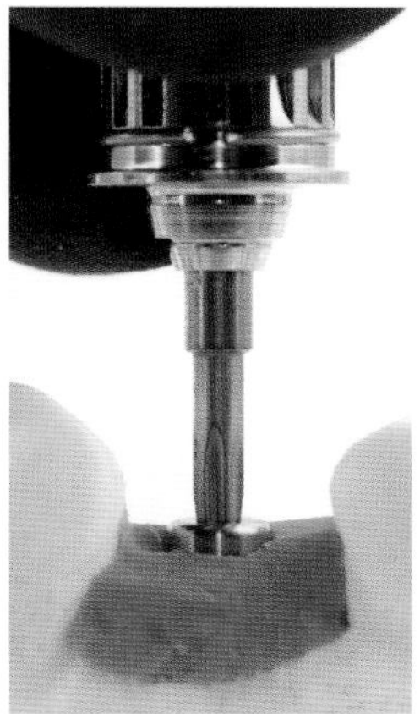

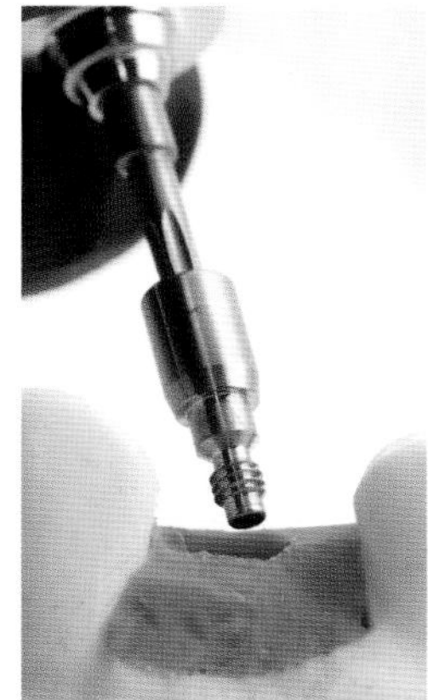

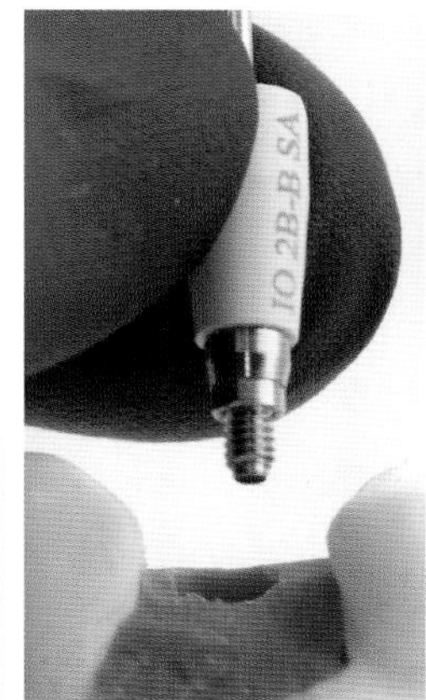

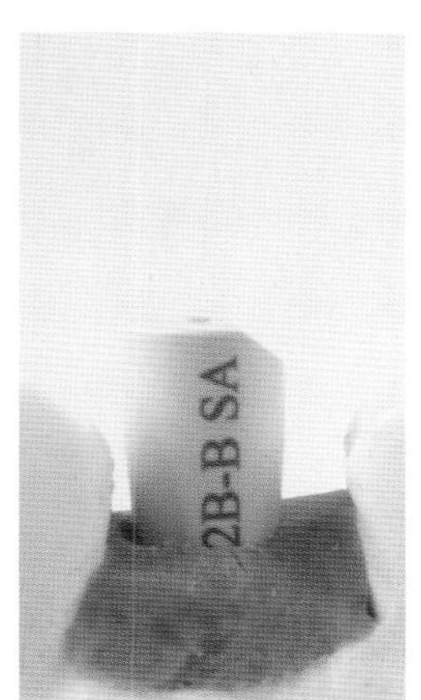

螺丝刀：Nobel Uni-grip

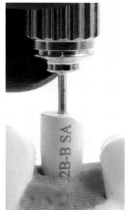

Nobel锥形连接
常规平台
RP-cc（黄色）

螺丝刀：ELOS螺丝刀

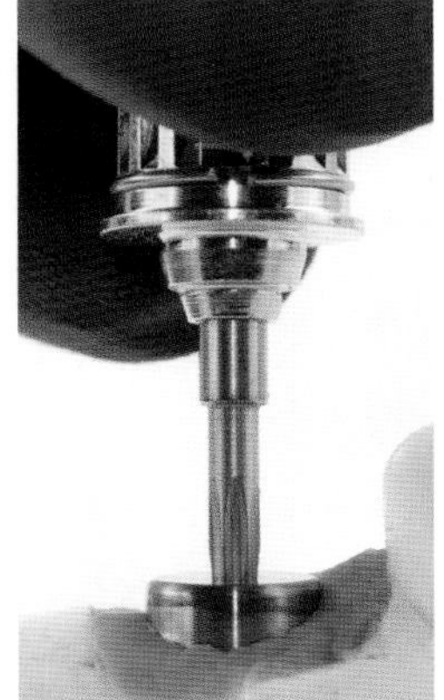

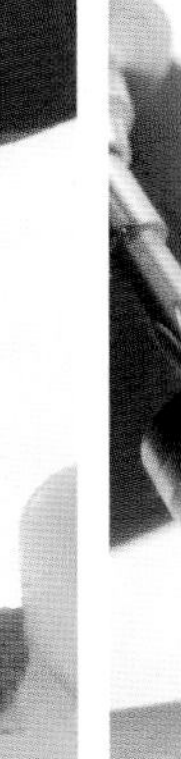

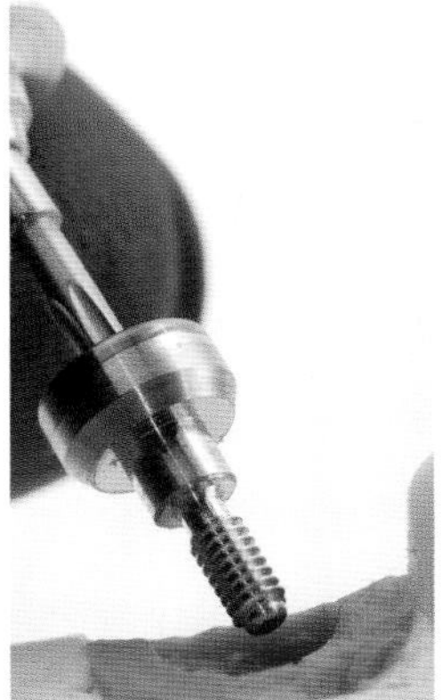

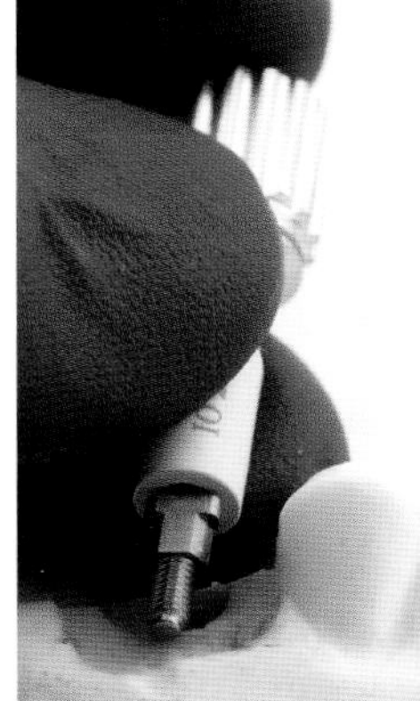

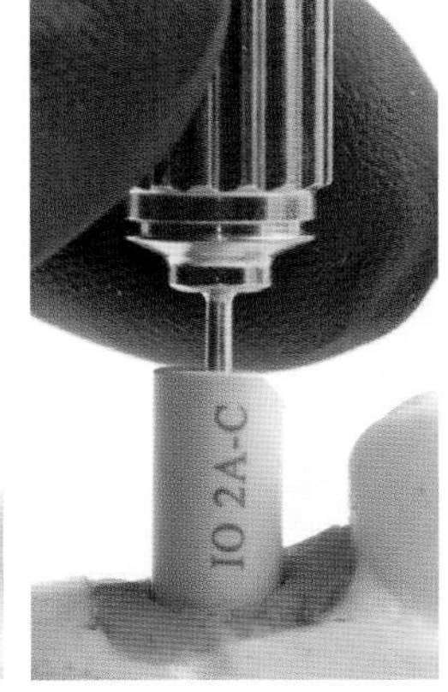

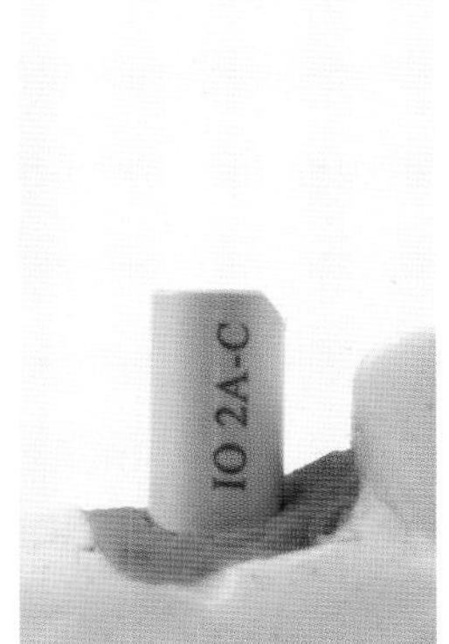

螺丝刀：Nobel Uni-grip

Nobel内部三叶连接
宽平台
WP（蓝色）

螺丝刀：ELOS螺丝刀

*只有当扫描杆具有X线阻射性时才进行。

移除愈合基台 → 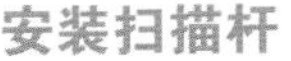 安装扫描杆 → 影像学检查 * → 扫描

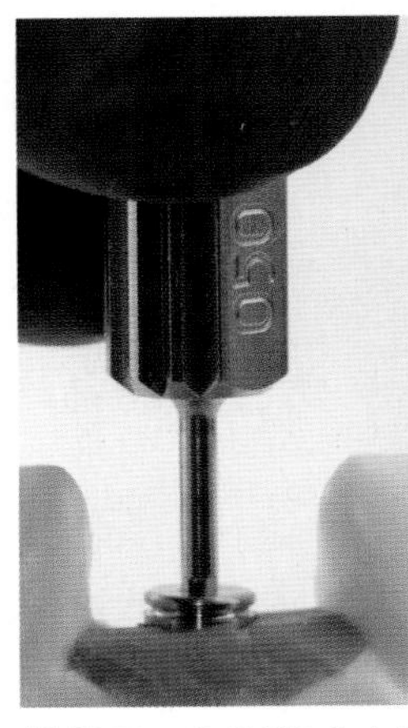

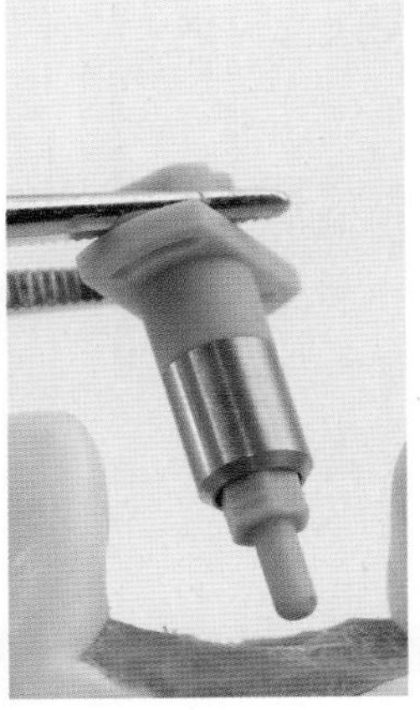
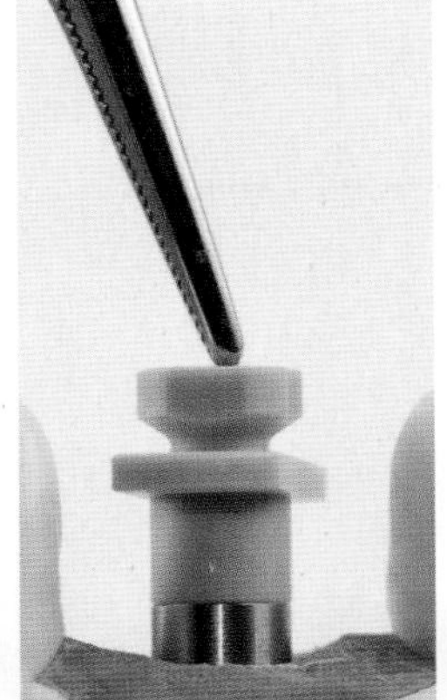
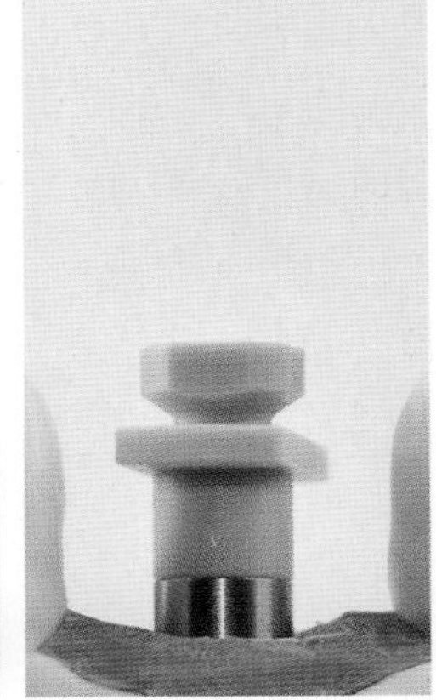

螺丝刀：0.05英寸（约1.25mm）
平行型

BioHorizons骨水平
3.5mm平台
（黄色）

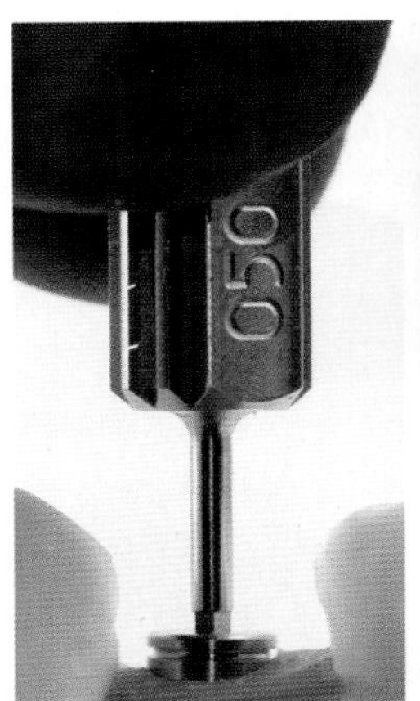

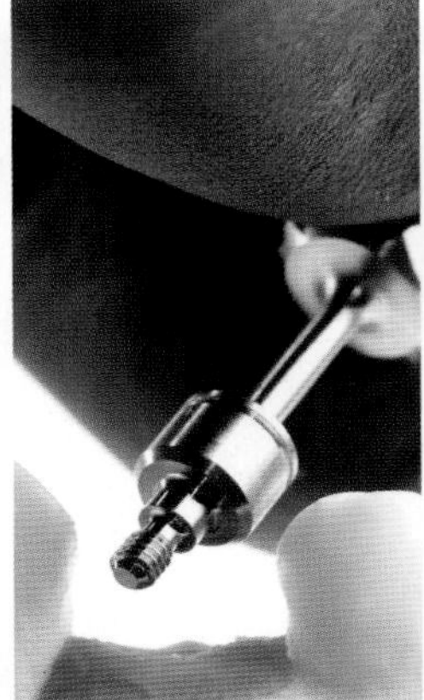
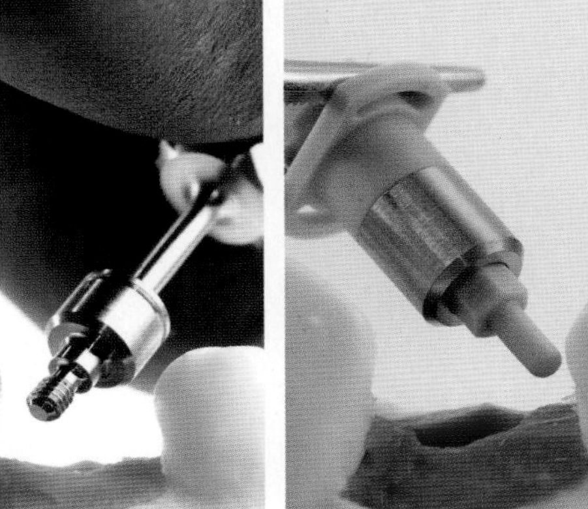
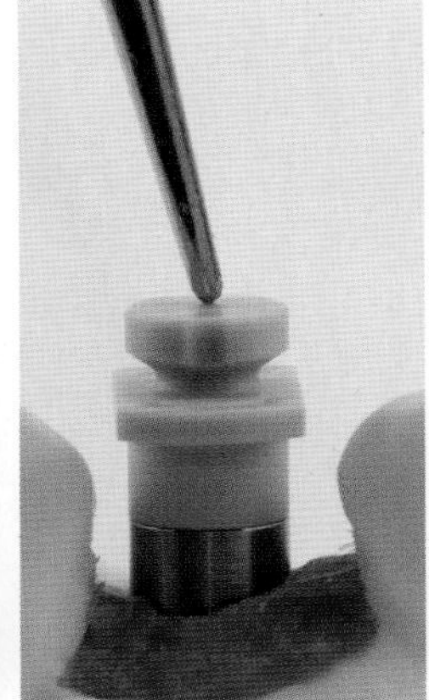
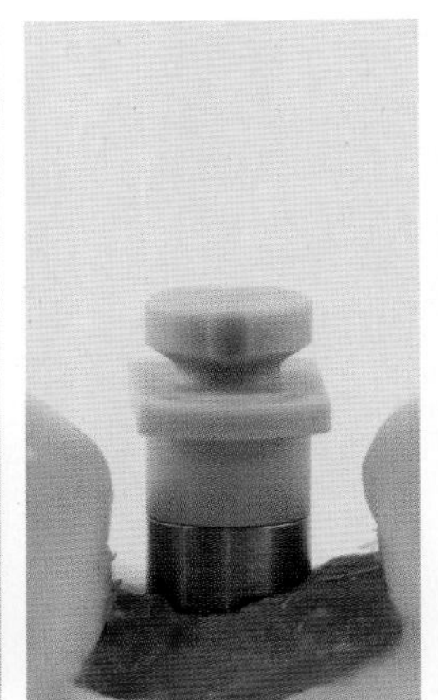

螺丝刀：0.05英寸（约1.25mm）
平行型

BioHorizons骨水平
4.5mm平台
（绿色）

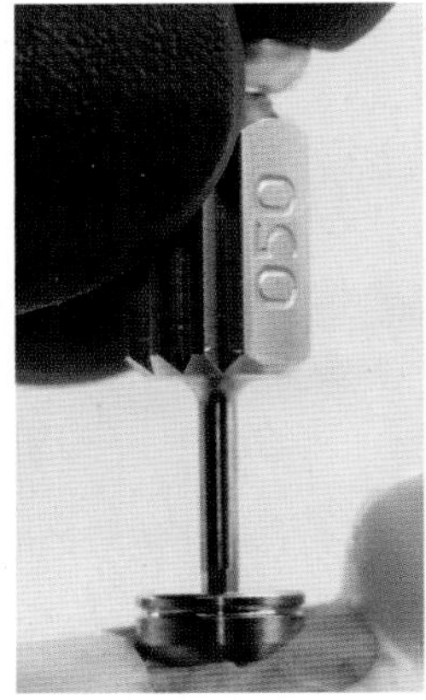

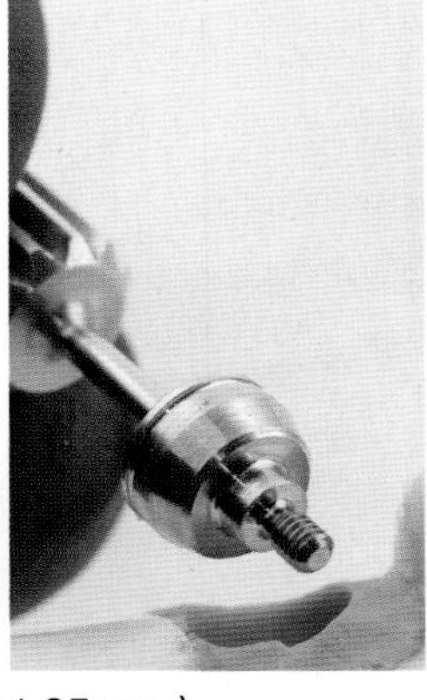
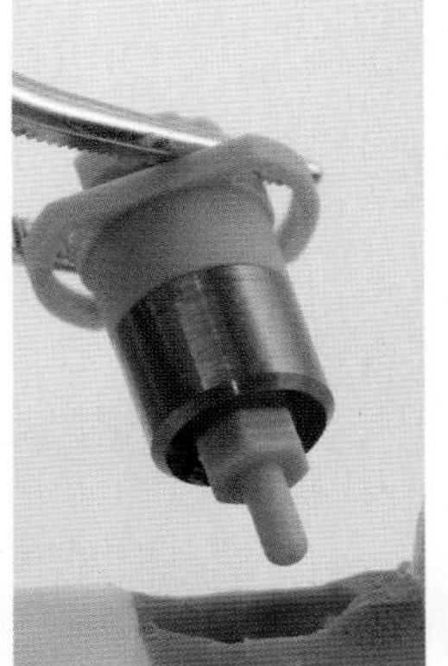
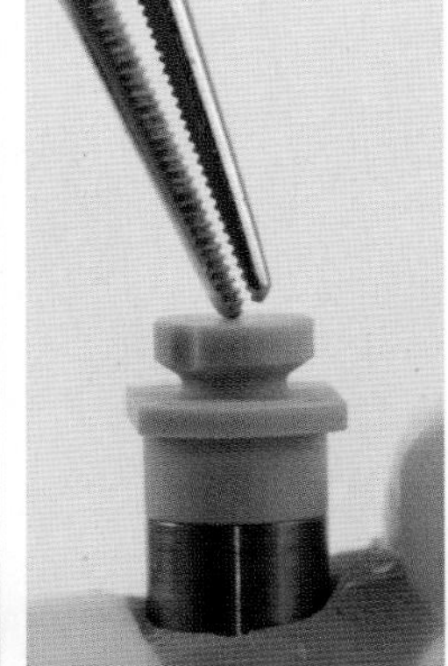
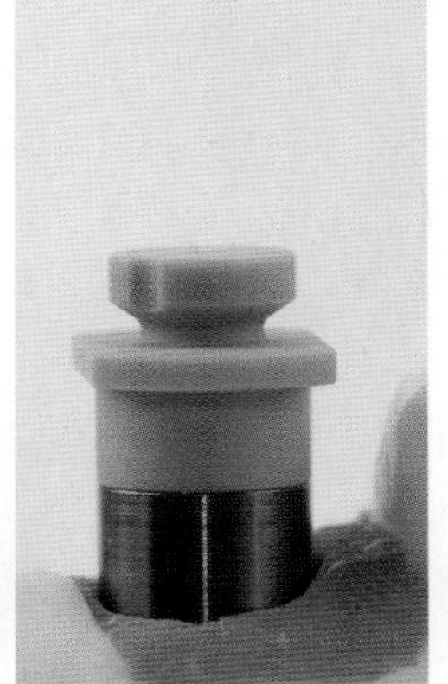

螺丝刀：0.05英寸（约1.25mm）
平行型

BioHorizons骨水平
5.7mm平台
（蓝色）

*只有当扫描杆具有X线阻射性时才进行。

方法步骤

1. 比色（一些IOS系统在扫描仪/软件中内置比色功能）。
2. 确保扫描杆与植入种植系统相匹配。
3. 用探针或牙周探针清除愈合基台顶部的碎屑。
4. 放置气道保护装置。
5. 用三指握持法握住厂家提供的螺丝刀，逆时针方向拧松愈合基台，直到听到清脆的弹响，确保愈合基台与种植体完全分离。保持螺丝刀稳定就位于愈合基台上，仔细观察螺丝刀和愈合基台，用抗旋螺丝刀小心移除愈合基台。移除过程中螺丝刀保持偏斜或向上，以防愈合基台落入口内。
6. 将卸下的愈合基台放置在盛有氯己定溶液的容器中。
7. 用棉球或者小毛刷蘸取氯己定溶液彻底地清理种植体内表面。
8. 将扫描杆连接到种植体上。
   - 压力就位式：将压力就位式扫描杆放置到种植体上，轻微旋转直至感觉到扫描杆完全就位之后用力按压。确保只在根尖方向施加压力，施加压力时不要让扫描杆倾斜。
   - 螺丝固位型：选择合适的螺丝刀并与扫描杆相连接（通常与种植系统中的“正常”螺丝刀不同），用三指握持法握住螺丝刀，小心地将扫描杆转移到种植体上，轻微旋转扫描杆直至就位后拧紧螺丝。之后逆时针旋转1/4圈拧松，确保扫描杆不会旋转，再重新拧紧螺丝。
9. 确保扫描杆没有接触到任何相邻的牙齿或修复体。
10. 移除气道保护装置。
11. 如果扫描杆具有X线阻射性，则进行影像学检查（参见第69页）。了解完全就位和未完全就位的印模转移杆病例。
12. 准备口内扫描仪，按照说明书标准操作进行扫描。
13. 确保邻牙或相邻修复体的邻面光滑、清洁。
14. 吹干牙列中的扫描杆和其他牙或修复体。一些口内扫描仪系统需要喷粉，或者喷粉后扫描效果会更佳。
15. 扫描上下牙列。
16. 放置气道保护装置。
17. 去除扫描杆，清理愈合基台表面的菌斑和碎屑。通过螺丝刀将愈合基台放置到对应的种植体上并拧紧。
18. 移除气道保护装置。
19. 嘱咐患者咬合至最大牙尖交错位，扫描被修复侧的颊面以记录咬合关系。一些系统在记录咬合关系的方法上略有不同。
20. 检查扫描结果。若距离被修复区域较远的部位未扫描完全，不会造成太大的影响。但是，若种植体所在区域存在大量遗漏，则会影响结果，此时需要对该区域补充扫描或重新扫描牙列。

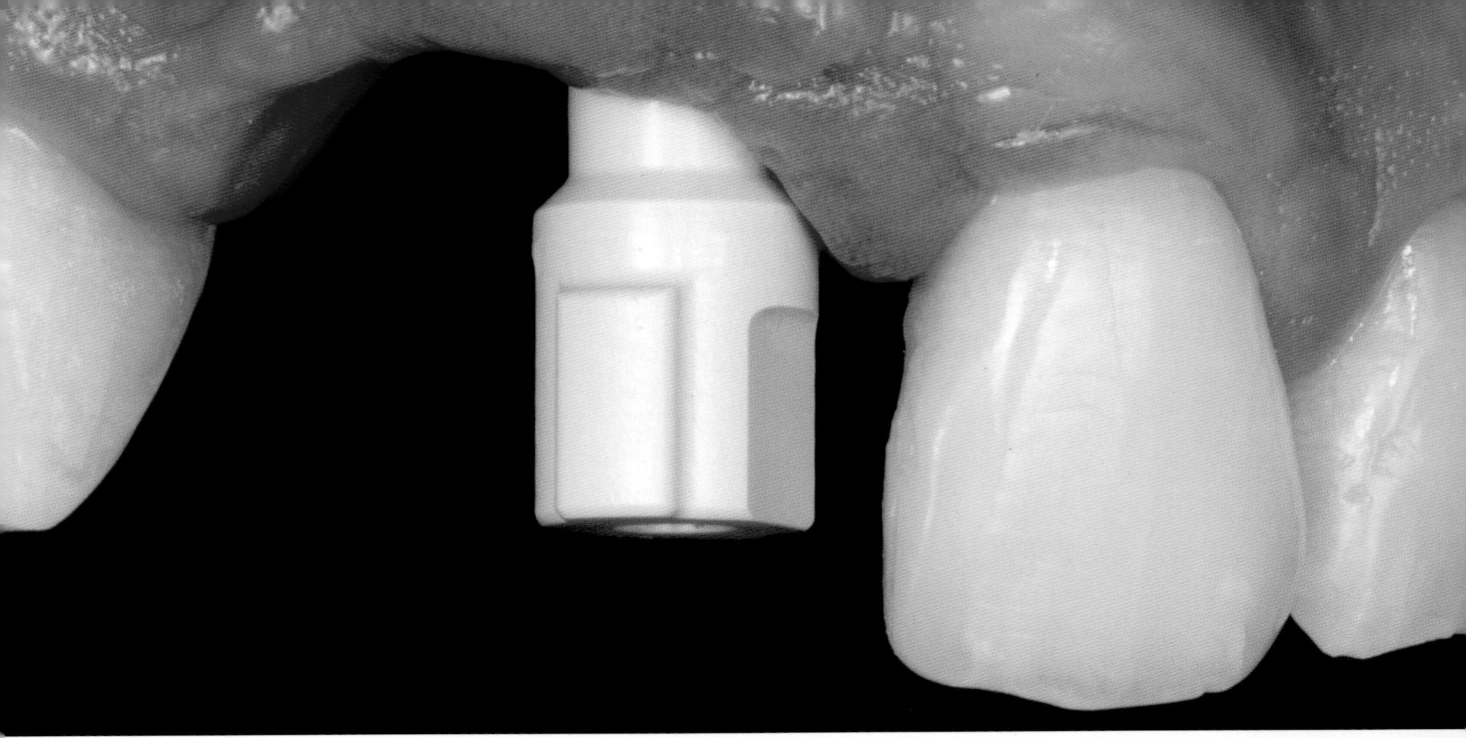

并发症和注意事项

- 口内扫描（IOS）技术正在迅速发展，其准确性和易用性也在不断改进。没有一个系统能够满足所有临床医生的需求，有些更加准确，有些更加简单快捷，有些更加经济。
- 对于现有的系统，当前的扫描方法都无法实现最佳的临床实践，当你读到本书的时候，它也不是最新的。如果有时需要特殊的操作，请咨询相关厂家。
- 大多数螺丝固位扫描杆需要使用与常用螺丝刀不同的特殊螺丝刀，二者不可互换使用。
- 一些螺丝固位扫描杆很高，并且具有又窄又长的螺丝通道，不便用于开口受限或需后牙修复的患者。可以使用短的传统印模转移杆，或合适的压力就位式扫描杆代替。
- IOS系统在实际的成功运用有赖于技师的专业知识和经验。

讨论

对于单颗种植体的修复，IOS是一种证据充分的（并不断改进的）方式。临床医生和技工对此都会有相应的学习过程，意味着在实施过程中将面临挑战。此外，种植体厂家、IOS厂家、扫描杆厂家、技工室设计软件公司不合作、不共享系统和装置的原理信息也会造成一些问题。当然，这也在一定程度上减缓了其改进的速度。由于使用IOS对读者来说可能是一项新技术，需要耐心地练习。是否以及何时采用IOS因人而异。

参考书目和补充阅读

[1] Arcuri L, Lorenzi C, Vanni A, Bianchi N, Dolci A, Arcuri C. Comparison of the accuracy of intraoral scanning and conventional impression techniques on implants: A review. J Biol Reg Homeost Agents 2020;34:89–97.

[2] Di Fiore A, Meneghello R, Graiff L, et al. Full arch digital scanning systems performances for implant-supported fixed dental prostheses: A comparative study of 8 intraoral scanners. J Prosthodont Res 2019;63:396–403.

[3] Marghalani A, Weber HP, Finkelman M, Kudara Y, El Rafie K, Papaspyridakos P. Digital versus conventional implant impressions for partially edentulous arches: An evaluation of accuracy. J Prosthet Dent 2018;119:574–579.

[4] Papaspyridakos P, Gallucci GO, Chen CJ, Hanssen S, Naert I, Vandenberghe B. Digital versus conventional implant impressions for edentulous patients: Accuracy outcomes. Clin Oral Implants Res 2016;27:465–472.

[5] Rutkūnas V, Gečiauskaitė A, Jegelevičius D, Vaitiekūnas M. Accuracy of digital implant impressions with intraoral scanners. A systematic review. Eur J Oral Implantol 2017;10:101–12.

多颗种植体闭口式印模

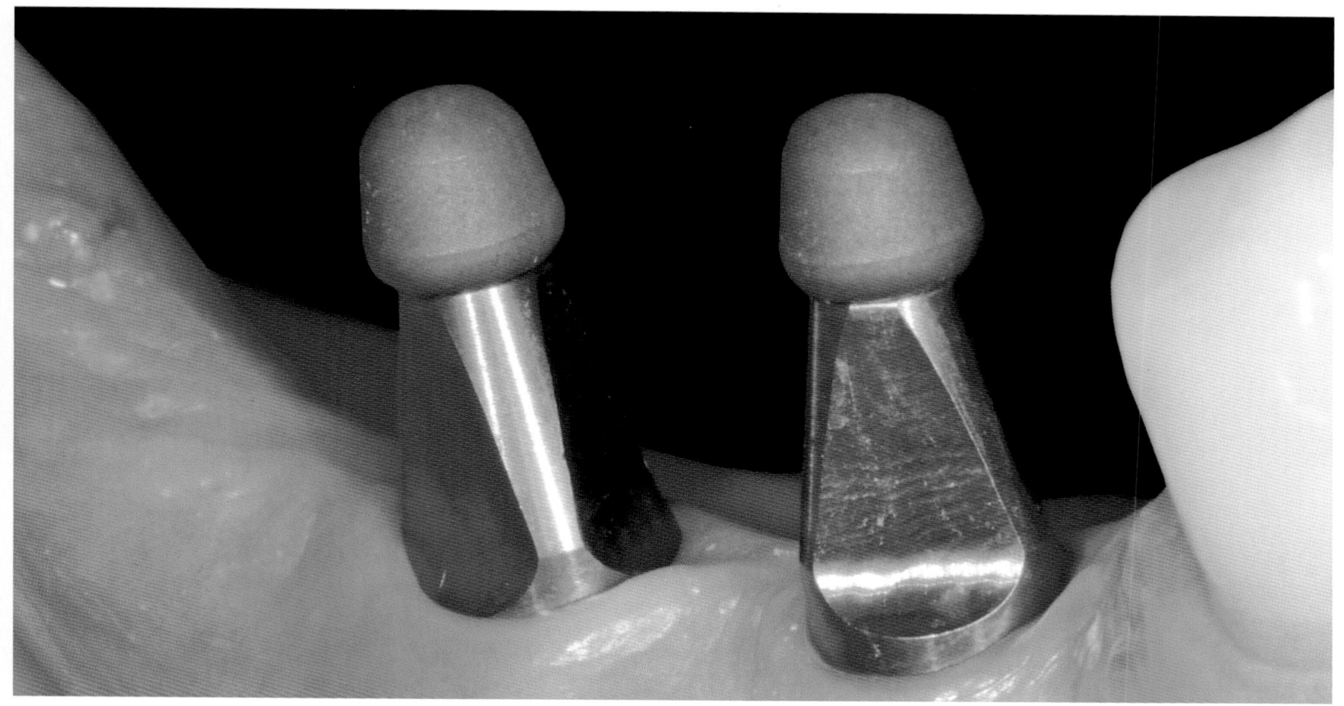

根据临床情况和植入种植系统，在某些情况下，多颗种植体闭口式印模法是合适的。然而，现有的证据表明，修复的种植体越多，开窗式印模法就越准确（特别是结合刚性夹板使用时，见下一章内容）。准确性不是非黑即白的问题，结合临床多种因素考虑也可以在多颗种植体的情况下使用闭口式印模法。除了一些小的变化外，多颗种植体闭口式印模法与单颗种植体闭口式印模法没有明显区别。需要注意的是，明显不平行的种植体或大量闭口式转移杆会在印模材料凝固后使托盘难以取出。在这种情况下，强烈建议采用开窗式印模法。

需要的器械

- 与植入种植系统相匹配的不同长度的螺丝刀（短、中长、长）。
- 与植入种植系统相匹配的闭口式转移杆。
- 装有0.12%氯己定溶液或无菌水的容器。
- 探针或牙周探针。
- 镊子。
- 大量纱布（最好为大尺寸纱布）。
- 印模材料（硅橡胶或聚醚）。
- 印模托盘。
- 印模托盘粘接剂。
- 棉球或小毛刷。
- 对颌牙列石膏模型或用印模材料制取对颌模型。
- 比色板（最好使用单反相机记录）。

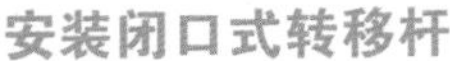

移除愈合基台 → 安装闭口式转移杆 → 影像学检查 → 制取印模

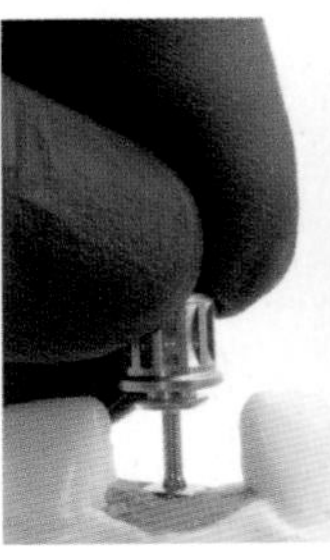
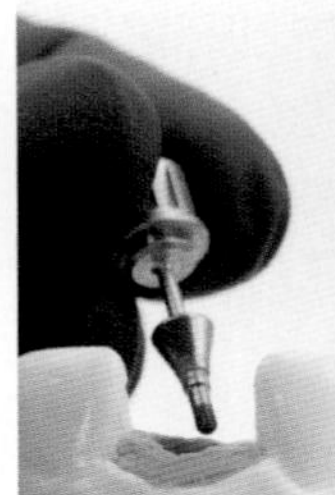
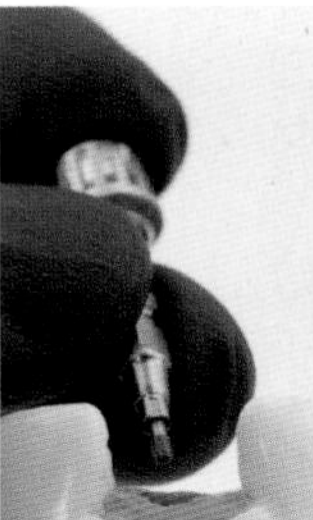
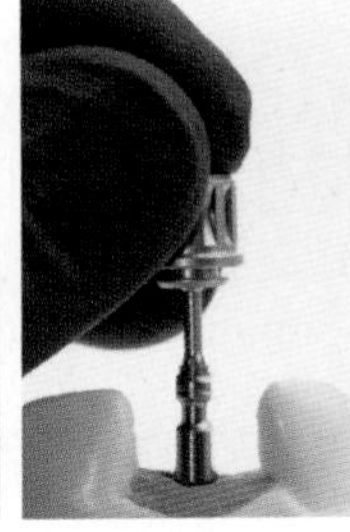
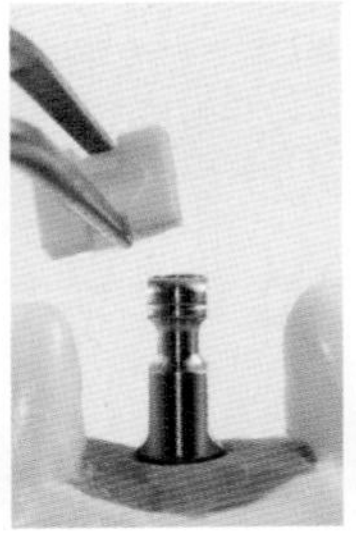
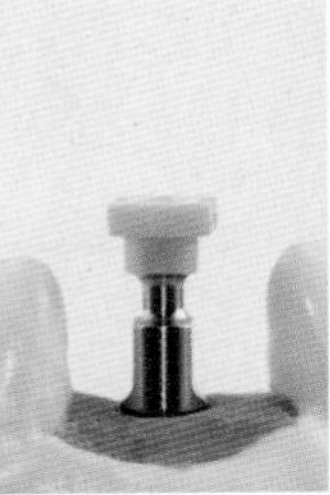
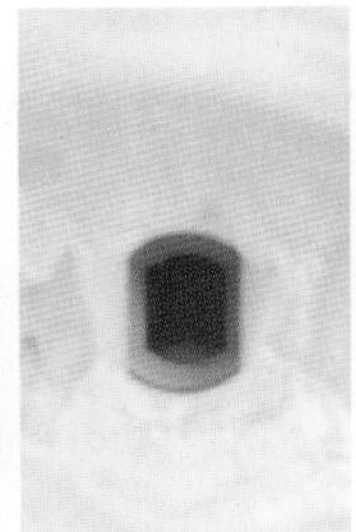

螺丝刀：Straumann SCS

Straumann骨水平
窄十字锁合基台
NC（黄色）

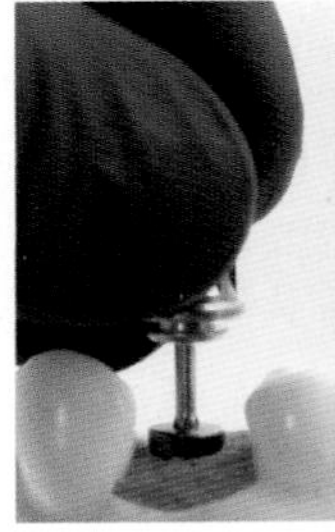
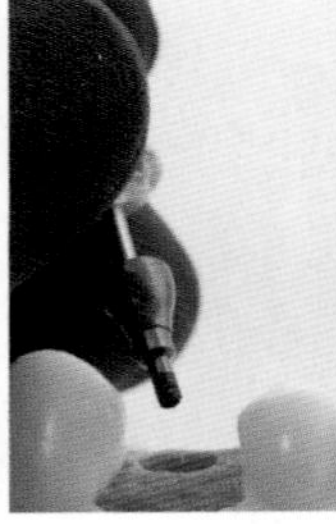
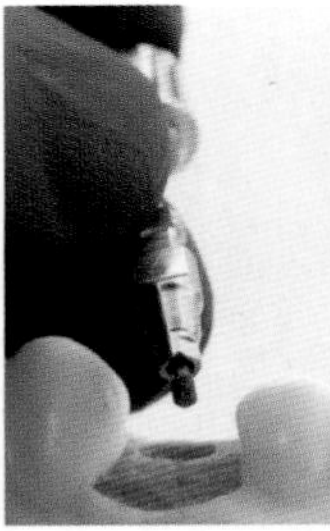
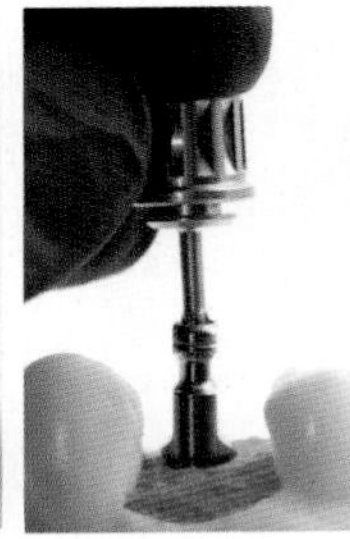
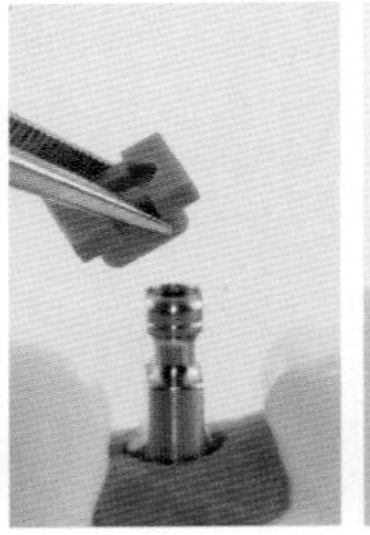
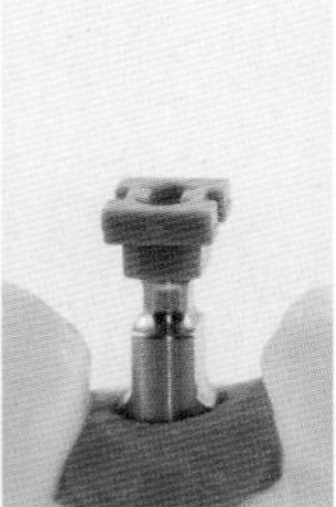
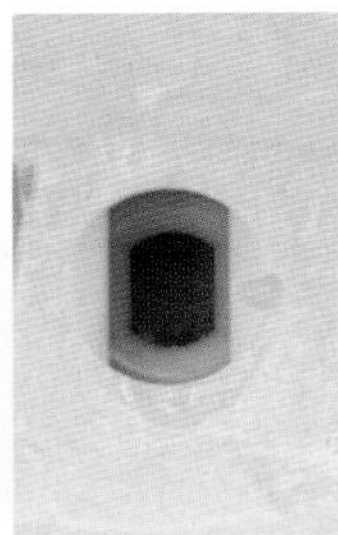

螺丝刀：Straumann SCS

Straumann骨水平
常规十字锁合基台
RC（紫色）

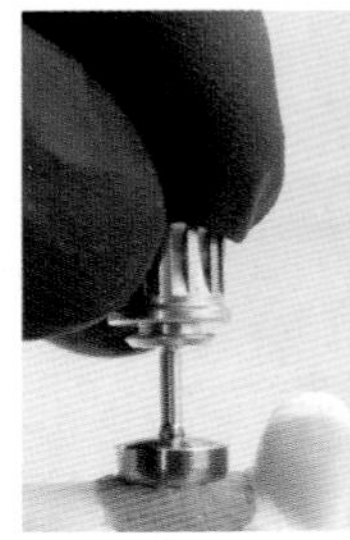
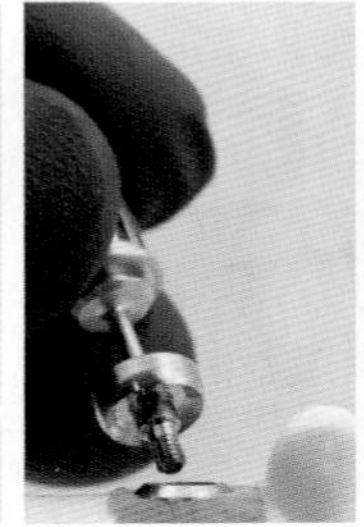
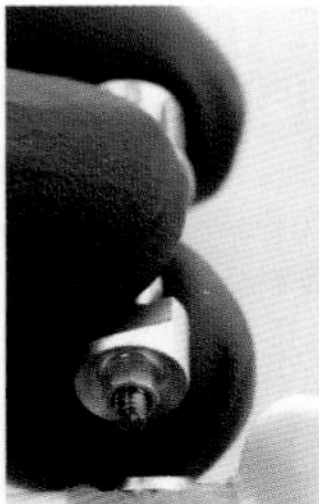
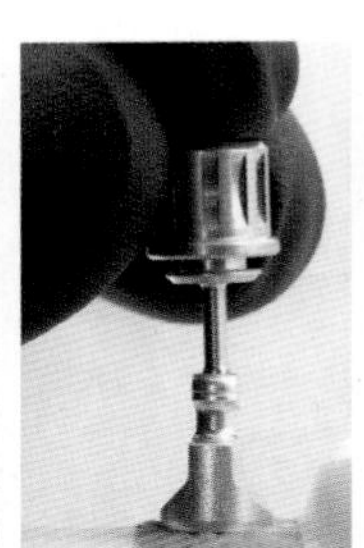
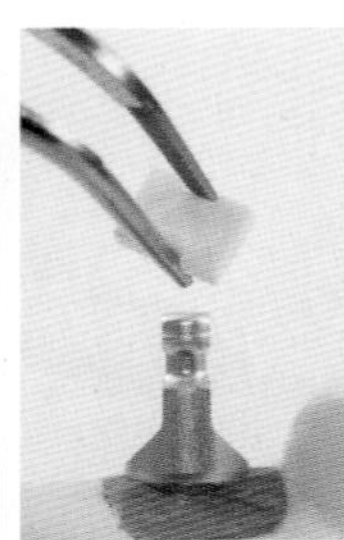
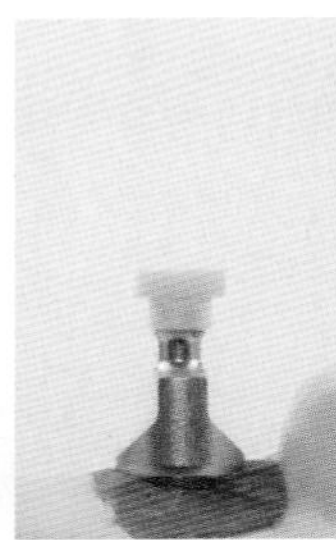
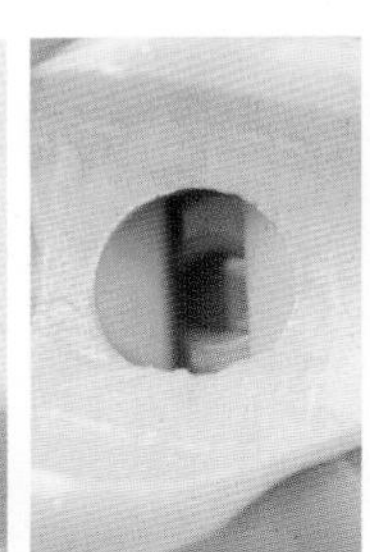

螺丝刀：Straumann SCS

Straumann软组织水平
宽颈基台
WN

移除愈合基台 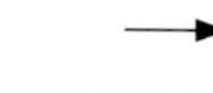 **安装闭口式转移杆** 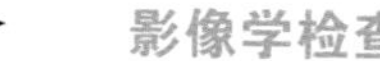 **影像学检查** → **制取印模**

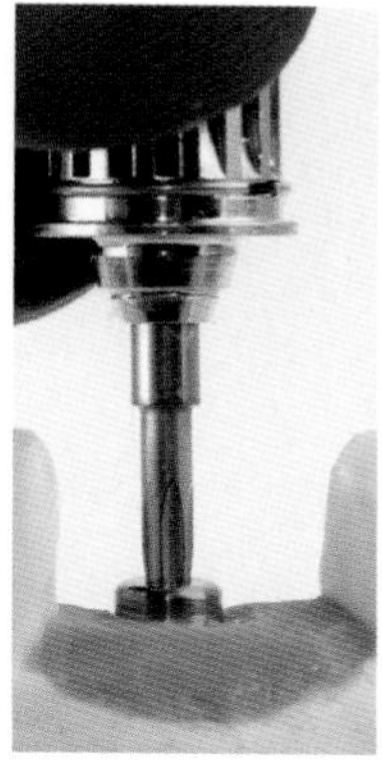
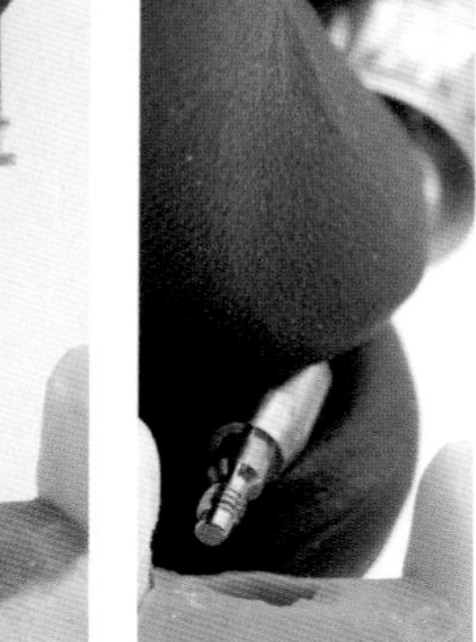
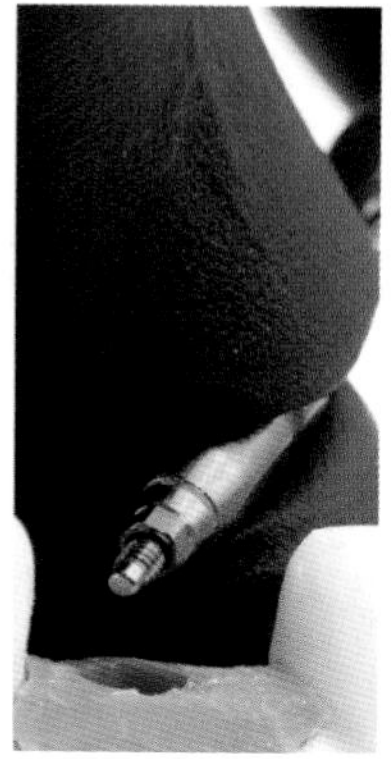
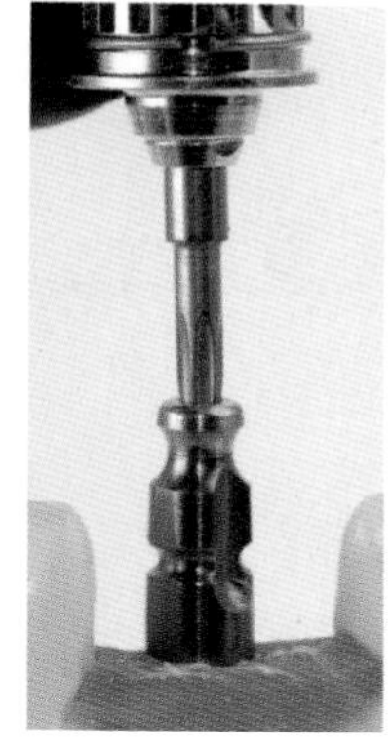
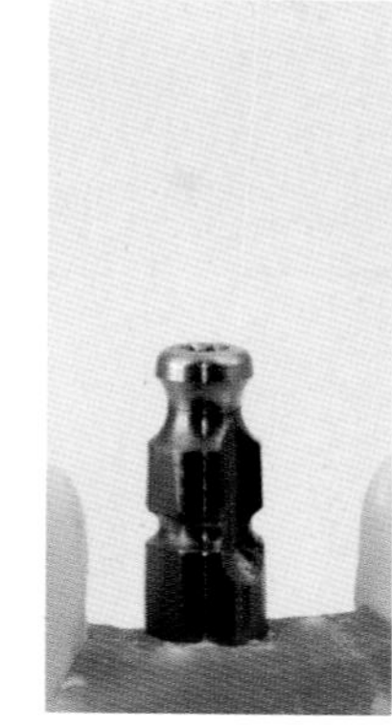
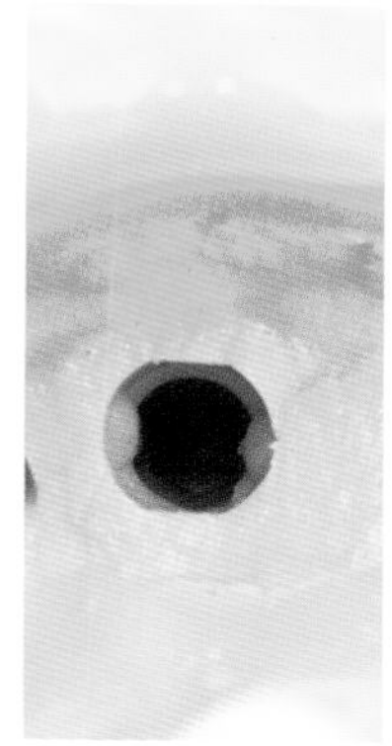

螺丝刀：Nobel Uni-grip

Nobel锥形连接
窄平台
NP-cc（粉色）

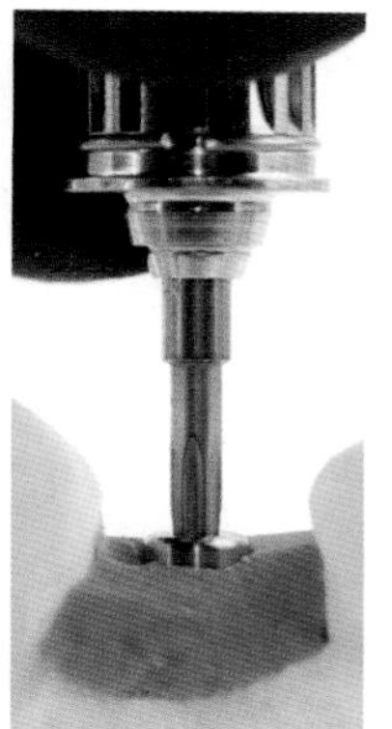
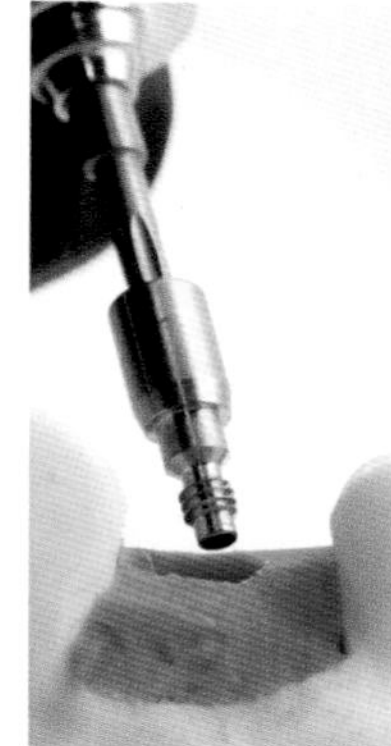
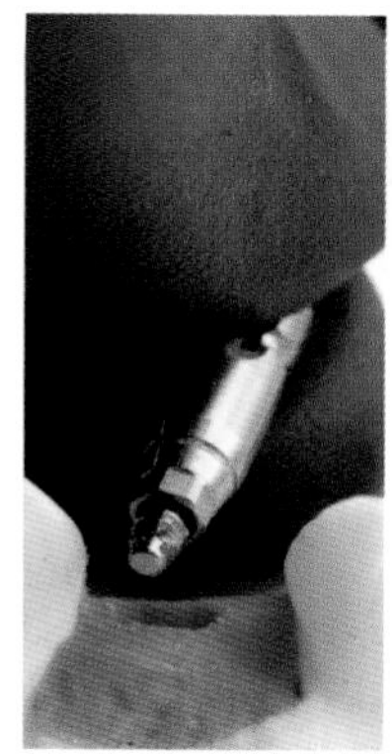
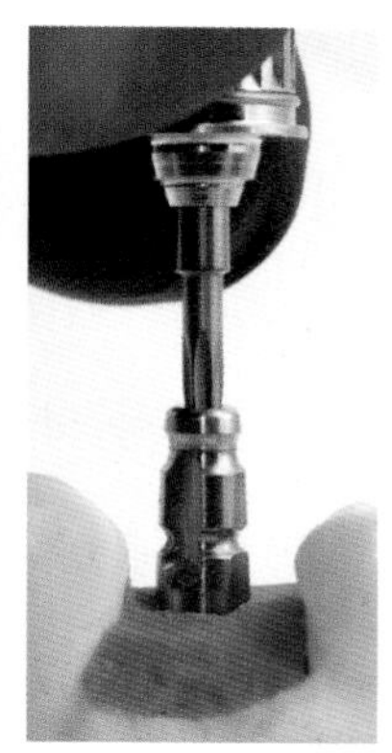
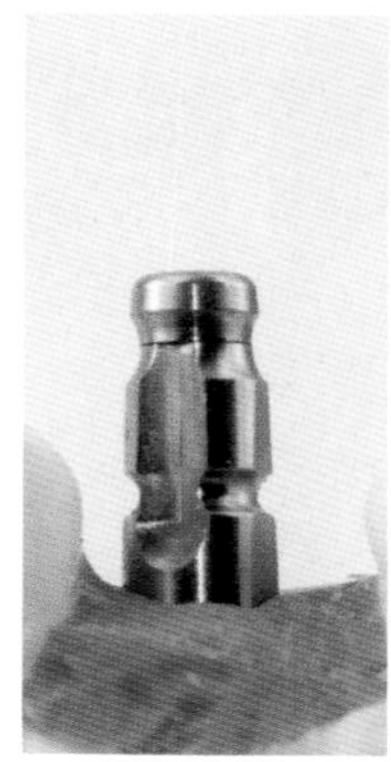
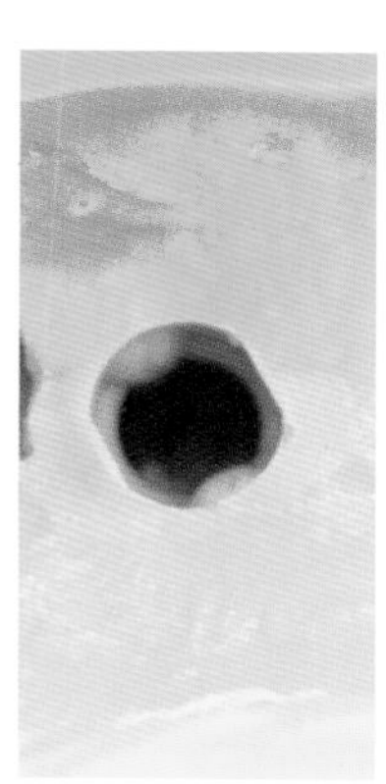

螺丝刀：Nobel Uni-grip

Nobel锥形连接
常规平台
RP-cc（黄色）

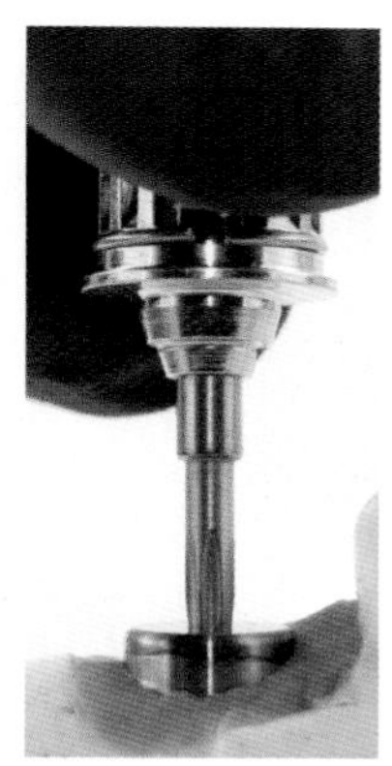
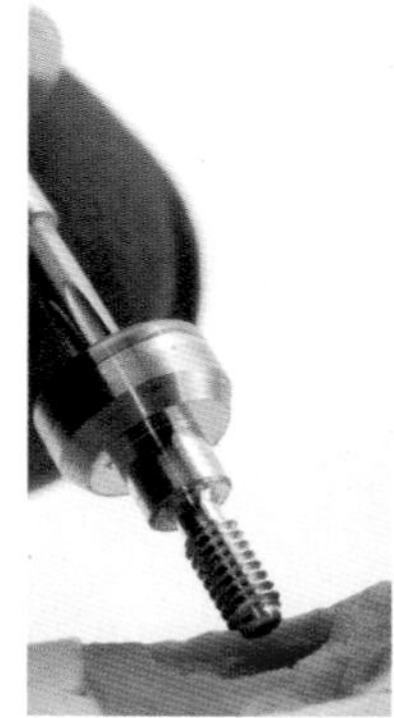
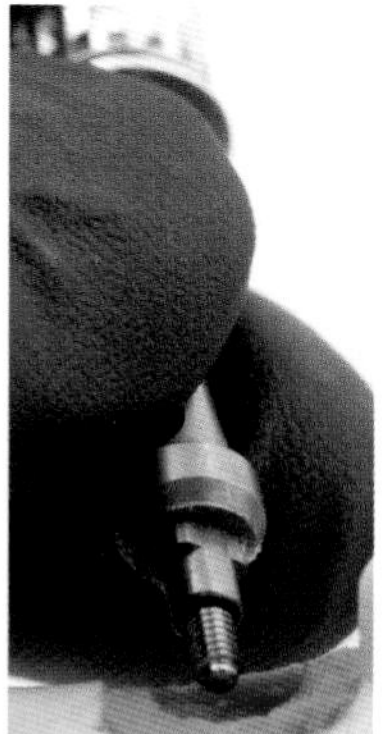
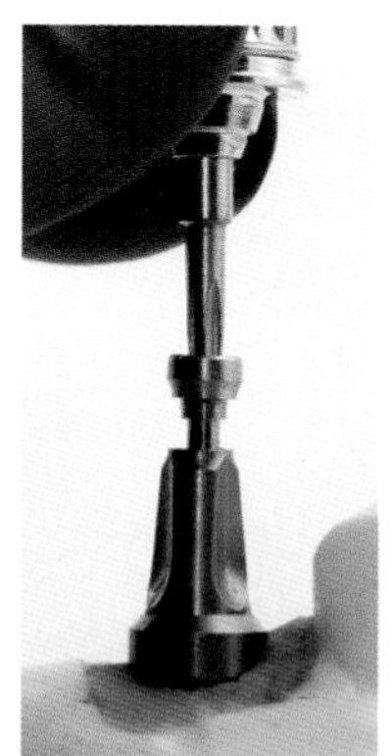
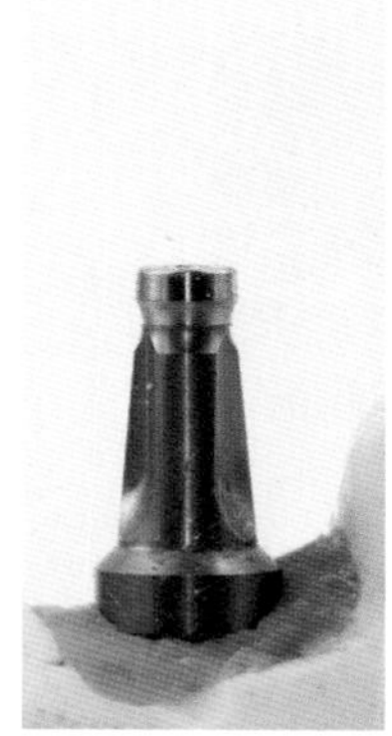
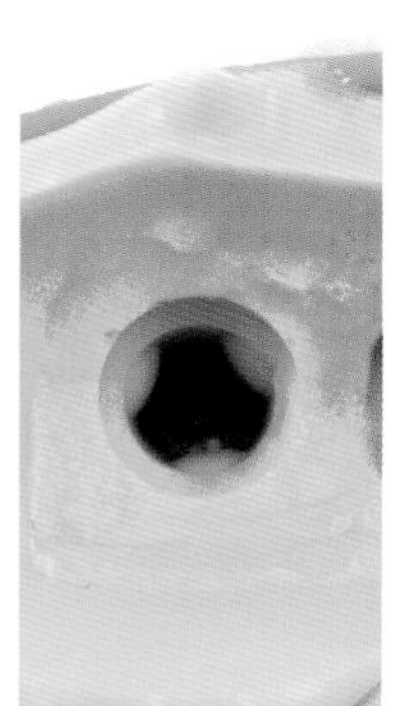

螺丝刀：Nobel Uni-grip

Nobel内部三叶连接
宽平台
WP（蓝色）

移除愈合基台 → 安装闭口式转移杆 → 影像学检查 → 制取印模

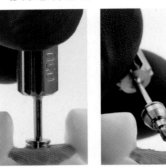

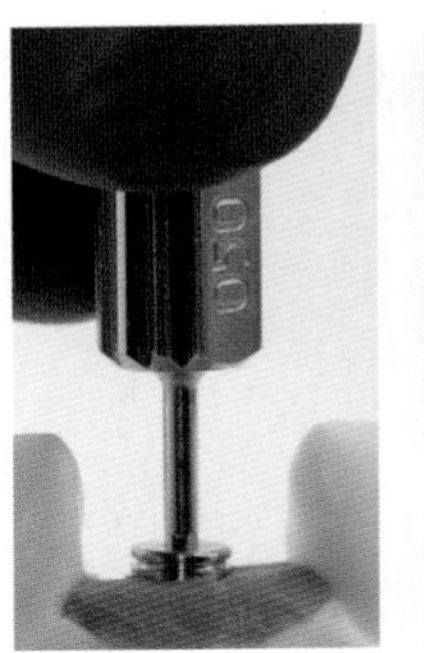
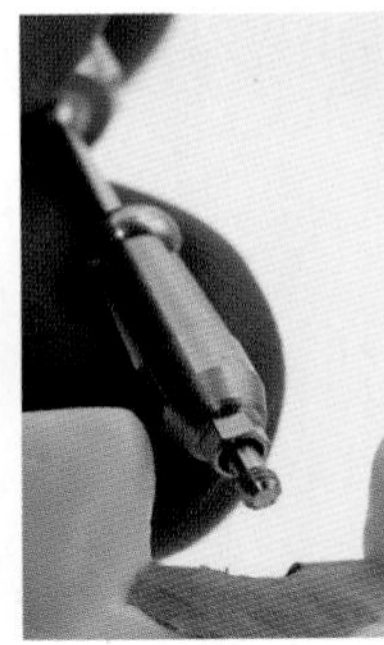
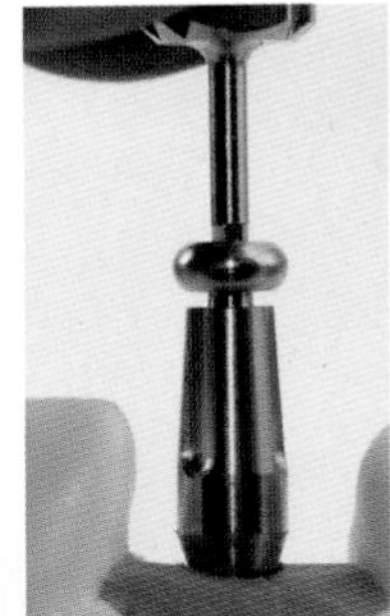

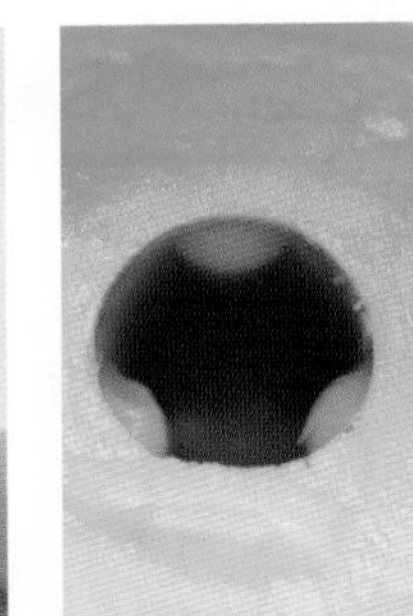

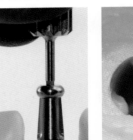

螺丝刀：0.05英寸（约1.25mm）
平行型

BioHorizons骨水平
3.5mm平台
（黄色）

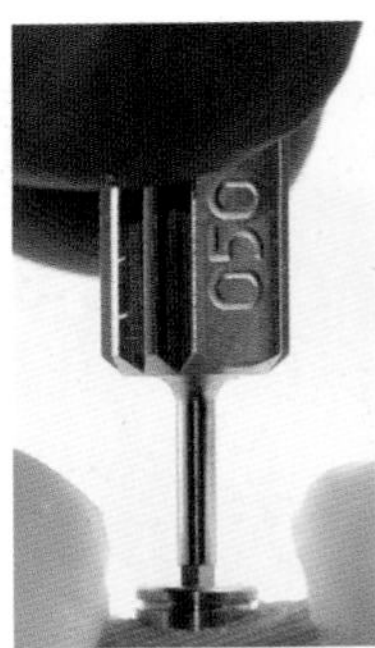
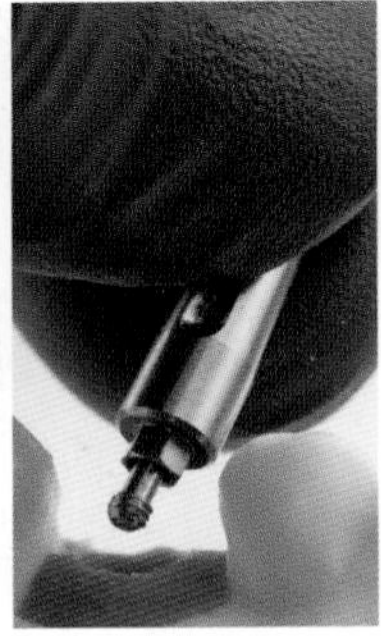
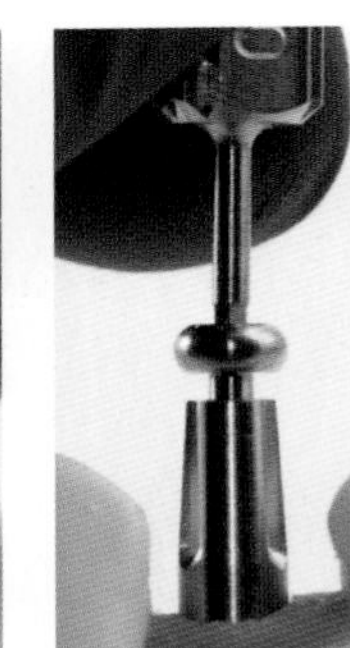
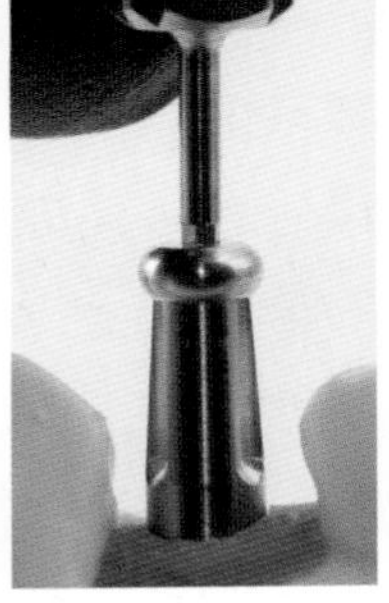
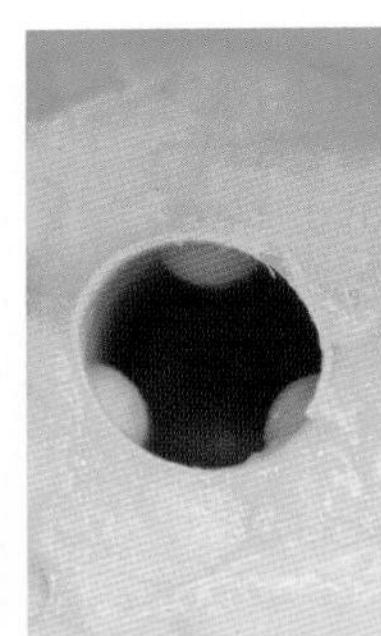

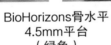

螺丝刀：0.05英寸（约1.25mm）
平行型

BioHorizons骨水平
4.5mm平台
（绿色）

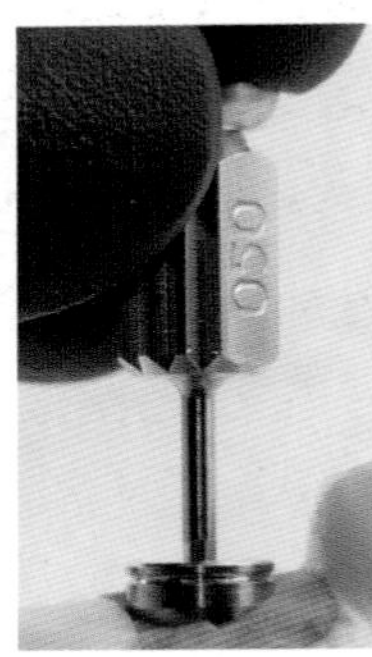
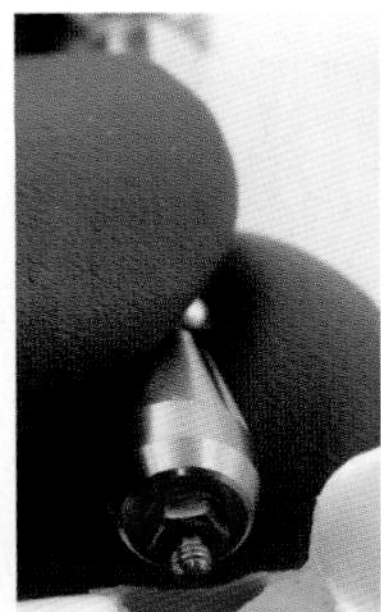
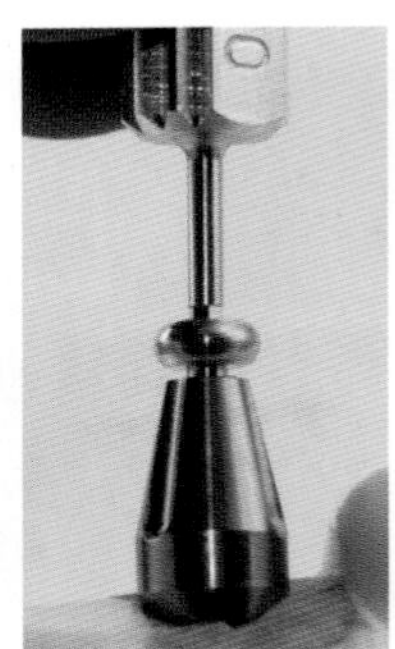
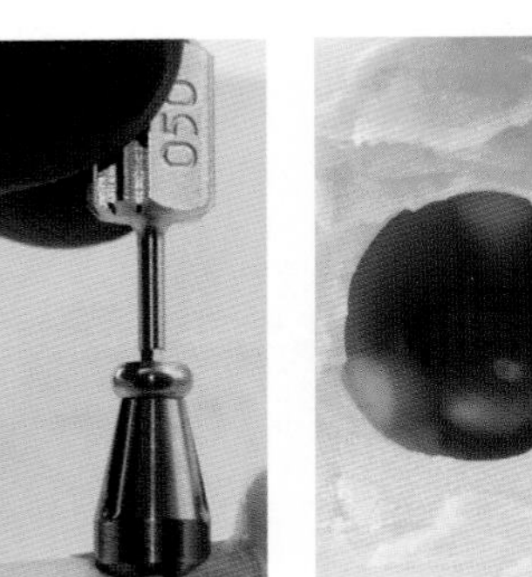

螺丝刀：0.05英寸（约1.25mm）
平行型

BioHorizons骨水平
5.7mm平台
（蓝色）

方法步骤

1. 比色。
2. 如果没有对颌牙列石膏模型，需用印模材料制取对颌模型。
3. 确保闭口式转移杆与植入种植系统相匹配。
4. 用探针或牙周探针清除愈合基台顶部的碎屑。
5. 放置气道保护装置。
6. 用三指握持法握住厂家提供的螺丝刀，逆时针方向拧松愈合基台，直到听到清脆的弹响，确保愈合基台与种植体完全分离。保持螺丝刀稳定就位于愈合基台中，仔细观察螺丝刀和愈合基台，用抗旋螺丝刀小心移除愈合基台。移除过程中螺丝刀保持偏斜或向上，以防愈合基台落入口内。
7. 记下哪个愈合基台属于哪个种植体，以便进行更换。如果种植体的连接方式不同，或者愈合基台的高度/直径不同，这一点就显得更为重要。
8. 将卸下的愈合基台放置在盛有氯己定溶液的容器中。
9. 用棉球或者小毛刷蘸取氯己定溶液彻底地清理种植体内表面。
10. 不要让种植体长时间保持开放状态，因为软组织会塌陷，这可能会使种植体与转移杆的连接变得困难或让患者感到疼痛。
11. 从最远端的种植体开始，将闭口式转移杆牢固地放在最短的螺丝刀上，当朝下放置时，它不会脱落。需要注意的是，在一些种植系统中，转移杆的体部没有附着在长螺丝上。须用三指握持法谨慎操作。
12. 用螺丝刀将转移杆转移到最远端的种植体上。在任何时候都要保持转移杆偏斜或向上，以减少掉落的风险。
13. 在对螺丝刀施加根向压力的同时，旋转转移杆的主体，直到转移杆与种植体紧密相连，不能继续旋转。
14. 缓慢拧紧转移杆，直到它停止旋转。有些系统有较宽的转移杆，一般建议在修复较大的牙齿（磨牙）时使用。但是，如果使用的是窄的愈合基台，或者如果种植体明显在牙槽嵴顶下，那么转移杆完全就位就有一定的难度。见下面的“并发症和注意事项”部分。
15. 一旦完全拧紧，将螺丝松开1/4圈。尝试旋转转移杆主体时，它应该能够轻微移动，但不能旋转。重新拧紧螺丝，确保转移杆与种植体正确连接。
16. 对下一颗靠前的种植体重复步骤11 ~ 15。
17. 确保转移杆不会触碰任何其他转移杆、邻牙或修复体。
18. 移除气道保护装置。

19. 对完全就位的转移杆进行影像学检查（参见第69页）。了解完全就位和未完全就位的印模转移杆病例。
20. 准备好印模材料。在托盘上涂抹粘接剂。
21. 检查牙列中的倒凹（如固定桥下方或严重的骨缺失部位），以及松动牙和修复体情况，根据情况填充倒凹。
22. 确保邻牙 / 修复体的邻面光滑、清洁。
23. 吹干转移杆和牙弓中的其他牙齿 / 修复体。
24. 用重体材料填充托盘，同时再将轻体印模材料涂抹在转移杆周围和邻牙上，不需要像传统牙齿预备那样去获取边缘。
25. 将托盘完全就位，等待材料聚合。
26. 移除托盘。此过程需要用力，需要告知患者会感觉到脱位力，用力时可以将颏部或上颌作为支撑。印模转移杆将保持在种植体中。
27. 检查印模。印模材料中存在微小的空隙或气泡通常是没有影响的。但是，当转移杆周围有大量印模材料缺失、相邻牙面存在很大空隙或材料本身存在问题时，需要重新制作印模。
28. 放置气道保护装置。
29. 从最前面的种植体开始，使用最短的螺丝刀和三指握持法握住，完全拧开转移杆，直到听到弹响声，在螺丝刀完全就位后，小心取出转移杆。把它放置在装有氯己定溶液的容器中。
30. 用纱布清洁愈合基台上的菌斑或碎屑。从最远端的种植体开始，用螺丝刀将愈合基台放置在种植体上，并拧紧。确保将愈合基台放回原来的种植体上。
31. 移除气道保护装置并结束就诊。
32. 对转移杆和制取的印模进行消毒并放进袋子中，以便送至技工室。如有需要，可将替代体一同放进袋子中。

并发症和注意事项

- 视线离开患者口腔时，切勿将任何未固定的组件或螺丝刀留在口内。
- 全程使用气道保护装置。
- 确保螺丝刀与植入种植系统相匹配，并且没有过度磨损。
- 大多数厂家提供各种高度的闭口式转移杆。虽然没有关于短与长闭口式转移杆的准确性数据，但当垂直空间足够时，长型转移杆可能会提供更好的准确性。
- 大多数厂家提供不同宽度的闭口式转移杆。作为一般指导原则，转移杆的宽度应接近终末修复体的宽度。因此，磨牙区种植体应该使用宽的转移杆，而上颌侧切牙和下颌切牙应该使用窄的转移杆。所有其他种植体应使用“常规”或中等宽度的转移杆。
- 使用宽的转移杆可能会在放置过程中出现拉伸软组织和软组织变白的现象。缓慢地拧紧螺丝，让软组织适应。应该告知患者，在这个过程中他们会感觉到压力。如果使用的是窄的愈合基台，在使用“常规”宽度的转移杆时也会出现这种情况。如果种植体位于牙槽嵴顶下，或者转移杆无法就位于种植体内时，可以换用较宽的转移杆，但可能需要切开牙龈。
- 闭口式转移杆常规用于口腔大部分区域。然而，它们需要使用螺丝刀来安装和移除。在垂直空间严重受限的情况下（常见于第二磨牙），转移杆和螺丝刀的高度可能过长导致无法放置。在这种情况下，使用短的开窗式转移杆，用止血钳来拧紧和移除转移杆可能是唯一的选择（参见第88页和第114页）。
- 从种植体上取下转移杆后，不要将其放置在替代体上以及插入印模中。这是技师的工作，他们比任何临床医生都熟悉这一工作，而且是借助显微镜完成的。另外，大多数印模在运输到技工室的过程中经历振动和温度变化，可能在铸模中产生误差。

- 关于咬合记录的更多信息，参见第142页。种植体数量越多越需要进行咬合记录。如果需要进行咬合记录，应该在完全就位的愈合基台上进行。一个同型号的愈合基台也需要被送到加工厂。有的厂家也提供咬合记录杆。对于更复杂的情况，建议制作辅助定位器（参见第147页）。

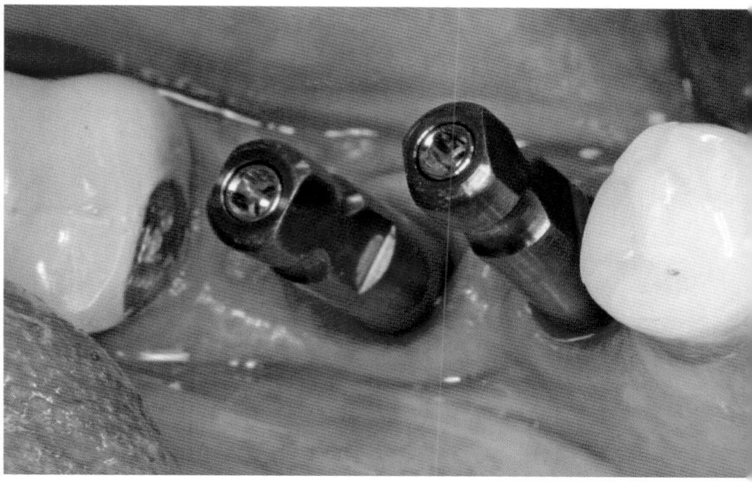

讨论

闭口式印模法适用于某些临床情况和某些种植系统。但是，随着种植体数量的增加，闭口式印模法时可靠性会下降。

参考书目和补充阅读

[1] Chang WG, Vahidi F, Bae KH, Lim BS. Accuracy of three implant impression techniques with different impression materials and stones. Int J Prosthodont 2012;25:44-47.

[2] Moreira AH, Rodrigues NF, Pinho AC, Fonseca JC, Vilaça JL. Accuracy comparison of implant impression techniques: A systematic review. Clin Implant Dent Relat Res 2015;17:e751-e764.

[3] Papaspyridakos P, Schoenbaum TR. Enhanced implant impression techniques to maximize accuracy. In: Schoenbaum TR (ed). Implants in the Aesthetic Zone: A Guide for Treatment of the Partially Edentulous Patient. Cham, Switzerland: Springer, 2019:217-234.

[4] Sorrentino R, Gherlone EF, Calesini G, Zarone F. Effect of implant angulation, connection length, and impression material on the dimensional accuracy of implant impressions: An in vitro comparative study. Clin Implant Dent Relat Res 2010;12:e63-e76.

多颗种植体开窗式印模

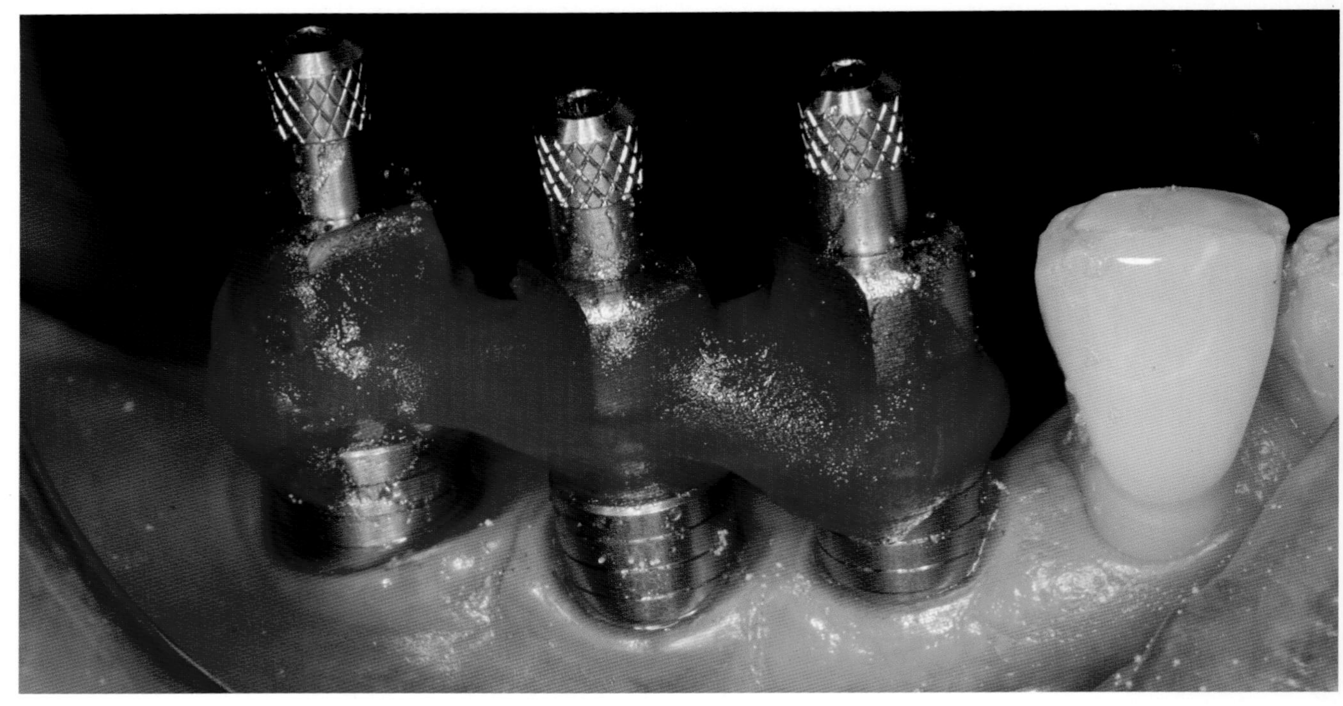

多颗种植体夹板固定开窗式印模法是较大或较复杂的种植病例首选的制取印模方法，因为已有事实证明，对于多颗种植体复杂种植修复的印模制取，该方法较其他印模方法更准确。对于复杂的种植治疗，应该用树脂材料将转移杆连在一起，来提高准确性；但是，这需要有非抗旋转移杆，并不是所有的厂家都提供。本节中描述的技术包括夹板固定步骤。关于最精确的夹板材料或技术的证据是多样的。本书介绍的技术被证明是多颗种植体复杂种植修复最精确的印模技术，但它是一种相对前沿的技术，在患者口内使用之前，应该进行练习。

这种技术包括使用非抗旋的开窗式转移杆。由于缺乏牙周韧带（PDL），种植体无法移动，因此种植体之间的准确性对于确保修复体的被动就位至关重要。用一种低收缩树脂（如美国GC公司的Pattern Resin LS）以刚性、精确的方式连接转移杆。其他材料，如可流动的复合材料，会出现明显的收缩问题。

对内连接部分较长的多颗种植体进行取模时，即使种植体之间的平行度稍有不同，也不能使用抗旋转移杆。因此，对于大多数现代种植体，在大多数临床情况下，建议使用非抗旋转移杆来进行多颗种植体的夹板固定开窗式印模法。在安装好转移杆并通过放射学检查确认其完全就位后（见上一节），在转移杆之间建立一个支架。它可以用各种材料制作，如牙线、小橡皮圈或金属车针。无论选择哪种支架材料，树脂都是确保准确性的关键部分。树脂框架必须足够坚固。少量树脂连接支架并不足以保证其强度。临床医生必须以少量、多次的方式涂抹树脂，而不是一次性大量的涂抹，从而尽量使聚合收缩发生在小范围内。所有材料凝固过程中的收缩变形将会体现在整个夹板上。因此，如果一次放置大量的树脂，收缩变形会更明显，将对结果产生不利影响。

对于全牙弓或多颗种植体的病例，可先制取初印模，技师在此基础上制作连接在转移杆上的树脂支架。然后将其切开，在口内重新连接。这种技术的改良参见第147页。

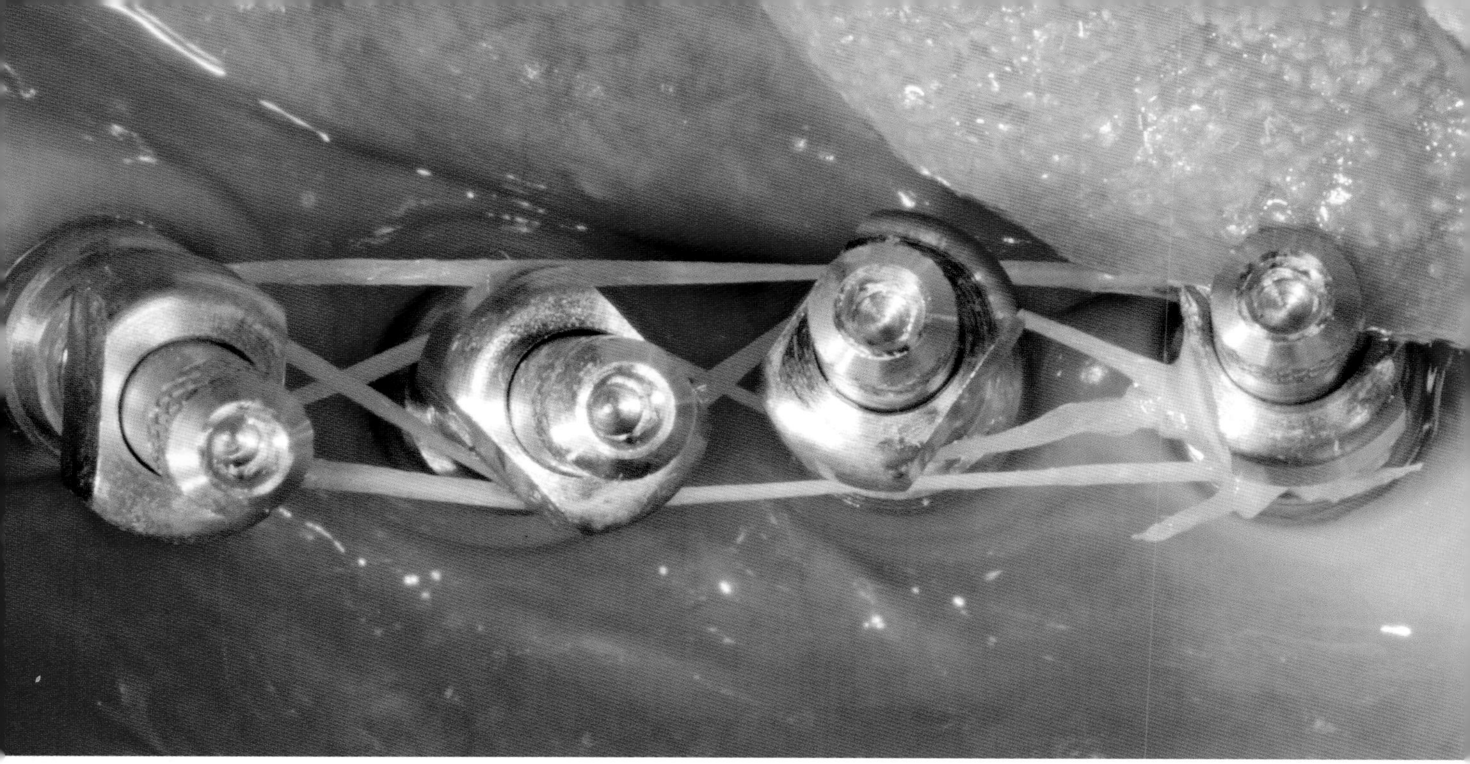

需要的器械

- 与植入种植系统相匹配的不同长度的螺丝刀（短、中长、长）。
- 牙线。
- 自凝、低收缩树脂（Pattern Resin LS）。
- 刷子。
- 2个调拌杯。
- 与植入种植系统相匹配的非抗旋开窗式转移杆。
- 装有0.12%氯己定溶液或无菌水的小碟。
- 探针或牙周探针。
- 镊子。
- 止血钳。
- 剪刀或手术刀。
- 直型手机。
- 用于直型手机的大基托钨钢车针或石膏裂钻。
- 大量纱布（最好为大尺寸纱布）。
- 印模材料（硅橡胶或聚醚）。
- 印模托盘。
- 印模托盘粘接剂。
- 棉球或小毛刷。
- 对颌牙列石膏模型或用印模材料制取对颌模型。
- 比色板（最好使用单反相机记录）。
- 影像学检查设备（一般情况下需要使用水平咬合片即可，某些情况下需要使用根尖片，理想情况下使用垂直咬合片）。

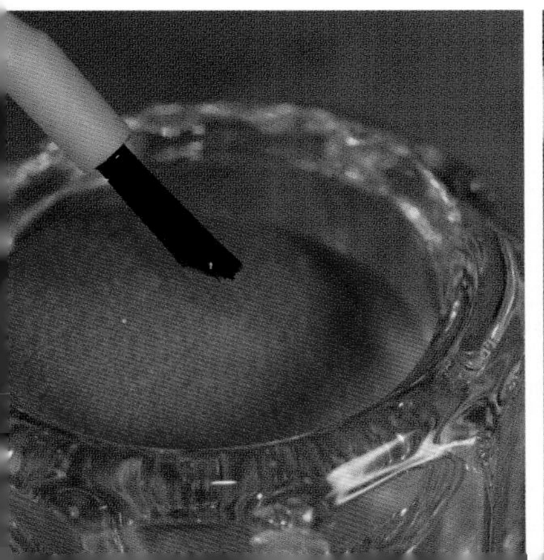
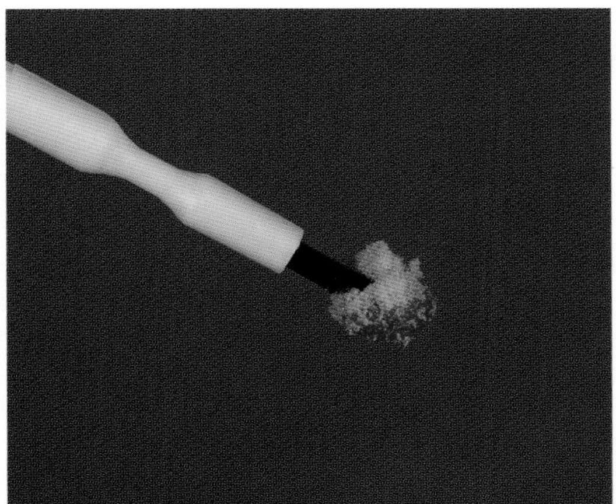
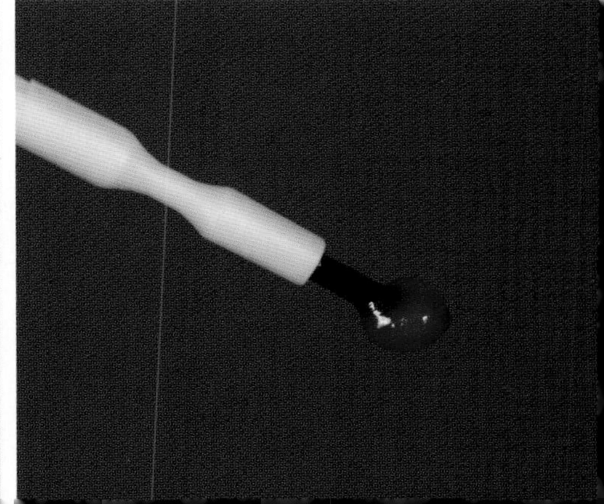

移除愈合基台 → 安装开窗式转移杆 → 影像学检查 → 制取印模

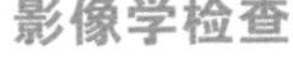

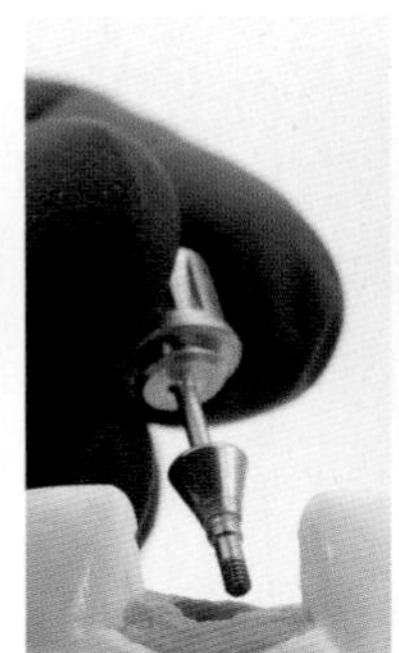
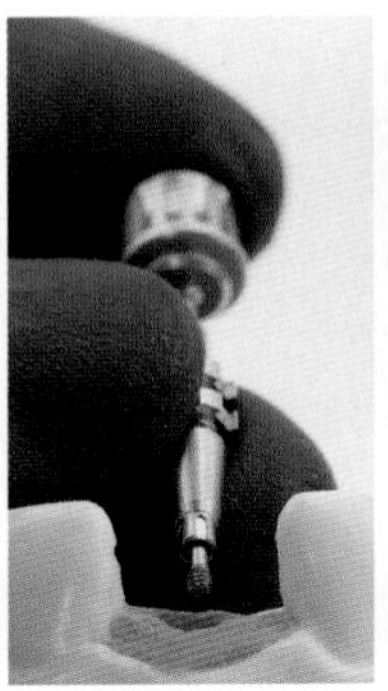
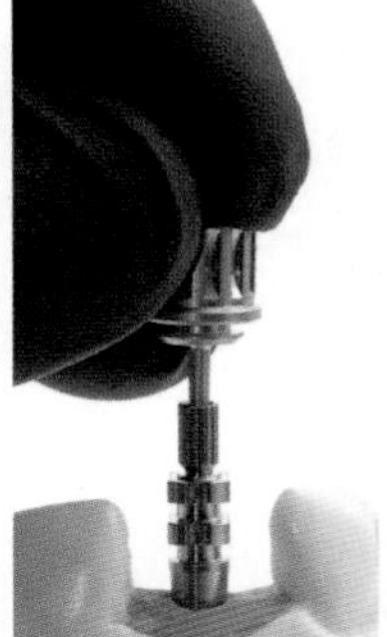
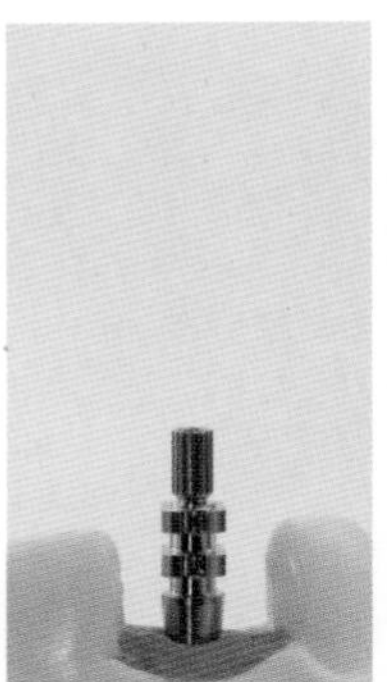
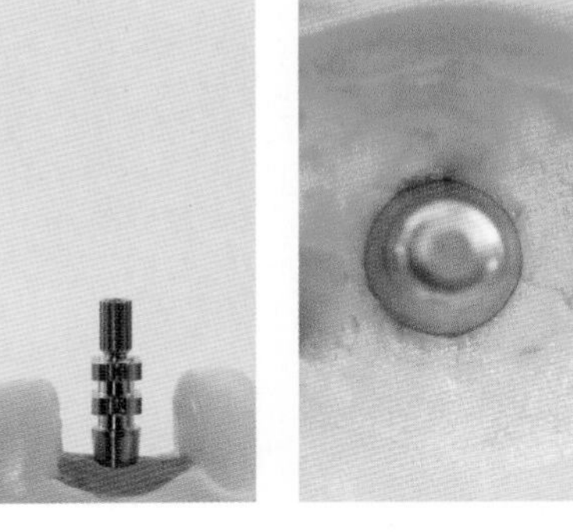

螺丝刀：Straumann SCS

Straumann骨水平
窄十字锁合基台
NC（黄色）

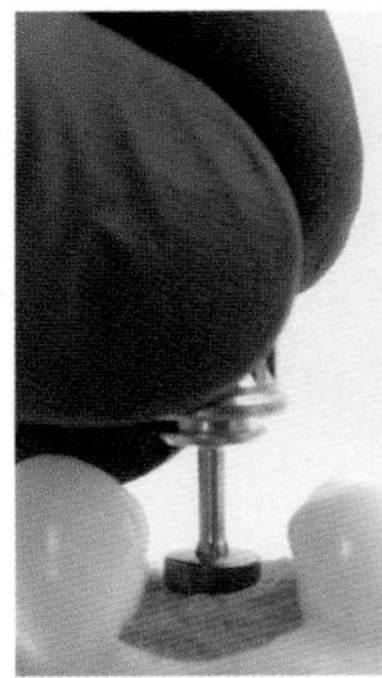
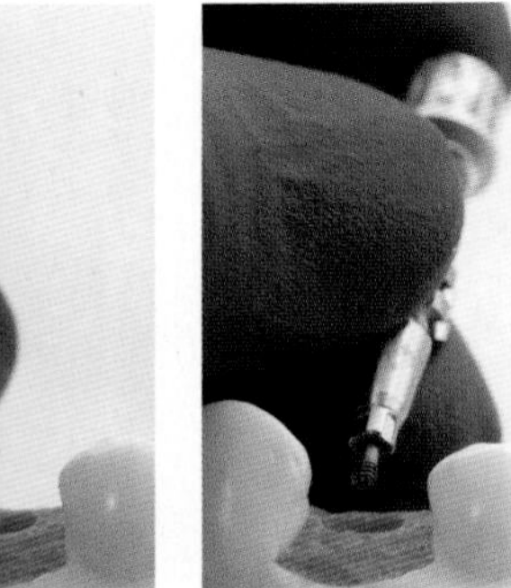
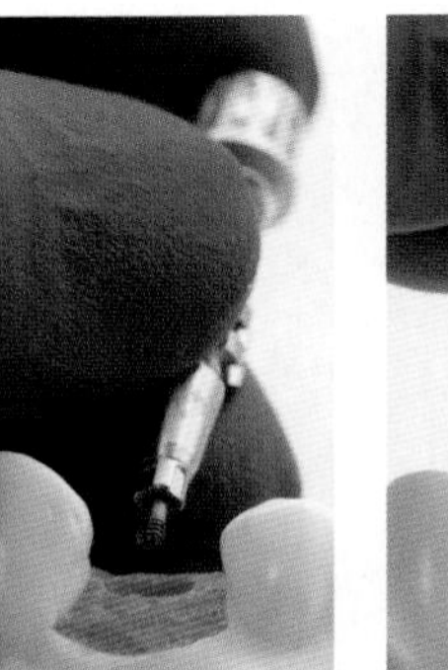
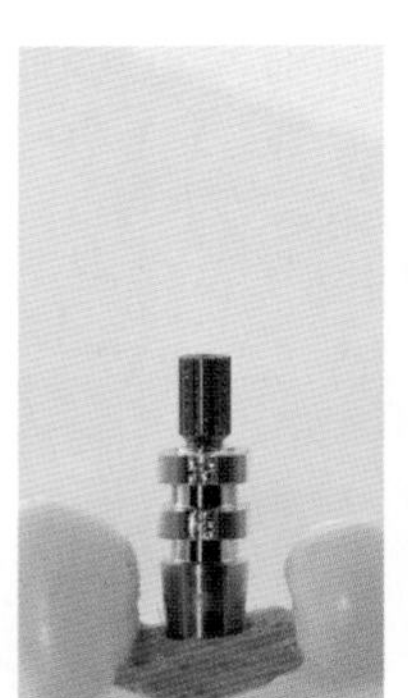
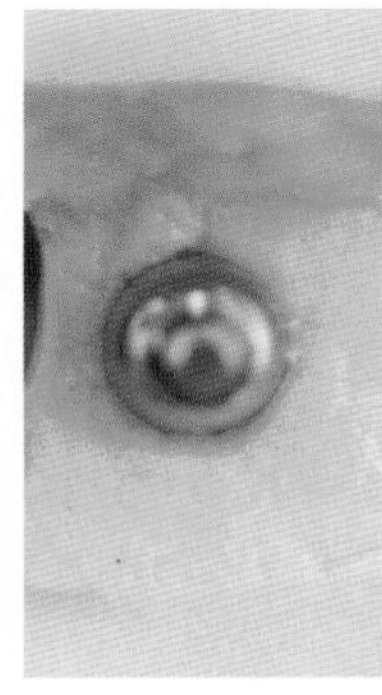

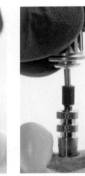

螺丝刀：Straumann SCS

Straumann骨水平
常规十字锁合基台
RC（紫色）

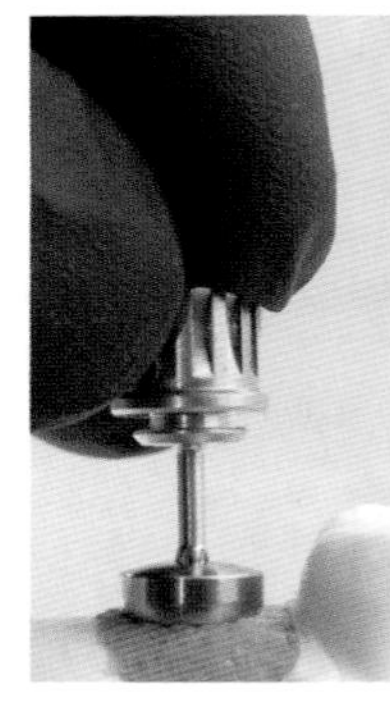
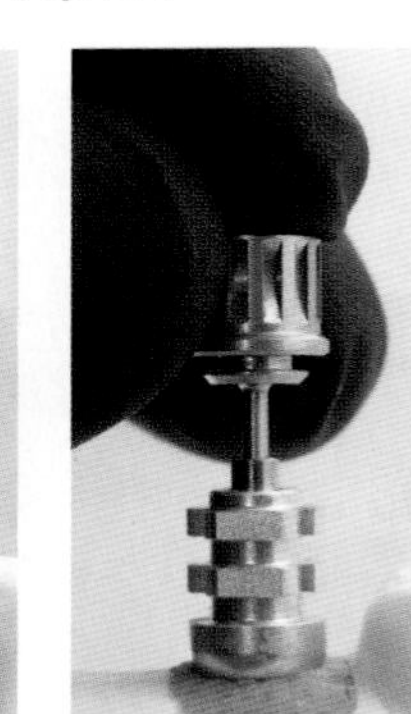
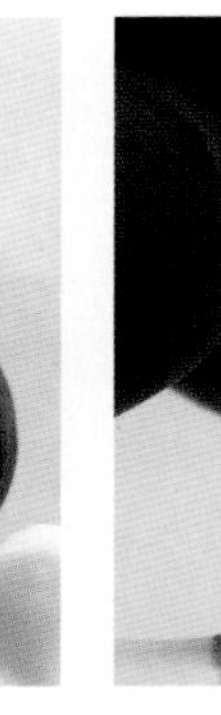
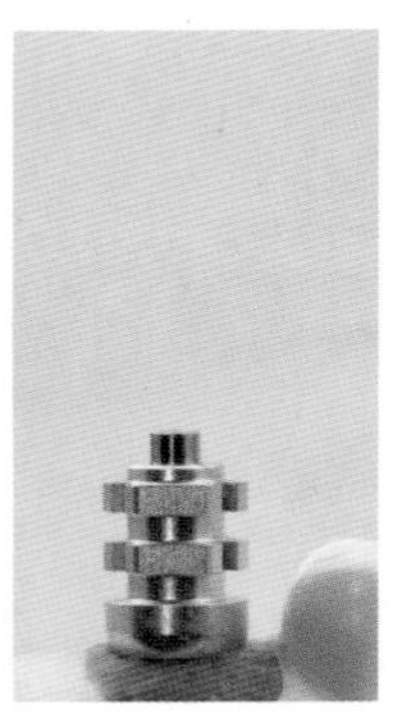
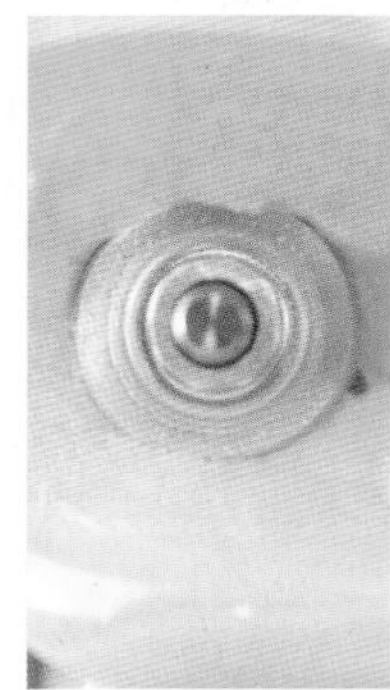

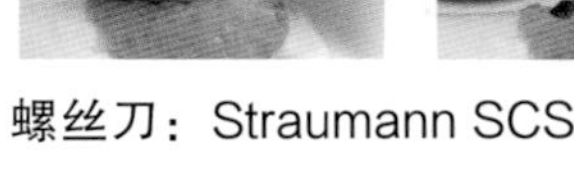

螺丝刀：Straumann SCS

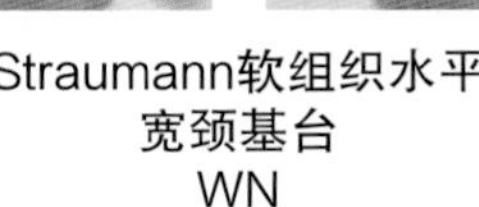

Straumann软组织水平
宽颈基台
WN

移除愈合基台 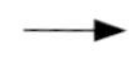 安装开窗式转移杆 → 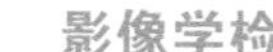 影像学检查 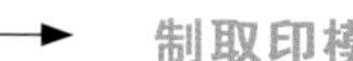 制取印模

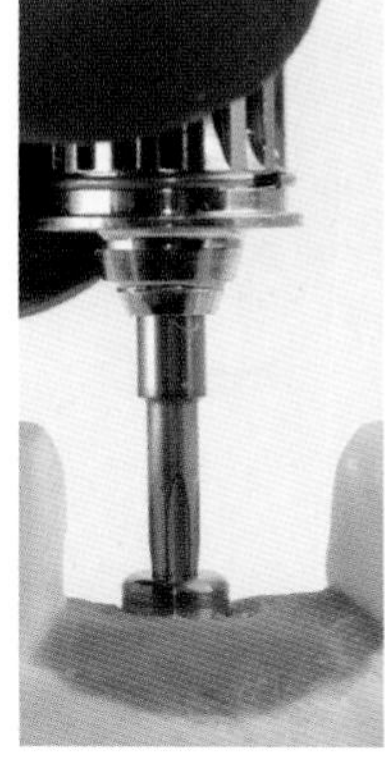
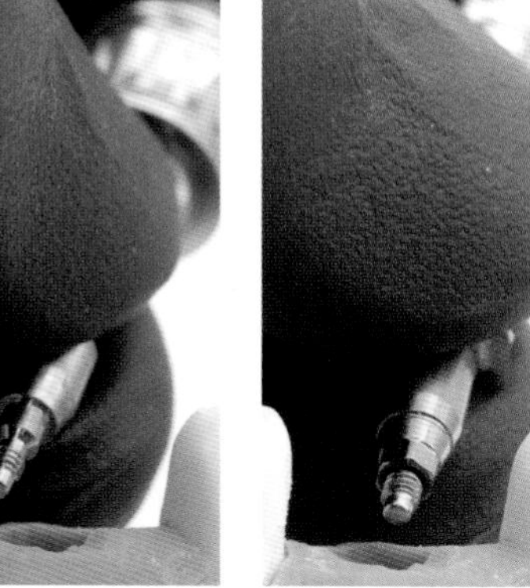
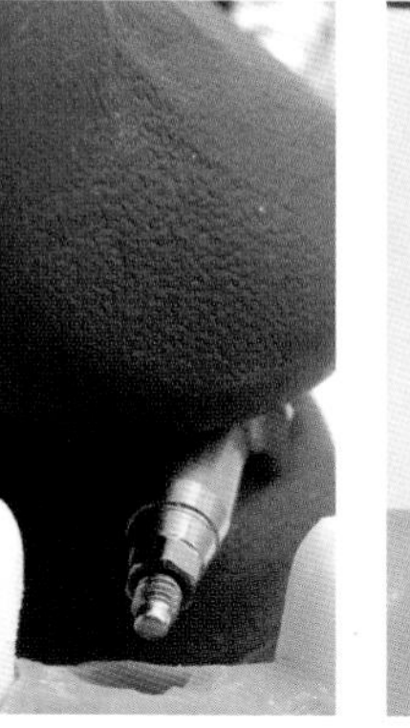
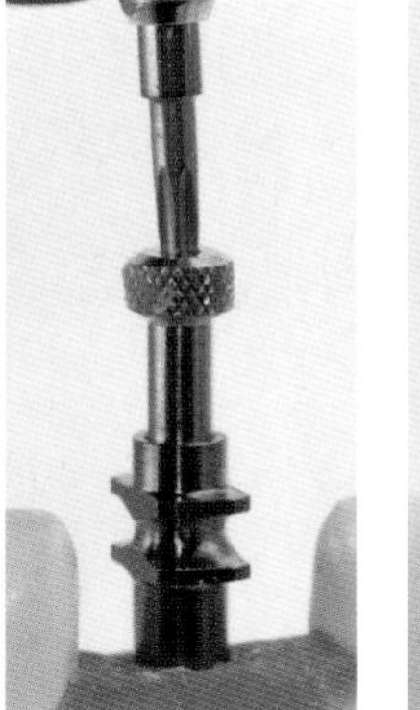
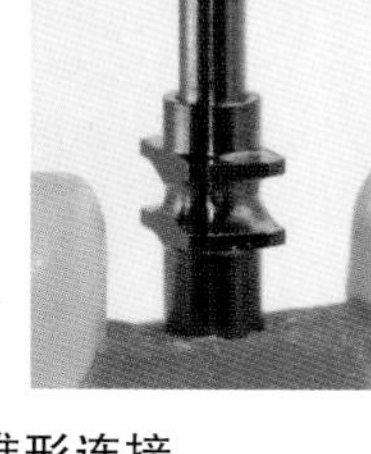
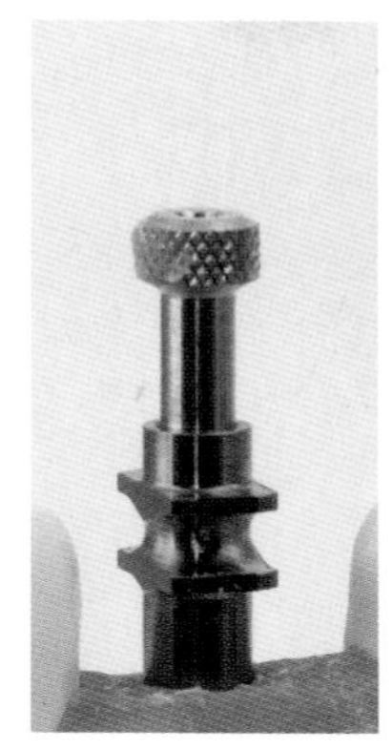
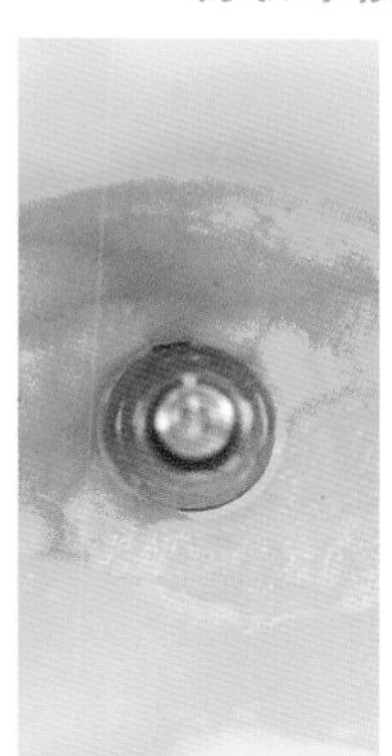

螺丝刀：Nobel Uni-grip

Nobel锥形连接
窄平台
NP-cc（粉色）

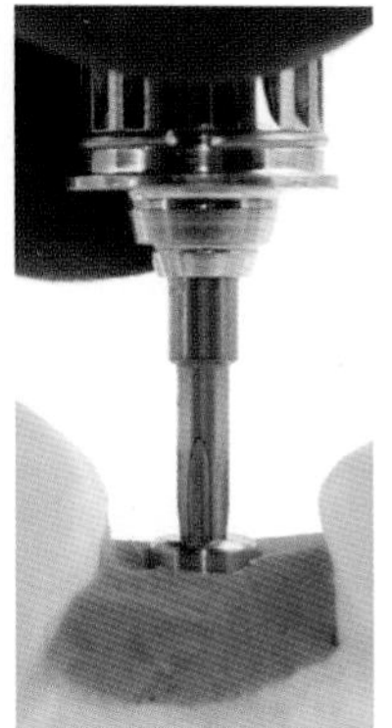
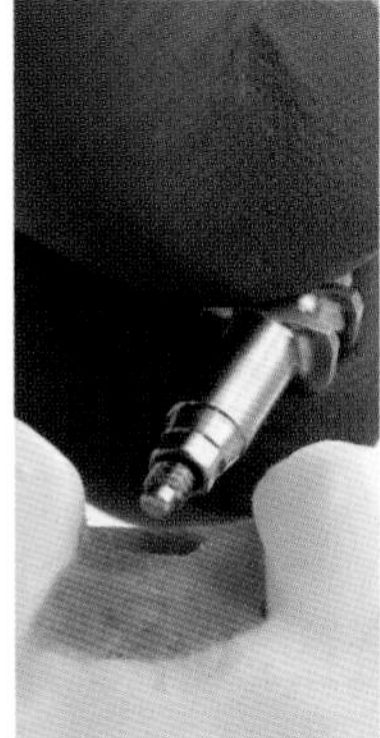
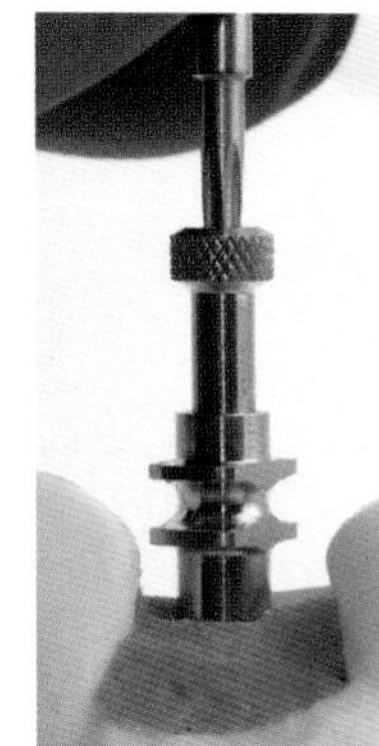
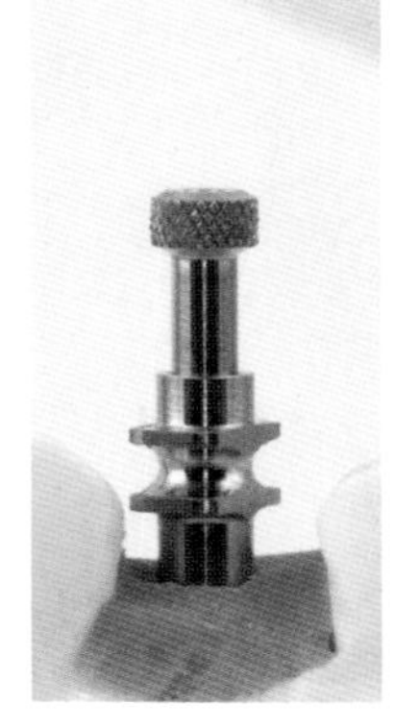
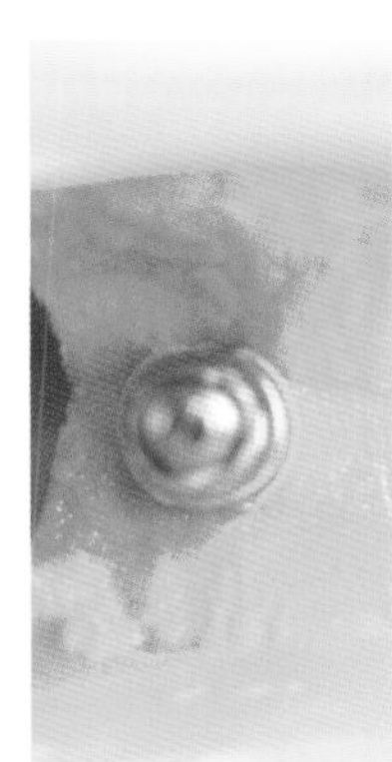

螺丝刀：Nobel Uni-grip

Nobel锥形连接
常规平台
RP-cc（黄色）

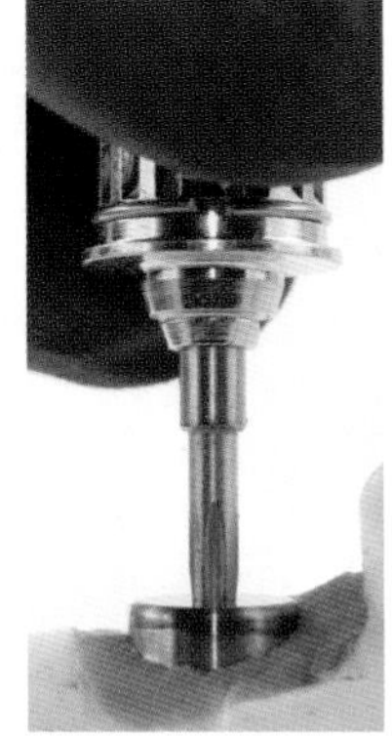
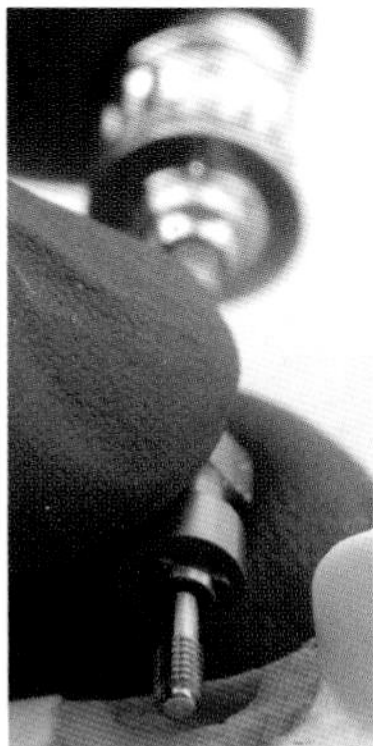
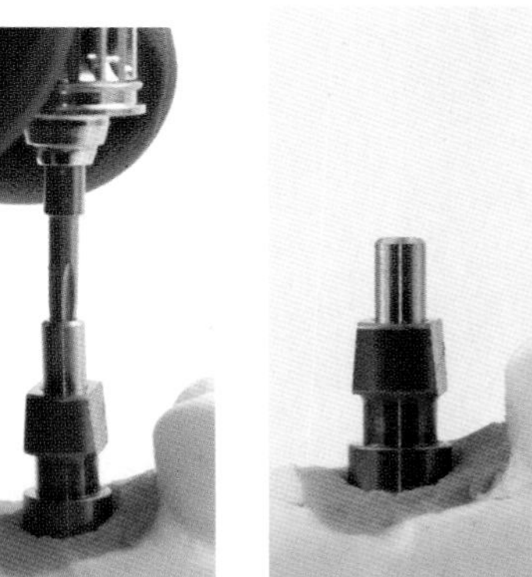
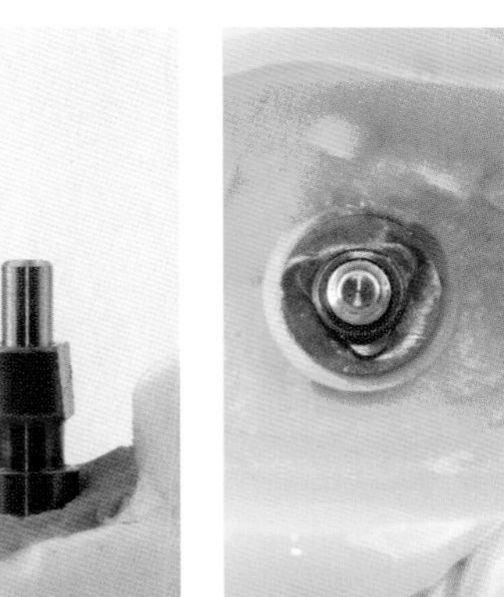

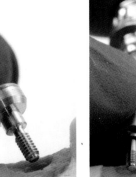

螺丝刀：Nobel Uni-grip

Nobel内部三叶连接
宽平台
WP（蓝色）

移除愈合基台 → 安装开窗式转移杆 → 影像学检查 → 制取印模

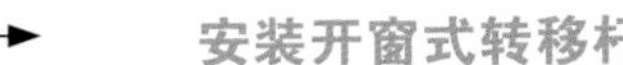

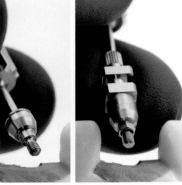

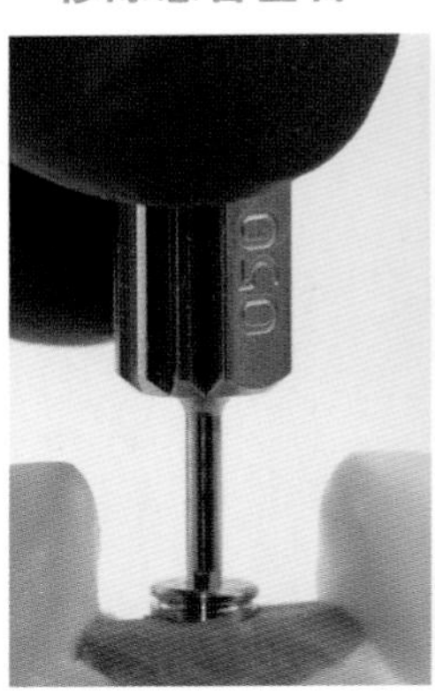
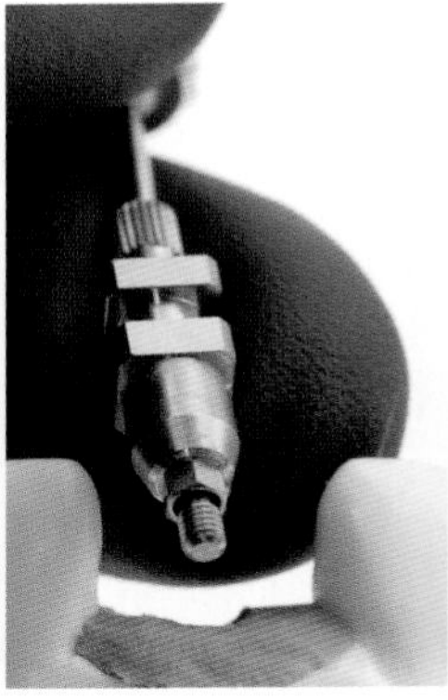
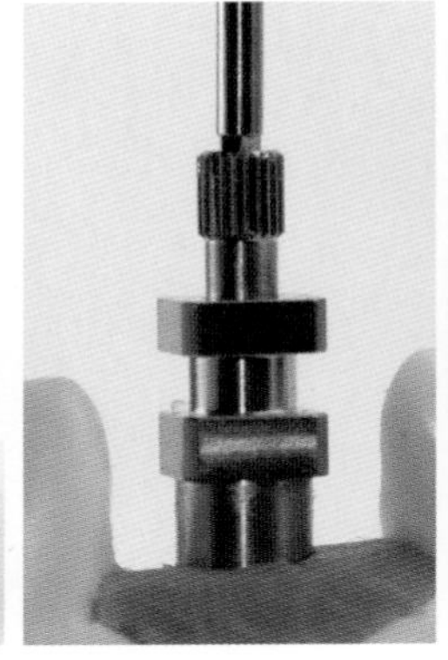
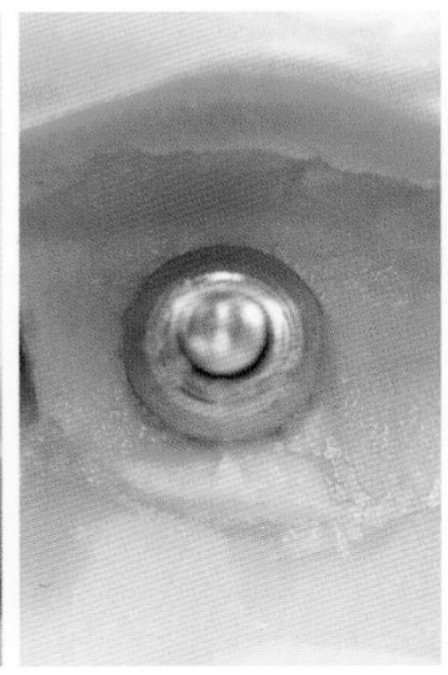

螺丝刀：0.05英寸（约1.25mm）
平行型

BioHorizons骨水平
3.5mm平台
（黄色）

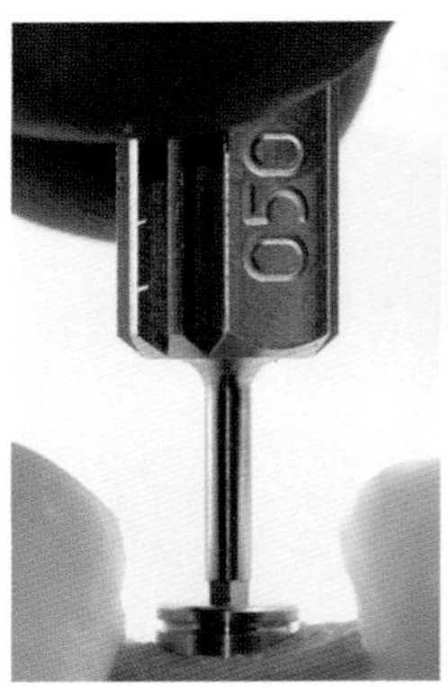
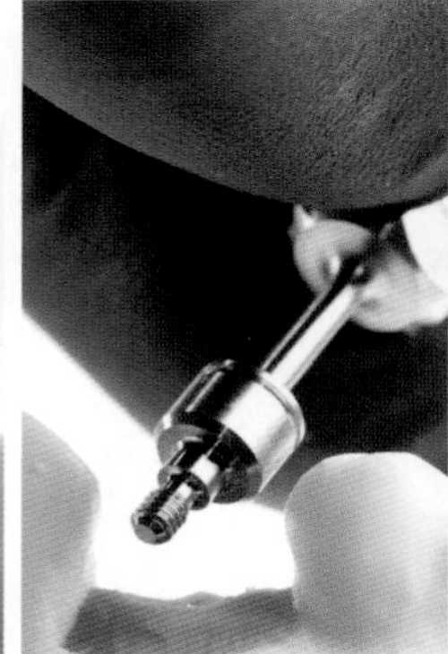
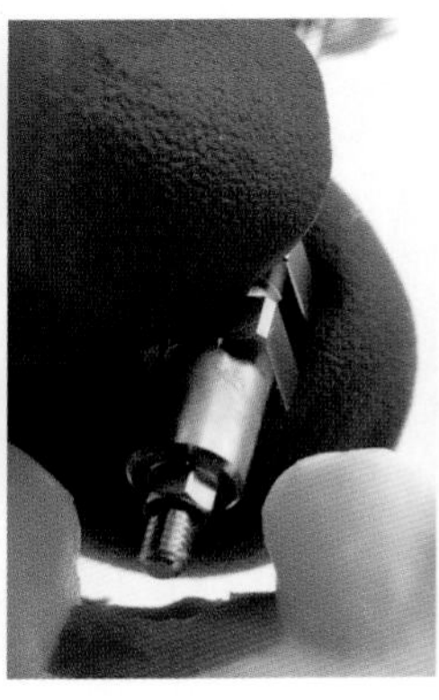
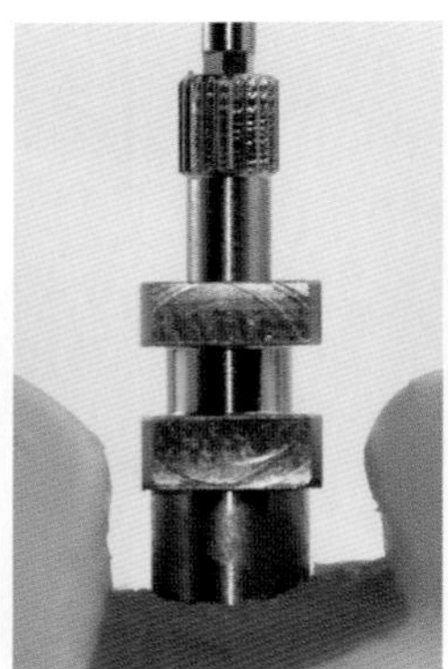
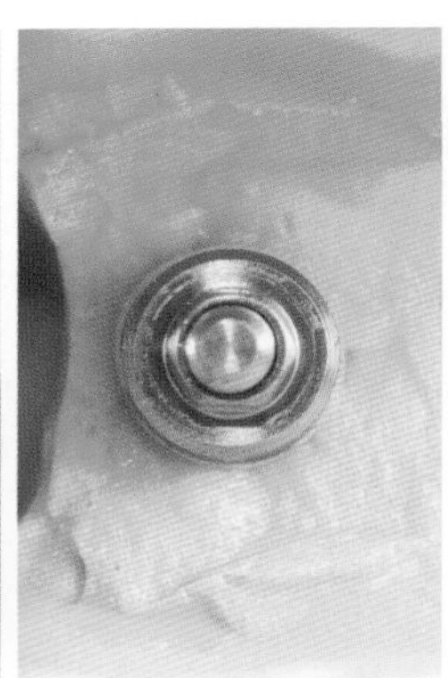

螺丝刀：0.05英寸（约1.25mm）
平行型

BioHorizons骨水平
4.5mm平台
（绿色）

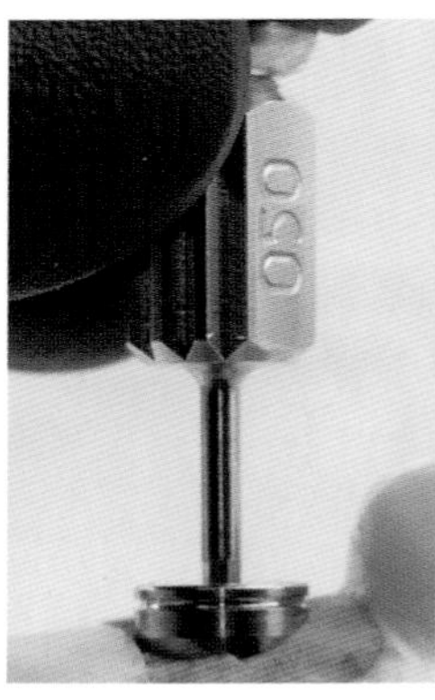
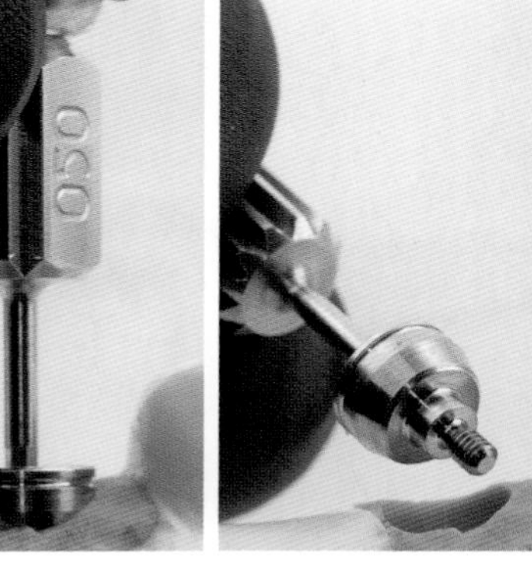
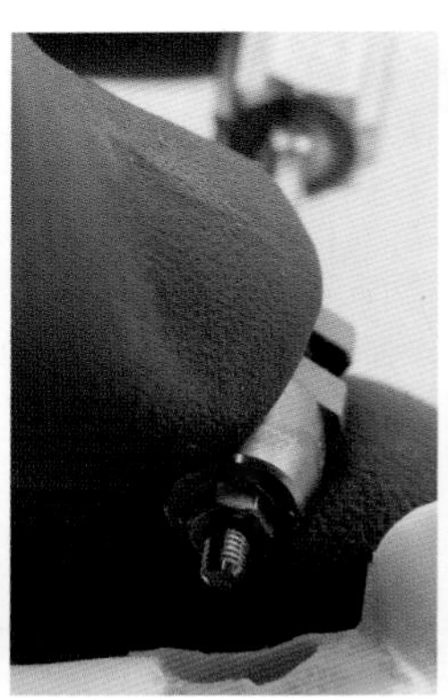
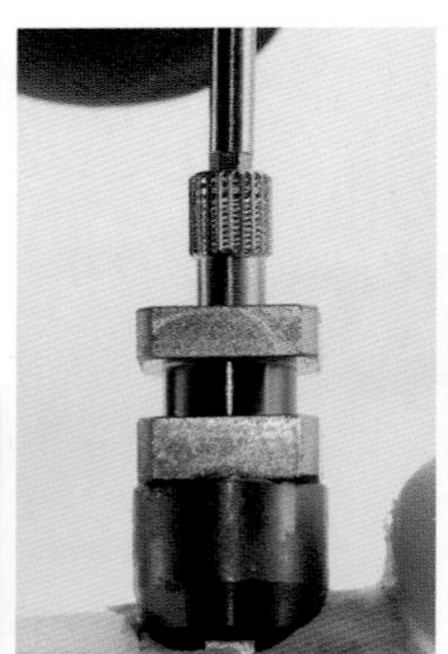
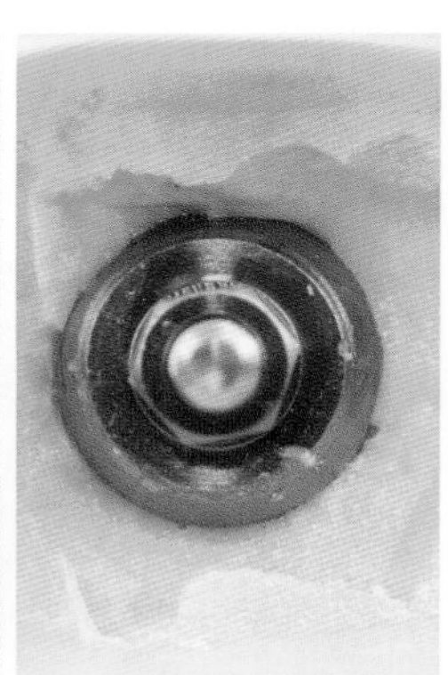

螺丝刀：0.05英寸（约1.25mm）
平行型

BioHorizons骨水平
5.7mm平台
（蓝色）

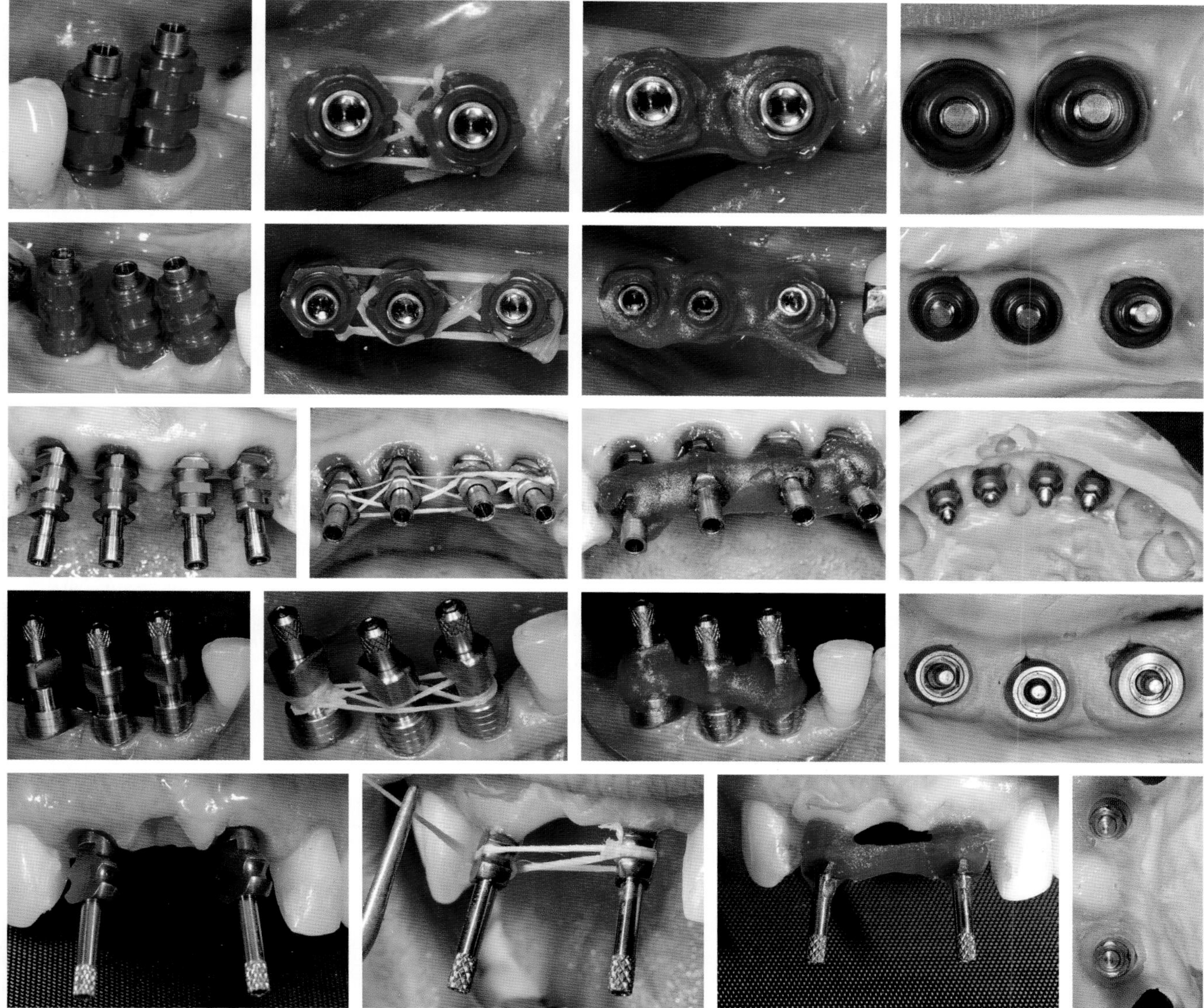

- 影像学检查转移杆是否完全就位。
- 确认开窗式印模托盘被动就位，转移杆穿过托盘上的入路孔。
- 在牙线的尾端打一个简单的方结。
- 将结套在一个转移杆上，在拉动自由端的同时滑动结，将其收紧。
- 将牙线在转移杆之间来回传递，形成一个支架。
- 将自由端绕成双圈，套在一个转移杆上向下滑动。
- 打好结，剪断多余的牙线。
- 在每个转移杆上涂抹少量的树脂，以及在转移杆之间、腭面和颊面上涂抹树脂，直到形成一个坚固的树脂桥。
- 根据需要添加额外的树脂来确保强度。
- 确保相邻的牙齿或组织上没有树脂残留。
- 开窗式印模法制取印模。

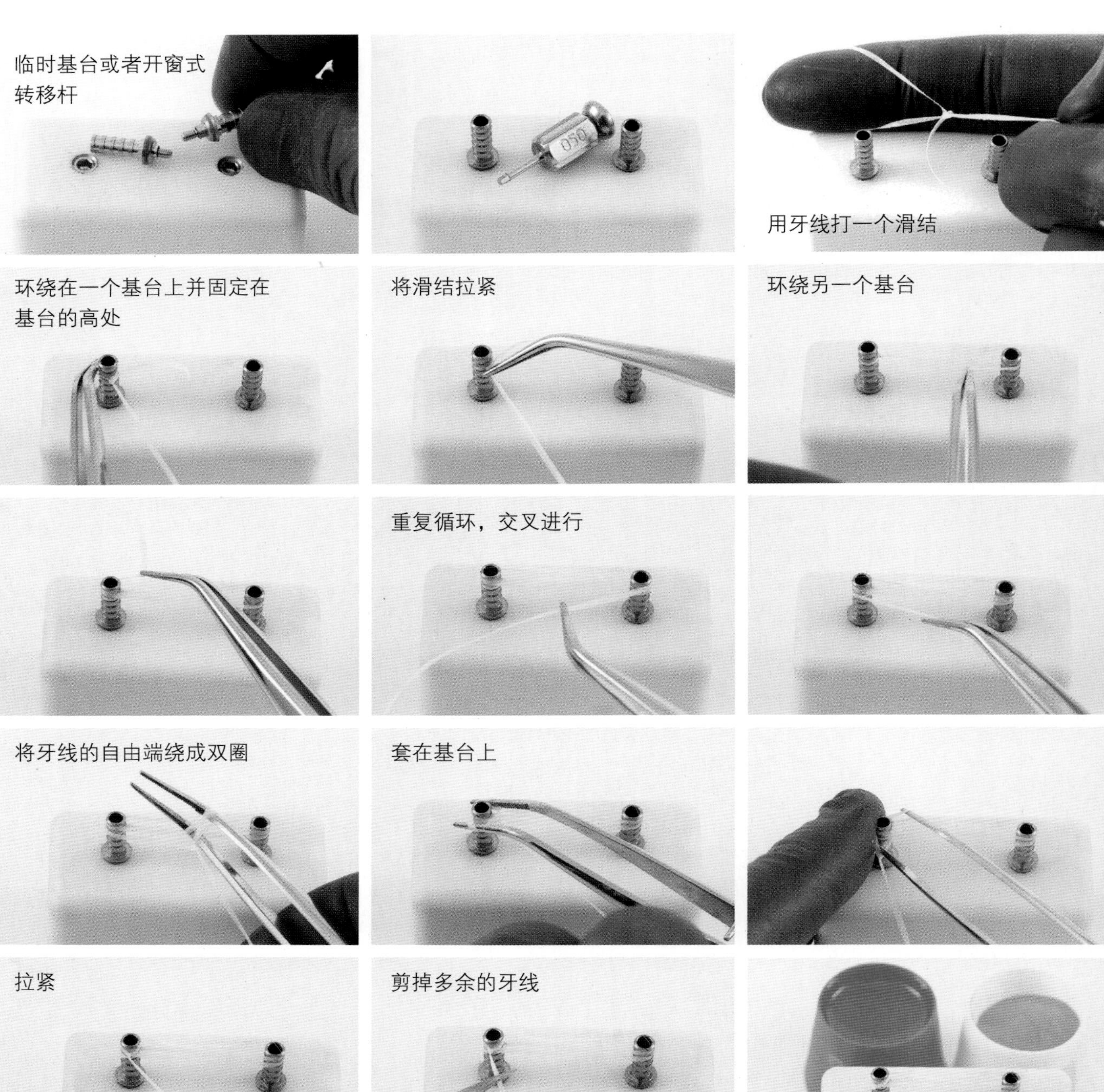
临时基台或者开窗式
转移杆
050
用牙线打一个滑结
环绕在一个基台上并固定在
基台的高处
将滑结拉紧
环绕另一个基台
重复循环，交叉进行
将牙线的自由端绕成双圈
套在基台上
拉紧
剪掉多余的牙线
准备树脂

将刷子浸入单体中

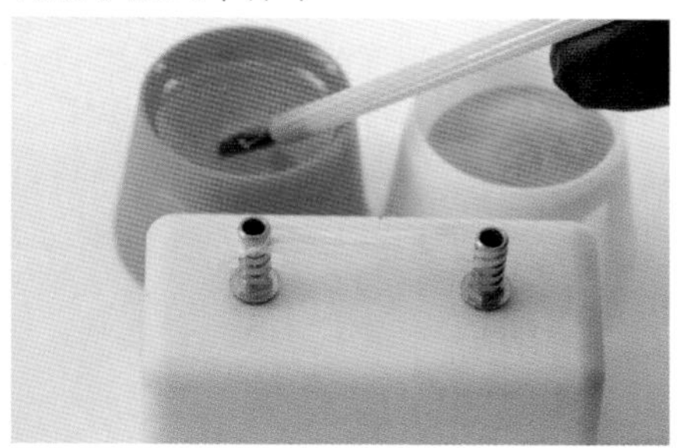

再将刷子浸入树脂粉末中

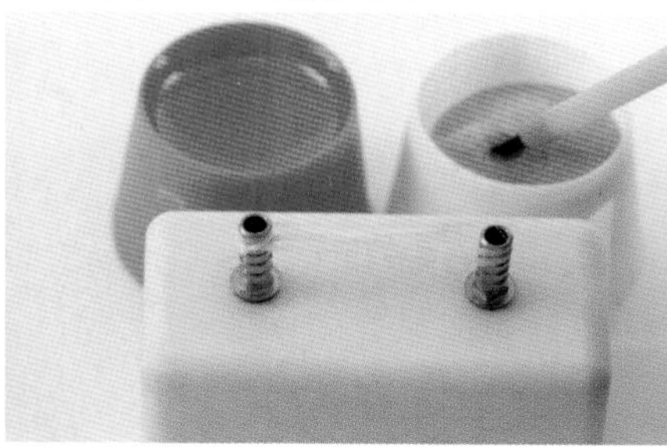

根据需要进行复湿

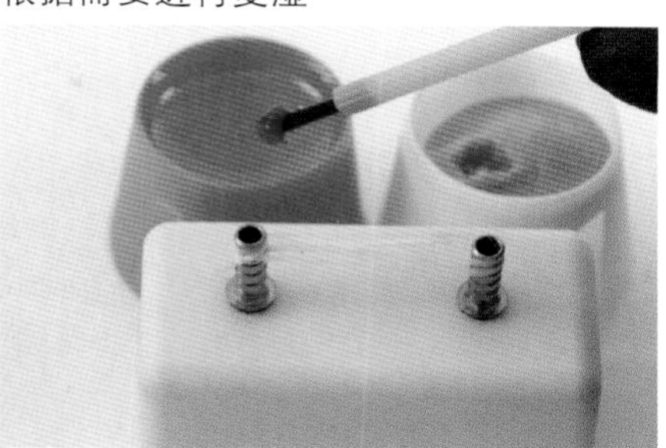

将树脂涂抹在基台上

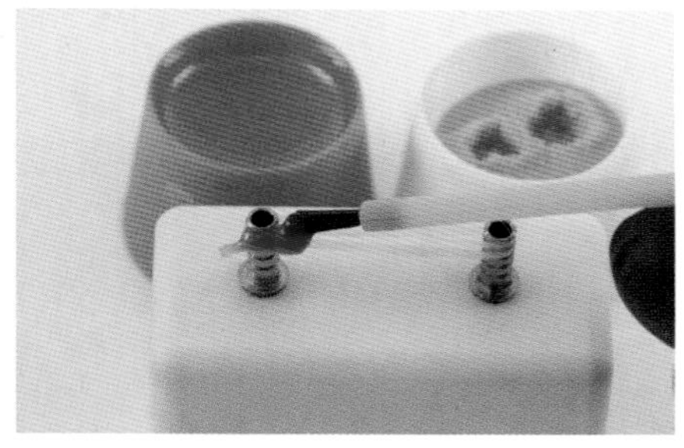

涂布其他基台

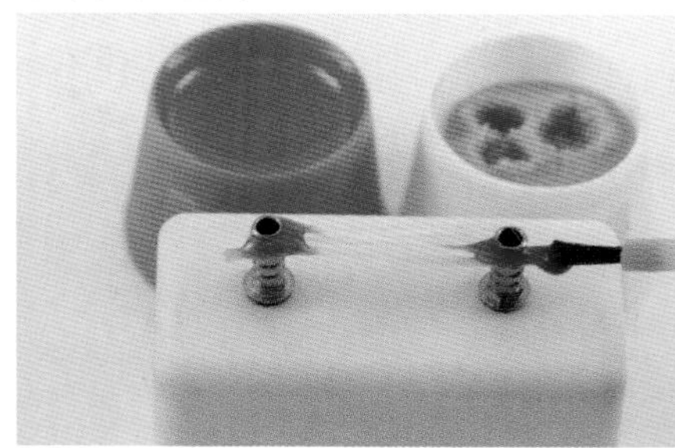

重复

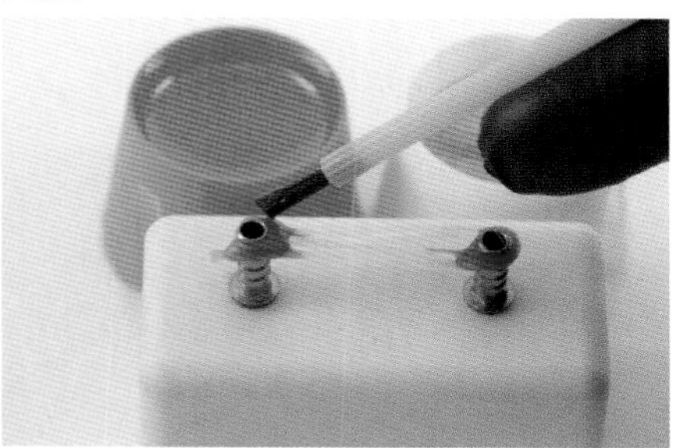

逐步形成树脂支架

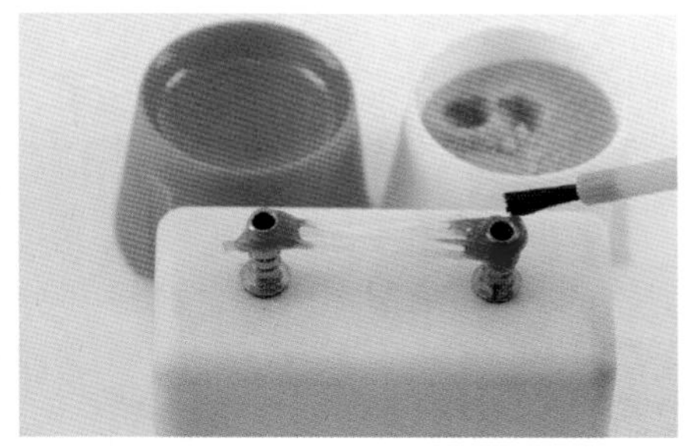

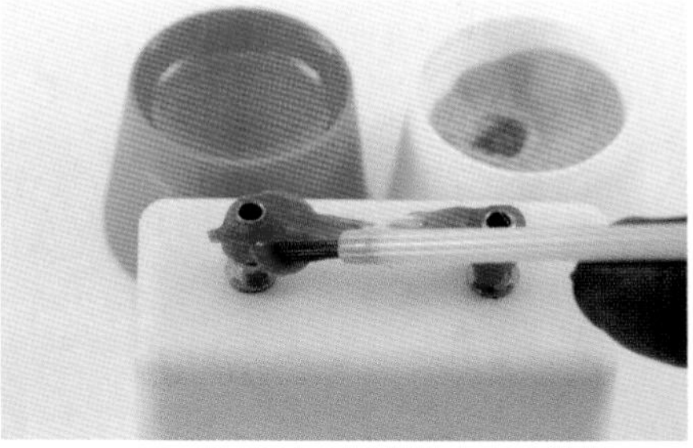

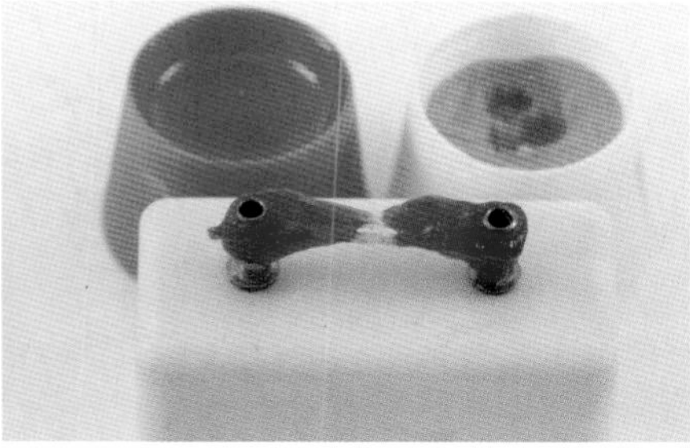

根据需要添加更多的树脂

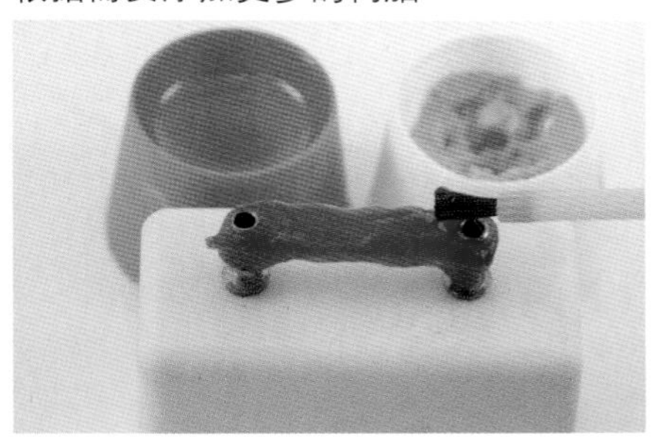

确保树脂夹板的牢固性

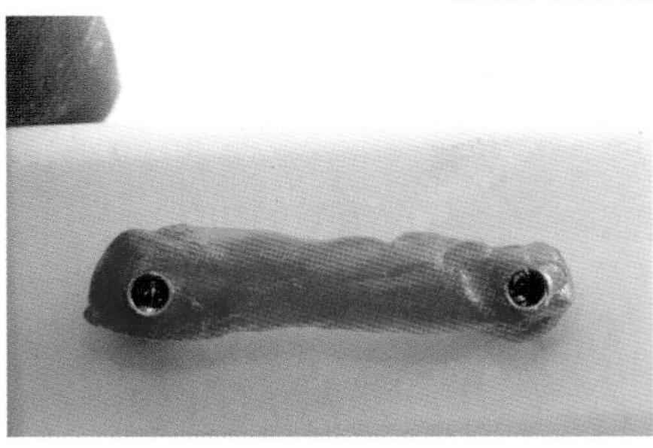

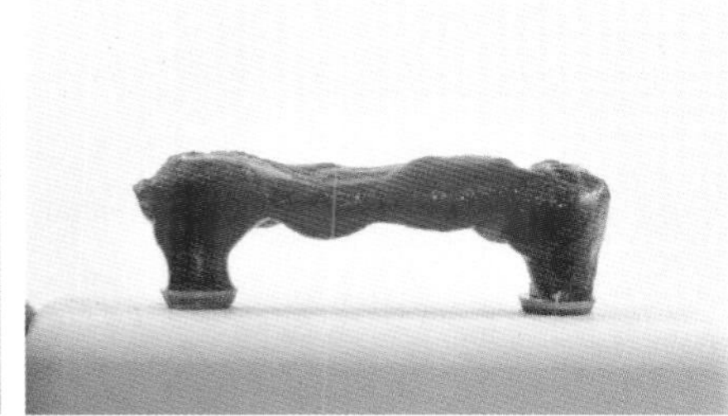

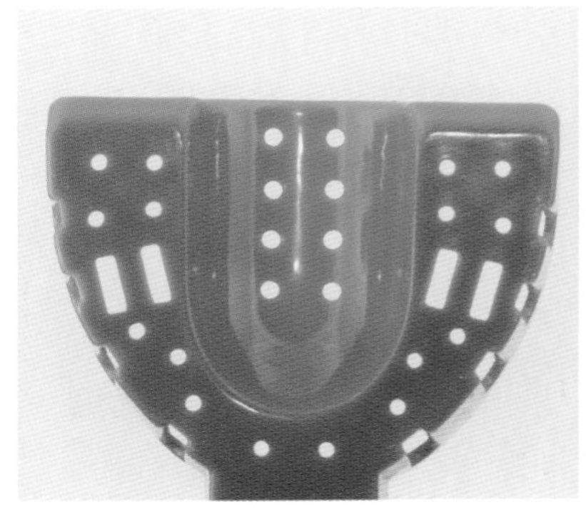
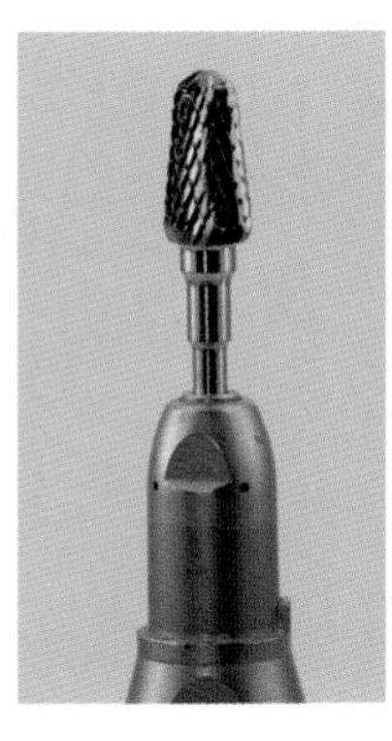
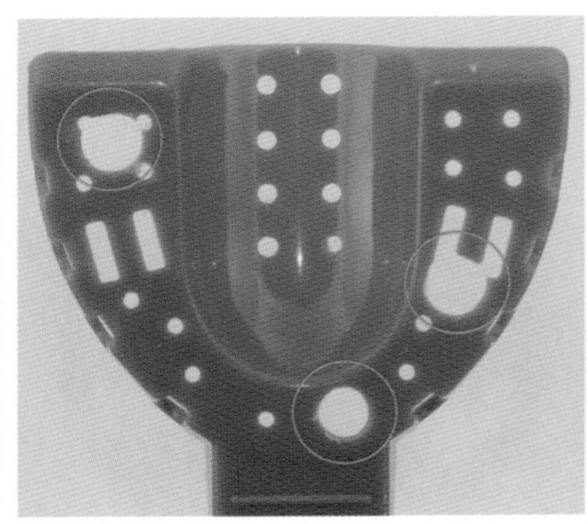
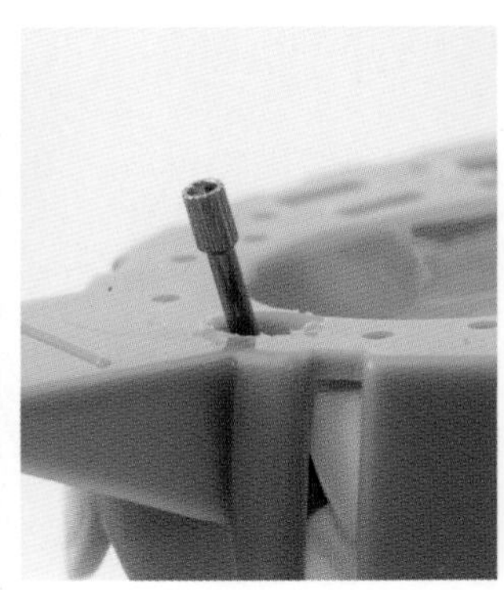

- 选择一个合适的塑料托盘。
- 使用合适的基托钨刚钢钻，为转移杆磨出入路孔（8 ~ 10mm）。
- 确认转移杆可以完全通过托盘的入路孔。

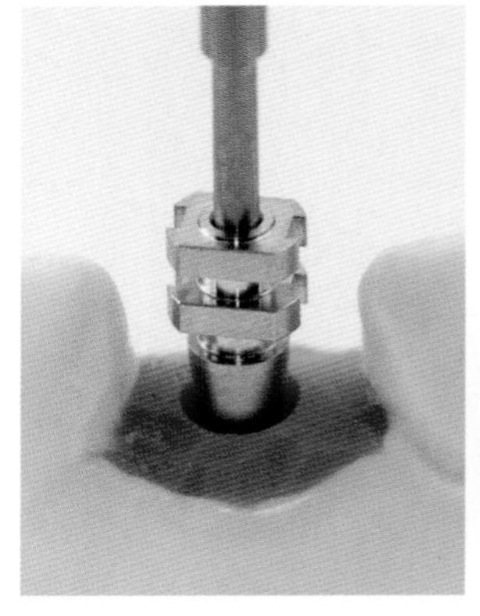
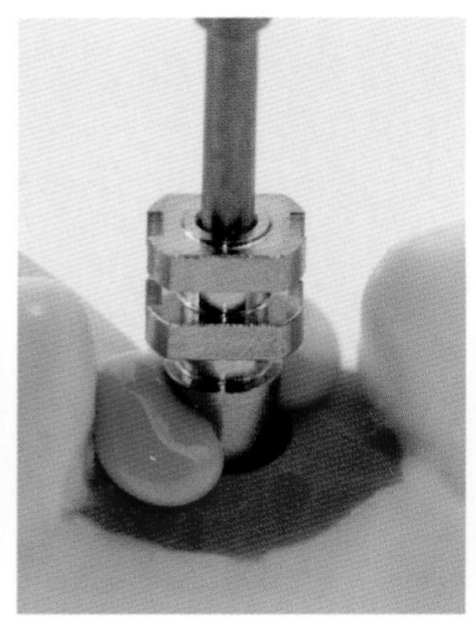
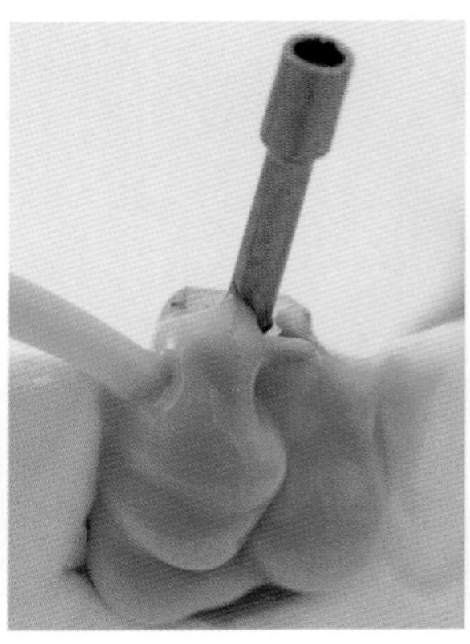
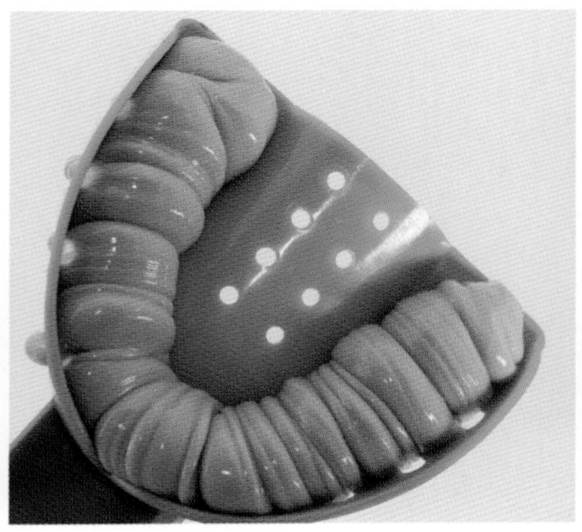

- 将轻体印模材料注入龈沟内和转移杆周围。
- 在托盘中注入重体印模材料。

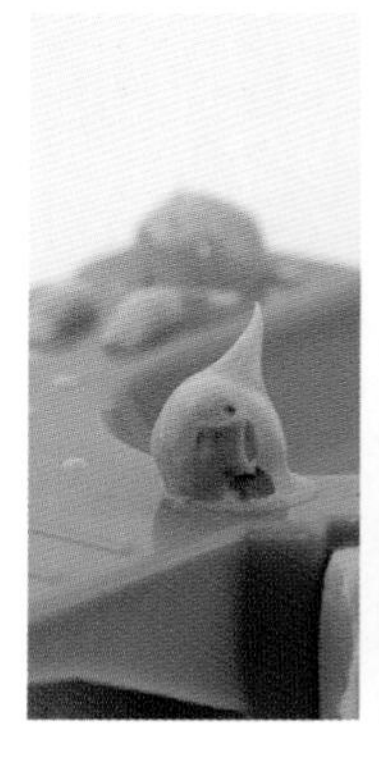
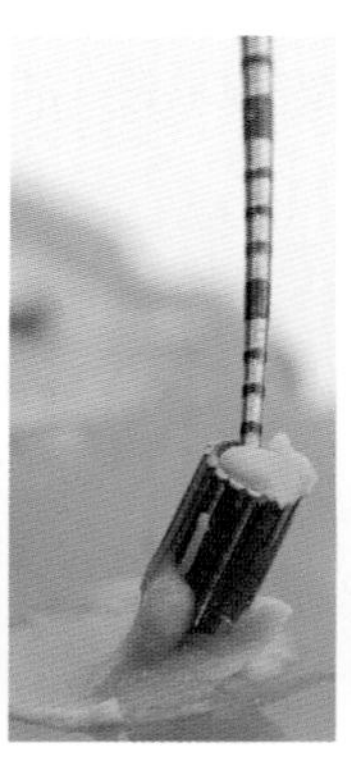
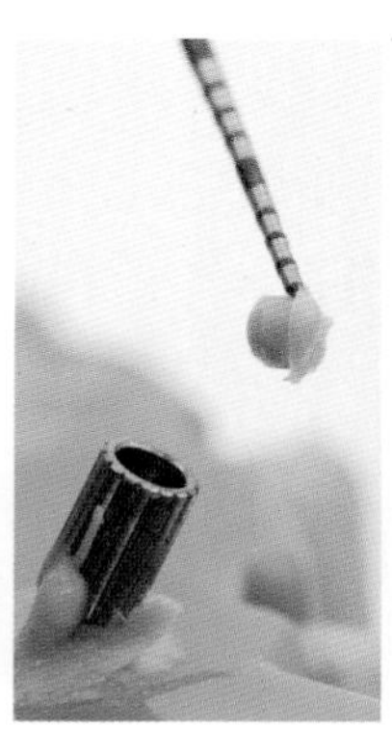
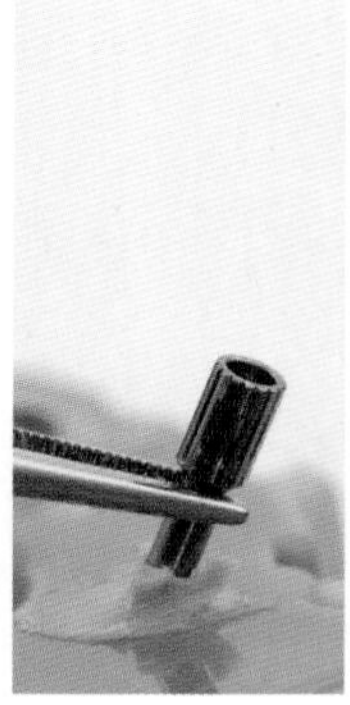
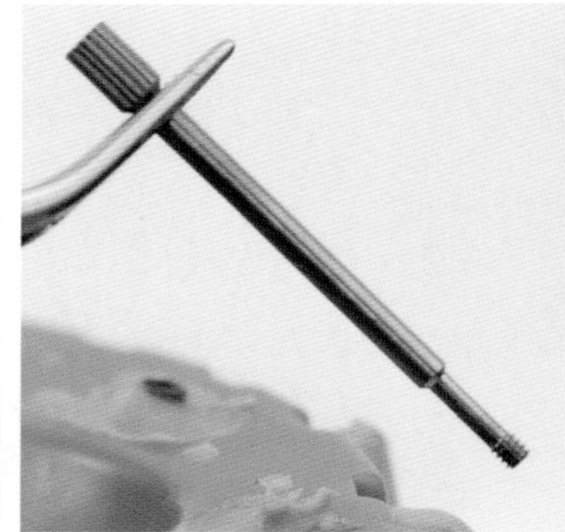
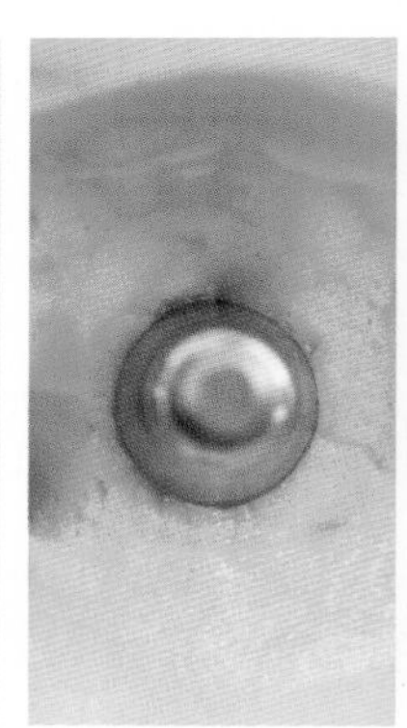

- 将托盘穿过转移杆，并完全就位于牙弓上。
- 确保转移杆穿过托盘上的入路孔。
- 握紧托盘，去除转移杆暴露部分周围多余的材料。
- 在印模材料凝固后，从转移杆的顶部取出印模材料的小塞子。
- 完全拧开转移杆内螺丝并尽可能将其取出，或者确认转移杆螺丝可以自由上下移动。
- 从口腔中取出印模。

方法步骤

1. 比色。
2. 如果没有对颌牙列石膏模型，需用印模材料制取对颌模型。
3. 确保开窗式转移杆与植入种植系统相匹配。确保转移杆是非抗旋的，或者抗旋的转移杆不超过一个。
4. 使用直型手机和一个大的基托钨钢车针，在每颗种植体对应的托盘位置上打开入路孔（约8mm）。这个位置通常用肉眼估计。多颗相邻的种植体可能会使多个入路孔相连。
5. 用探针或牙周探针清除愈合基台顶部的碎屑。
6. 放置气道保护装置。
7. 用三指握持法握住厂家提供的螺丝刀，逆时针方向旋转拧松愈合基台，直到听到清脆的弹响，确保愈合基台与种植体完全分离。保持螺丝刀稳定就位于愈合基台中，仔细观察螺丝刀和愈合基台，用抗旋螺丝刀小心移除愈合基台。移除过程中螺丝刀保持偏斜或向上，以防愈合基台落入口内。
8. 将卸下的愈合基台放置在盛有氯己定溶液的容器中。记下哪个愈合基台属于哪颗种植体。
9. 用棉球或者小毛刷蘸取氯己定溶液彻底地清理种植体的内表面。
10. 从最后端的种植体开始到前端的种植体，将开口式转移杆牢固地放在最短的螺丝刀上，当朝下放置时，它不会脱落。需要注意的是，在一些种植系统中，转移杆的体部没有附着在长螺丝上。须用三指握持法谨慎操作。
11. 用螺丝刀将转移杆转移到种植体上。在任何时候都要保持转移杆偏斜或向上，以减少掉落的风险。
12. 在对螺丝刀施加根向压力的同时，旋转转移杆的主体，直到转移杆与种植体紧密相连。
13. 缓慢拧紧转移杆，直到它停止旋转。有些系统有较宽的转移杆，在修复较大的牙齿（磨牙）时，一般建议使用这种隐秘转移杆。但是，如果使用的是窄的愈合基台，或者如果种植体明显在牙槽嵴顶下，那么它们要完全就位是有难度的。见下面的“并发症和注意事项”部分。如果开口受限，则可能需要用手安装转移杆，并用止血钳将其拧紧。
14. 对每颗种植体重复步骤10 ~ 13，顺序为从后部到前部种植体。
15. 确保转移杆不接触碰任何其他转移杆、邻牙或修复体。根据需要旋转它们以防止接触。在某些情况下，可能需要在口外修剪转移杆的两侧以防止接触。
16. 移除气道保护装置。
17. 在口内试装托盘，确保转移杆完全穿过入路孔。可能需要调整孔的位置。
18. 对完全就位的转移杆进行影像学检查（参见第69页）。了解完全就位和未完全就位的印模转移杆病例。
19. 剪下一根长的牙线，在每个转移杆的连接处之间编织，形成一个支架，它应该高于软组织至少数毫米。将牙线的自由端绕成双圈，并在最后一个种植体周围收紧并固定，剪去多余的部分。
20. 在一个盘子中放足量的低收缩树脂粉末，在另一个盘子中放液体单体。
21. 用刷子蘸取单体，然后轻轻地蘸取树脂粉末。不要蘸取太多，也不要把刷子压到盘子的底部。湿润的树脂需要停留在刷子毛的外面。根据需要在两次增量之间清洁刷子。
22. 以“少量多次”的方式，将树脂涂抹在牙线包裹转移杆的区域。每一次涂抹都要从一个转移杆移

到下一个转移杆。

23. 继续沿着牙线支架添加少量树脂，直到所有种植体都连接起来。不要一下子沿着长长的牙线增加大量的树脂。
24. 加强树脂支架，使其牢固并完全包裹住每个印模转移杆。
25. 检查相邻牙 / 修复体是否有树脂碎屑，确保它们是干净的。
26. 准备好印模材料。在托盘上涂抹粘接剂。
27. 检查牙列中的倒凹（如固定桥下方或严重的骨缺失部位），以及松动牙和修复体情况，并根据情况填充倒凹。
28. 吹干转移杆和牙弓中的其他牙齿 / 修复体。
29. 用重体材料填充托盘，同时在转移杆、树脂支架和邻牙周围涂布轻体材料，不需要像传统牙齿预备那样获取边缘。
30. 将托盘完全就位。利用器械或手指，确保转移杆穿过印模托盘上的入路孔。尽可能多地去除转移杆周围多余的材料。
31. 在材料完全聚合前1分钟，用探针去除可能存在于转移杆顶部的少量印模材料。
32. 用三指握持法握住短螺丝刀，完全拧开转移杆。此时，医生应该听到弹响。转移杆应该能够上下移动数毫米。如果咬合空间有限，可以用止血钳拧松螺丝，然后沿着螺丝的右侧从前到后运行，螺丝将很容易拧开。
33. 移除托盘。此过程需要用力，需要告知患者会感受到脱位力，用力时可以将颏部或上颌作为支撑。转移杆和树脂支架会从印模中被取下。
34. 检查印模。印模材料中存在微小的空隙或气泡通常是没有影响的。但是，当转移杆周围有大量印模材料缺失、相邻牙面存在很大空隙或材料本身存在问题时，需要重新印模。与种植体连接的转移杆底部不应有印模材料。不要从印模中取出转移杆。也不要连接替代体。
35. 放置气道保护装置。
36. 用纱布清洁愈合基台上的菌斑或碎屑。从最后端的种植体开始到最前端的种植体，用螺丝刀将愈合基台安装在种植体上，并拧紧。对每颗种植体重复上述操作。确保将愈合基台安装到原来的种植体上。
37. 移除气道保护装置，并结束就诊。
38. 对印模进行消毒并将其装入袋中，以便送至技工室。如有必要，可将替代体、转移杆和支架一同放进袋子中。

并发症和注意事项

- 视线离开患者口腔时，切勿将任何未固定的组件或螺丝刀留在口内。
- 全程使用气道保护装置。
- 确保螺丝刀与植入种植系统相匹配，并且没有过度磨损。
- 大多数厂家提供各种高度的开窗式托盘转移杆。虽然没有关于短与长开窗式转移杆的准确性数据，但当咬合空间足够时，长型转移杆的准确性可能更高。
- 一些厂家还提供短螺丝和长螺丝。当空间允许时，长螺丝更容易使用（一般限于上颌前部），但当垂直空间有限时，就需要短螺丝。
- 大多数厂家提供不同宽度的开窗式托盘印模转移杆。作为一般指导原则，转移杆的宽度应接近最终修复体的宽度。因此，磨牙区种植体应该使用宽的转移杆，而上颌侧切牙和下颌切牙应该使用窄的转移杆。其他种植体应使用“常规”或中等宽度的转移杆。
- 使用宽的转移杆可能会在安装过程中出现拉伸软组织和软组织变白的现象。缓慢地拧紧螺丝，让软组织适应。应该告知患者，在这个过程中他们会感觉到压力。如果种植体连接的是窄的愈合基

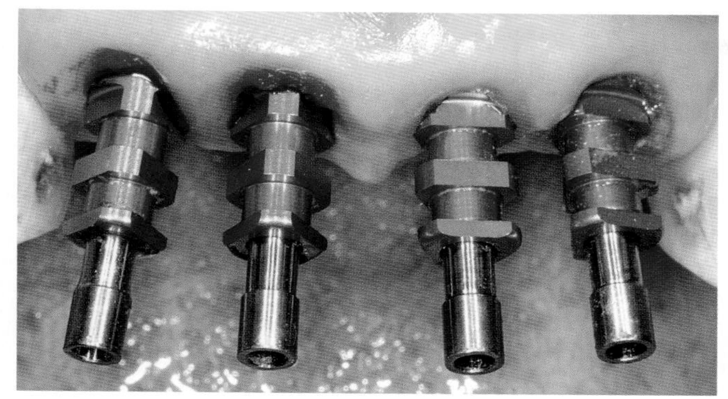

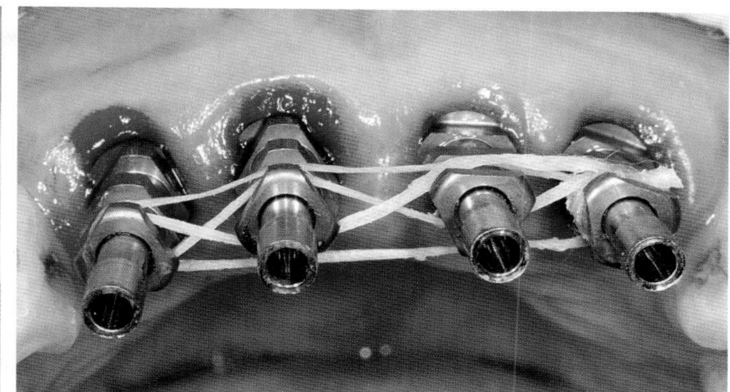

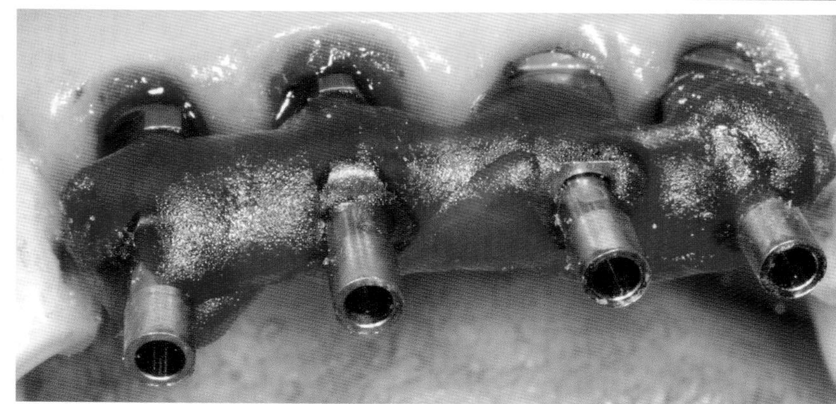

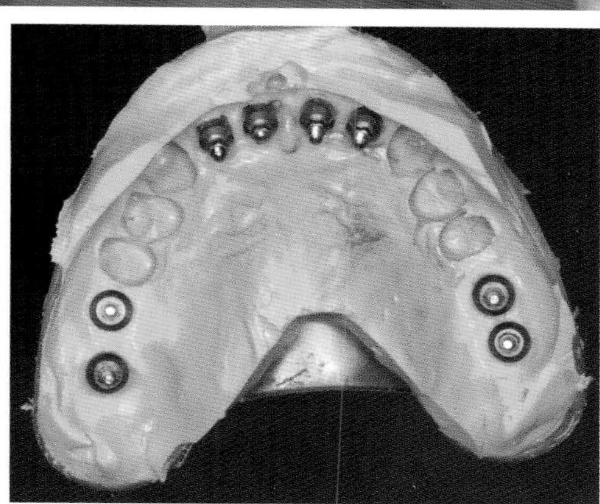

台，在换用“常规”宽度的转移杆时也会出现这种情况。如果种植体被位于牙槽嵴顶下，或者转移杆无法落入种植体内，使用较宽的转移杆时可能需要切开牙龈，否则将是无用的。

- 取出印模后，不要将替代体安装在转移杆上。这是技师的工作，他们比任何临床医生都熟悉这一工作，而且是借助显微镜完成的。另外，大多数印模将被送往技工室，在运输过程中经历震动变化，可能在铸模中产生误差。
- 种植体数量越多越需要进行咬合记录，因为有很大一部分咬合需要修复。更多信息请参见本章后面的“咬合记录”（参见第142页）。

讨论

夹板固定开窗式印模法是一种高度精确的印模方法，适用于多颗种植体。由于相邻的种植体上缺乏牙周韧带（PDL），所以印模需要非常精确。主要的挑战是咬合空间有限，而且必须当印模在口内的情况下拧开螺丝。现有的数据表明，夹板固定开窗式印模法是多颗种植体最精确的印模方法。

参考书目和补充阅读

[1] Chang WG, Vahidi F, Bae KH, Lim BS. Accuracy of three implant impression techniques with different impression materials and stones. Int J Prosthodont 2012;25:44–47.

[2] Moreira AH, Rodrigues NF, Pinho AC, Fonseca JC, Vilaça JL. Accuracy comparison of implant impression techniques: A systematic review. Clin Implant Dent Relat Res 2015;17:e751–e764.

[3] Papaspyridakos P, Schoenbaum TR. Enhanced implant impression techniques to maximize accuracy. In: Schoenbaum TR (ed). Implants in the Aesthetic Zone. Cham, Switzerland: Springer, 2019:217–234.

[4] Sorrentino R, Gherlone EF, Calesini G, Zarone F. Effect of implant angulation, connection length, and impression material on the dimensional accuracy of implant impressions: An in vitro comparative study. Clin Implant Dent Relat Res 2010;12:e63–e76.

多颗种植体口内扫描

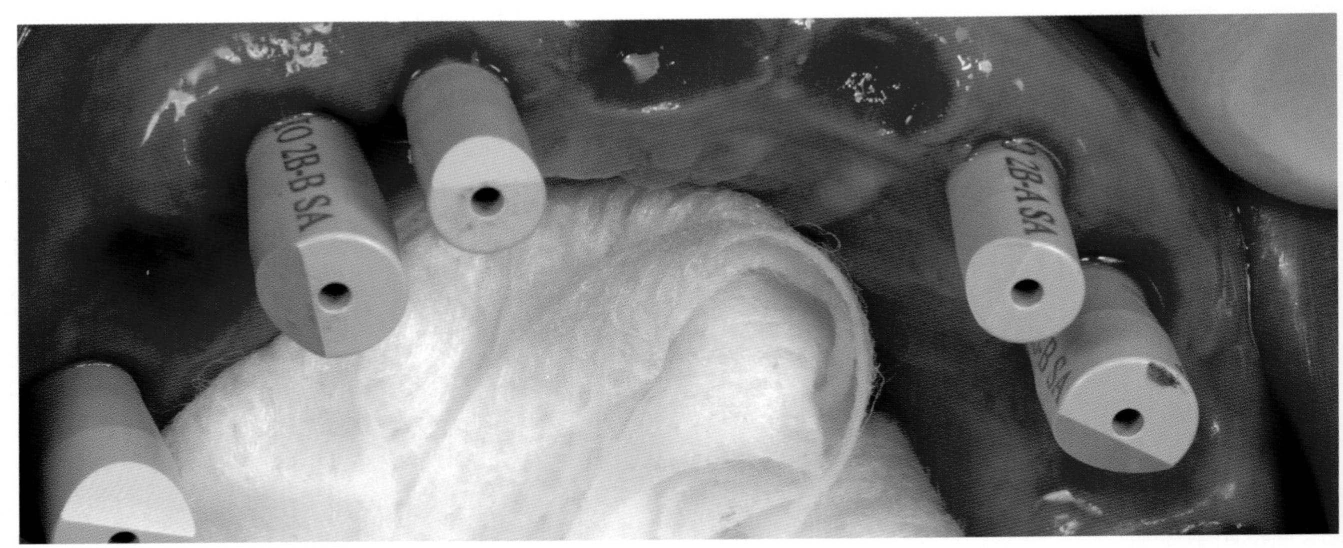

口内扫描仪（IOS）是一种典型可通过数字化的形式记录口内情况的杆状扫描仪。目前有许多种模型可供使用，还有更多在开发中。它们的准确性一定程度上取决于模型、软件、扫描者的技术和扫描的方式。随着产品的更新换代，IOS的准确性和易用性都在不断提升，未来会有更多、更优的产品可供选择和使用。目前的证据表明，大多数IOS模型与印模技术的准确度相当。使用IOS进行扫描时需要使用“扫描杆”来代替传统印模的转移杆。有些扫描杆是压力就位的，有些则为螺丝固位。所有的扫描杆必须与植入种植系统/平台型号相吻合。目前IOS的扫描技术局限于相对固定的结构，如牙齿、修复体、扫描杆、附着龈。

对于多颗种植体体（如全牙列修复、大范围固定义齿修复），选择IOS还是传统印模技术，需要仔细衡量之后再操作。尽管现存文献证据表明IOS的准确性是可靠的，但是业界仍有一些证据表示，当修复体超过三单位时，建议使用传统印模技术。如果有类似的情况，可以咨询相关技师之后再做出决定。随着技术更新和经验累积，对于这两种方式的选择方法会愈加明确。

需要的器械

- IOS系统（通常由杆状扫描仪、移动电脑/显示器或工作站组成）。
- 与植入种植系统和平台型号相吻合的口内扫描杆（如果扫描杆是螺丝固位，则须用与之相对应的螺丝刀。在多数种植系统中，这种螺丝刀与平时所用的螺丝刀不同）。
- 与植入种植系统相匹配的不同长度的螺丝刀（短、中长）。
- 装有0.12%氯己定溶液或无菌水的容器。
- 探针或牙周探针。
- 镊子。
- 大量纱布（最好为大尺寸纱布）。
- 棉球或小毛刷。
- 比色板（最好使用单反相机记录；一些系统有内置的比色功能）。
- 影像学检查设备（一般情况下需要使用水平咬合片即可，某些情况下需要使用根尖片，理想情况下使用垂直咬合片。只有当扫描杆具有X线阻射性时才需要进行影像学检查，并不是所有的扫描杆都需要进行影像学检查）。

移除愈合基台  **安装扫描杆** 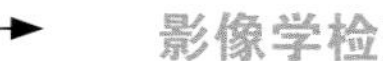 **影像学检查 *** 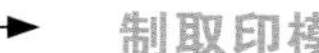 **制取印模**

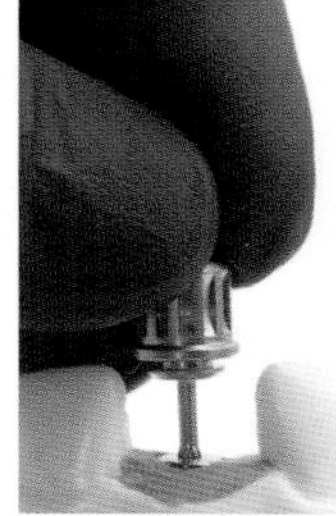 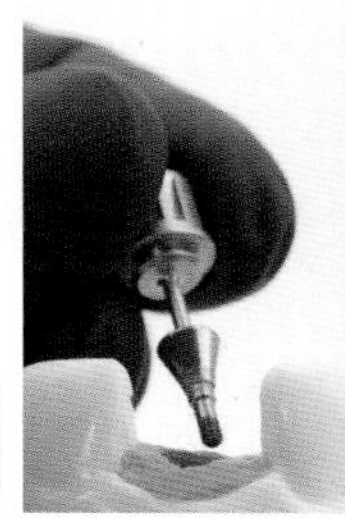 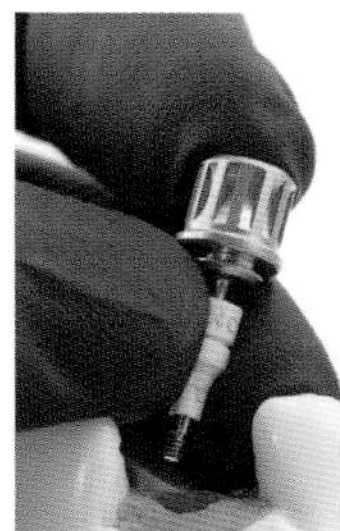 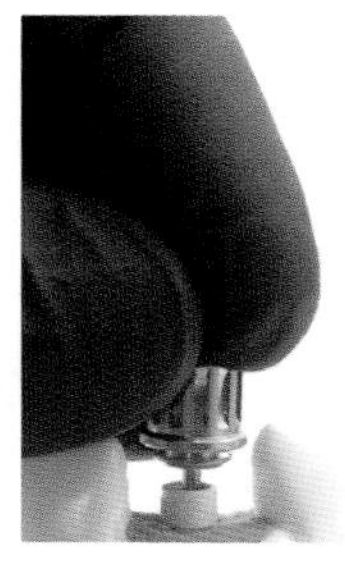  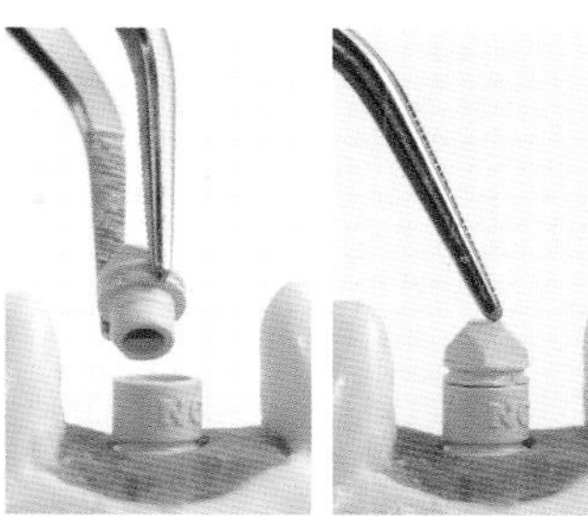

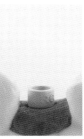

螺丝刀：Straumann SCS

Straumann骨水平
窄十字锁合基台
NC（黄色）

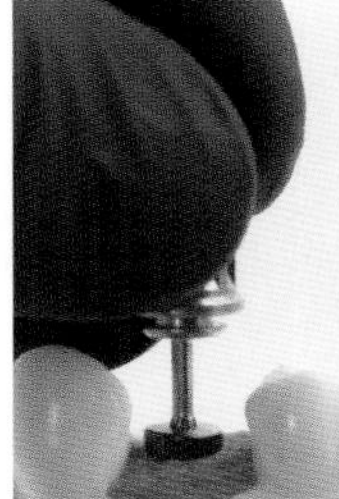 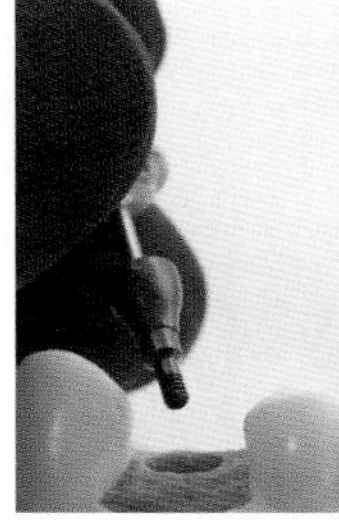 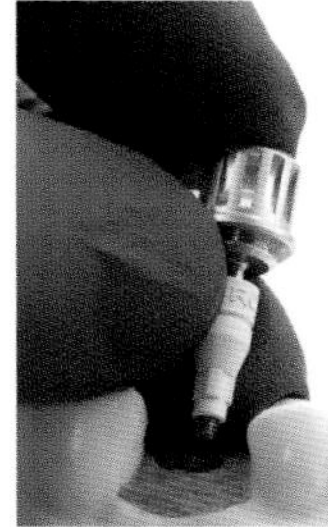 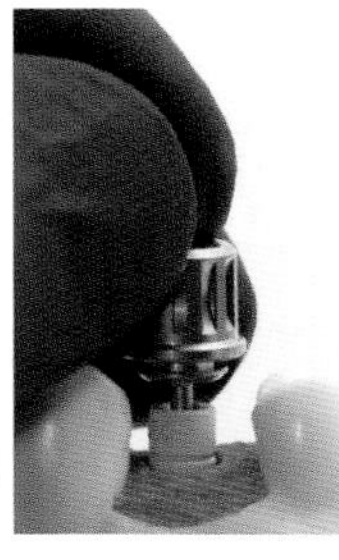  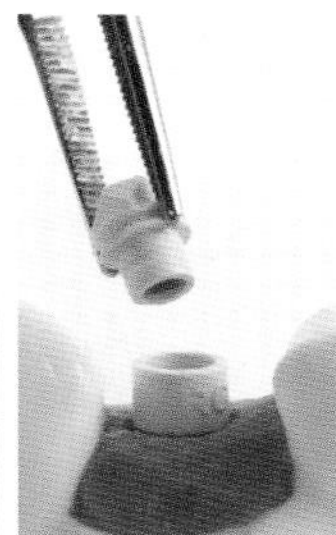 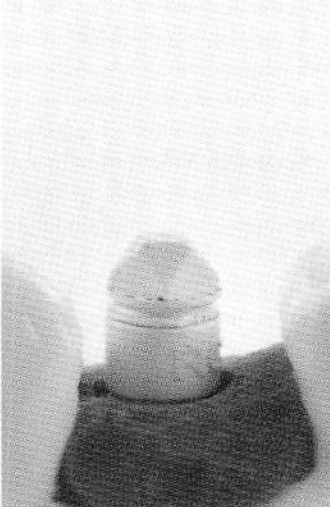

螺丝刀：Straumann SCS

Straumann骨水平
常规十字锁合基台
RC（紫色）

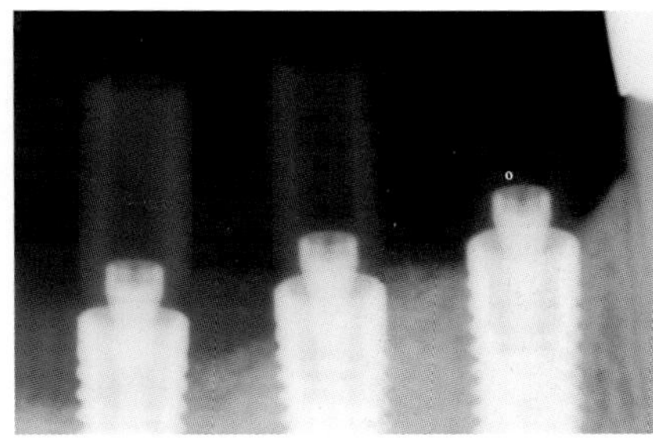

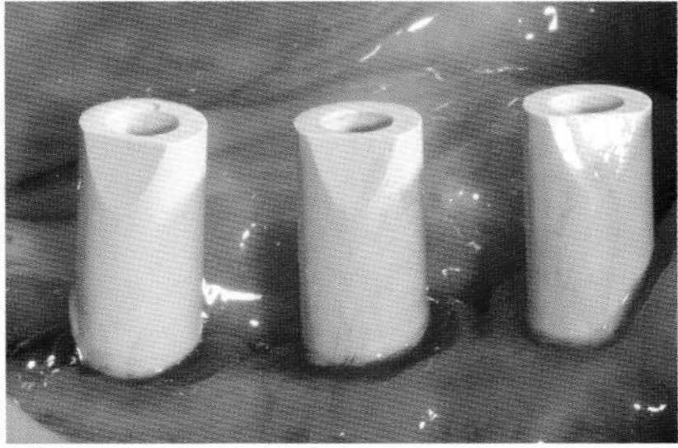

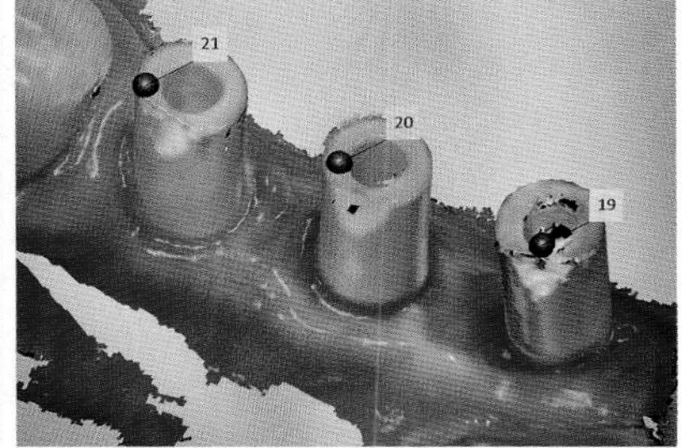

*只有当扫描杆具有X线阻射性时才进行。

移除愈合基台 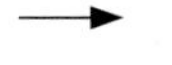 安装扫描杆 → 影像学检查 * 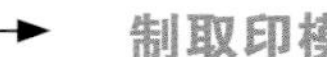 制取印模

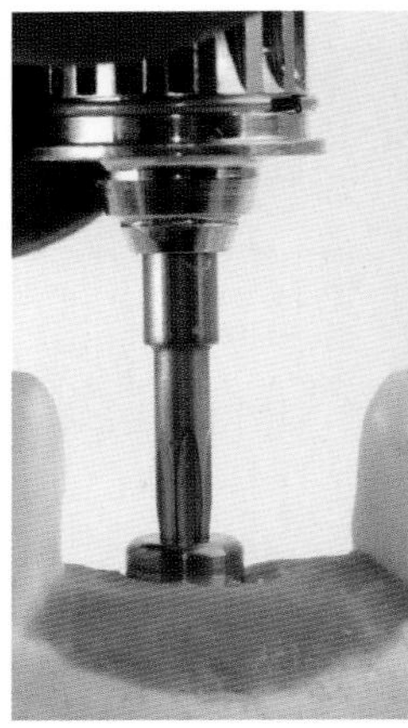
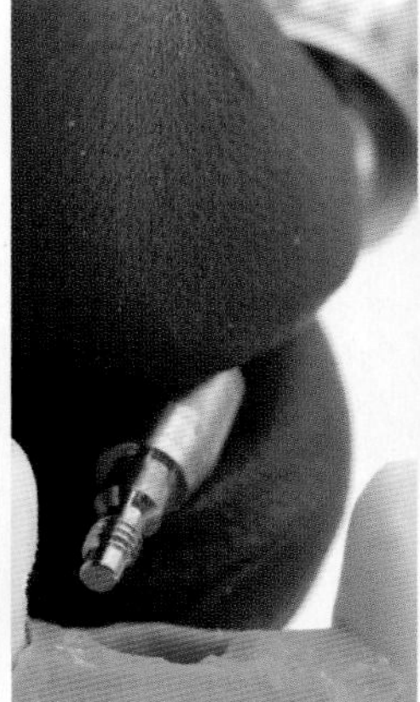
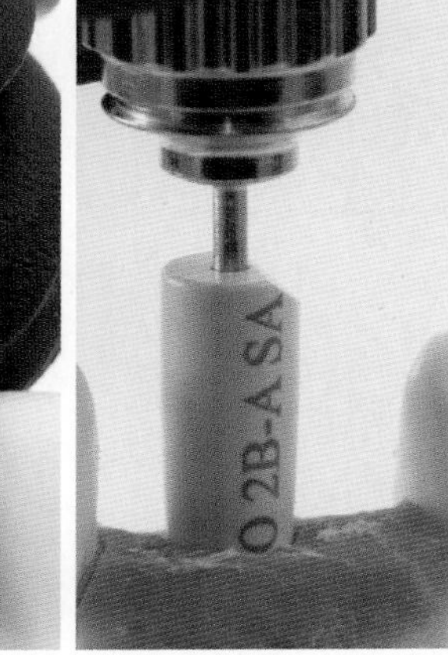

螺丝刀：Nobel Uni-grip

Nobel锥形连接
窄平台
NP-cc（粉色）

螺丝刀：ELOS螺丝刀

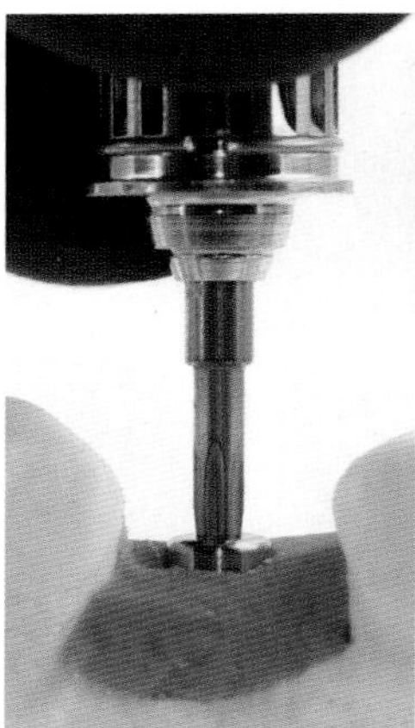
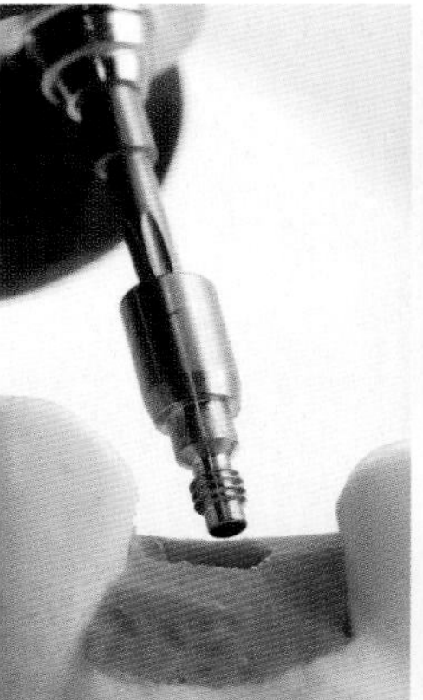
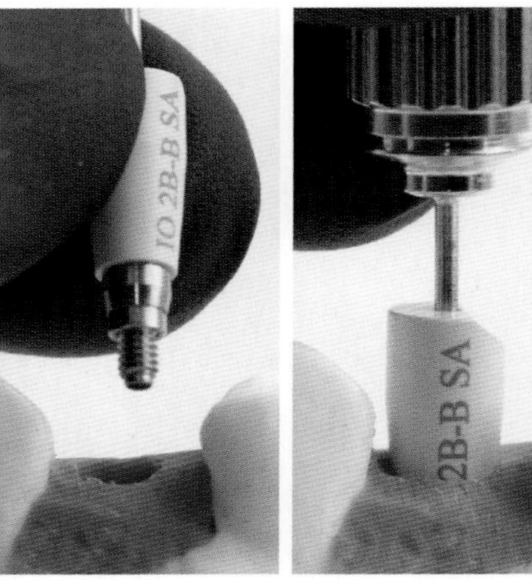

螺丝刀：Nobel Uni-grip

Nobel锥形连接
常规平台
RP-cc（黄色）

螺丝刀：ELOS螺丝刀

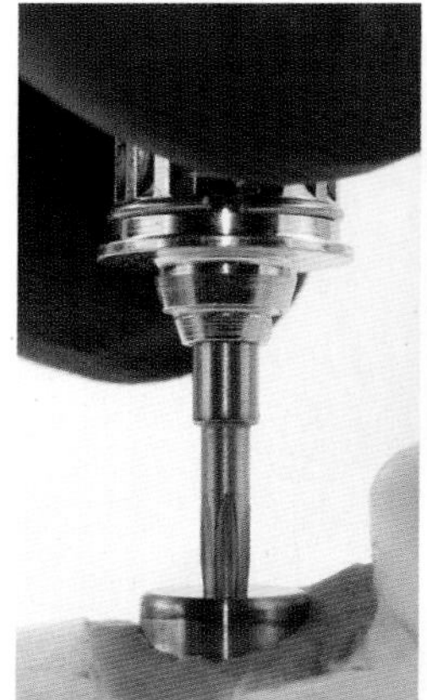
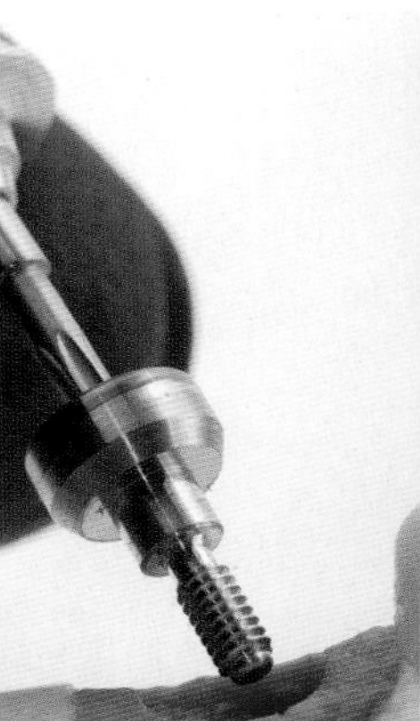
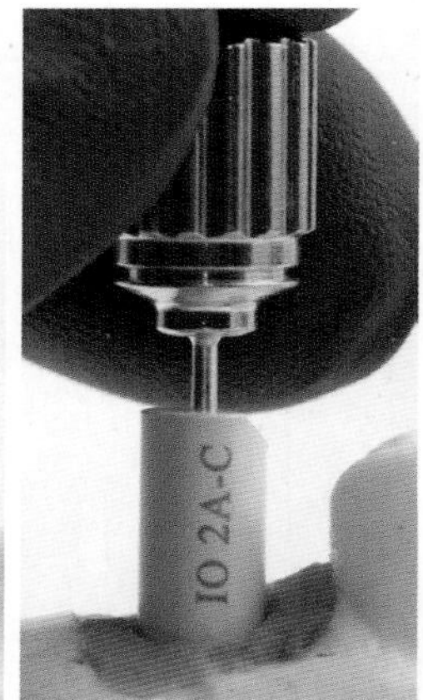

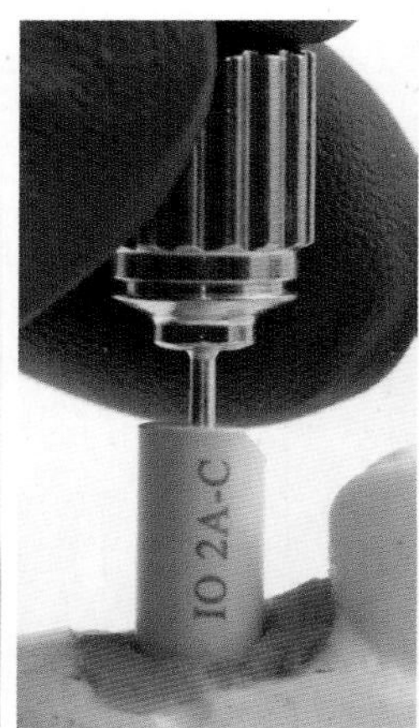

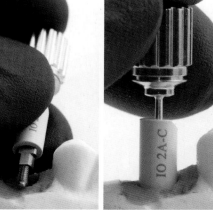

螺丝刀：Nobel Uni-grip

Nobel内部三叶连接
宽平台
WP（蓝色）

螺丝刀：ELOS螺丝刀

*只有当扫描杆具有X线阻射性时才进行。

移除愈合基台 → 安装扫描杆 → 影像学检查* → 制取印模

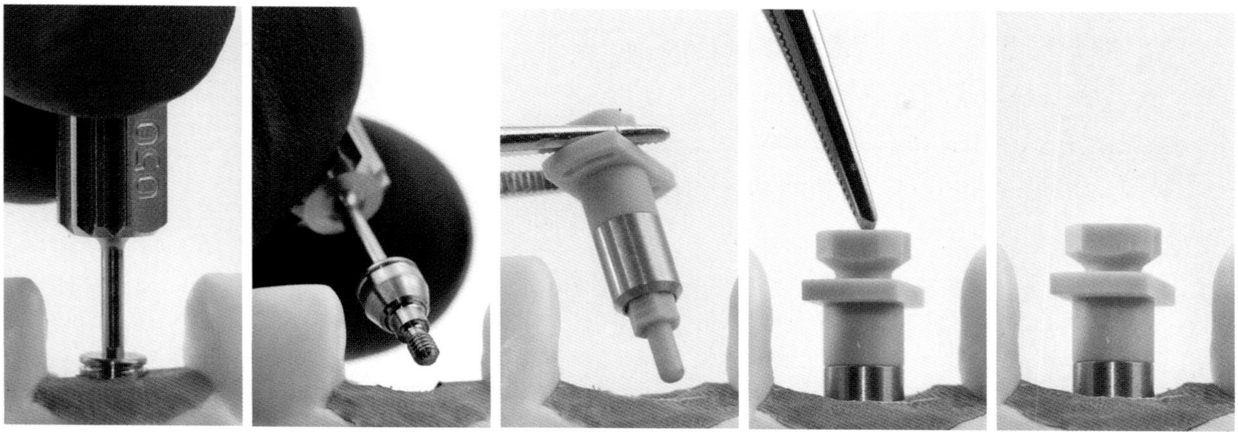

螺丝刀：0.05英寸（约1.25mm）
平行型

BioHorizons骨水平
3.5mm平台
（黄色）

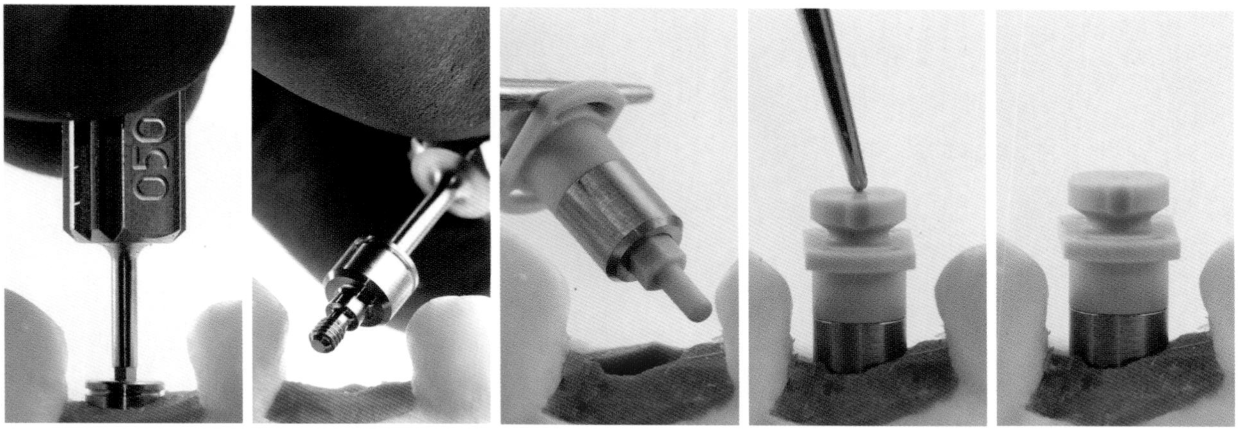

螺丝刀：0.05英寸（约1.25mm）
平行型

BioHorizons骨水平
4.5mm平台
（绿色）

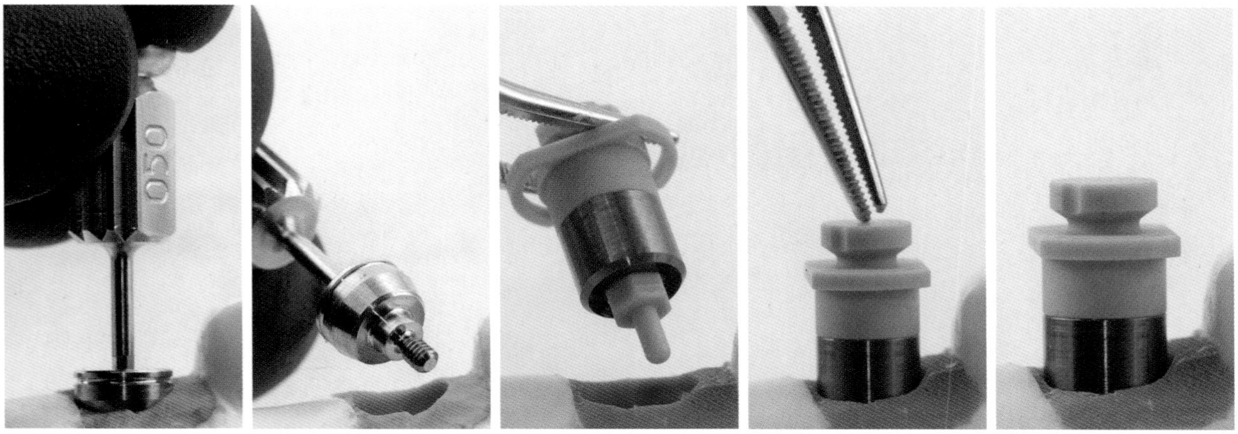

螺丝刀：0.05英寸（约1.25mm）
平行型

BioHorizons骨水平
5.7mm平台
（蓝色）

*只有当扫描杆具有X线阻射性时才进行。

方法步骤

1. 比色（一些IOS系统的扫描仪或软件中包含这种功能）。
2. 确保扫描杆与植入种植体相匹配。
3. 用探针或牙周探针去除愈合基台周围的碎屑。
4. 放置气道保护装置。
5. 用三指握持法握住厂家提供的螺丝刀，逆时针方向旋转拧松愈合基台，直到听到清脆的弹响，确保愈合基台与种植体完全分离。保持螺丝刀稳定就位于愈合基台中，仔细观察螺丝刀和愈合基台，用抗旋螺丝刀小心移除愈合基台。移除过程中螺丝刀保持偏斜或向上，以防愈合基台落入口内。重复上述过程直至口内所有愈合基台全部移除。
6. 将卸下的愈合基台放置在盛有氯己定溶液的容器中，追踪每个愈合基台对应的种植体。
7. 使用棉球或者小毛刷蘸取氯己定溶液彻底地清理种植体内表面。
8. 从最后面的开始，将扫描杆放置到种植体上：
   - 压力就位式：将扫描杆放置到种植体上，轻微旋转直至感觉到扫描杆完全就位之后用力按压。
   - 螺丝固位型：选择合适的螺丝刀并与扫描杆相连接，用三指握持法握住螺丝刀，小心地将扫描杆转移到种植体上，轻微旋转扫描杆直至就位后拧紧螺丝。之后逆时针旋转1/4周，确保扫描杆不会转动，再重新拧紧螺丝。
9. 确保转移杆不会触碰任何邻近的扫描杆、牙齿或修复体。
10. 移除气道保护装置。
11. 如果扫描杆具有射线阻射性，需拍摄一张X线片（参见第69页）。了解完全就位和未完全就位的印模转移杆病例。
12. 准备IOS系统，按照厂家说明进行口内扫描。
13. 确保邻牙/修复体的邻面光滑、清洁。
14. 吹干牙列中的扫描杆和其他牙或修复体。一些IOS系统需要喷粉，或者喷粉后扫描效果会更佳。
15. 扫描上下牙列。
16. 放置气道保护装置。
17. 移除扫描杆（从最前面开始），清理愈合基台表面的菌斑和碎屑。通过螺丝刀将愈合基台安装到对应的种植体上并拧紧。重复上述过程直至口内所有愈合基台全部安装完成。
18. 移除气道保护装置。
19. 嘱咐患者咬合至最大牙尖交错位，扫描被修复侧的颊面以记录咬合关系。一些系统对这种记录咬合关系的方法有些稍微不同。全口修复治疗需要使用先进的技术或者物理咬合记录以及面弓。
20. 检查扫描结果。若距离修复区域较远的部位未被扫描完全，不会造成严重影响，但是若种植体所在区域存在大量遗漏，会产生严重后果，需要对该区域补充扫描或重新扫描牙列。

并发症和注意事项

- 口内扫描（IOS）技术正在迅速发展，其准确性和易用性也在不断改进。没有一个系统能够满足所有临床医生的需求，有些更加准确，有些更加简单快捷，有些更加经济。
- 遗憾的是，对于现有的系统，当前的扫描方法都无法实现最佳的临床实践，当你读到本书的时候，它也不是最新的。如果有时需要特殊的操作请咨询相关厂家。
- 大多数螺丝固位扫描杆需要使用与常用螺丝刀不同的特殊螺丝刀，二者不可互换使用。
- 一些螺丝固位扫描杆很高，并且具有又窄又长的螺丝通道，不便用于开口受限或需后牙修复的患者。可以使用短的传统印模转移杆，或合适的压力就位式扫描杆代替。
- IOS系统在实际的成功运用有赖于技师的专业知识和经验。

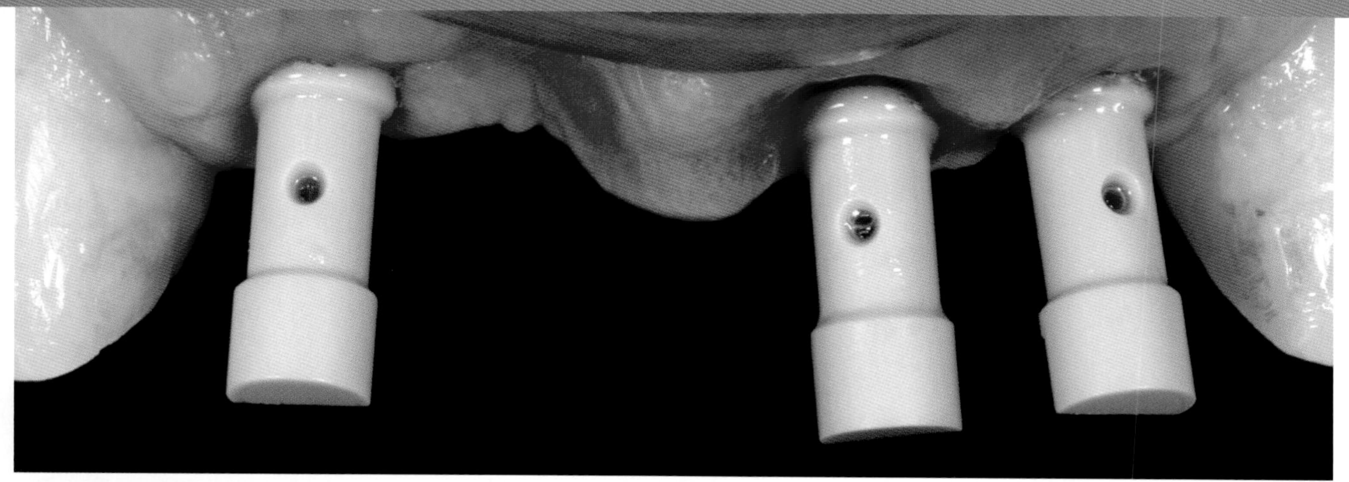

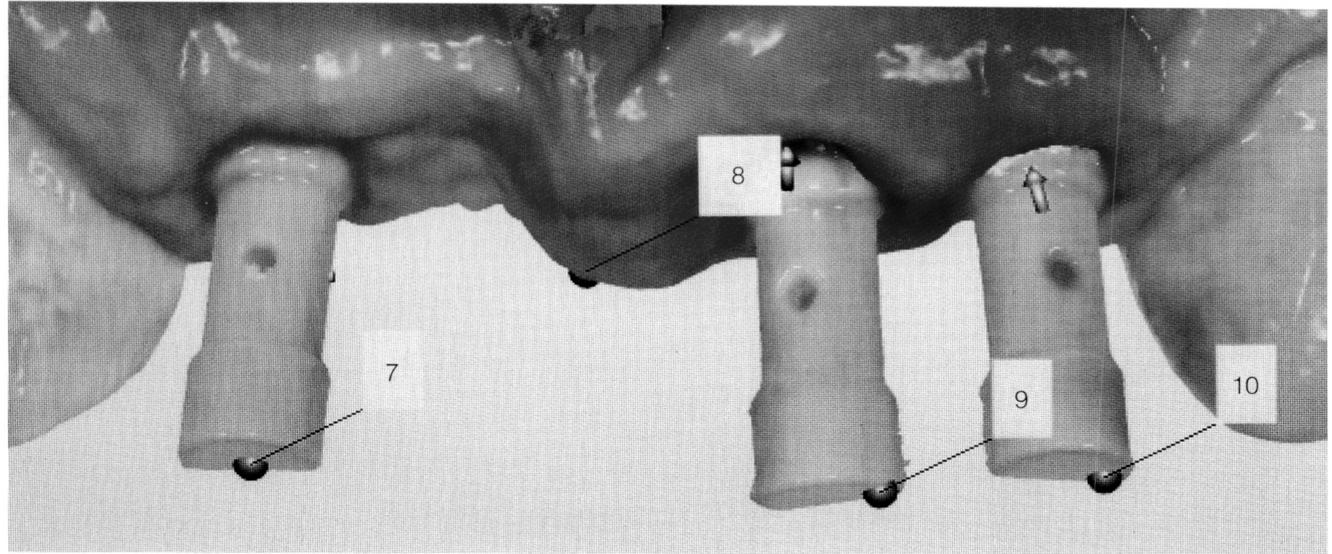

讨论

对于单颗种植体修复，IOS是一种证据充分的（并不断改进的）取模方式，但是面对复杂的或多颗种植体种植修复时，需与技师协商，谨慎使用。临床医生和技师对此都会有相应的学习过程，意味着在实施过程中将面临挑战。此外，种植体厂家、IOS厂家、扫描杆厂家、3D打印机、技工室设计软件公司不合作、不共享系统和装置的原理信息也会造成一些问题。很遗憾，这也在一定程度上减缓了其改进的速率。IOS的使用可能是一种新的技术，需要临床工作者施以耐心和不断地练习。在使用初期阶段，将传统的物理印模作为备份可能会有所助益。因此，IOS是否适用、何时使用，因人而异。

参考书目和补充阅读

[1] Arcuri L, Lorenzi C, Vanni A, Bianchi N, Dolci A, Arcuri C. Comparison of the accuracy of intraoral scanning and conventional impression tech-niques on implants: A review. J Biol Reg Homeost Agents 2020;34:89-97.

[2] Di Fiore A, Meneghello R, Graiff L, et al. Full arch digital scanning systems performances for implant-supported fixed dental prostheses: A comparative study of 8 intraoral scanners. J Prosthodont Res 2019;63:396-403.

[3] Marghalani A, Weber HP , Finkelman M, Kudara Y , El Rafie K, Papaspyri-dakos P . Digital versus conventional implant impressions for partially edentulous arches: An evaluation of accuracy. J Prosthet Dent 2018;119:574-579.

[4] Papaspyridakos P , Gallucci GO, Chen CJ, Hanssen S, Naert I, Vandenberghe B. Digital versus conventional implant impressions for edentulous patients: accuracy outcomes. Clin Oral Implants Res 2016;27:465-472.

[5] Rutkūnas V , Gečiauskaitė A, Jegelevičius D, Vaitiekūnas M. Accuracy of digital implant impressions with intraoral scanners. A systematic review. Eur J Oral Implantol 2017;10:101-120.

直接法个性化印模

当使用临时修复体或个性化愈合基台来保持或塑造种植体周围软组织形态时，精准印模是十分必要的。普通的印模技术太慢，无法充分复制牙龈的形态和细微之处。本节描述的印模技术和下节介绍的印模技术都可交换地使用以达到精准印模的目的。如果不使用以下两种印模技术中的一种，通常会造成修复体边缘位置或穿龈轮廓改变，进而导致种植体周围软组织不规则塌陷，造成不理想的结果。关于制作合适的临时修复体的相关内容将会在第6章描述。在美学区进行种植修复时，如果没有设计良好的临时修复体和个性化的印模转移杆，其修复效果将难以预见。

本质上讲，个性化印模转移杆是准确复制临时修复体穿龈轮廓的印模方法。通过这种方法，技工室获得的模型与口内具有相同的牙龈轮廓。这里详细介绍的直接法个性化取模技术是用复合树脂在短时间内获得穿龈区域的精确印模，适用于种植体周围健康、成熟的牙龈组织。对于支持性欠佳、未成熟的牙龈组织来说，下节中介绍的间接技术则更为合适。在这两种情况中，我们一定要确保前期耗费大量时间和精力所获取的临时修复体塑造的软组织穿龈轮廓能够准确地被转移到技工室的工作模型上。

在这种直接法个性化印模技术中，推荐使用双重固化、低黏度的复合树脂，以确保在穿龈较深的区域以及印模杆的后部这些光照不佳的区域也能够发生合适的聚合反应。大多数诊室都储存有这种双重固化的树脂材料作为粘接剂来粘接全瓷冠。一些人可能会选择光固化的可流动复合材料，但需要注意的是，如果使用这种材料，必须注意要保证材料固化完全。因为在穿龈较深的区域残留未固化的流动材料无法复制软组织的穿龈轮廓，并且这些材料还可能在移除印模转移杆的过程中流入种植体，这些现象都会导致并发症的发生。

需要的器械

- 与植入种植系统相匹配的不同长度的螺丝刀（短、中长、长）。
- 与植入种植系统相匹配的开窗或闭口式窄径转移杆。
- 装有0.12%氯己定溶液或无菌水的容器。
- 光固化设备。
- 双重固化复合树脂（与大多数粘接全瓷冠的树脂粘接剂相似）；如有需要可替换流动复合材料。
- 探针或牙周探针。
- 镊子。
- 若选用开窗式印模：直机头。
- 若选用开窗式印模：与直机头相匹配的基托钨钢车针或石膏裂钻。
- 大量纱布（最好为大尺寸纱布）。
- 印模材料（硅橡胶或聚醚）。
- 印模托盘。
- 印模托盘粘接剂。
- 棉球或小毛刷。
- 对颌牙列石膏模型或用印模材料制取对颌模型。
- 比色板（最好使用单反相机记录）。
- 影像学检查设备（一般情况下需要使用水平咬合片即可，某些情况下需要使用根尖片，理想情况下使用垂直咬合片）。

安装开窗式转移杆

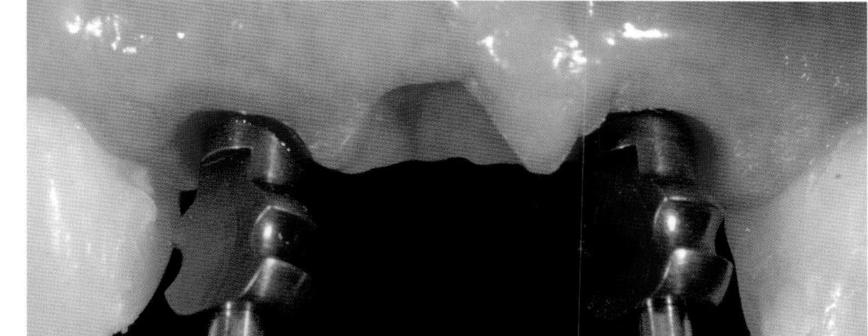

确保干燥的软组织和转移杆就位

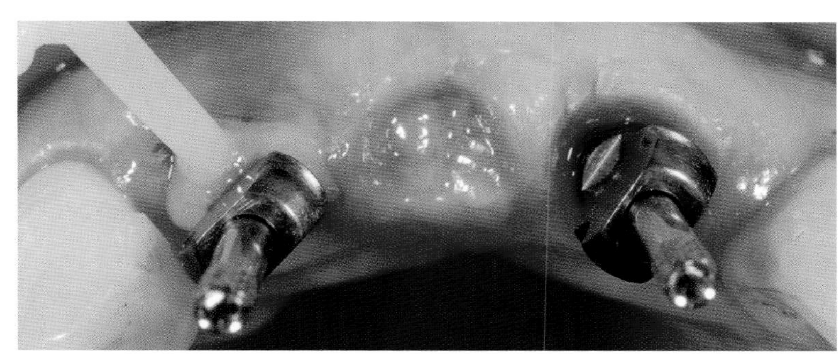

在穿龈区注射双重固化复合树脂

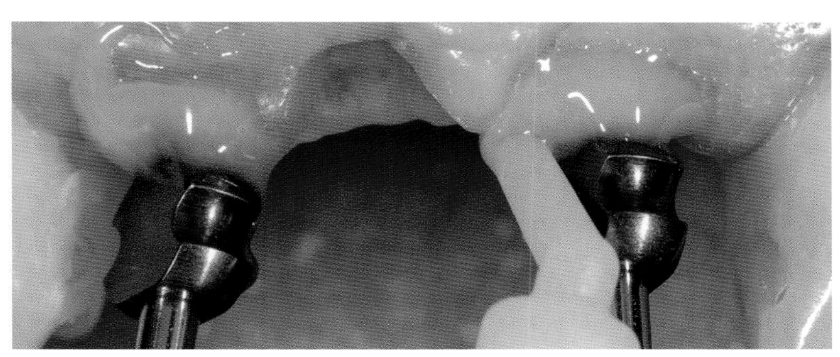

光固化树脂

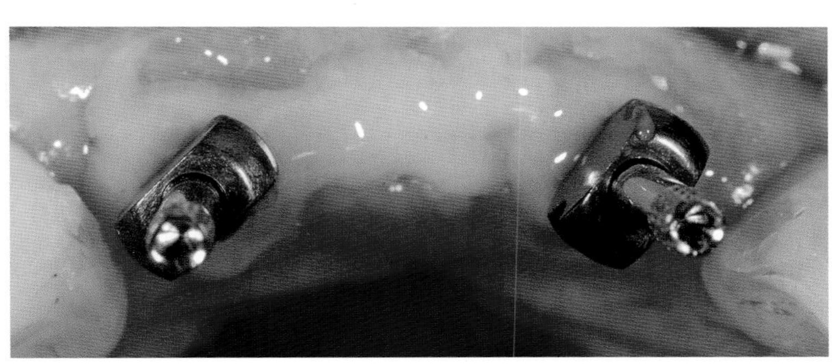

制取印模

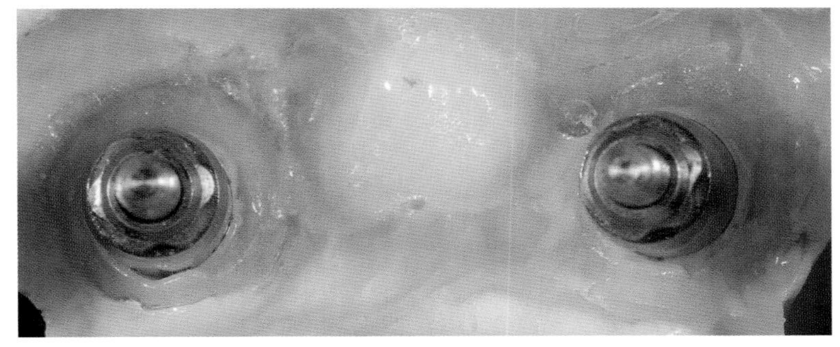

方法步骤

1. 比色。
2. 如果没有对颌牙列石膏模型的话，需用印模材料制取对颌模型。
3. 确保转移杆与种植体相匹配。
4. 准备印模材料，在托盘上涂布托盘粘接剂。
5. 若为开窗式印模：使用直机头，在托盘上种植体对应的位置开窗（约8mm）。这个位置通常可以目测。
6. 放置气道保护装置。
7. 移除临时修复体或个性化愈合基台，并将它们放置于盛有氯己定溶液的容器中（快速且安全地推进步骤8 ~ 17）。
8. 使用棉球或者小毛刷蘸取氯己定溶液彻底地清理种植体内表面。
9. 把转移杆与最短的螺丝刀相连并确保连接稳固，即当它朝下时不会掉落。需要注意的是，在一些种植系统中，转移杆的体部没有附着在长螺丝上。须用三指握持法谨慎操作。
10. 用螺丝刀将转移杆转接到种植体上，过程中尽量保持螺丝刀偏斜或向上，以防转移杆落入口内。
11. 旋转转移杆体部，同时向根方施加适当的压力，直到转移杆与种植体紧密相连，不能继续旋转。
12. 拧紧转移杆，直到它停止旋转。
13. 完全拧紧转移杆后，逆时针旋转1/4周。尝试旋转转移杆体部，此时转移杆可轻微移动，但不会旋转，之后再重新拧紧转移杆。这是手动确定转移杆正确就位于种植体的方法。
14. 确保转移杆不会触碰其他邻牙或修复体。
15. 移除气道保护装置。
16. 将双重固化复合树脂（或可流动复合材料）注射到塑形完成的组织周围。谨记，这种复合材料是用来完美复制塑形完成的软组织的，既不能将其注射至组织冠方，也不能将其注射至邻牙或修复体上，更不能超过转移杆的龈上部分。
17. 彻底光固化。
18. 对完全就位的转移杆进行影像学检查（参见第69页）。了解完全就位和未完全就位的印模转移杆病例。
19. 若为开窗式印模：口内试戴托盘，确保转移杆能够完全通过开窗孔，如有不便，需调整开窗位置。
20. 检查牙列中的倒凹（如固定桥下方或严重的骨缺失），以及松动牙和修复体情况，根据情况填充倒凹。
21. 确保邻牙或相邻修复体的邻面光滑、清洁。
22. 吹干转移杆和牙列中其他牙或修复体。
23. 使用重体材料填充托盘，同时在转移杆和邻牙周围涂布轻体材料，此过程无须像传统天然牙预备后那样印取边缘。
24. 托盘完全就位。
25. 若为开窗式印模：使用工具或手指，确保转移杆已完全通过托盘上的开窗，尽可能移除转移杆周围的多余材料。在树脂完全聚合前1分钟，用探针去除可能存在于转移杆头部的少量印模材料。
26. 若为开窗式印模：用三指握持法握住短的螺丝刀，将转移杆完全拧松，此时可以听到弹响，转移杆可以上下移动数毫米。
27. 移除托盘。此过程需要用力，需要告知患者会感受到脱位力，用力时可以将颏部或上颌作为支撑。
28. 若为开窗式印模：转移杆须留在印模中。
29. 若为闭口式印模：转移杆须保持与种植体相连。
30. 放置气道保护装置。
31. 若为闭口式印模：从种植体上用三指握持法移除转移杆。
32. 检查印模：可以看到树脂材料完整制取了穿龈轮廓。印模材料填充不足或少量气泡通常是没有影响的。但是，当转移杆周围有大量印模材料缺失、相邻牙面存在很大空隙或材料本身存在问题时，需要重新印模。与种植体连接的转移杆底部不应有印模材料。

33. 用纱布清洁临时修复体或愈合基台表面的碎屑，通过螺丝刀将其放置到对应的种植体上并拧紧。使用硅橡胶轻体或聚四氟乙烯（PTFE）胶带和复合材料封闭螺丝通道。
34. 移除气道保护装置，并结束就诊。
35. 对转移杆和取得的印模进行消毒，并将其放入袋子中送至技工室。如有需要，一并放入替代体。

并发症和注意事项

- 本节介绍的使用或制造直接法个性化印模，需要在临时修复体移除后快速且安全地操作。移除临时修复体和固化双重固化树脂之间，不应超过1分钟。时间越长，塑形完成的软组织塌陷或移位的程度越大，会造成模型不准确。另外，这种方法也依赖于有成熟的和有良好支持的软组织形成。如果不能满足这些条件，建议采用下一节描述的间接法个性化印模技术。
- 一些厂家还提供长螺丝和短螺丝。当空间允许时，长螺丝更容易使用（通常局限于前上颌骨），但当垂直空间受限时，短螺丝更加适用。
- 很多厂家也提供各种宽度的开窗式转移杆。作为定制转移杆使用时，需选择最窄的一款。
- 闭口式转移杆也可以用作单颗种植体的定制转移杆。当尝试制取包括种植体位置和塑形的软组织，以及邻近的牙支持式修复体（如贴面、冠、桥）的单个印模时，闭口式转移杆是首选。如果有必要，可以再次制取印模，但无须如开窗式转移杆一样再次移除或重新复制印模转移杆穿龈轮廓。

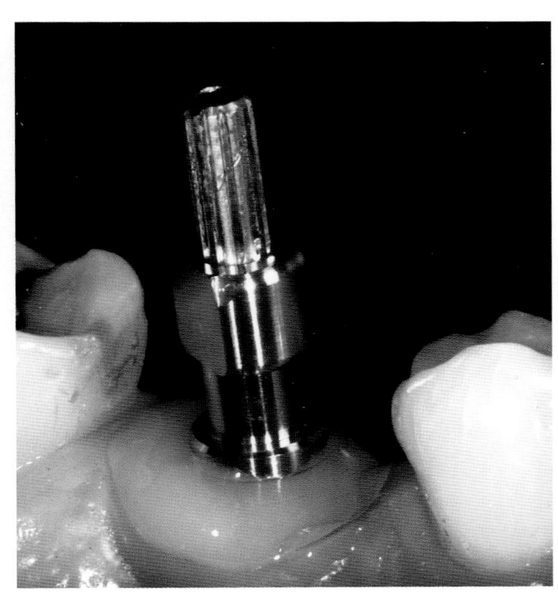

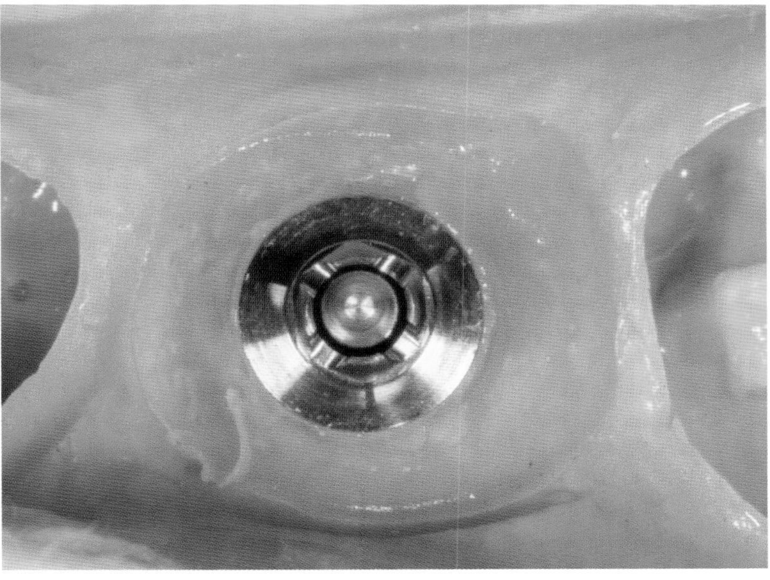

讨论

当种植体周围软组织被设计良好的临时修复体或个性化愈合基台塑形并维持后，需要使用个性化印模转移杆制取印模。在具有高美学要求或高挑战性的病例中，临时修复体给医疗团队、技师和患者本身提供了在最终修复前测试和改善治疗效果的机会——可以通过修改临时修复体穿龈区域来重塑种植体周围软组织形态（在合理范围内），也可以进行软组织移植等手术。但是，一旦软组织塑形成功，医生必须用印模准确复制其穿龈轮廓。传统的印模技术和印模材料太慢，无法在材料凝固前精准复制组织形态。采用常用的工具对成形的牙龈组织进行印模，通常会得到一副平坦的牙龈轮廓、穿龈区域狭窄的模型，从而导致最终修复体与当前调适良好的临时修复体穿龈轮廓不一致。结果是否有可预测性是完成种植病例时面临的挑战，而个性化印模方法的使用大大提高了结果的可预测性。

随着口内数字扫描设备的使用和普及，它们一直在更新迭代。一些系统目前可以扫描戴有临时修复体的牙列，之后配合扫描杆快速扫描穿龈区域；一些系统可以在口外直接扫描临时修复体的穿龈区域。这些方法的效率和准确性不尽相同，仍在不断发展、改善和科学地纠正中。并不是所有系统都具有这种能力，如果你想通过IOS系统来扫描种植体周围塑形完成的软组织，建议你提前咨询相关技师和生产厂家。

参考书目和补充阅读

[1] Marghalani A, Weber HP, Finkelman M, Kudara Y, El Rafie K, Papaspyridakos P. Digital versus conventional implant impressions for partially edentulous arches: An evaluation of accuracy. J Prosthet Dent 2018;119:574-579.

[2] Moreira AH, Rodrigues NF, Pinho AC, Fonseca JC, Vilaça JL. Accuracy comparison of implant impression techniques: A systematic review. Clin Implant Dent Relat Res 2015;17:e751-e764.

[3] Papaspyridakos P, Schoenbaum TR. Enhanced implant impression techniques to maximize accuracy. In: Schoenbaum TR (ed). Implants in the Aesthetic Zone: A Guide for Treatment of the Partially Edentulous Patient. Cham, Switzerland: Springer, 2019:217-234.

[4] Schoenbaum TR, Han TJ. Direct custom implant impression copings for the preservation of the pontic receptor site architecture. J Prosthet Dent 2012;107:203-206.

[5] Sorrentino R, Gherlone EF, Calesini G, Zarone F. Effect of implant angulation, connection length, and impression material on the dimensional accuracy of implant impressions: An in vitro comparative study. Clin Implant Dent Relat Res 2010;12:e63-e76.

间接法个性化印模

技工室工作和摄影：Sam Alawie

本节介绍的间接法个性化印模技术和之前介绍的直接法个性化印模技术均适用于对美学要求较高的种植修复病例，他们可以将塑形完成的软组织准确地转移到技工室模型上，这可以保证技师能够充分了解软组织的形态和位置，对于之后制作愈合基台或修复体是很有必要的。如果没有软组织的精准印模，技师只能够在基台上猜测穿龈区域的边缘和轮廓，这会导致最终修复体的不可预测性和多样性。

如第6章所述，美学区种植修复通常需要用设计良好的临时修复体对软组织进行塑形和维持。这使临床工作人员、技师和患者本身在完成最终修复前，可以调整和改善美学、语音、功能和口腔卫生情况。通常来说，可以通过修改临时修复体简单、方便地改变或重塑种植体周围软组织形态（在合理范围内），也可以附加相关的软组织增量手术。总之，在达到令人满意的效果之前，最好在临时修复阶段完成所有精细调整。一旦完成了软组织塑形，修复医生需立即对其进行准确印模并移交至技师处。传统的印模材料太慢，无法精准复刻塑形良好的组织形态。本节介绍的间接法个性化印模技术适用于美学区塑形的软组织，对于健康的、有良好支持的、发育成熟的软组织，可以采用前一节描述的直接法个性化印模技术。对于单颗种植体，这两种技术都可以配合开窗式或闭口式转移杆使用，无论哪种技术，使用时都应选择最窄的印模转移杆。

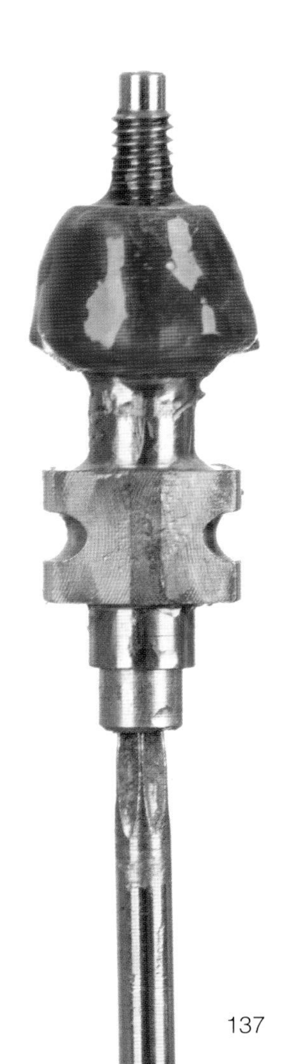

需要的器械

- 与植入种植系统相匹配的不同长度的螺丝刀（短、中长、长）。
- 与植入种植系统相匹配的开窗或闭口式窄径转移杆。
- 与植入种植系统/平台相匹配的替代体。
- 装有0.12%氯己定溶液或无菌水的容器。
- 额外的容器（直径15～30mm，高20～30mm）。
- 低收缩型树脂。
- 刷子。
- 技工室用石膏、搅拌碗、调拌刀、水。
- 墨水标记。
- 探针或牙周探针。
- 镊子。
- 若选用开窗式印模：直机头。
- 若选用开窗式印模：与直机头相匹配的基托钨钢车针或石膏裂钻。
- 大量纱布（最好为大尺寸纱布）。
- 印模材料（硅橡胶或聚醚）。
- 印模托盘。
- 印模托盘粘接剂。
- 棉球或小毛刷。
- 对颌牙列石膏模型或用印模材料制取对颌模型。
- 比色板（最好使用单反相机记录）。
- 影像学检查设备（一般情况下需要使用水平咬合片即可，某些情况下需要使用根尖片，理想情况下使用垂直咬合片）。

临时冠+
替代体

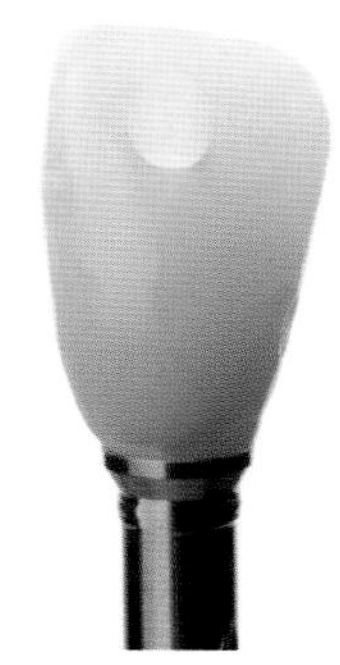

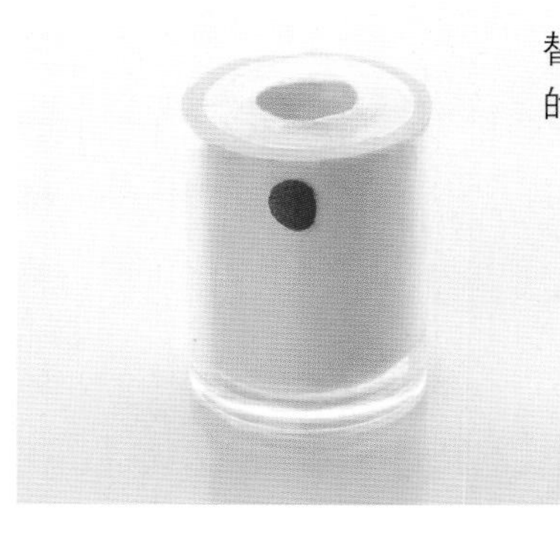

替代体嵌入复刻了临时冠穿龈区域的石膏模型中

开窗式
转移杆

连接替代体

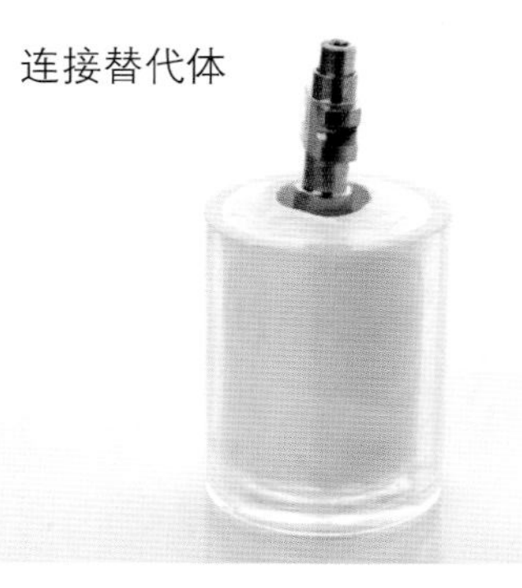

用红点定位
颊面

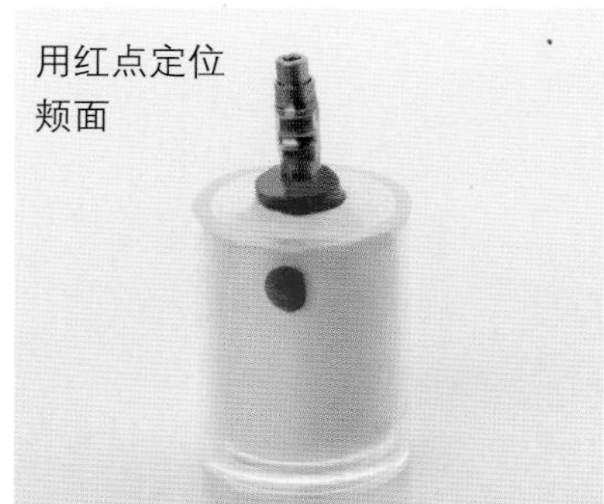

用树脂充满转移杆周围的穿龈区域

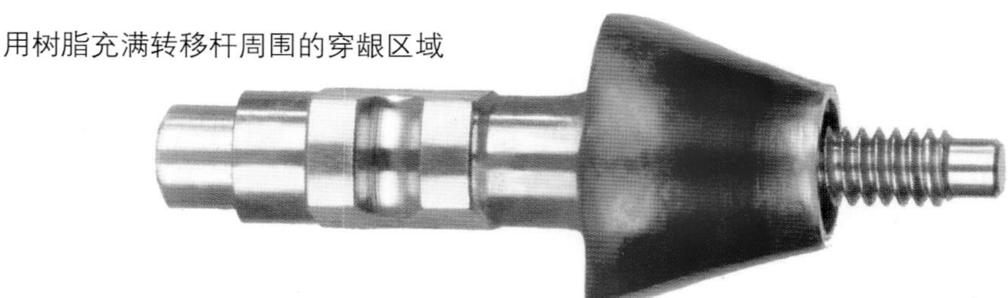

使用定制转移杆精准印取组织位置

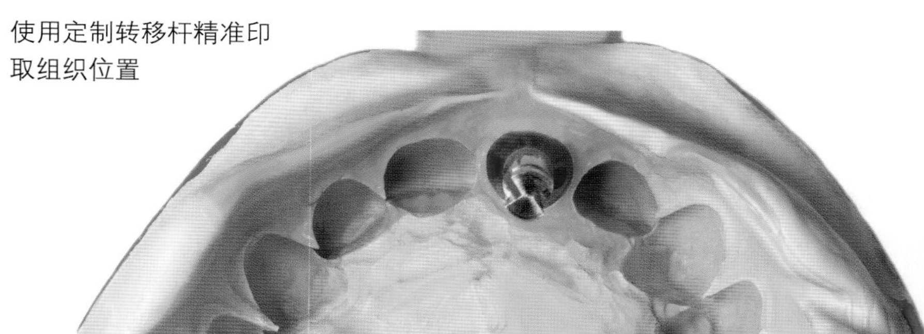

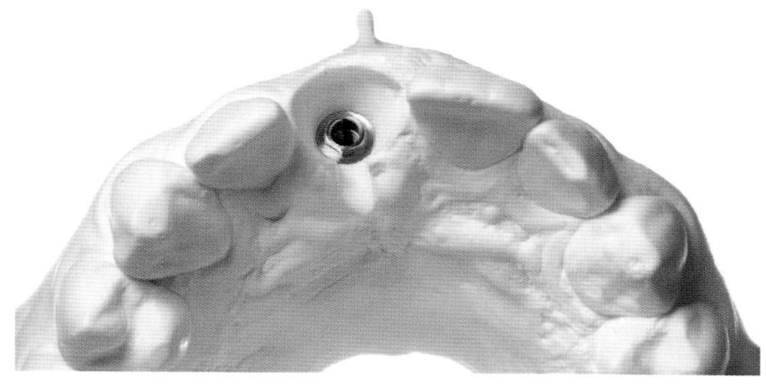

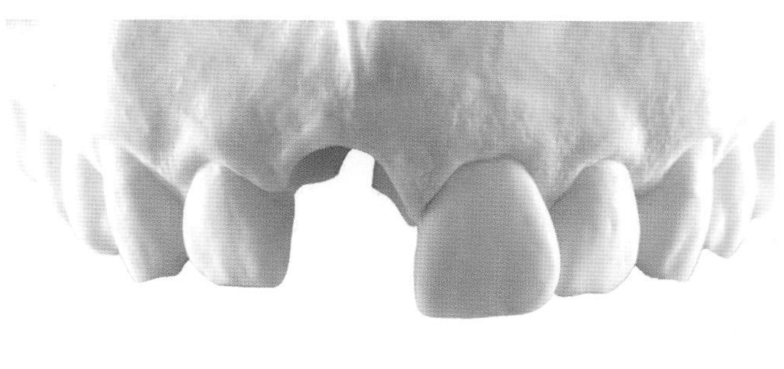

方法步骤

1. 比色。
2. 如果没有对颌牙列石膏模型的话，需用印模材料制取对颌模型。
3. 确保转移杆/替代体与种植体相匹配。
4. 准备印模材料，在托盘上涂布托盘粘接剂。
5. 若为开窗式印模：使用直机头，在托盘上种植体对应的位置开窗（约8mm）。这个位置通常可以目测。
6. 放置气道保护装置。
7. 移除临时修复体或个性化愈合基台。
8. 将临时修复体连接到替代体上，手动确认就位情况。
9. 将技工室石膏搅拌至中低等黏度。
10. 将其倒入容器中，距顶端3 ~ 5mm。
11. 将临时修复体/替代体插入未凝固的石膏中央，深入至邻面接触点，临时修复体的邻面接触点应在石膏上方。
12. 静置待石膏凝固。
13. 用记号笔在石膏上标记出临时修复体的面中位置。
14. 从替代体上卸下临时修复体。
15. 连接转移杆与替代体，手动确认就位情况。
16. 将石膏模型上的标记点转移至转移杆对应位置，用以定位口内印模时转移杆的颊面方向。
17. 在转移杆周围缓慢添加少量低等黏度树脂，确保树脂能够流动至穿龈区域深处。继续添加树脂至石膏表面。
18. 静置待树脂凝固。
19. 用螺丝刀从替代体上将间接法获取的个性化印模转移杆卸下。
20. 用棉球或者小毛刷蘸取氯己定溶液彻底地清理种植体内表面。
21. 把转移杆与最短的螺丝刀相连并确保连接稳固，即当它朝下时不会掉落。需要注意的是，在一些种植系统中，转移杆的体部没有附着在长螺丝上。须用三指握持法谨慎操作。
22. 用螺丝刀将转移杆连接到种植体上，过程中尽量保持螺丝刀偏斜或向上，以防转移杆落入口内。
23. 旋转转移杆体部，同时向根方施加适当的压力，直到转移杆与种植体紧密相连，不能继续旋转。确认临时修复体的颊面标记点是否定位准确。
24. 拧紧转移杆，直到它停止转动。
25. 完全拧紧转移杆后，逆时针旋转1/4周。尝试旋转转移杆体部，此时转移杆可轻微移动，但不会旋转，之后再重新拧紧转移杆。这是手动确定转移杆正确就位于种植体的方法。
26. 确保转移杆/树脂不会触碰其他邻牙或修复体。
27. 移除气道保护装置。
28. 对完全就位的转移杆进行影像学检查（参见第69页）。了解完全就位和未完全就位的印模转移杆病例。
29. 如果软组织存在压白现象，可等待几分钟至压白消退。
30. 若为开窗式印模：口内试戴托盘，确保转移杆能够完全通过开窗孔，如有不便，需调整开窗位置。
31. 检查牙列中的倒凹（如固定桥下方或严重的骨缺失），以及松动牙和修复体情况，根据情况填充倒凹。
32. 确保邻牙或相邻修复体的邻面光滑、清洁。
33. 吹干转移杆和牙列中其他牙或修复体。
34. 使用重体材料填充托盘，同时在转移杆和邻牙周围涂布轻体材料，此过程无须像传统天然牙预备后那样印取边缘。
35. 托盘完全就位。
36. 若为开窗式印模：使用工具或手指，确保转移杆已完全通过托盘上的开窗，尽可能移除转移杆周围的多余材料。在树脂完全聚合前1分钟，用探针去除可能存在于转移杆头部的少量印模材料。

37. 若为开窗式印模：用三指握持法握住短的螺丝刀，将转移杆完全拧松，此时可以听到弹响，转移杆可以上下移动数毫米。
38. 移除托盘。此过程需要用力，需告知患者会感受到脱位力，用力时可以将颏部或上颌作为支撑。
39. 若为开窗式印模：转移杆须留在印模中。
40. 若为闭口式印模：转移杆须保持与种植体相连。
41. 放置气道保护装置。
42. 若为闭口式印模：从种植体上用三指握持法移除转移杆。
43. 检查印模。印模材料填充不足或少量气泡是没有影响的。但是，当转移杆周围有大量印模材料缺失、相邻牙面存在很大空隙或材料本身存在问题时，需要重新印模。与种植体连接的转移杆底部不应有印模材料。
44. 用纱布清洁临时修复体或愈合基台表面的菌斑和碎屑，通过螺丝刀将其安装到对应的种植体上并拧紧。使用硅橡胶轻体或聚四氟乙烯（PTFE）胶带和复合材料封闭螺丝通道。
45. 移除气道保护装置，并结束就诊。
46. 对转移杆和取得的印模进行消毒，并将其放入袋子中送至技工室。如有需要，一并放入替代体。

并发症和注意事项

- 间接法个性化印模技术适用于通过设计良好的临时修复体对软组织进行塑形或维持的美学区种植修复。塑形中的软组织须准确复刻至技工室模型上。前一节介绍的直接法个性化印模技术适用于健康的、有良好支持的、发育成熟的软组织，当软组织并未处于上述理想状态时，可以采用本节描述的间接法个性化印模技术。
- 用于印取定制转移杆上穿龈区域的树脂应具备较小的形变，即“低收缩型树脂”。
- 间接定制转移杆可以是开窗式转移杆或闭口式转移杆。对于单颗种植体，可以根据使用者喜好任意选择。对于需要同时印取单颗种植体和相邻牙支持式修复体（贴面、冠、固定桥）的病例，闭口式转移杆更为合适。对于更大的或更复杂的种植修复，开窗式印模配合之前章节介绍的树脂夹板技术（参见第107页）可以取得更准确的模型。
- 勿将任何未稳固连接的部件或螺丝刀遗漏在口内。
- 常规使用气道保护装置。
- 确保螺丝刀与种植系统相匹配，且无过度磨损。
- 厂家会提供各种高度的开窗式转移杆，虽然并没有一些科学数据对比短和长转移杆的准确度，但是在咬合空间允许的情况下，使用较长的转移杆可能会提高印模精度。
- 一些厂家还提供长的螺丝和短的螺丝。当空间允许时，长螺丝更适用（通常局限于前上颌骨），但当垂直空间受限时，短螺丝更加适用。
- 很多厂家也提供各种宽度的开窗式转移杆。作为定制转移杆使用时，需选择最窄的一款。
- 对于单颗种植体，由于高度问题，开窗式转移杆通常用于印取切牙、尖牙和前磨牙效果更好。
- 闭口式转移杆也可以用作单颗种植体的定制转移杆。当尝试制取包括种植体位置和塑形的软组织以及邻近的牙支持式修复体的单个印模时，闭口式转移杆是首选。需要时可以反复印模，无须如开窗式转移杆一样移除并复制转移杆。
- 移除印模后，不要将替代体置于转移杆上。这是技师的工作，他们比临床医生更熟悉，将在显微镜的辅助下完成。另外，大多数印模将被运送到技工室，运送过程产生的震动和温度变化，可能会对最终的模型产生误差。
- 单颗种植体种植修复一般不需要咬合记录。此外，由于转移杆太高以及牙尖交错位时牙齿的干扰，无法有效记录咬合关系。在愈合基台上制取咬合记录是没有用的，因为技工室模型上并没有愈合基台（愈合基台仍在患者口内）。常用的硅橡胶咬合记录可以在适当修剪后使用，但是这种材料又不足以支撑牙尖交错位时的咬合力量。如果需要咬合记录时，应在完全就位的愈合基台上制取，并将相同的愈合基台一并送至技工室。

讨论

本节所描述的间接法个性化印模技术对于将穿龈轮廓从临时修复体上准确转移至技工室模型上是十分有效的，即建立了匹配程度较高的、具有相同穿龈轮廓的模型。对于富有挑战性的美学区种植病例而言，合理使用临时修复体是降低治疗结果不可预测性的关键，这需要所有参与治疗的人（包括患者）在完成最终修复前不断地调整修复效果，如可以根据需要重新调整种植体周围的牙龈轮廓，必要时也可以额外进行软组织增量手术。但是，一旦临时修复阶段取得了令人满意的修复效果，须将关键信息准确转移至技工室模型上，技师将根据准确的印模或模型设计修复体的主要边缘位置以及穿龈轮廓。如果没有准确的印模或模型，技师将无从得知这些关键部分应如何设计，在哪里设计，这严重增加了最终修复体的不可预测性。直接和间接法的个性化印模技术是将口内种植体周围软组织形态特征反映给技工室技师们的最准确与有效的方法。

口内数字化扫描的技术和方法正在蓬勃发展，这使得口内扫描印模技术可能在以后取代所述的印模技术。目前，不同厂家扫描仪的扫描结果不尽相同，故在扫描美学区种植体周围塑形的软组织之前，建议咨询相关厂家和技师。

参考书目和补充阅读

[1] Hinds KF. Custom impression coping for an exact registration of the healed tissue in the esthetic implant restoration. Int J Periodontics Restorative Dent 1997;17:584-591.

[2] Marghalani A, Weber HP, Finkelman M, Kudara Y, El Rafie K, Papaspyridakos P. Digital versus conventional implant impressions for partially edentulous arches: An evaluation of accuracy. J Prosthet Dent 2018;119:574-579.

[3] 3. Moreira AH, Rodrigues NF, Pinho AC, Fonseca JC, Vilaça JL. Accuracy comparison of implant impression techniques: A systematic review. Clin Implant Dent Relat Res 2015;17:e751-e764.

[4] Papaspyridakos P, Schoenbaum TR. Enhanced implant impression techniques to maximize accuracy. In: Schoenbaum TR (ed). Implants in the Aesthetic Zone: A Guide for Treatment of the Partially Edentulous Patient. Cham, Switzerland: Springer, 2019:217-234.

[5] Sorrentino R, Gherlone EF, Calesini G, Zarone F. Effect of implant angulation, connection length, and impression material on the dimensional accuracy of implant impressions: An in vitro comparative study. Clin Implant Dent Relat Res 2010;12:e63-e76.

咬合记录

种植体支持的修复体的咬合记录和普通牙支持式修复体的咬合记录存在很大差异。单颗牙种植修复体咬合记录的首要困难是转移杆总是超出咬合平面，使患者无法咬合至牙尖交错位。这时可以选择在种植体周围的软组织上或愈合基台上制取咬合记录。软组织由于其固有的可动性和可压缩性，不是制取咬合记录的最佳选择；而在愈合基台上制取咬合记录过程很复杂，因为技师有可能没有可用于与技工室模型相匹配的愈合基台。还可以选择在周围牙列上制取咬合记录，但这又带来了新的问题——目前大多数咬合记录都是由硅橡胶材料所制，而经过适当修剪后它很难支撑患者牙尖交错位时的咬合力（为保证咬合记录完整，厚度应至少为1.5mm）。在这种情况下，一些老式蜡咬合记录材料在制取咬合记录时反而可发挥更好的功效。

如果患者有稳定且单一的牙尖交错位，并且待修复的种植体不是位于远中游离端，通常取印模时无须制取咬合记录。而对于远中端的（单颗或多颗）种植义齿修复，咬合记录则十分重要。对于长跨度的种植固定义齿修复、种植固定桥修复或全口种植修复也是如此。需要制取咬合记录的情况包括游离端存在2颗或更多远中端待修复的种植体（如第一磨牙、第二磨牙），或牙列中存在3颗以上待修复的种植体。对于多颗种植体修复，制取咬合记录最准确的方法是形成一个直接附着在种植体上的咬合记录支架，此过程将在下面进行介绍。大多数种植系统都可以通过这种方式制取咬合记录，一些系统还提供摩擦固位的咬合记录塑料桩和小的咬合记录桩。无论采用哪种方法，需将咬合记录与咬合记录桩或支架一同送往技工室。

还有一种选择，可以将另一个愈合基台连接在种植体上并制取咬合记录，将此愈合基台和咬合记录一并送往技师处，之后再安装原有的愈合基台。这种方法的缺陷是需购买2个愈合基台。

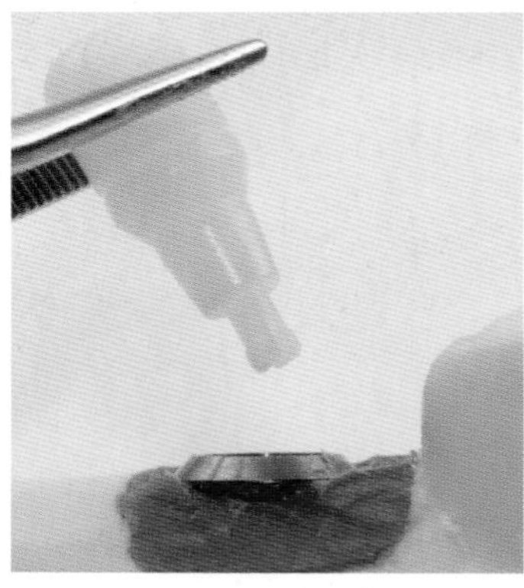

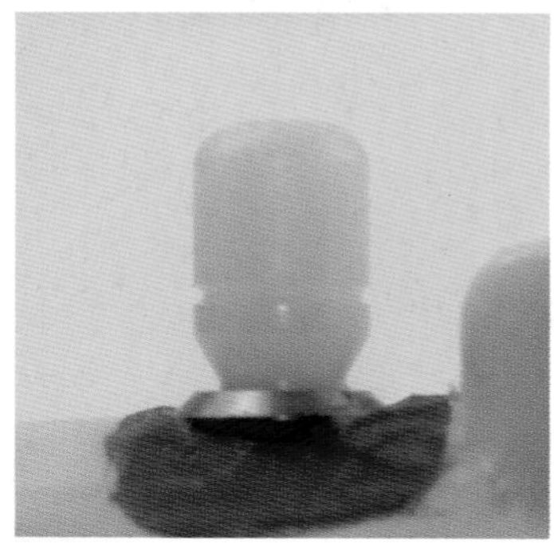

需要的器械

- 咬合记录塑料桩（用于种植系统）。
- 硅橡胶咬合记录材料。
- 与种植系统相匹配的短款螺丝刀。
- 大量纱布（最好为大尺寸纱布）。

或

- 咬合记录蜡（硬型）。

或

- 第二套与植入种植体相匹配的愈合基台。
- 硅橡胶咬合记录材料。
- 与种植系统相匹配的短款螺丝刀。
- 大量纱布（最好为大尺寸纱布）。

或

- 若为跨度长的多颗种植体种植固定修复、多个远中游离端种植体或全口种植修复：非抗旋临时钛基台。
- 牙线、剪刀。
- 自动聚合的低收缩型树脂。
- 刷子。
- 2个调拌杯。
- 硅橡胶咬合记录材料。
- 与种植系统相匹配的短款螺丝刀。
- 大量纱布（最好为大尺寸纱布）。
- 高速手机与金属车针。

使用硅橡胶和咬合记录塑料桩制取单颗种植体咬合记录的方法步骤

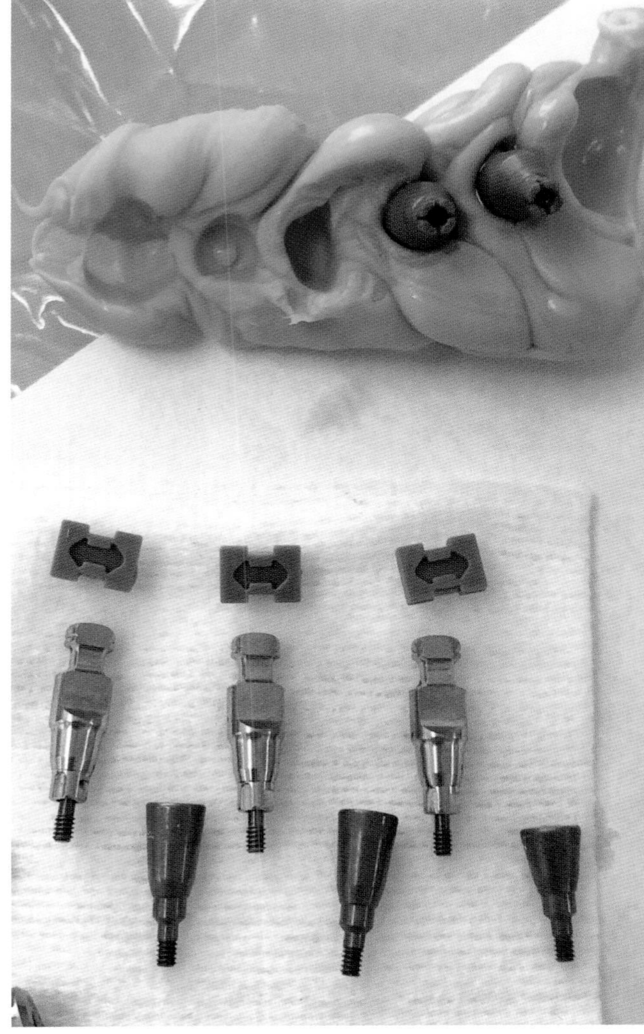

1. 调整椅位至患者坐直。
2. 放置气道保护装置。
3. 使用螺丝刀移除愈合基台。
4. 稳定安装咬合记录塑料桩，确保它们完全就位并且不会干扰咬合，必要时可以调整长度。
5. 移除气道保护装置。
6. 嘱患者咬合至牙尖交错位（“正常咬合”）。
7. 清洁和干燥待修复一侧的上下牙列咬合面。
8. 将硅橡胶咬合记录材料注射至咬合记录桩周围。
9. 嘱患者咬合至牙尖交错位，保持不动直至材料凝固。
10. 取出咬合记录（咬合记录桩可能被一并带出）。
11. 放置气道保护装置。
12. 如果之前的操作中没有移除咬合记录桩，则此时移除全部咬合记录桩。
13. 安装之前的愈合基台并拧紧。
14. 移除气道保护装置。
15. 将咬合记录和咬合记录桩与其他印模一并发送给技师，如果咬合记录桩存在于咬合记录中，无须移除。

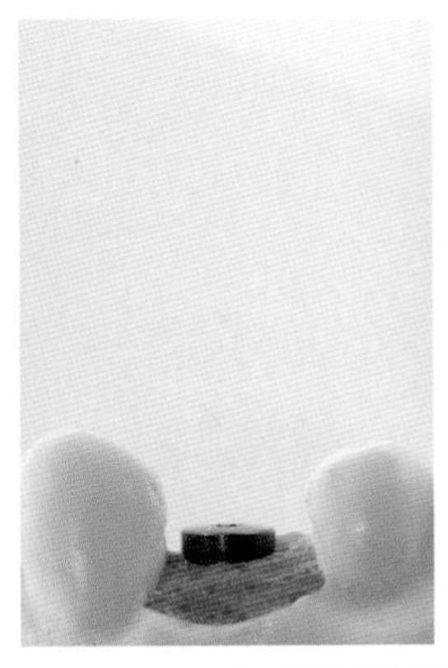
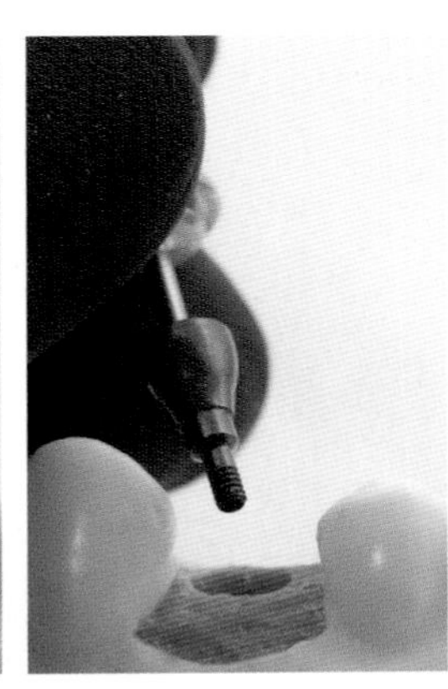
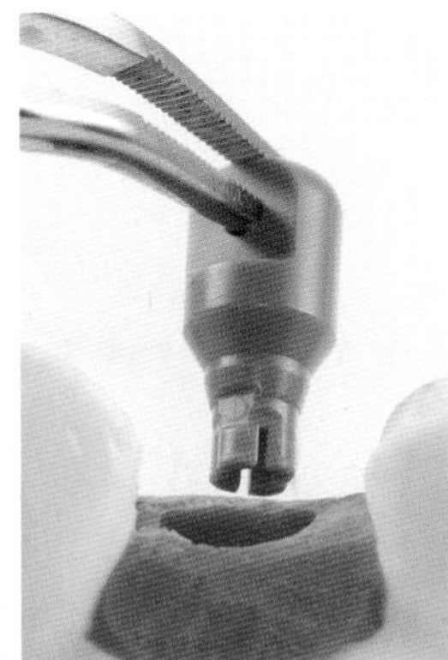
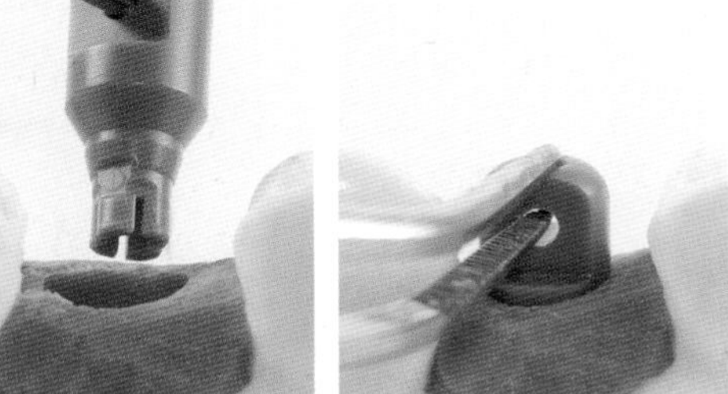
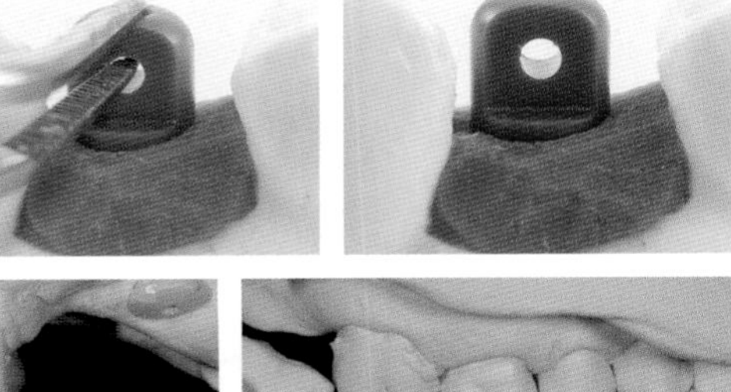
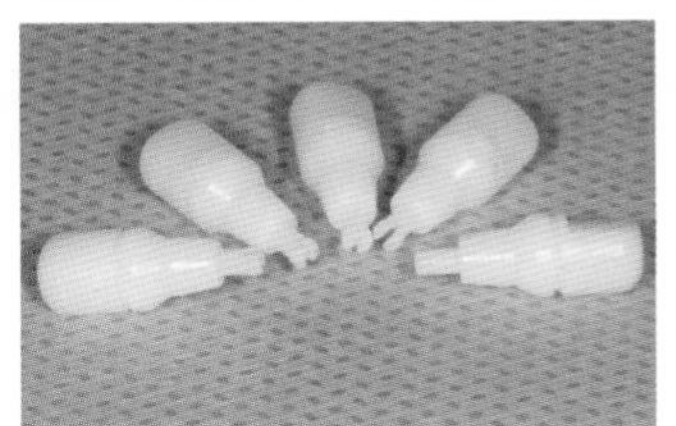
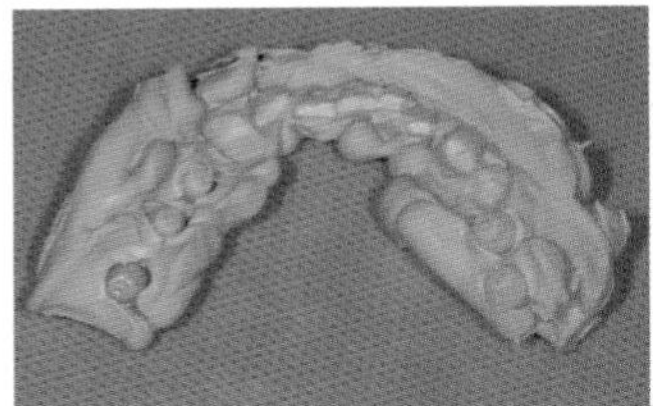
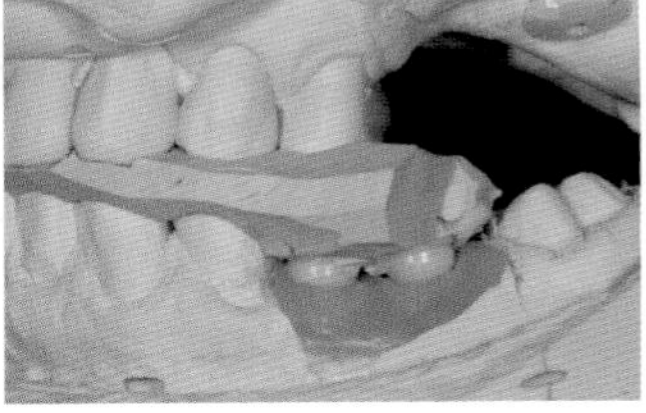
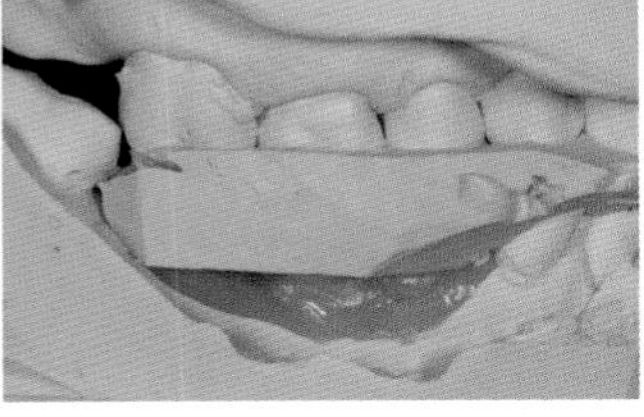

使用咬合记录蜡制取单颗种植体咬合记录的方法步骤

1. 调整椅位至患者坐直。
2. 嘱患者咬合至牙尖交错位（“正常咬合”）。
3. 清洁和干燥待修复一侧的上下牙列咬合面。
4. 加热蜡至软但不可流动的状态。
5. 将蜡置于与种植体临近或相对的下颌牙齿上。
6. 嘱患者咬合至牙尖交错位。
7. 待蜡冷却后取出咬合记录。
8. 将咬合记录与其他印模一并发送给技师。

使用硅橡胶和复制愈合基台制取单颗种植体咬合记录的方法步骤

1. 调整椅位至患者坐直。
2. 放置气道保护装置。
3. 使用螺丝刀将复制愈合基台置于种植体上并拧紧。
4. 移除气道保护装置。
5. 嘱患者咬合至牙尖交错位（“正常咬合”）。
6. 清洁和干燥待修复一侧的上下牙列咬合面。
7. 在愈合基台周围和上面注射硅橡胶材料。
8. 嘱患者咬合至牙尖交错位，保持不动直至材料凝固。
9. 取出咬合记录。
10. 放置气道保护装置。
11. 卸下复制愈合基台，并安装之前的愈合基台，拧紧。
12. 移除气道保护装置。
13. 将咬合记录与复制愈合基台连同其他印模一并发送给技师。

使用咬合记录夹制取长跨度或全牙弓种植体支持的固定义齿修复咬合记录的方法步骤

此技术将作为辅助定位夹板技术，在下一节详细介绍。

1. 使用高速手机和钻针降低临时钛基台的高度，使其低于咬合平面2 ~ 3mm。
2. 将树脂粉和相应单体分别置于2个调拌杯中。
3. 放置气道保护装置。
4. 使用螺丝刀卸下愈合基台，追踪每个愈合基台属于哪颗种植体。
5. 安装临时钛基台，使其完全就位后拧紧螺丝。
6. 移除气道保护装置。
7. 用牙线打一滑结，系于最远端种植体上。
8. 将牙线在每个基台上下和周围缠绕，直至形成合适的支架。
9. 将牙线系在一颗种植体上。
10. 添加少量低收缩型树脂至基台周围。
11. 在每个基台之间继续添加树脂直至所有基台相连。
12. 继续添加树脂，使之形成一个坚固的支架。
13. 确保此树脂支架不会干扰患者咬合至牙尖交错位（或正中颌位），如有需要，可口外调磨树脂支架。
14. 调整椅位至患者坐直。
15. 嘱患者练习咬合至牙尖交错位（“正常咬合”）或正中颌位。
16. 清洁和干燥对颌牙弓咬合面及树脂支架。
17. 在树脂支架上注射足量的硅橡胶咬合记录材料。
18. 嘱患者咬合至牙尖交错位（或正中颌位），保持不动直至材料凝固。
19. 嘱患者反复咬合2次（总共3次）以保证咬合记录的准确性。
20. 放置气道保护装置。
21. 拧开并卸下树脂支架。
22. 安装原先的愈合基台并拧紧。
23. 移除气道保护装置。
24. 将3个咬合记录和树脂支架连同其他印模一并发送给技师。

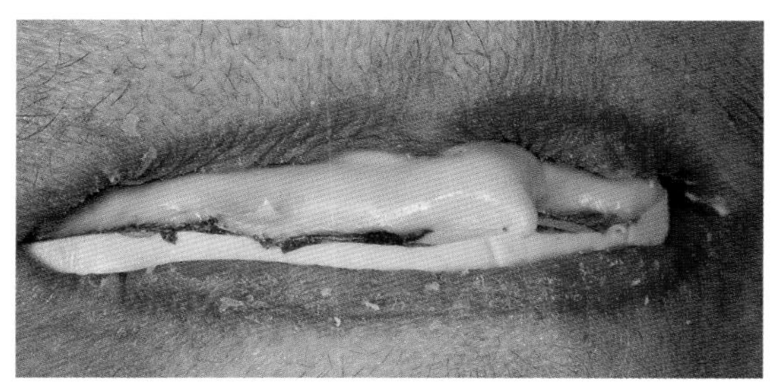

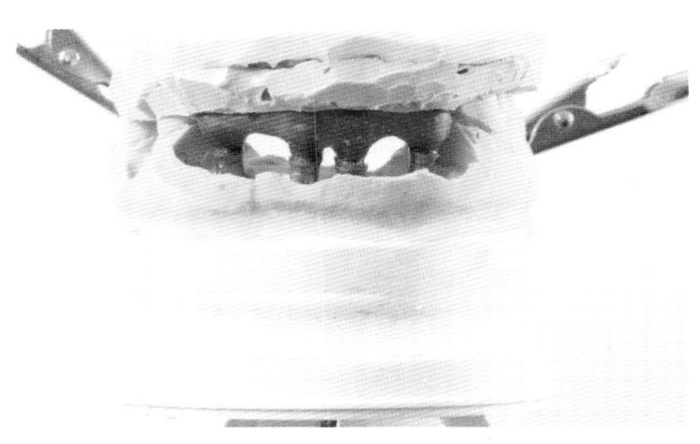

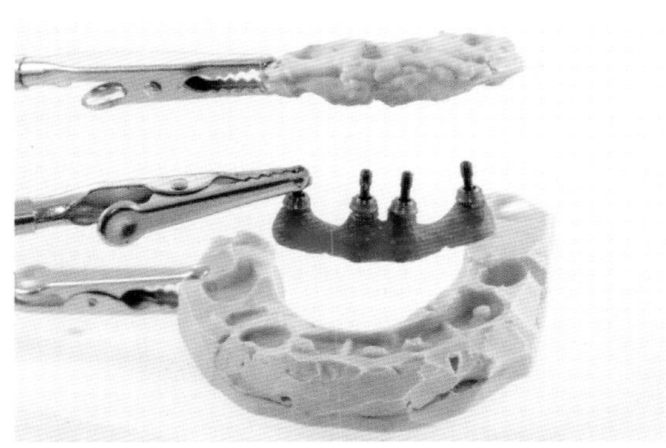

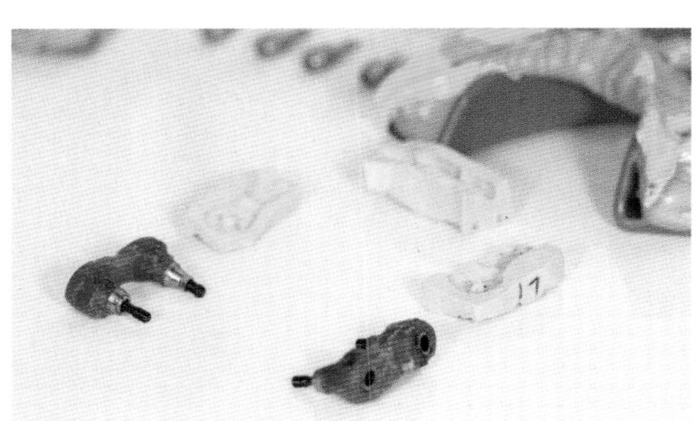

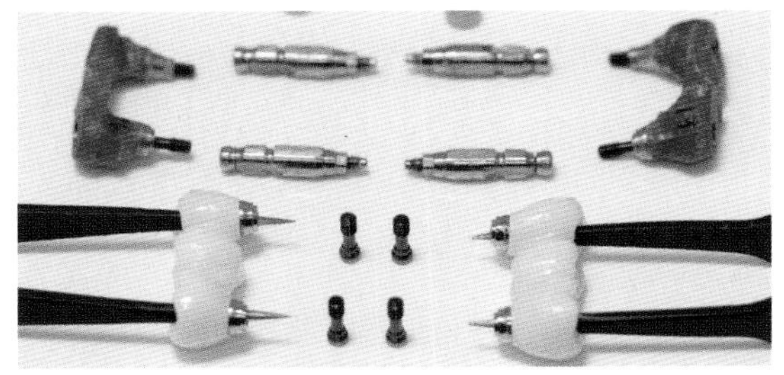

并发症和注意事项

- 由于种植体周围缺少牙周韧带，使得制取良好的咬合记录变得十分重要，但牙尖交错位时邻牙间咬合空间不足，或者缺少有效的或简便的方法在种植体上制取咬合记录使此过程变得复杂。
- 近远中均存在天然牙或修复体的单颗种植体修复时并发症较少，通常无须制取咬合记录。前提是需在患者稳定且单一的牙尖交错位完成修复，并且印模和灌模过程均无误差。
- 远中游离端为种植义齿时（如第一磨牙和第二磨牙），其咬合问题更明显，制取咬合记录将很有帮助。上述最后一种用树脂支架制取咬合记录的方法是最为准确，但却是技术敏感性较高的一种方法，它会大大降低返工的概率。
- 除了无咬合记录和用树脂支架制取咬合记录之外，还可以选择传统的咬合记录蜡、复制愈合基台和硅橡胶材料以及塑料咬合记录桩与硅橡胶材料制取咬合记录，虽然这些方法的准确性和可重复性不如树脂支架，但简单、易做，且成本低廉。

讨论

咬合记录可用来记录种植体及其与对颌牙的关系，目前有很多种方法和材料可以制取较准确的咬合记录，本节所介绍的几种咬合记录方法均为有效且准确的。对于相对简单的单颗种植体修复，咬合记录不是必需的，当面对复杂的修复体或涉及难度较高的咬合恢复时，咬合记录十分重要。

参考书目和补充阅读

[1] Chai J, Tan E, Pang IC. A study of the surface hardness and dimensional stability of several intermaxillary registration materials. Int J Prosthodont 1994;7:538–542.

[2] Lassila V , McCabe JF . Properties of interocclusal registration materials. J Prosthet Dent 1985;53:100–104.

[3] Utz KH, Müller F , Lückerath W , Fuss E, Koeck B. Accuracy of check - bite registration and centric condylar position. J Oral Rehabil 2002;29:458–466.

[4] Walker MP , Wu E, Heckman ME, Alderman N. Vertical dimensional stability and rigidity of occlusal registration materials. Gen Dent 2009;57:514–518.

[5] Wicks R, Ahuja S, Jain V , Ferreira CF . A technique to create an interocclusal bite registration using in situ implant healing abutments. J Tenn Dent Assoc 2013;93:47–49.

辅助定位夹板

辅助定位夹板可在制取最终模型及制作最终修复体的过程中最大限度上保证种植体位置的精确。它可以避免修复体的就位不良，确保修复体的被动就位。辅助定位夹板通常用于修复多颗相邻的或夹板式种植体。另外，推荐在较长的种植体支持的固定修复中使用辅助定位夹板。

由于牙根和牙槽窝之间存在牙周韧带，天然牙具有生理动度，这可能会造成工作模型或修复体存在少量误差，这种误差可通过牙根在牙槽骨中的移动逐渐消除。然而，种植体周围没有牙周韧带，牙槽骨与钛种植体直接结合，这对修复体的要求更加严苛（没有可让性）。因此，须尽最大努力保证治疗过程中每一步的最准确性和可靠性。

辅助定位夹板可以较准确地记录种植体之间的相对位置，可以直接在口内种植体上通过相关材料按照特定的方法制作。辅助定位夹板作为确认种植体位置的记录需一并发送给技师，可以在制作最终修复体之前对最终工作模型能否准确代表口内种植体位置做最终检查。

制作辅助定位夹板需要牙线、临时钛基台以及低收缩型树脂。并不是所有的树脂都具有相同的聚合收缩率，医生需找到一款具有足够低收缩率的树脂（如GC Pattern Resin LS）。如果有种植体的初印模，技师也可以用来帮助制作辅助定位夹板。根据初印模，他们可以制作树脂棒或树脂块（如本节展示的图片所示），置于口内，从而缩短在口内制作辅助定位夹板的时间。这些树脂棒或树脂块在口内连接固化。

辅助定位夹板可以独立使用，也可以如之前章节中所述作为开窗式印模的一部分使用（参见第114页）。通常，本节所述的辅助定位夹板独立用于最终印模或随后的复诊过程中。有许多方法和材料可用于制作辅助定位夹板，本节所述的方法几乎可以用于各个种植系统，并且其准确性已在体外测试中得以证明。

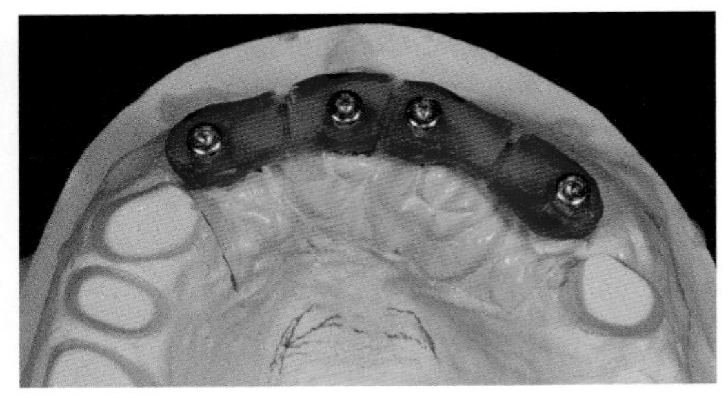

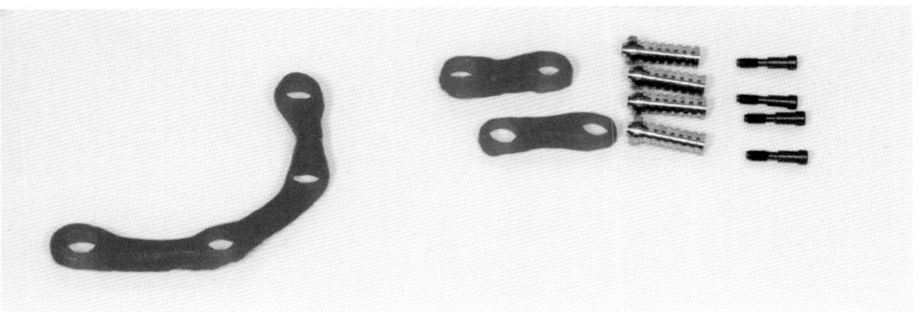

需要的器械

- 与植入种植系统相匹配的不同长度的螺丝刀。
- 临时钛基台或开窗式转移杆（非抗旋）。
- 牙线。
- 剪刀。
- 低收缩型树脂及2个一次性容器。
- 一次性刷子。
- 影像学检查设备（一般情况下需要使用水平咬合片即可，某些情况下需要使用根尖片，理想情况下使用垂直咬合片）。

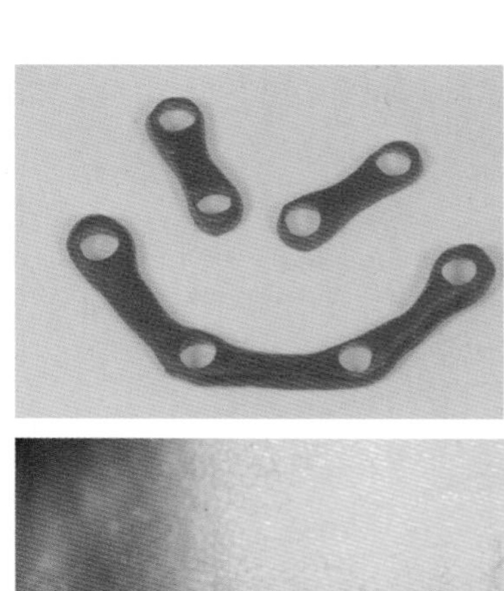

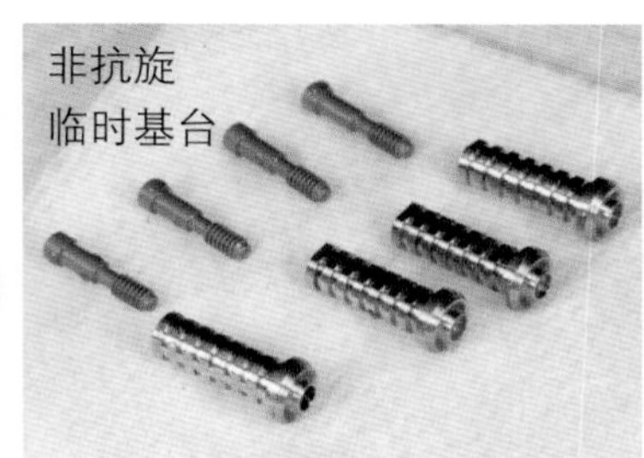
非抗旋
临时基台

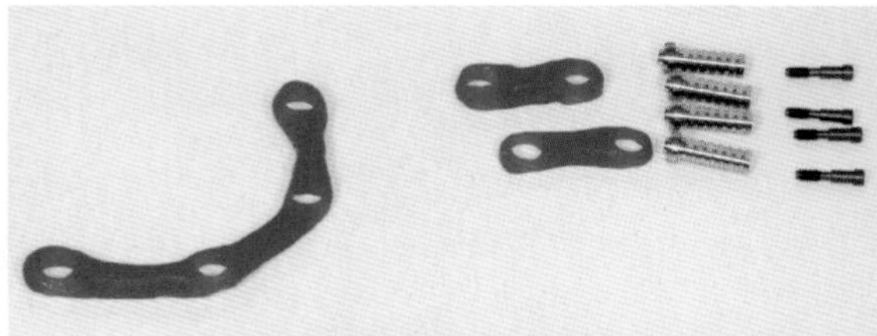
可在口内连接的技工室制作的树脂夹板

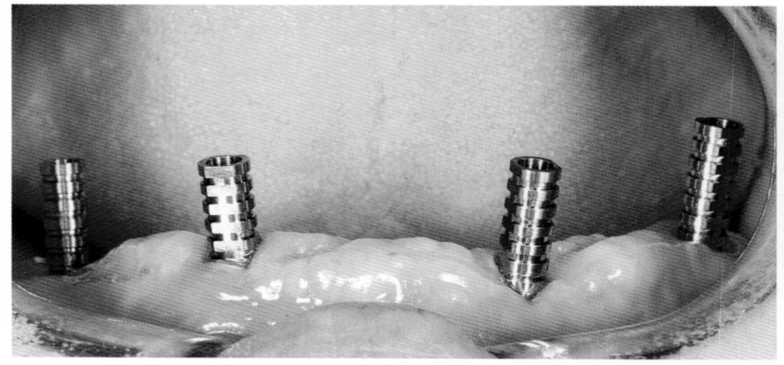

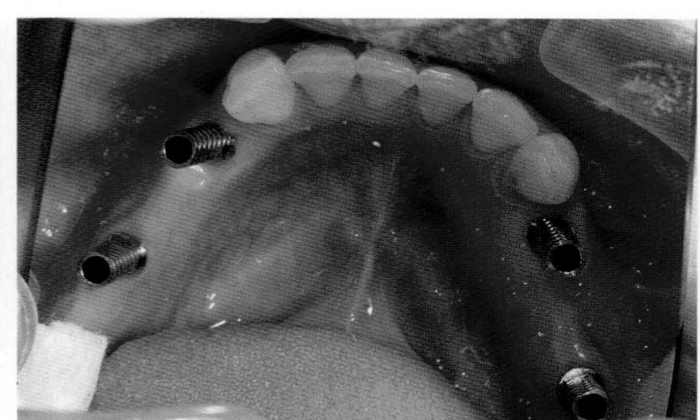

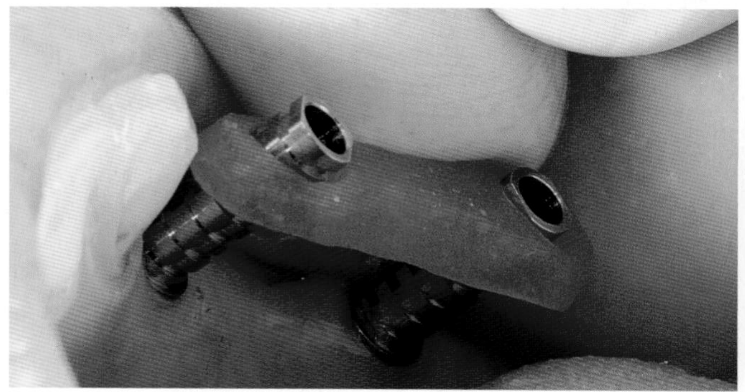

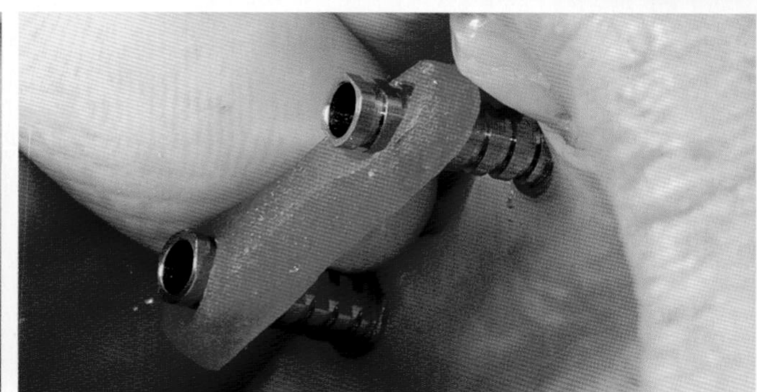

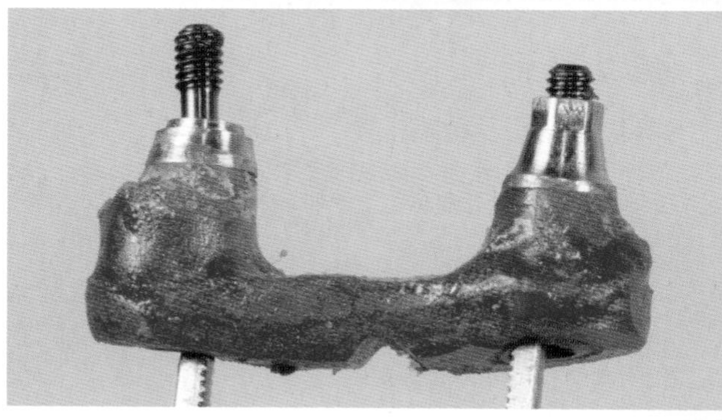

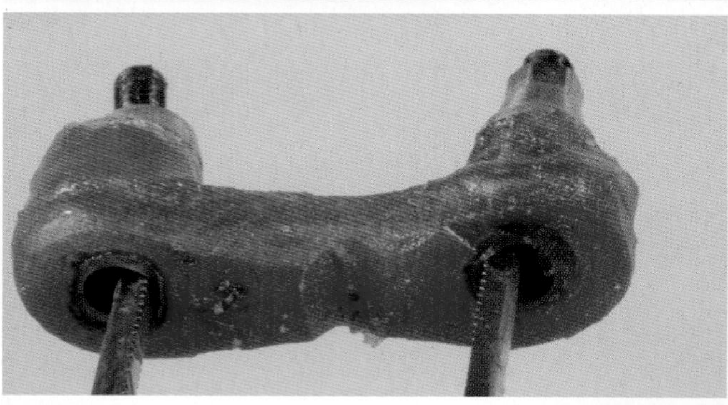

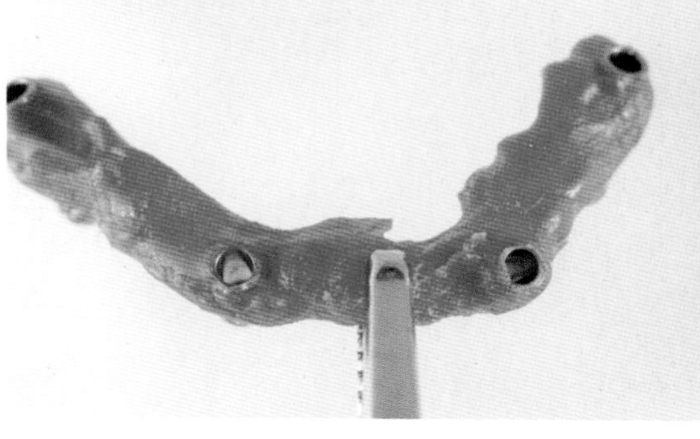

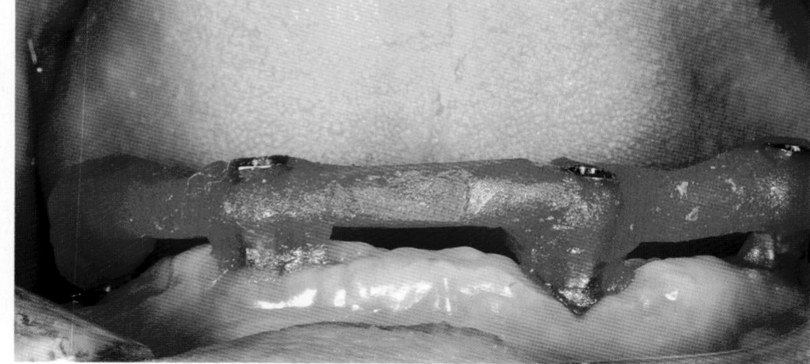

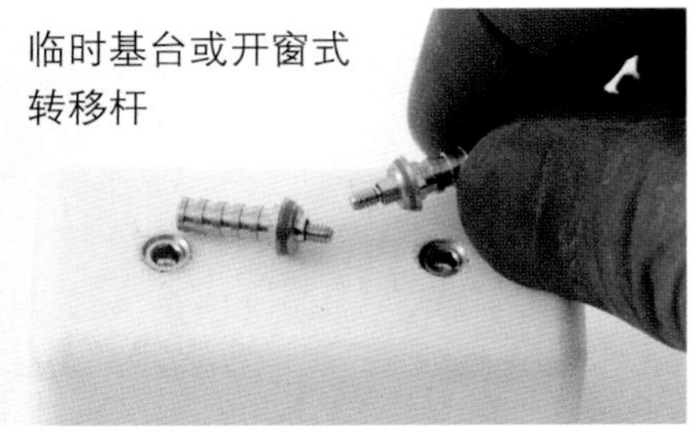
临时基台或开窗式转移杆

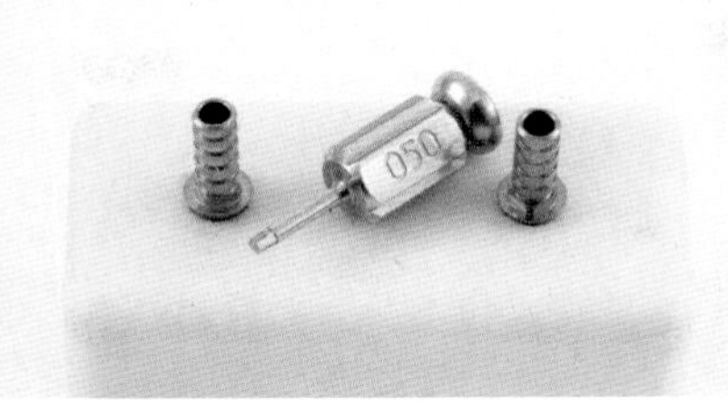

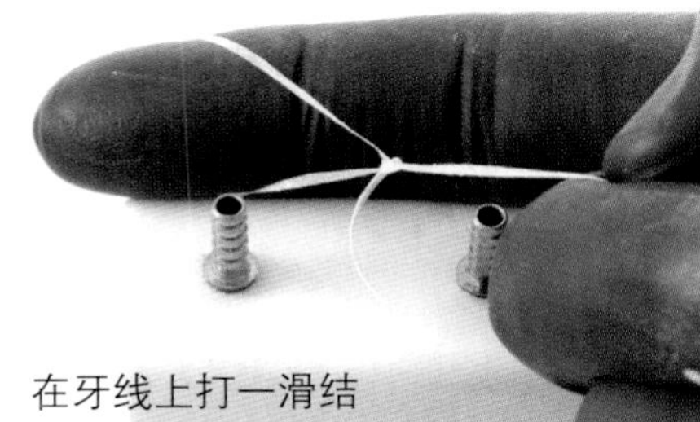
在牙线上打一滑结

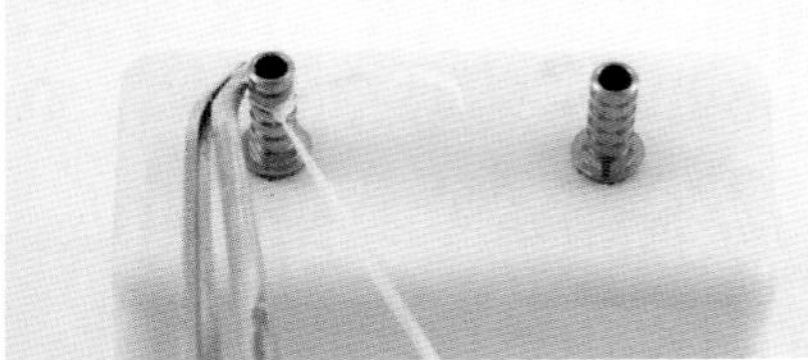
环绕一个基台并固定在基台高处

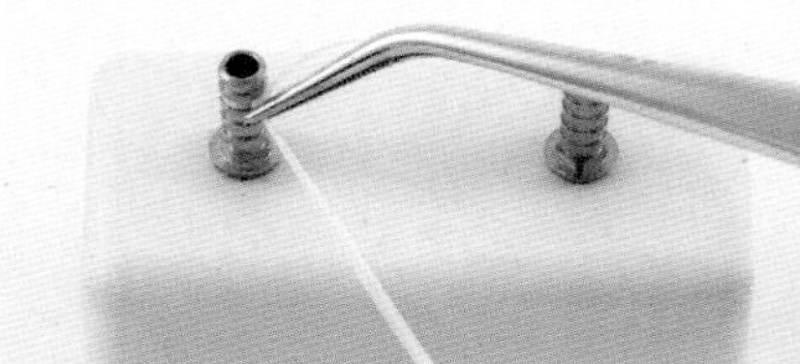
将滑结拉紧

环绕其他基台

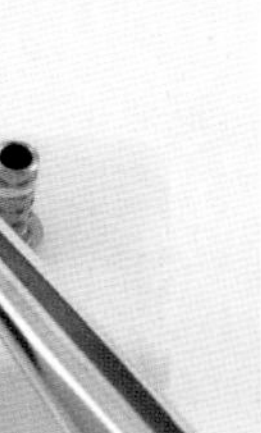

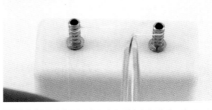

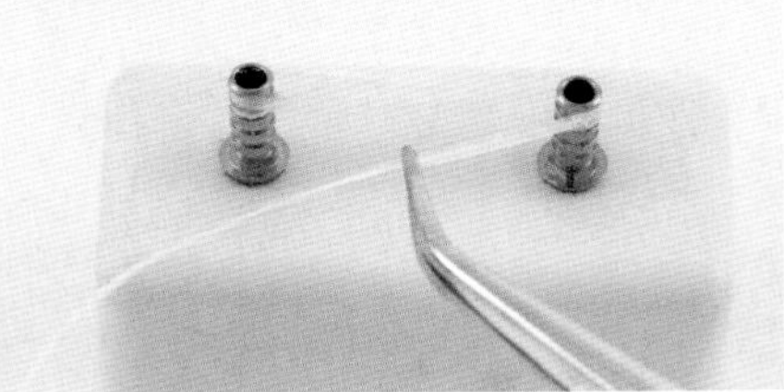
重复操作

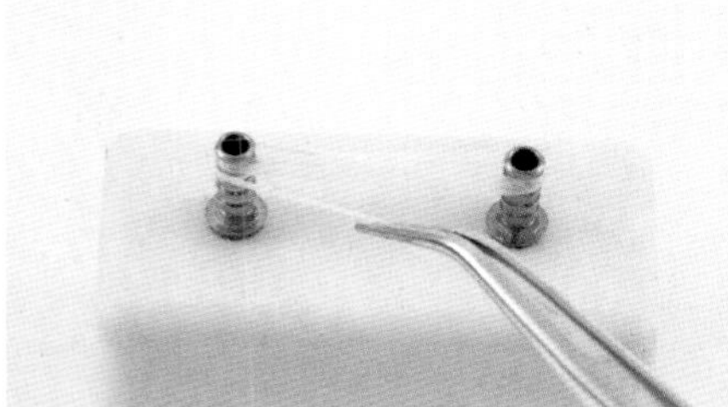

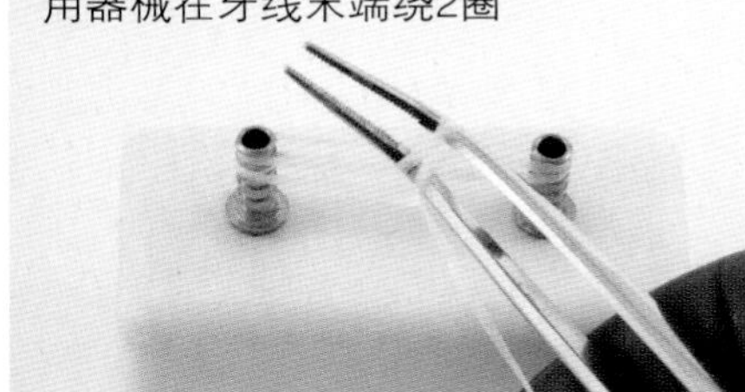
用器械在牙线末端绕2圈

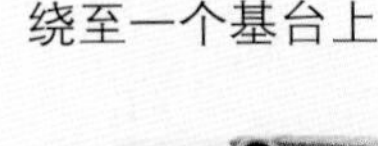

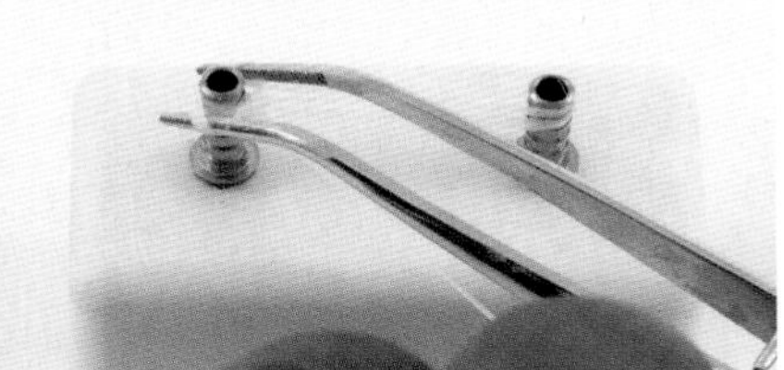
绕至一个基台上

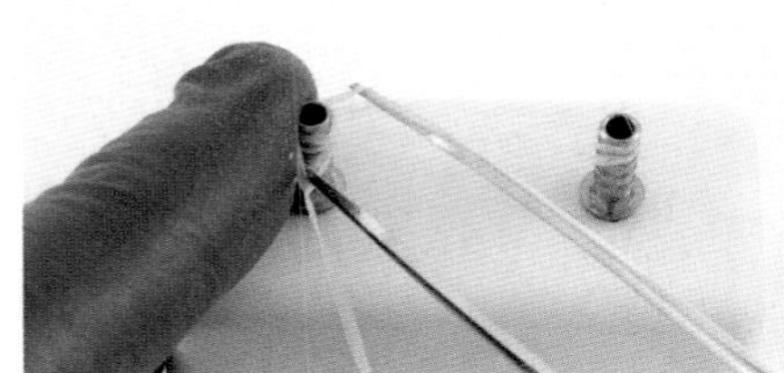

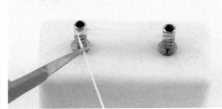

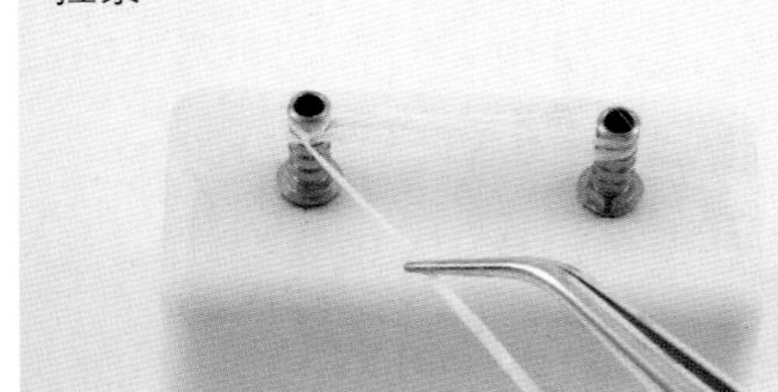
拉紧

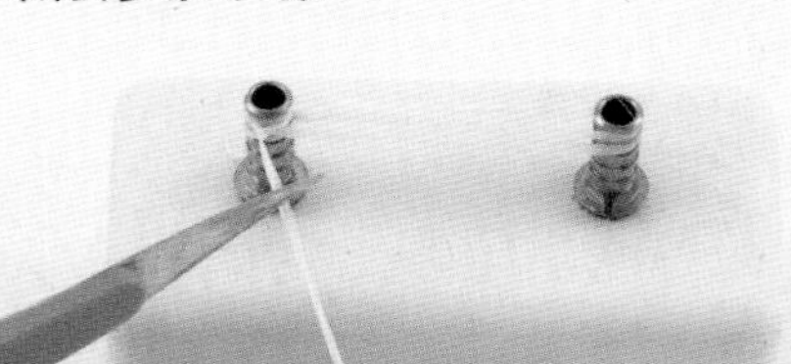
减去多余牙线

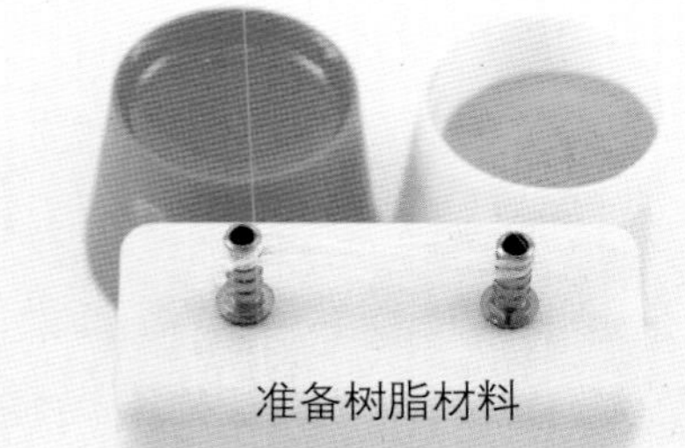
准备树脂材料

刷子浸入单体中

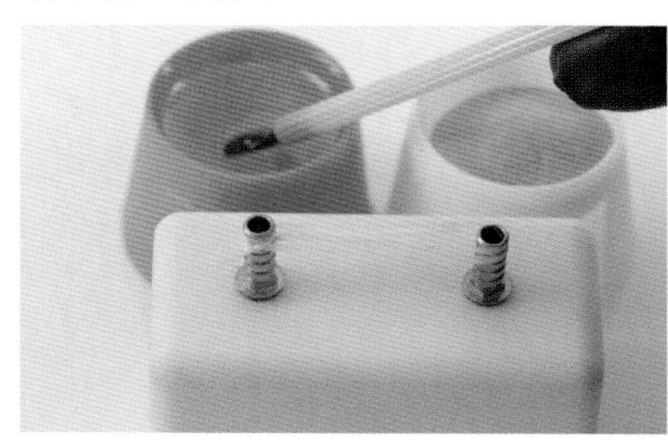

刷子浸入树脂中

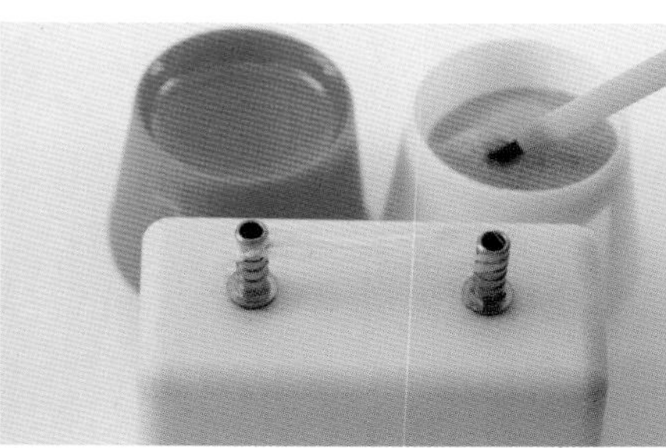

需要时可再次浸湿

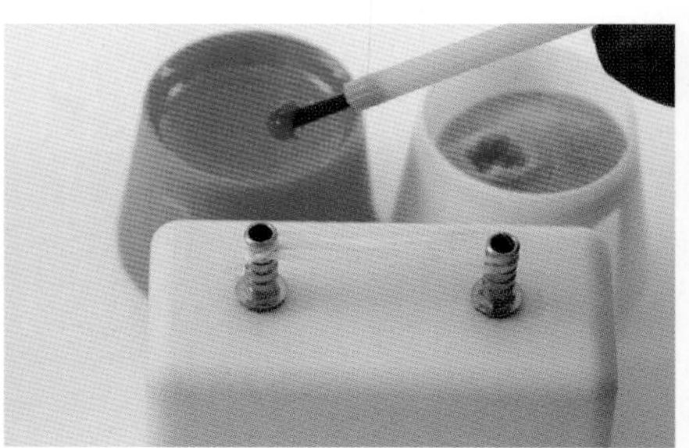

将其涂布于其中一个基台上

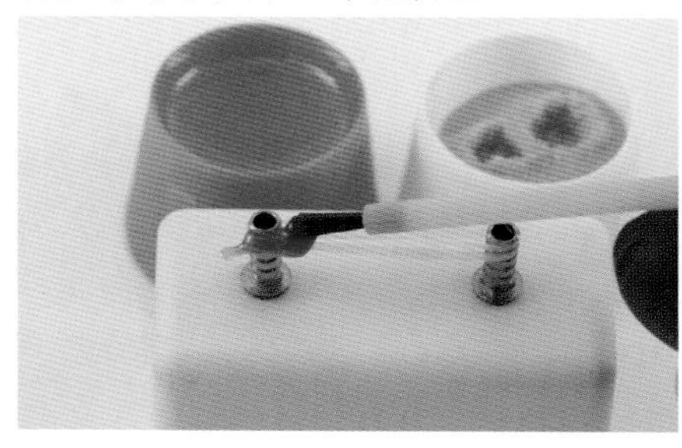

涂布其他基台

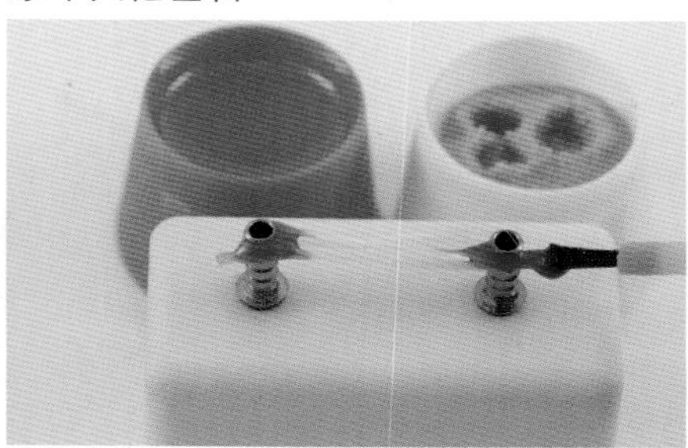

重复操作

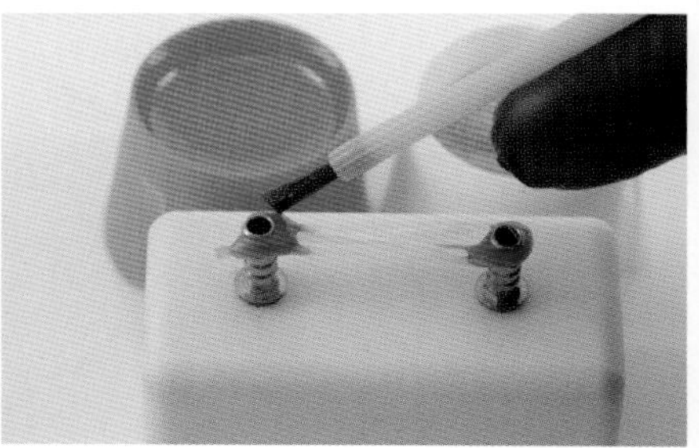

从两侧开始逐渐构建支架

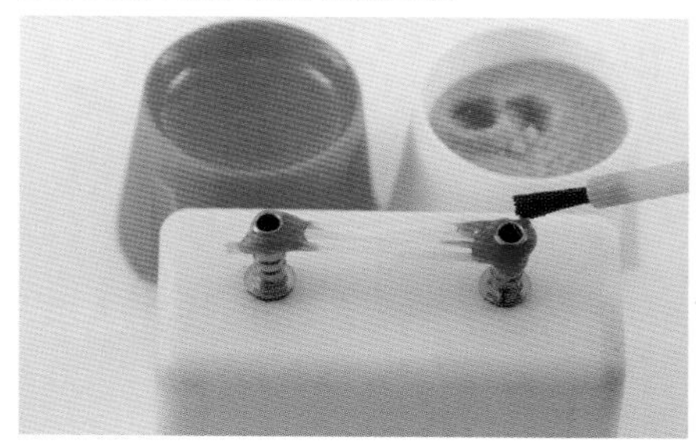

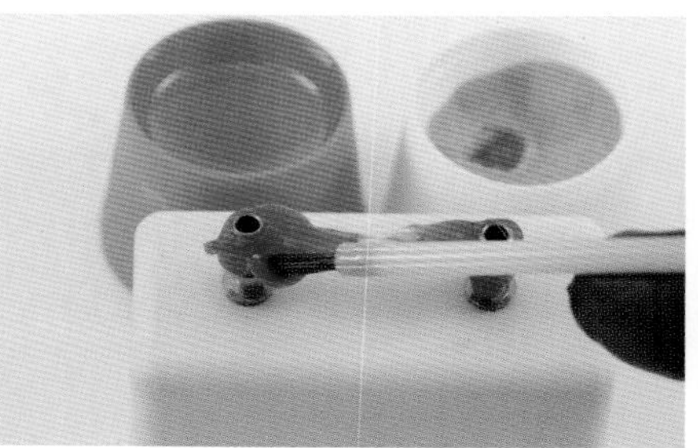

根据需要添加树脂

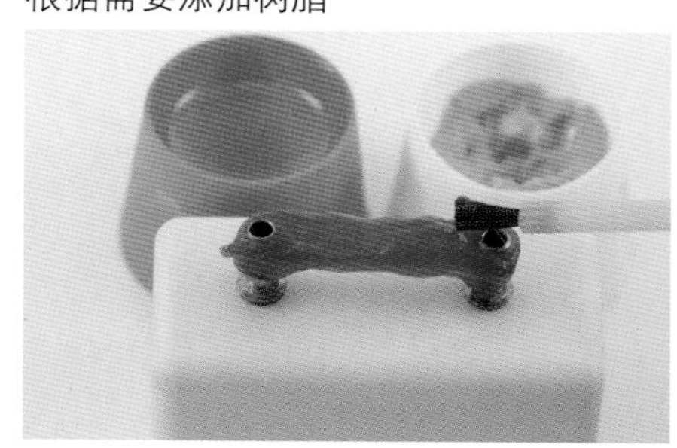

确保树脂支架具有合适的强度

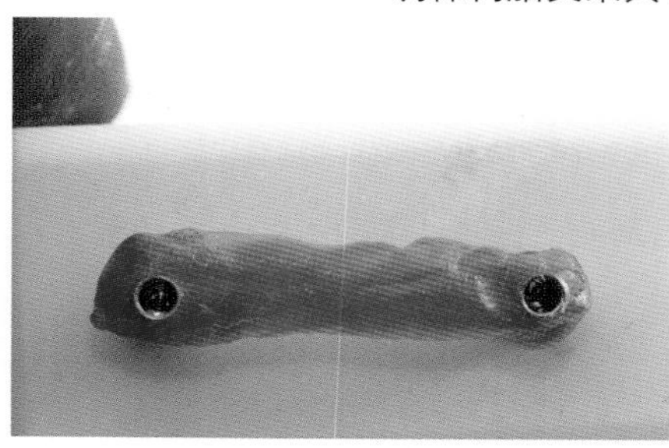

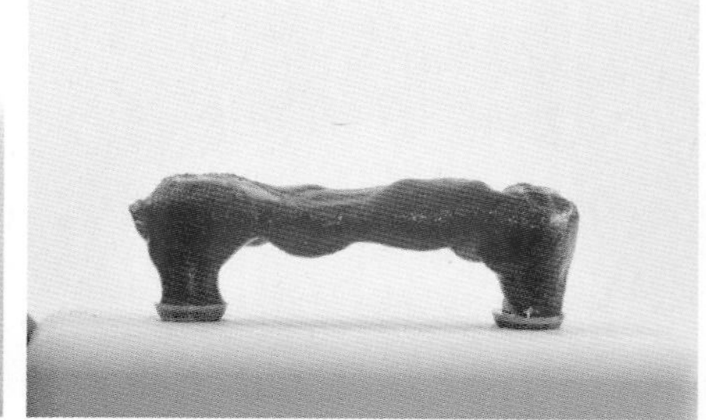

方法步骤

1. 将树脂粉和相应单体分别置于2个调拌杯中。
2. 放置气道保护装置。
3. 使用螺丝刀卸下愈合基台，追踪每个愈合基台属于哪颗种植体。
4. 在种植体上安装临时钛基台并拧紧（或转移杆），通过手动或影像学检查确保其完全就位。
5. 移除气道保护装置。
6. 在牙线上打一滑结，系于最远端种植体上。
7. 将牙线在每个基台上下和周围缠绕，直至形成合适的支架。
8. 将牙线绕2圈系在一颗种植体上。
9. 添加少量低收缩型树脂至基台周围。
10. 在每个基台之间继续添加树脂直至所有基台相连。
11. 继续添加树脂，使之形成一个坚固的支架。
12. 调整椅位至患者坐直。
13. 放置气道保护装置。
14. 卸下树脂支架。
15. 安装原有的愈合基台并拧紧。
16. 移除气道保护装置。
17. 将辅助定位夹板和其他印模一并放入包裹发送给技师。

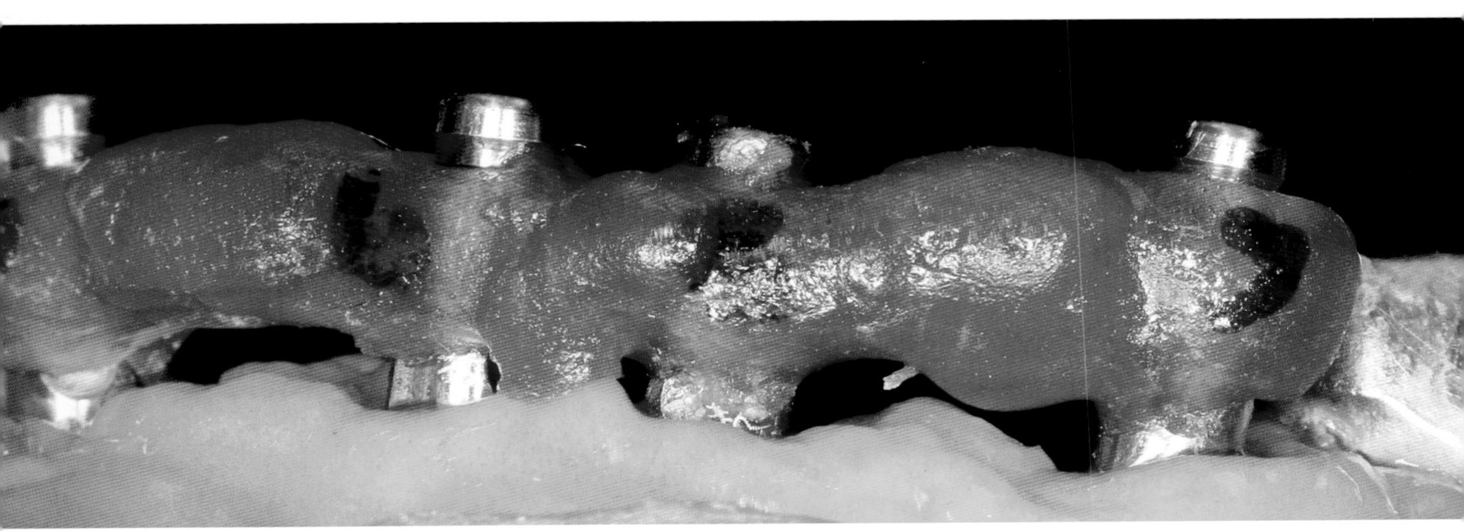

并发症和注意事项

- 尽管在完成种植体印模之后或在印模过程中制作辅助定位夹板看起来没有必要，但是辅助定位夹板的使用可以降低返工的概率，并且可以缩短由于各种误差所延误的时间。
- 一定要尽可能地选择低收缩型树脂，制作过程中少量多次地添加。如果使用技师制作的树脂棒或树脂块，需用少量树脂将其相连。
- 用刷子蘸取单体和树脂粉时，注意刷毛不要触碰杯底或杯壁，从而使树脂位于刷毛表面，便于转移至牙线支架。
- 除了便捷的牙线，支架还可由多种材料制成。一些医生可能会选择旧钻针（效果很好），但是须保证树脂的稳固堆砌，如在牙线上一般仅用少量树脂将钻针与基台相连是不够的，树脂支架应十分坚固。
- 辅助定位夹板可以作为开窗式印模的一部分使用或独立使用，使用前可咨询相关技师进行选择。在范围较大的修复治疗过程中，辅助定位夹板也可用于制作咬合记录，具体细节请参考前一节的咬合记录相关内容。
- 如果在患者复诊前于基台上使用树脂块制作基台，一定要标记好每颗种植体上使用的对应树脂块，便于在口内准确就位，在口内重新连接之前确保基台和种植体是正确匹配的。确认口内树脂块不会触碰彼此以及任何天然牙或修复体之后再将其相互连接。
- 当修复多颗相邻的种植体或夹板式种植体时，应选择非抗旋型基台用于制作辅助定位夹板。
- 如果使用口内扫描代替印模，使用本节所述的辅助定位夹板仍有所助益。

讨论

复杂的种植体支持的修复体需要特别注意细节和各步骤的准确性，确保形成合适的、能够被动就位的最终修复体。辅助定位夹板可以提供给技师相关模型（石膏灌注式或打印式），便于技师更好地制作最终修复体。辅助定位夹板是在耗费大量时间和金钱制作最终修复体之前检查最终工作印模或工作模型误差的最后机会。修复体被动就位是种植修复预后良好的关键，而辅助定位夹板的制作和使用有助于形成被动就位的修复体。

参考书目和补充阅读

[1] Ercoli C, Geminiani A, Feng C, Lee H. The influence of verification jig on framework fit for nonsegmented fixed implant-supported complete denture. Clin Implant Dent Relat Res 2012;14:e188–e195.

[2] Lee H, So JS, Hochstedler JL, Ercoli C. The accuracy of implant impressions: A systematic review. J Prosthet Dent 2008;100:285–291.

[3] Moreira AH, Rodrigues NF , Pinho AC, Fonseca JC, Vilaça JL. Accuracy comparison of implant impression techniques: A systematic review. Clin Implant Dent Relat Res 2015;17:e751–e764.

[4] Papaspyridakos P , Chen CJ, Gallucci GO, Doukoudakis A, Weber HP , Chronopoulos V . Accuracy of implant impressions for partially and completely edentulous patients: A systematic review. Int J Oral Maxillofac Implants 2014;29:836–845.

[5] Papaspyridakos P , Lal K, White GS, Weber HP , Gallucci GO. Effect of splinted and nonsplinted impression techniques on the accuracy of fit of fixed implant prostheses in edentulous patients: A comparative study. Int J Oral Maxillofac Implants 2011;26:1267–1272.

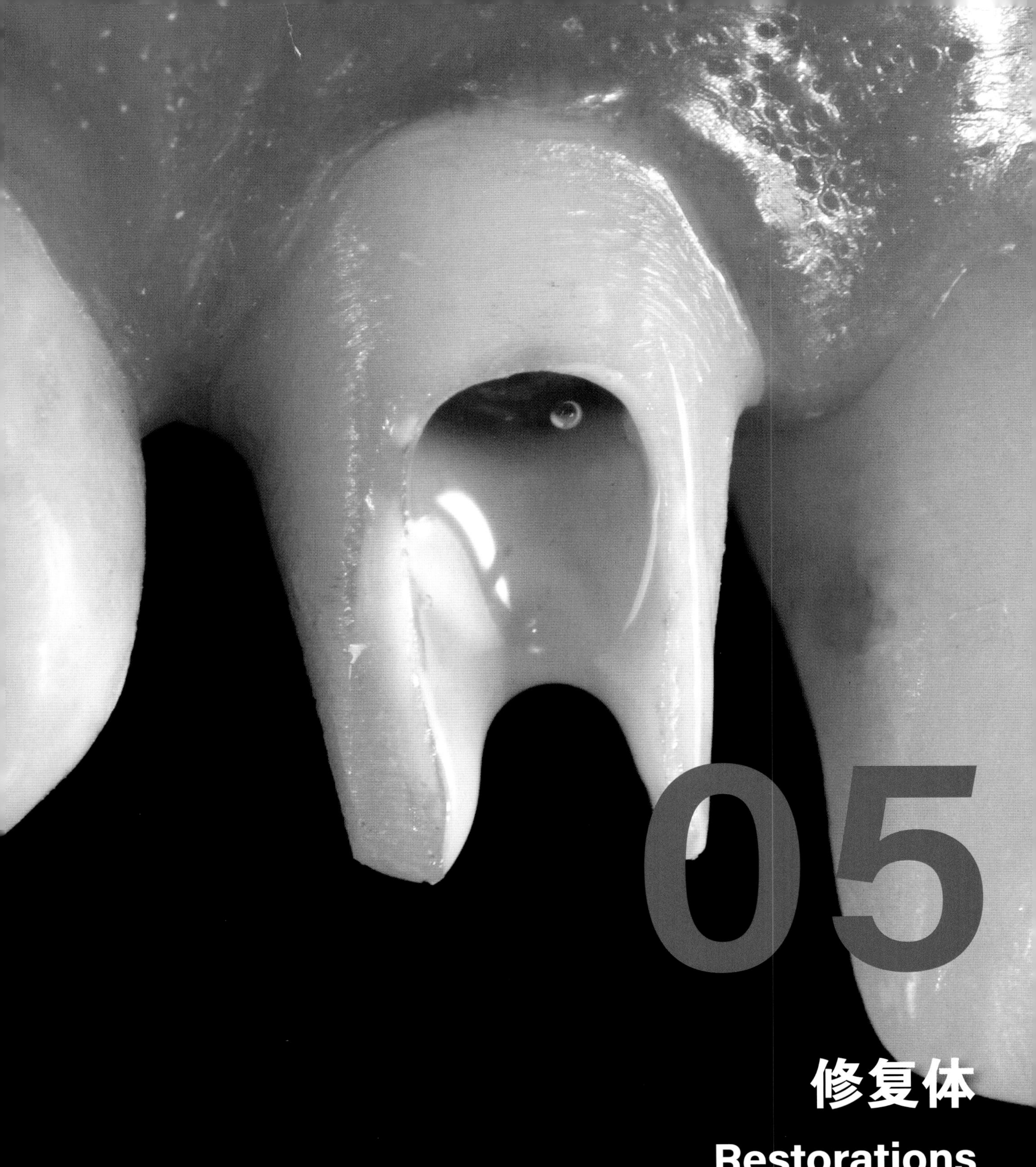

05 修复体 Restorations

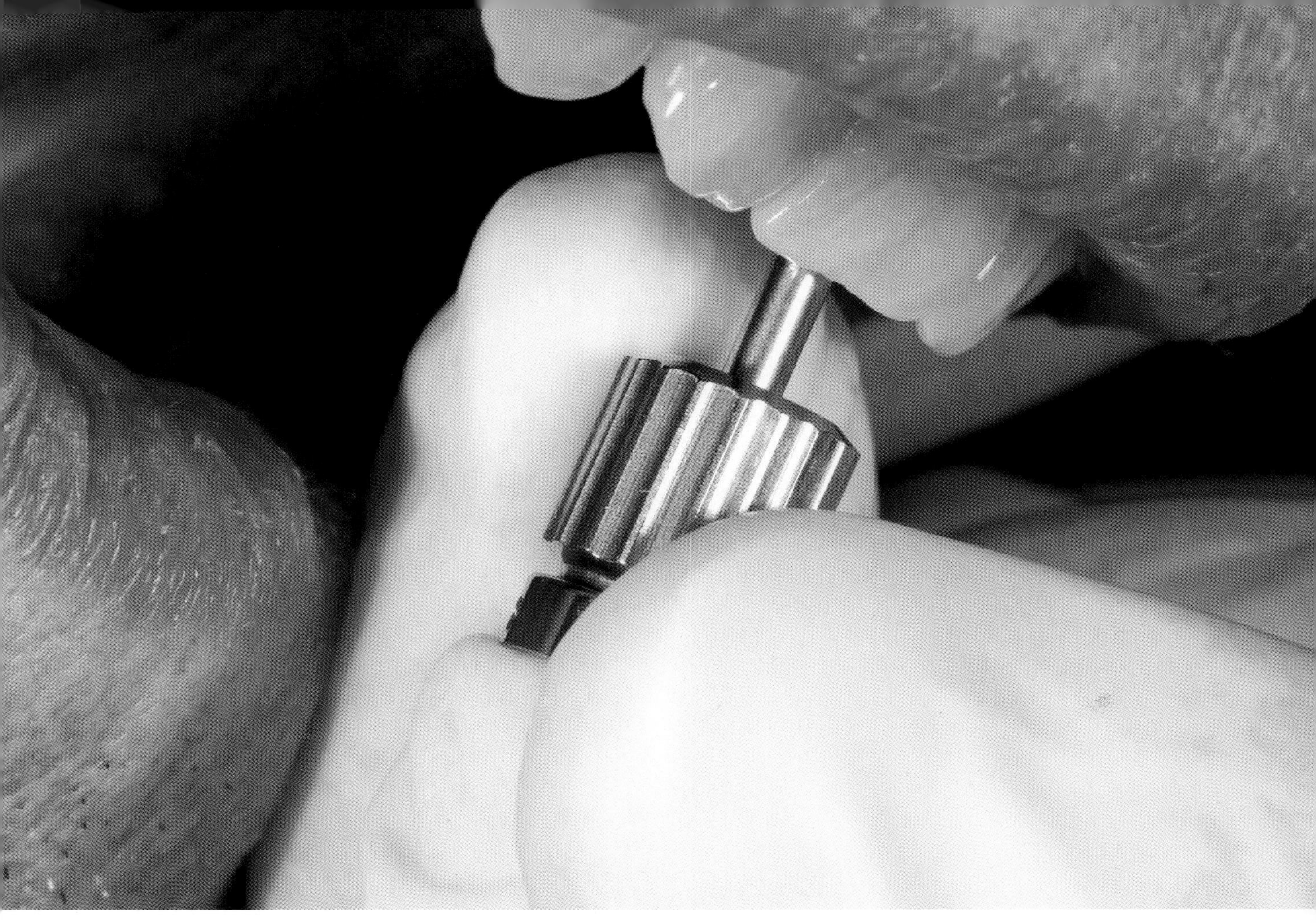

如何进行种植修复体的设计和材料选择

在选择修复体的设计之前，我们必须明白种植体的设计、材料和循证证据会随着时间的推移而更新。在过去是一个更好的选择可能从最近的研究进展看来已经过时了。然而，我们仍必须对采用的新设计和材料持谨慎的态度，特别是当我们对其长期有效性缺乏充足的证据时。本章的表格针对个性化问题提供了指导。没有一个“正确”答案能适用于所有情况。临床医生必须综合其优点和缺点，以便在治疗具体病例时获得最正确的答案。

理想情况下，在开始治疗之前，所有相关人员都需要对拟植入的特定种植体、需要植入的种植体数量、位置以及综合治疗计划进行全面而细致的讨论。种植体植入后，在种植修复阶段需要做出固位方式、修复体设计和材料选择这3个主要决定。

- **固位方式：**种植固定义齿的固位主要有2类：螺丝固位和粘接固位。
- **修复体设计：**修复体设计有许多考量因素，如夹板固定还是单冠修复体、铸造金属螺丝固位还是钛基底+全锆个性化基台螺丝固位、粘接修复体的边缘位置、穿龈轮廓等。
- **材料选择：**目前的选择包括氧化锆、钛、铸造合金、二硅酸锂和长石质瓷。在进行材料选择时，需要考虑以下4个区域：①基台在种植体的吻合区域；②穿龈区域；③冠/固定义齿（fixed dental prosthesis，FDP）视觉上的美学区域；④功能面。

修复体完成 / 戴入完成

本节介绍特定类型修复体的正确完成流程和注意事项。进行正确的修复体完成流程是确保成功固定种植治疗的最后一步（在维护之前）。

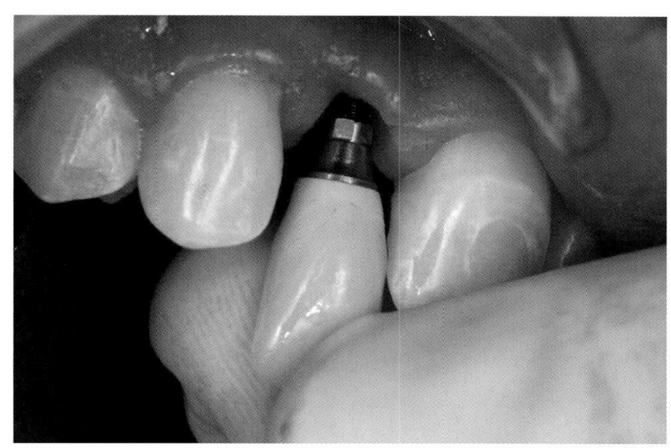

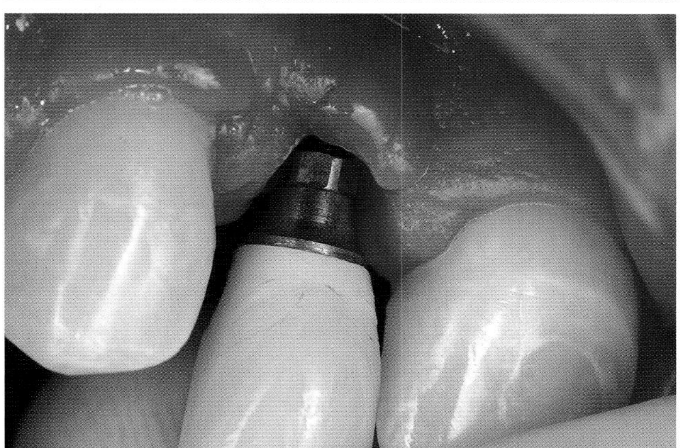

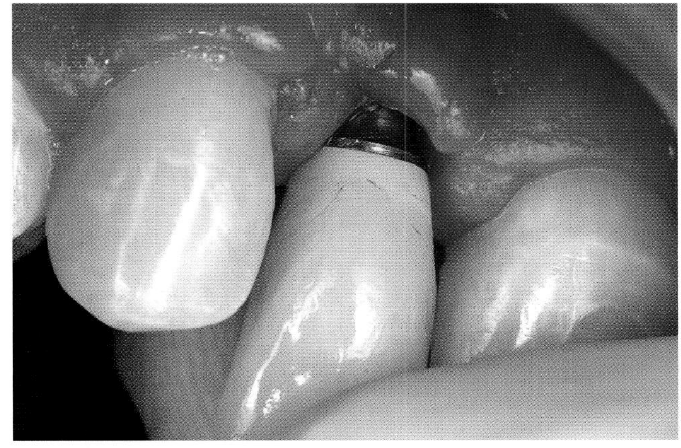

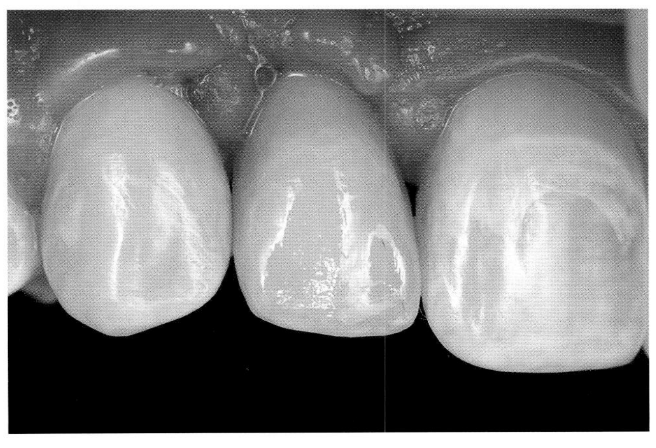

螺丝固位还是粘接固位种植修复体

种植修复中存在较多争议的决定之一是修复体是使用粘接固位还是螺丝固位。争议点集中在由于基台周围穿龈轮廓内甚至种植体上粘接剂残留导致种植体周炎的发生。虽然残留的粘接剂极可能诱导种植体周炎，但是精心设计和正确完成的粘接固位修复体仍是一种非常可预测的治疗方式，特别是对于单颗种植体而言。最佳的科学证据已经证实螺丝固位冠和粘接固位冠在种植体周骨水平、种植体周炎的发生率和种植体的长期存留率上几乎没有差别（参见本节末尾的“参考书目和补充阅读”）。

粘接剂残留的问题可追溯到在骨水平种植体上使用成品基台和在软组织水平种植体上使用实心基台的种植时代。在这两种治疗方式中，粘接边缘常位于很深的位置（超过龈下2mm），这使得在修复体戴入完成时几乎不可能去净所有的粘接剂。大多数专家都意识到这两种治疗方式的危害，并选用个性化的切削基台（边缘在龈下1mm以内）或在软组织水平种植体上选用螺丝固位修复体。种植修复体难免或者至少有时需要使用粘接修复体。进行种植修复的临床医生必须知道如何正确进行修复体戴入完成程序，并最大限度降低风险。残留粘接剂导致种植体周炎的风险最终取决于粘接边缘的深度。成品基台和软组织水平种植体常使粘接边缘过深，在选用粘接修复体时将导致种植体周炎。

另一个常存在争议的主题是“可复性”。如果需要修理时，螺丝固位修复体可以通过磨除（中央螺丝通道口的）复合树脂塞，取出覆盖中央螺丝通道的特氟龙，旋松螺丝并取下修复体。虽然具有一定的挑战性，但该过程几乎与粘接修复体的相同：在螺丝开孔处钻穿至冠修复体，取出覆盖螺丝的特氟龙，旋松螺丝并取出修复体。此时的粘接固位修复体只是一种螺丝固位修复体，并且可以重复使用。然而，需要拆除修复体的原因常是一些严重的问题（崩瓷、种植体周炎、美学或功能缺陷），这些问题不可避免都需要重新制作。不需要重做修复体但需要取出修复体的较轻并发症是螺丝松动。在过去，种植体基台连接处非常不稳定（外六角），常使用强度较弱的金合金螺丝且很少使用扭矩扳手。因此，在早期种植单冠修复体确实需要能够再次进入螺丝通道来定期更换螺丝或拧紧螺丝。随着最近30年种植牙科的发展，我们已经在很大程度上将绝大多数这类问题最小化了，即便在单颗种植体上也很少发生螺丝松动。这当然是在遵循正确流程（如下章所述）的前提下。

在选择粘接固位还是螺丝固位修复体时，下一页的表格基于循证角度为各种考量因素提供指导。

虽然部分的临床医生可能不同意修复体设计和材

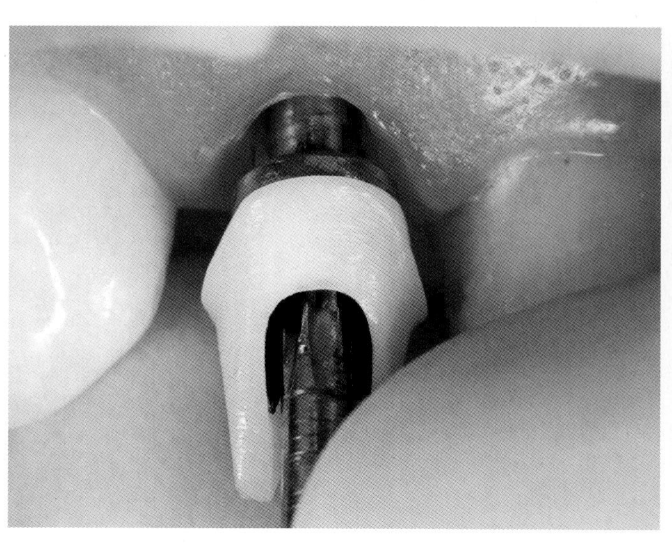

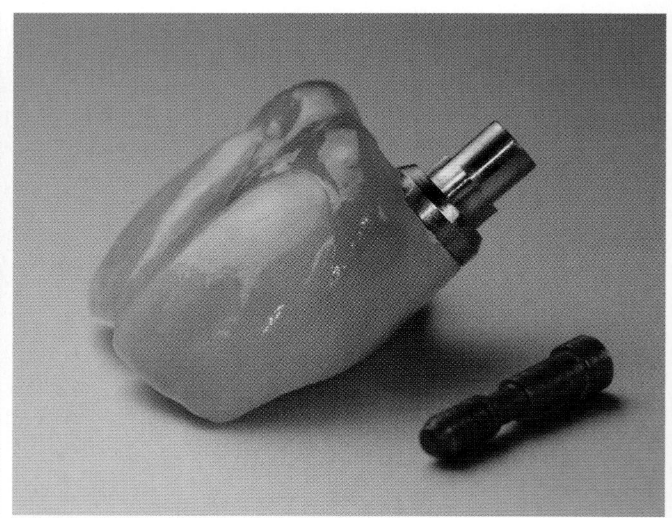

修复体设计指标

	粘接固位	螺丝固位
从唇面/切面看（种植体植入）角度	+++	---
可复性	-	+++
美观性	取决于制作	取决于制作
口腔卫生维护	无影响	无影响
费用/更换的复杂程度	取决于材料	取决于材料
较高的功能负载（对于某种材料而言）	取决于材料	取决于材料
邻牙贴面/冠	+	-
软组织水平种植体	-	+++
大范围FDP（桥）	---	+++
悬臂	-	+++
抗种植体周炎	-	+
成功率/存留率	无影响	无影响
是否需要牙龈瓷	---	+++
长期种植体周骨水平	无影响	无影响

料选择的具体细节，但该表中的指导是基于目前可获得的最高级别的科学证据（参见本节末尾的“参考书目和补充阅读”的关键研究）。需要注意的是，特定的修复体适应证将随着多种因素而发生变化：亲身经验、临床医生对“成功”治疗的个人看法、患者偏好的差异、个体技术人员的技能，可接受的制作成本、不同厂家种植体设计的区别、治疗复杂性等。这里提供的建议是指导，而非真理。

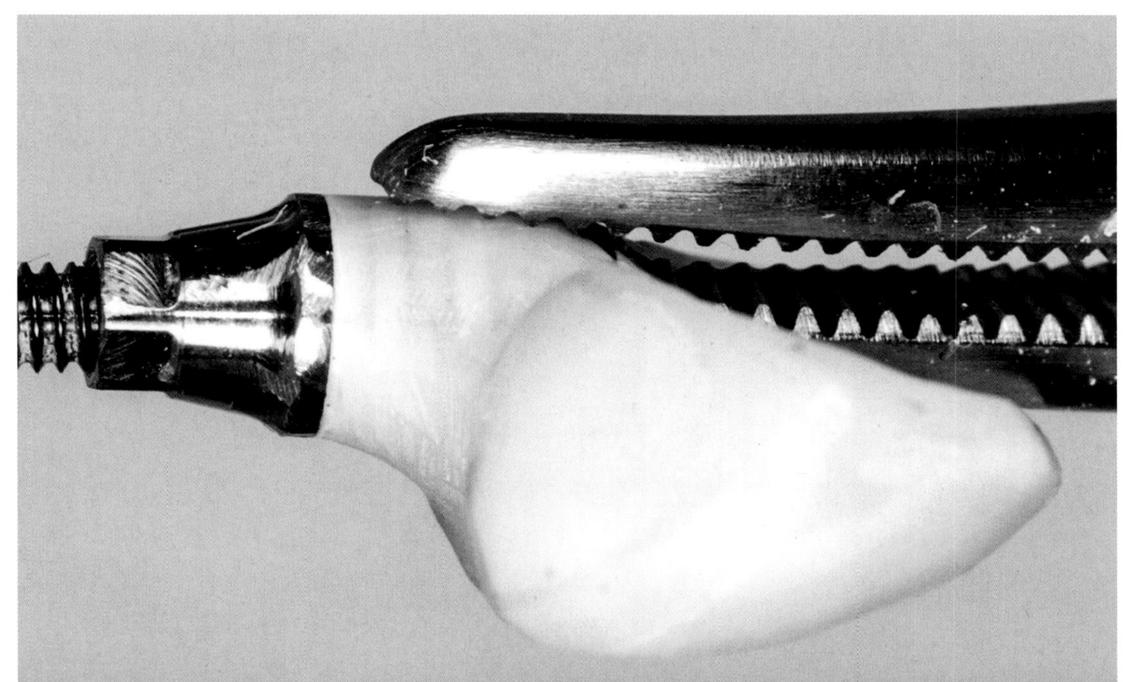

夹板固定（联冠）修复体或者单冠修复体

当2颗或者多颗种植体植入在相邻的位置时，临床医生可以选择将它们连接在一起（就像没有桥体的固定桥）或修复成单冠。连接在一起进行修复通常被称为夹板。将相邻种植体进行夹板修复的依据要回到一些早期的实验室研究，研究结果显示，与单冠种植修复体相比，进行夹板固定修复时，种植体内部和周围的受力减轻了或者“分散了”。这也意味着，这将会影响骨水平或种植体存留率。虽然研究反复证实夹板固定修复体确实可以“分散咬合力”，但并未证实会对种植体周骨水平和种植体存留率产生影响。多项长期临床研究和系统评论明确表明，相邻种植体的夹板固定修复对骨水平或种植体存留率没有显著的临床影响。并非所有的骨压力都会导致骨丧失。最后，对多颗连续种植体进行非夹板固定修复，并未证实因为没有“分散𬌗力”而导致问题。在正常情况下，就种植体周骨组织而言，相邻种植体进行单冠修复与单颗种植修复在功能上并没有什么不同。

相邻种植体夹板固定修复的依据还可以追溯到外六角种植体的使用，因为夹板固定修复在减少螺丝松动方面确实起到了非常积极的作用。部分临床医生也支持使用夹板固定修复，因为邻面接触不需要进行调整，这使得戴入完成过程更简单。

在修复相邻多颗种植体时，还必须考虑其他因素。虽然成功率很高，但种植体和种植修复体很难永久使用。因此，随着时间的推移，更换将成为种植治疗的常规部分。如果修复体发生部分崩瓷，夹板固定修复体将需要更换整个修复体，费用昂贵，而单冠修复体只需要更换单颗修复体。这种成本差异对于患者或临床医生来说都可能是需要考虑的重要因素。患者偏好也在选择夹板固定修复中起作用，部分患者可能会要求单冠修复。夹板固定修复的口腔卫生指导是不同的。制作良好的单冠修复体要求患者进行正常的口腔卫生维护，但如果相邻种植修复体的邻面接触开放或者太紧都会造成严重的口腔卫生问题。夹板固定修复体也是一样的，如果龈外展隙设计得当，能够允许口腔卫生维护，且患者能熟练使用口腔卫生维护辅助工具，就不会导致问题。最后，如果要在修复体中使用粉色牙龈瓷，应使用夹板固定修复。很难在单冠修复体上制作出既符合美观，又便于口腔卫生维护的粉色牙龈瓷。

在选择夹板固定修复体还是单冠修复体时，下一页的图表基于循证角度为各种考量因素提供指导。

虽然部分临床医生可能不同意修复体设计和材料

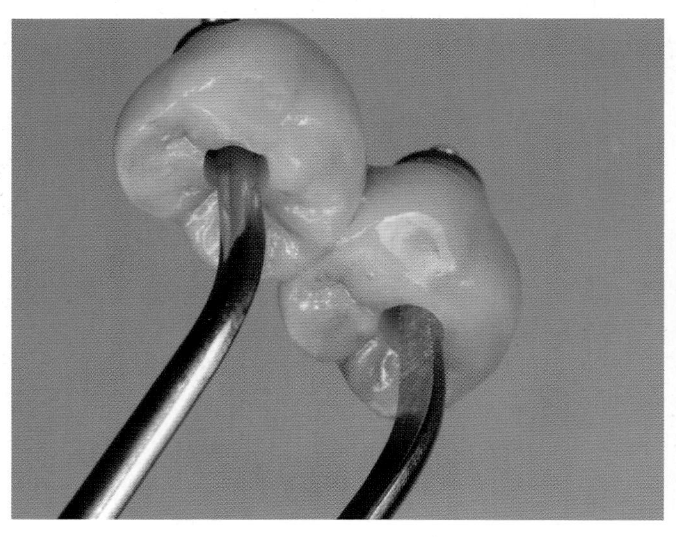

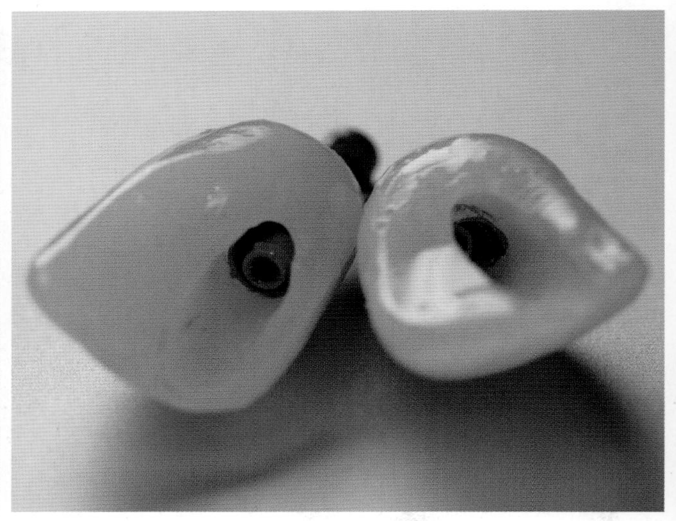

修复体设计指标

	夹板固定修复体	单冠修复体
减少螺丝松动	+	−
可复性	−	+
美观	−	+
口腔卫生维护通道	−	+
费用/更换的复杂性	−−−	+
较高的功能负载	+	−
相邻牙贴面或者冠	−	+
悬臂	+++	−−−
抗种植体周炎	无影响	无影响
成功率/存留率	无影响	无影响
需要使用牙龈瓷	+++	−−−
长期种植体周骨水平	无影响	无影响

选择的具体细节，但该表中的指导是基于目前可获得的最高级别的科学证据（参见本节末尾的“参考书目和补充阅读”部分）。需要注意的是，特定的修复体适应证将随着多种因素而发生变化：亲身经验、临床医生对“成功”治疗的个人看法、患者偏好的差异、个体技术人员的技能、可接受的制作成本、不同厂家种植体设计的区别、治疗复杂性等。这里提供的建议是指导，而非真理。

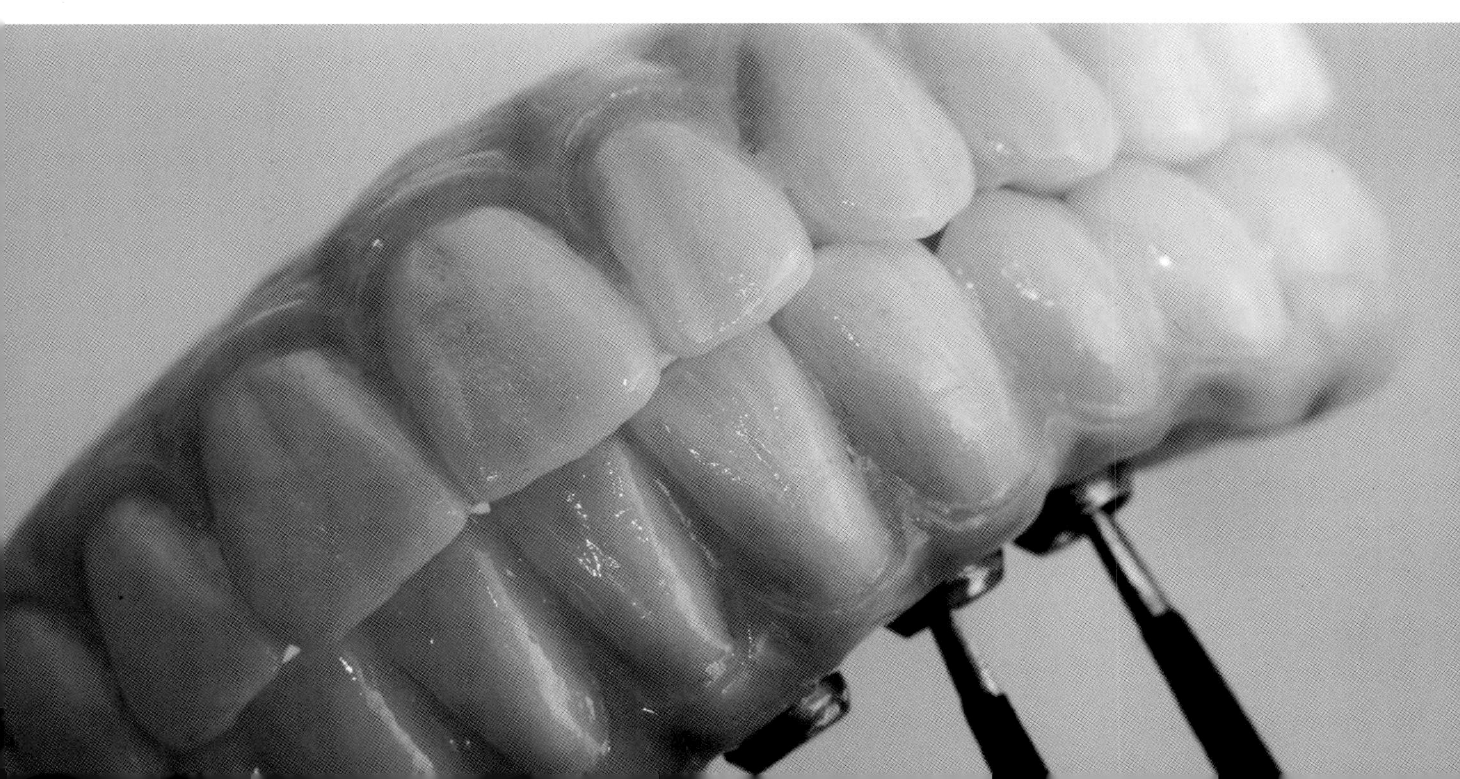

种植基台/修复体的材料

种植固定修复体材料的选择首先取决于固位方式（螺丝固位还是粘接固位）。

对于粘接固位的种植单冠，我们需要选择基台和冠的材料。当前可选用的基台材料有金属合金、钛、氧化锆或钛-氧化锆。选择全解剖形态的氧化锆基台是不明智的，因为对导致种植体内部的高折裂率报道很多（见下图）。金属基台通用铬—钴合金或金合金铸造。铸造金合金基台的主要缺陷是导致了略高程度的骨丧失、美观受损和高昂的制作成本。钛和氧化锆基台应个性化切削来精确地将边缘放置在游离龈下1mm内，这样既可以美观地隐藏粘接线，又能方便粘接剂的去除。钛基台天然呈现银色，但可以阳极氧化处理为金色，以期减少（但不能消除）软组织变暗。氧化锆基台应与钛基底联合使用。大多数制造商通过将氧化锆基台粘接到小的钛基台上来实现这种选择（通常是由技师完成）。这种设计使系统强度最大化，不仅提供了最佳的软组织美学，而且可以将粘接边缘放置在合适的位置。然而，钛-氧化锆基底联合基台的强度仍弱于全钛基台，并且存在失粘接的可能。对于较多牙齿的修复或者大范围修复体，应个性化制作钛基底，使其具有更高的强度和更好的固位型，然后将氧化锆基台粘接到钛基底上。粘接修复体冠材料的选择应考虑美学和耐用性。因为具体材料的美学在不同的技工室可能效果不同，建议咨询你的技术人员。

对于螺丝固位修复体，目前的选择主要是烤瓷熔附金属（Porcelain Fused to Metal, PFM）或螺丝固位钛-氧化锆修复体。螺丝固位的PFM（或“UCLA基台”）具有良好的美学效果，但由于饰面长石质瓷的高频率崩瓷（见下页）和高技工室制作成本，其使用受到影响。螺丝固位PFM修复体的耐用性在很大程度上取决于技术人员的技能和训练，在崩瓷发生前很难发现支架设计或饰面瓷的缺陷。螺丝固位钛-氧化锆（有时称为“可拧紧”）修复体通常具有良好的美学、良好的耐久性和更合理的技工室成本。如果没有进行正确的粘接或者重新在烤瓷炉中重新上釉，氧化锆可能会从钛基底上脱粘。同样地，熟练的技术人员

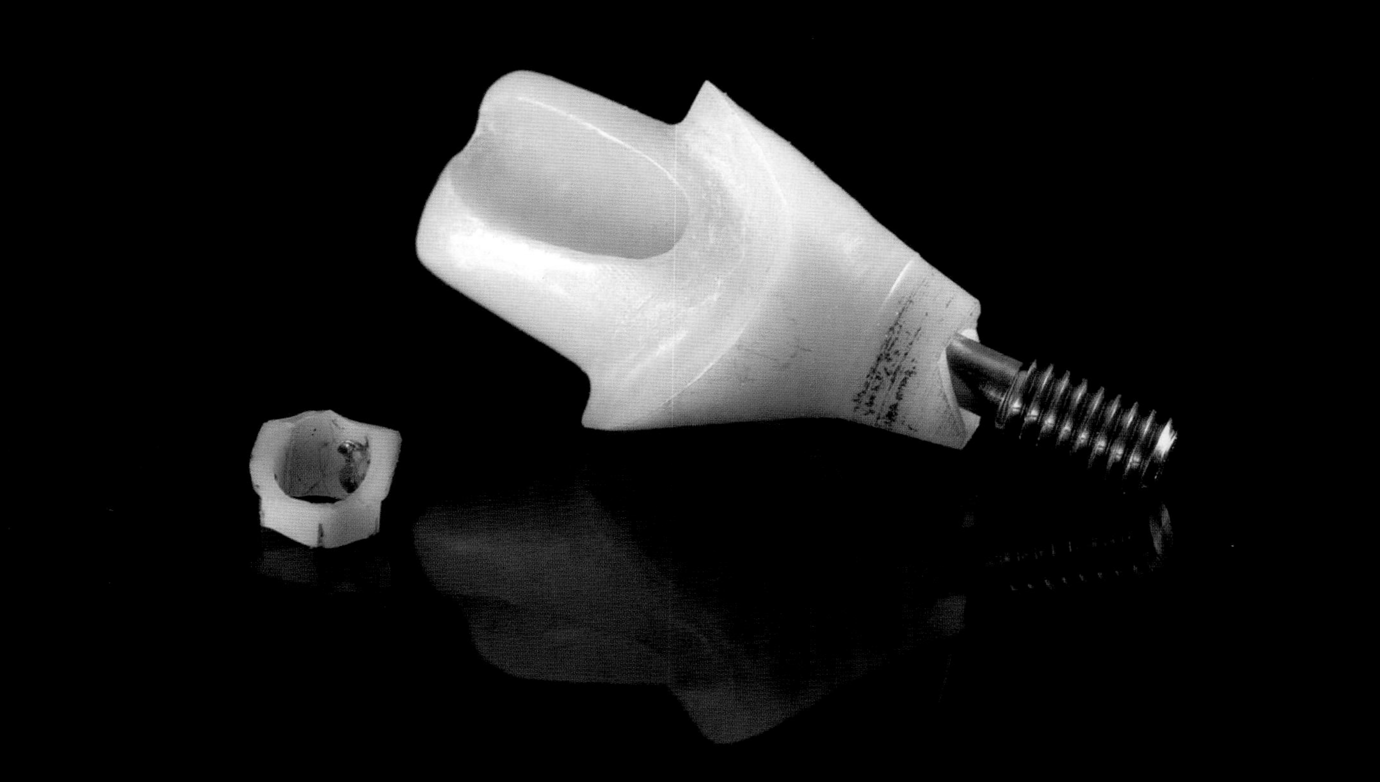

基台材料的考量

	实心氧化锆	钛基底-氧化锆	钛	PFM（UCLA）
抗折裂	---（种植体内部）	+	+++	-（冠的瓷层）
美观	取决于制作室	取决于制作室	取决于制作室	取决于制作室
长期种植体周健康	+++	+++	+++	+
制作成本	$	$	$	$$$

对成功至关重要。

在选择基台材料时，下一页的图基于循证角度为各种考量因素提供指导。

虽然部分临床医生可能不同意修复体设计和材料选择的具体细节，但该表中的指导是基于目前可获得的最高级别的科学证据（参见本节末尾的“参考书目和补充阅读”部分）。需要注意的是，特定的修复体适应证将随着多种因素而发生变化：亲身经验、临床医生对“成功”治疗的个人看法、患者偏好的差异、个体技术人员的技能、可接受的制作成本、不同厂家种植体设计的区别、治疗复杂性等。这里提供的建议是指导，而非真理。

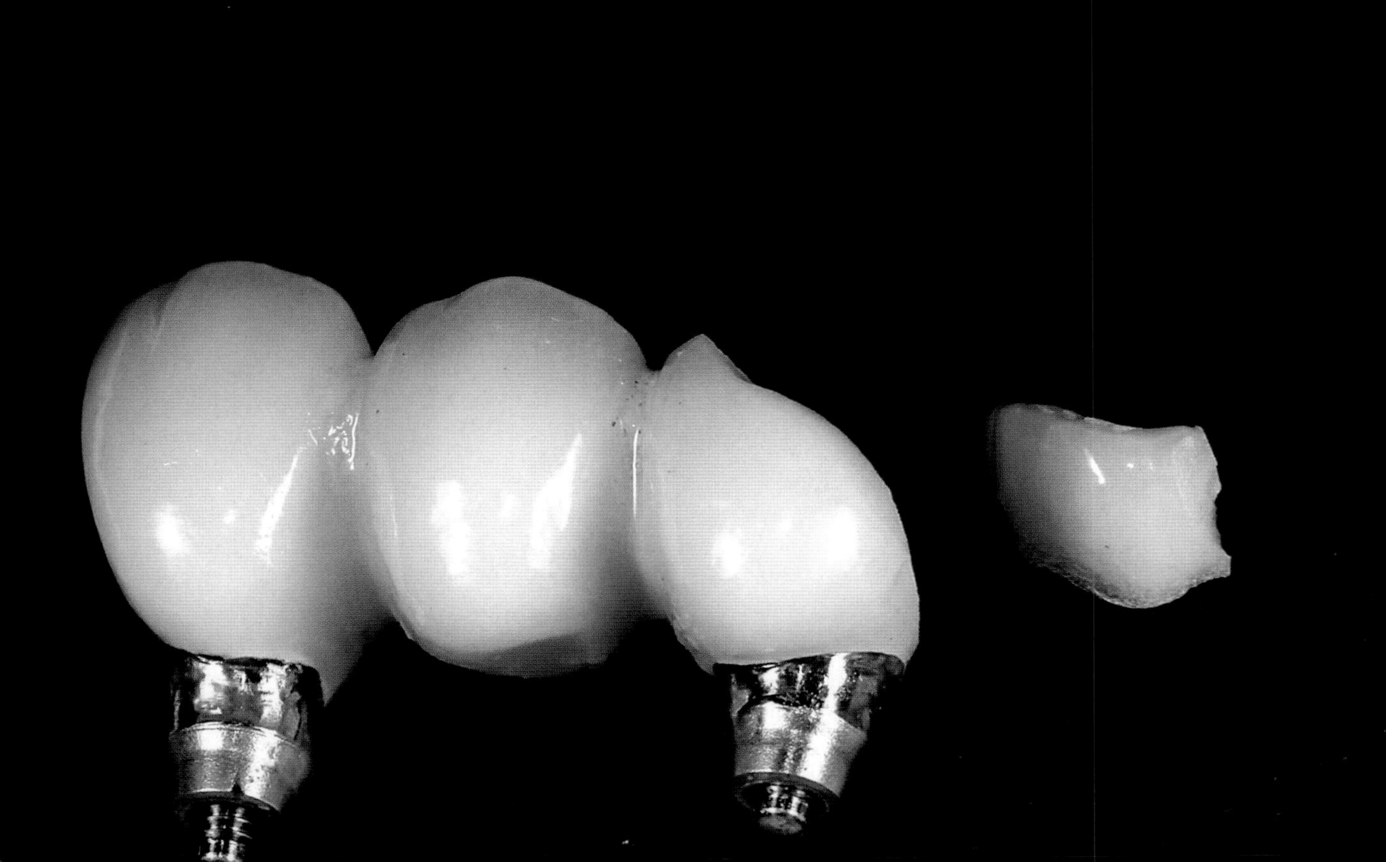

团队协作

为确保患者最佳的效果，种植治疗需要所有相关人员的共同努力合作。在大多数情况下，这涉及外科手术医生、修复医生和技术人员。要获得长期的成功效果，这取决于团队中每个成员的通力协作。

当所有成员参与治疗计划过程的所有阶段时，才可能获得最佳结果。更具有挑战性的治疗尤其需要团队合作，但即使是简单的病例，有效和真实的沟通也能改善治疗效果。修复体设计和材料选择应基于所有团队成员的建议。

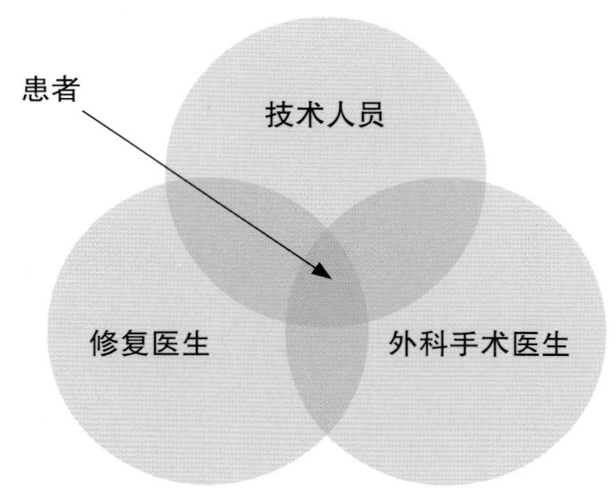

参考书目和补充阅读

[1] Honda J, Komine F, Kamio S, Taguchi K, Blatz MB, Matsumura H. Fracture resistance of implant-supported screw-retained zirconia-based molar restorations. Clin Oral Implants Res 2017;28:1119–1126.

[2] Linkevicius T, Puisys A. Screw-retained implant restorations in the aesthetic zone. In: Schoenbaum TR (ed). Implants in the Aesthetic Zone. Cham, Switzerland: Springer, 2019:267–278.

[3] Sailer I, Strasding M, Valente NA, Zwahlen M, Liu S, Pjetursson BE. A systematic review of the survival and complication rates of zirconia-ceramic and metal-ceramic multiple-unit fixed dental prostheses. Clin Oral Implants Res 2018;29:184–198.

[4] Vigolo P, Mutinelli S, Givani A, Stellini E. Cemented versus screw-retained implant-supported single-tooth crowns: A 10-year randomised controlled trial. Eur J Oral Implantol 2012;5:355–364.

[5] Wittneben JG, Millen C, Brägger U. Clinical performance of screw-versus cement-retained fixed implant-supported reconstructions: A systematic review. Int J Oral Maxillofac Implants 2014;2(suppl):84–98.

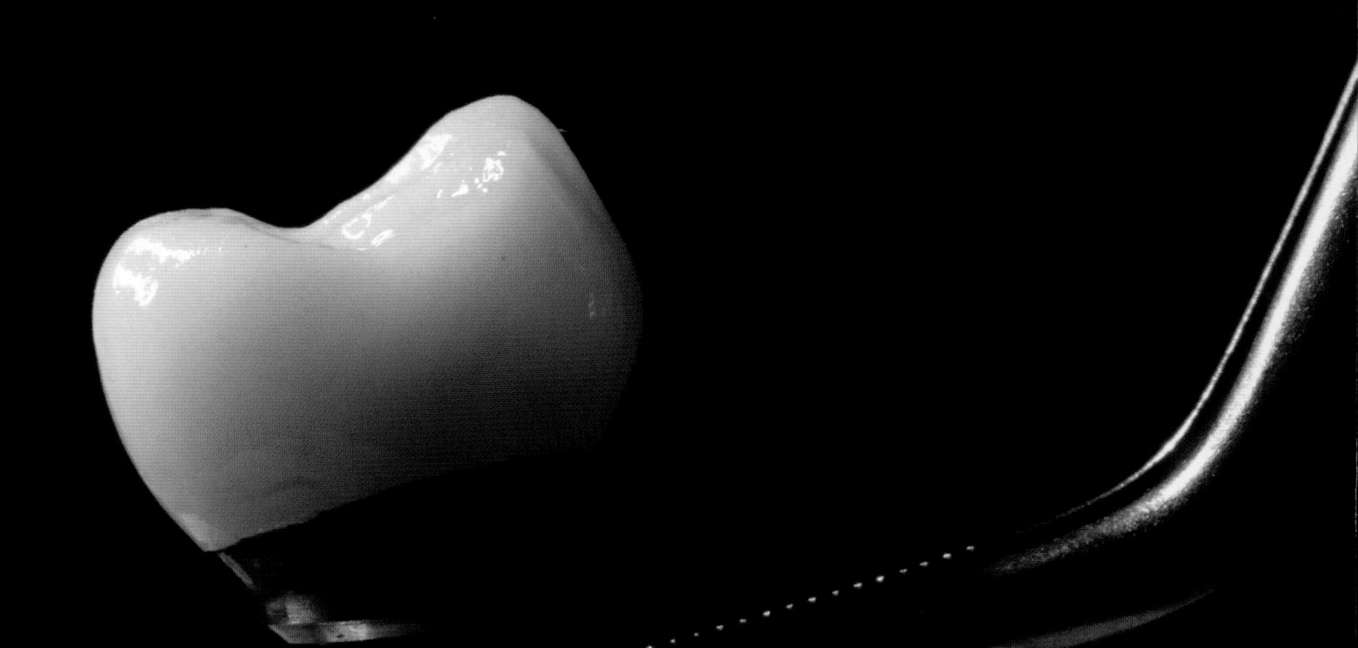

常规/通用的扭矩方案

扭矩是一种扭转力，即沿旋转方向施加的力。在种植修复学中，已经形成的共识是，在最终修复体戴入完成过程中的任何时候、任何部件被拧紧到种植体上，都是加“扭矩”的过程。扭矩的衡量单位为牛顿厘米（Ncm）。临床医生和技术人员都需要确保选用的每个部件都按照制造商规定的适当扭矩拧紧。这将有助于确保螺丝已被适当拧紧。每个部件都正确就位，如此可将螺丝折断、脱落或松动的可能性降至最低。

扭矩扳手在种植牙科中的主要应用是最终修复体的戴入完成。正确使用扭矩扳手可确保修复螺丝完全拧紧至制造商的技术要求。未正确使用扭矩扳手可能会导致螺丝松动、螺丝头滑丝或螺丝断裂。修复螺丝实际上起到了弹簧的作用，当被适当拧紧时，螺丝被拉伸，并在种植体和基台之间产生夹紧力。这种拉伸被称为预载，修复螺丝必须被适当拉伸才能确保两个部件完全夹紧在一起，从而将微渗漏和微动降至最低。扭矩扳手允许临床医生和技术人员在螺丝中实现充分且持续的预紧力。扭矩扳手的使用常常仅限于螺丝的最终拧紧。

各种不同设计扭矩扳手的具体使用程序见第3章（参见第43页）。

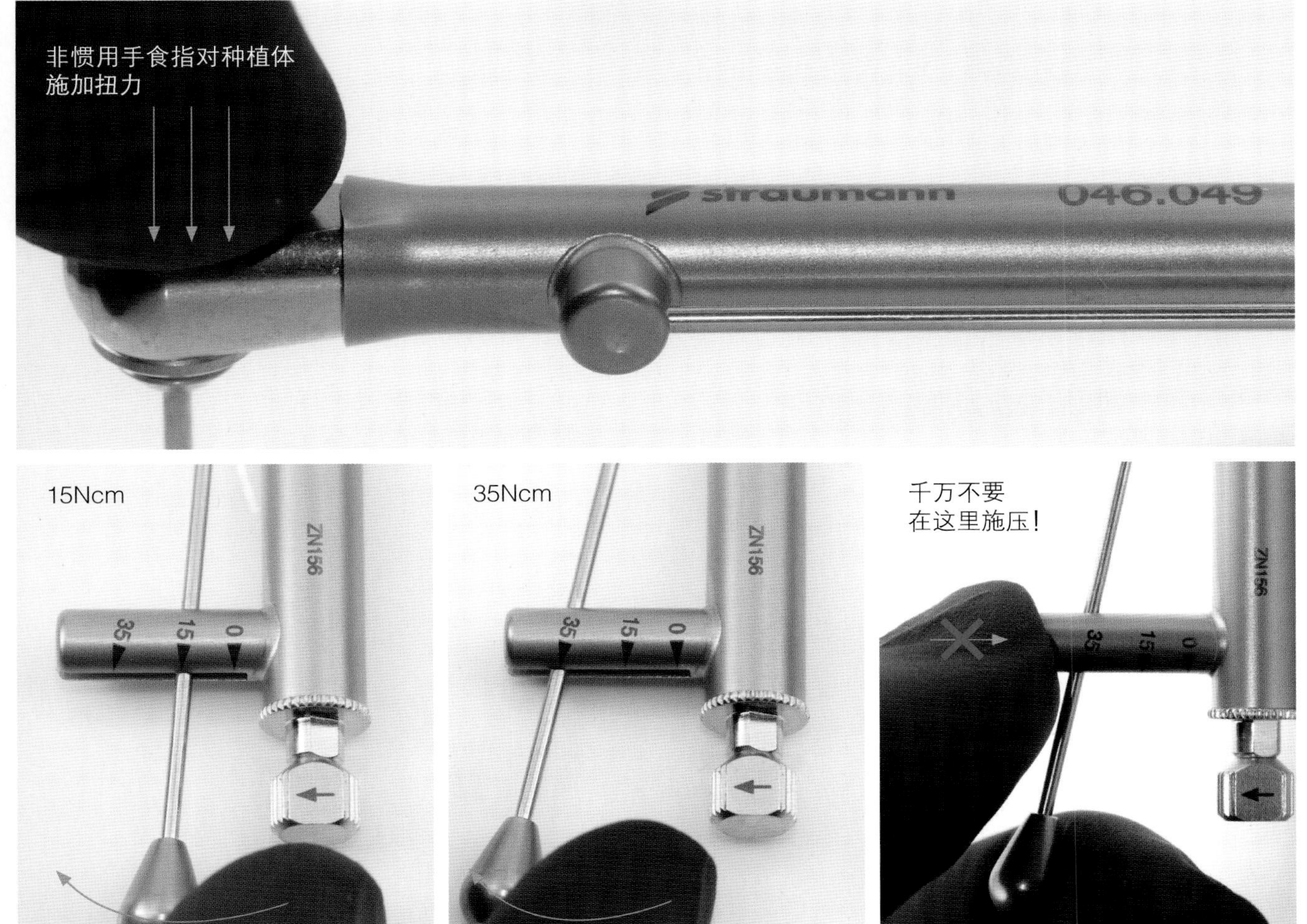

螺丝固位单冠修复体

螺丝固位修复体是单颗牙种植修复的可靠选择。其主要优点是可修补性和无粘接剂相关的种植体周炎的风险。因为它最初是在1988年由UCLA团队设计和发表出来的，通常被称为UCLA基台或修复体。传统UCLA基台由金合金或钛基底和塑料套筒组成。技术人员在基台上制作上部结构的蜡型，并使用某种合金（通常为金）铸造。然后，在金属支架上手工堆塑长石质饰面瓷，并预留一个修复螺丝的通道开口。UCLA基台系统的主要缺点包括更高的崩瓷率、更高的材料成本以及稀缺的经过适当培训的技术人员。当代对这种设计的发展更新是使用更坚固的材料，如切削氧化锆或切削/压制增强陶瓷（如e.max、Ivoclar Vivadent）。这两种材料都大大减少了传统UCLA基台系统中常见的崩瓷并发症。

螺丝固位氧化锆（或e.max）修复体通常不使用UCLA基台。氧化锆经过切削、烧结，然后在制作室使用“永久”粘接剂粘接到基台上。因为是在制作室内进行粘接的，所以这并不会导致粘接剂相关种植体周炎的风险，而且预留的螺丝通道便于修复。将粘接氧化锆的钛基底通常被称为“钛基（TiBase）”，有点像高度更短的临时基台。较大范围的修复体（如磨牙区或有悬臂）最好制作个性化钛基底，以最大限度地降低钛基底自身折断的风险。

无论在螺丝固位单冠修复体中选用何种材料，其戴入完成过程基本上是一样的。

所需工具

- 制作室制作完成的修复体。
- 特定种植系统、连接类型、平台尺寸和基台类型专用新的临床用螺丝。
- 拟修复的特定种植系统不同长度的专用螺丝刀（短、中长、长）。
- 适用于所使用植入系统的扭矩扳手。
- 装有0.12%氯己定溶液或无菌水的容器。
- 探针或牙周探针。
- 镊子。
- 各种尺寸的银汞充填器。
- 复合树脂打磨头（大的卵圆型）。
- 医用剪刀。
- 牙线（薄带型、非厚型）。
- 复合树脂（膏体、牙本质遮色树脂、合适的遮色）。
- 复合树脂粘接剂。
- 光固化灯（口内）。
- 仅长石质瓷修复体需要：氢氟酸（HF）、硅烷偶联剂。
- 高速手机。
- 低速手机。
- 调殆用的合适车针（如卵圆型抛光车针）。
- 瓷和复合树脂专用抛光杯。
- 约25cm（10英寸）长的低速手机。
- 大量纱布（标准大尺寸纱布）。
- 棉球或小毛刷。
- 影像学检查设备（一般情况下需要使用水平咬合片即可，某些情况下需要使用根尖片，理想情况下使用垂直咬合片）。

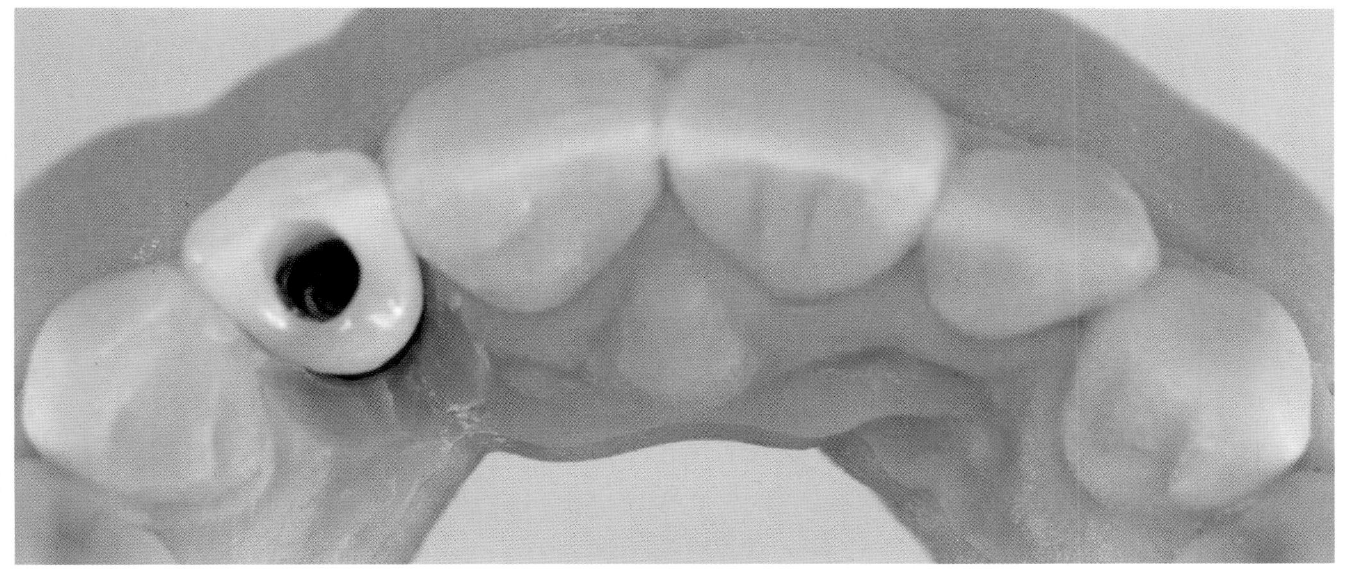

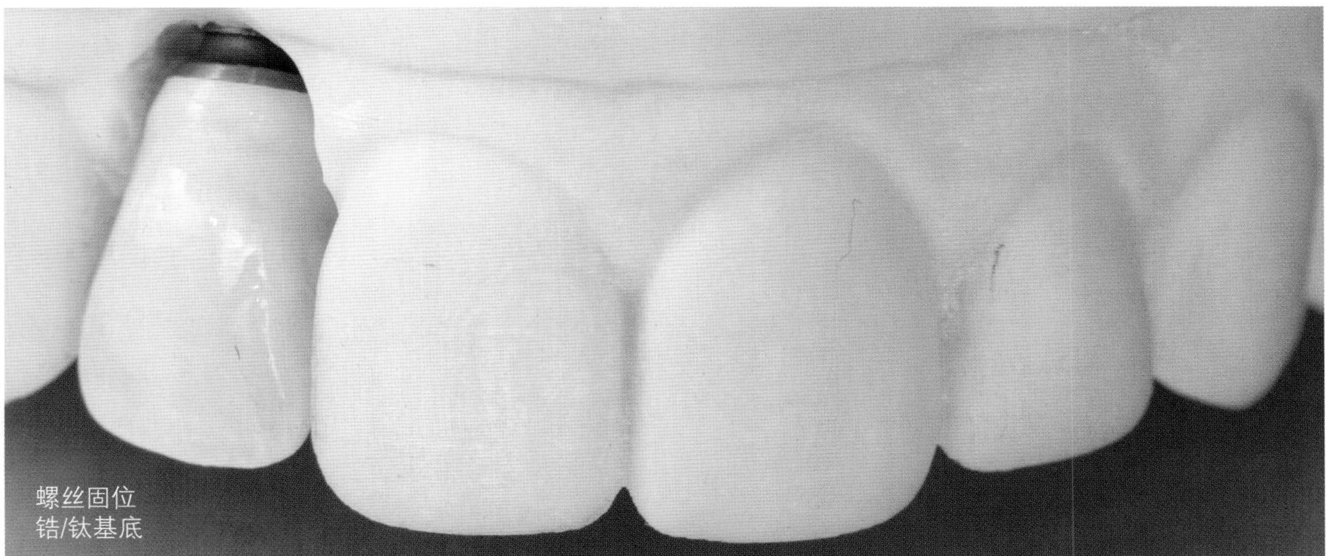
螺丝固位
锆/钛基底

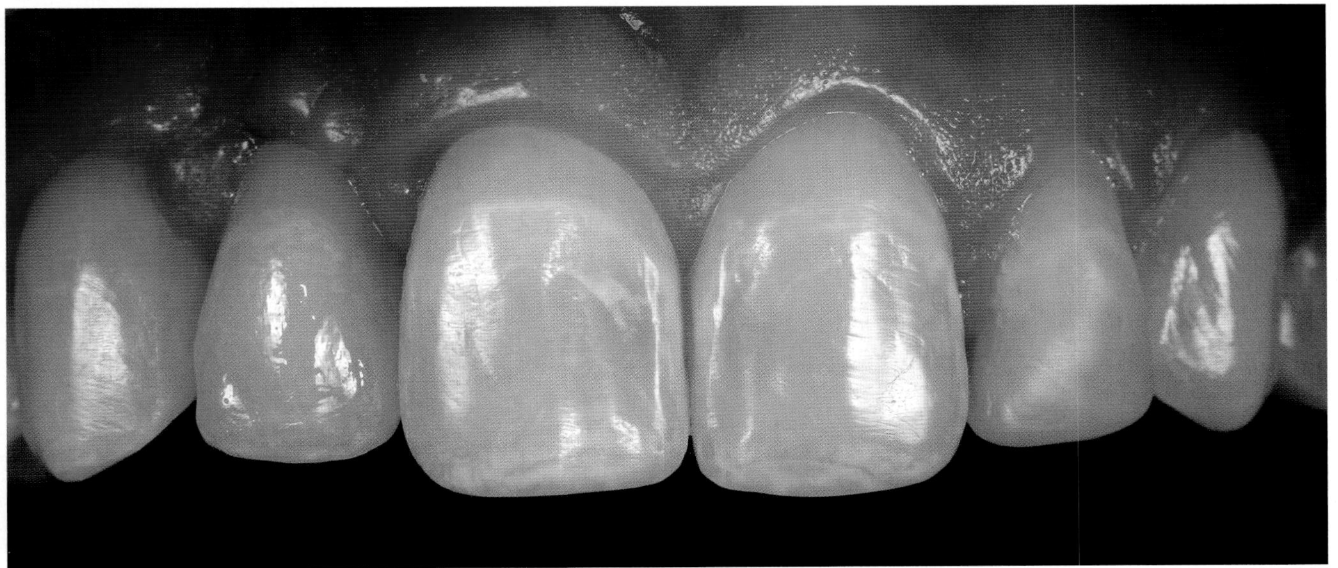

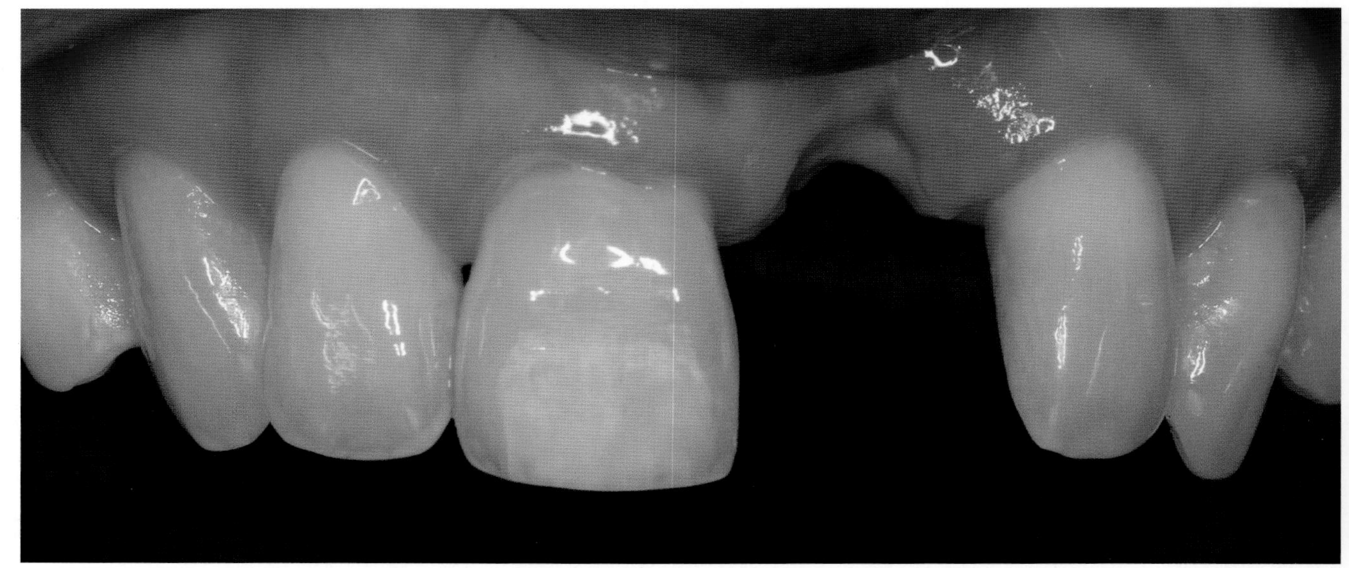

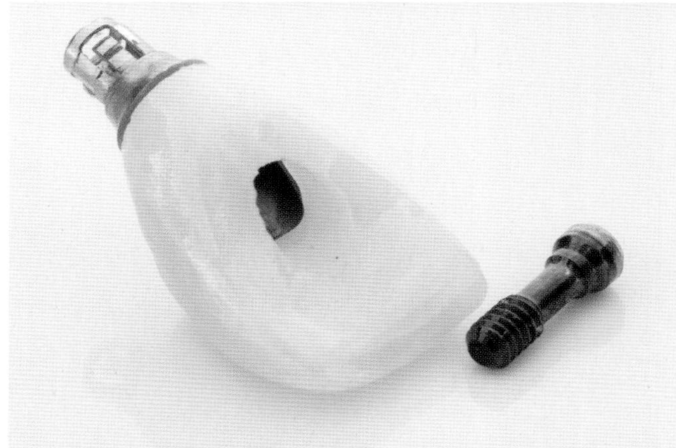

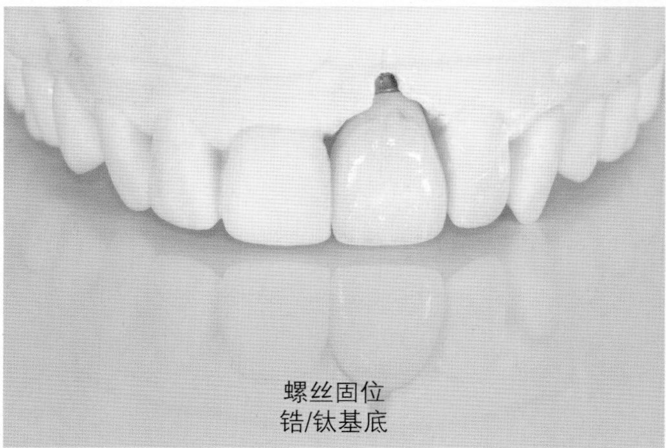
螺丝固位
锆/钛基底

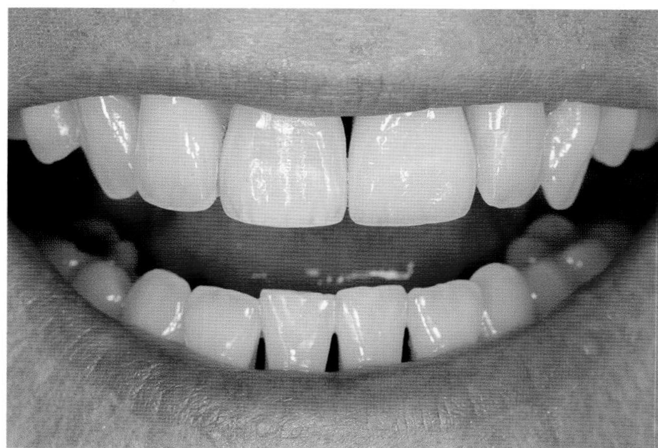

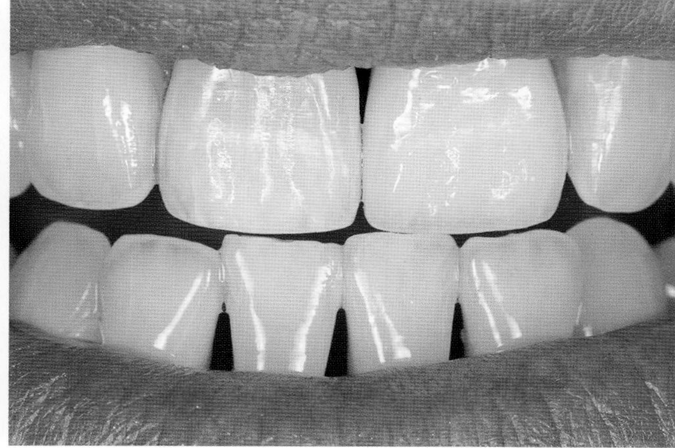

方法步骤

1. 将修复体和新的临床用螺丝放入氯己定溶液中浸泡5分钟。
2. 将螺丝放入修复体中。
3. 确保螺丝刀是选用系统适用的。组装扭矩扳手。试用不同长度的螺丝刀，找出最短的螺丝刀，既能与螺丝完全吻合，螺丝刀的手柄区域又不会接触到修复体的咬合面或腭面。
4. 用探针或牙周探针清除愈合基台顶部的碎屑。
5. 放置气道保护装置。
6. 用3根手指使用螺丝刀按逆时针方向拧下愈合基台。仔细聆听小的“咔嗒”声，以便确认愈合基台完全旋松，这很重要。确保螺丝刀仍然完全与愈合基台连接，眼睛盯着螺丝刀和愈合基台，并小心地将连接在螺丝刀上的愈合基台整体移除。保持螺丝刀斜向一侧或向上，确保愈合基台不会掉落到口内。
7. 从螺丝刀上移除愈合基台，并将其放入含有氯己定溶液的容器中。
8. 使用蘸满氯己定溶液的棉球或小毛刷彻底擦拭种植体的内部。
9. 将步骤3中选择的螺丝刀放入修复体内，并与螺丝吻合。
10. 使用螺丝刀小心地将修复体和螺丝转移到种植体上。尽量保持修复体始终斜向一侧或向上，将其掉落的风险降至最低。
11. 对螺丝刀和修复体施加根向压力，直到其连接到种植体内。此时应感觉很安全且不会发生旋转。
12. 用3根手指慢慢拧紧螺丝。在大多数情况下，随着螺丝的拧紧，基台的穿龈轮廓会扩展到种植体周围软组织外。告知患者会感到有压力。随着压力的增加，放慢拧紧螺丝的速度，让软组织有时间去适应。有时软组织会发白。因为邻面接触也可能会导致软组织张力，所以需要用牙线检查邻面

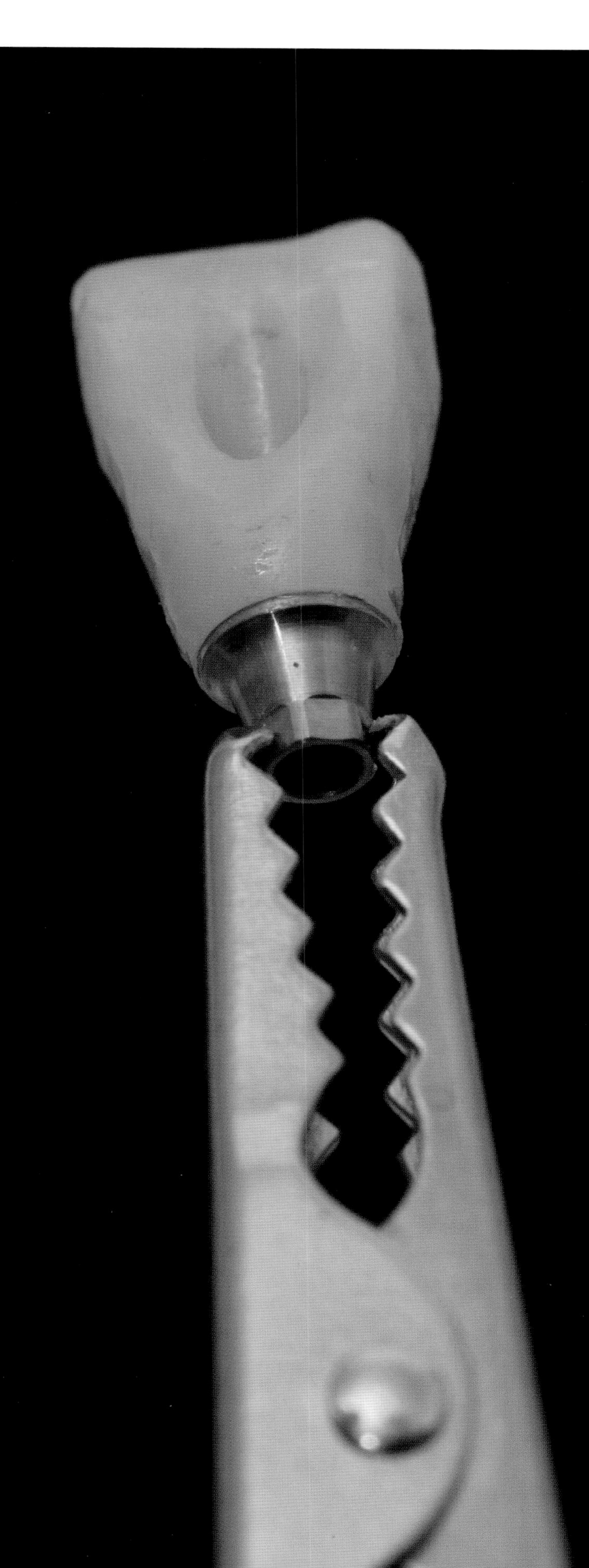

接触。详见下面的“并发症和注意事项”部分。

13. 继续拧直至已经完全拧紧螺丝（6 ~ 12Ncm），然后用牙线重新检查邻面接触。取下螺丝刀。
14. 移除气道保护装置。
15. 对完全就位的转移杆进行影像学检查（参见第69页）。了解完全就位和未完全就位的印模转移杆病例。此时修复体可能仍处于过高咬合状态，因为螺丝尚未完全拧紧。
16. 将步骤3选择的螺丝刀插入扭矩扳手中。确保其方向是拧紧（而不是旋松）且棘轮扳手能正常工作。
17. 放置气道保护装置。
18. 将螺丝刀/扭矩扳手插入螺丝通道孔并与螺丝头部吻合。
19. 用一根手指在扭矩扳手头部施加根向压力。用另一只手顺时针慢慢转动。不要用拇指推动测量杆。只能使用横梁转动手柄。有关扭矩扳手使用的详细信息请参见第3章（参见第43页）。
20. 转动直到达到所需的设定扭矩（因厂家而异，通常为30Ncm或35Ncm）。如果扳手碰到嘴角或牙齿，逆时针转动棘轮，然后再顺时针转动。从口中移除螺丝刀/扭矩扳手。
21. 移除气道保护装置。
22. 重新检查邻面接触。
23. 将特氟龙胶带卷成一根长绳状（部分较薄的特氟龙胶带可以将其折叠后再卷）。
24. 用氯己定溶液擦拭螺丝通道，并彻底干燥。
25. 将特氟龙绳的一端放入螺丝通道，并开始使用银汞充填器进行填塞。
26. 继续填塞直到特氟龙上方预留有4 ~ 5mm的空间。剪去多余的特氟龙绳，并将其末端完全填塞。确保特氟龙填塞紧实、牢固且平整。特氟龙不能残留在通道的侧壁上。螺丝通道内部应预留有3 ~ 4mm的空间。
27. 仅长石质瓷修复体需要：根据长石质瓷的强度用HF酸蚀通道周围的瓷（通常为30 ~ 60秒）。仔细冲洗（HF为强酸，很危险），并彻底干燥。混合并将硅烷偶联剂涂抹在酸蚀的瓷上。保持干燥，不受污染。
28. 在预留的螺丝通道内部和周围的瓷或氧化锆上涂布树脂粘接剂。光固化。
29. 使用回填技术将复合树脂膏体注入螺丝通道内。去除多余的材料，并进行相应的塑形。光固化。
30. 抛光复合树脂的边缘。检查咬合情况。必要时要进行调𬌗和抛光。

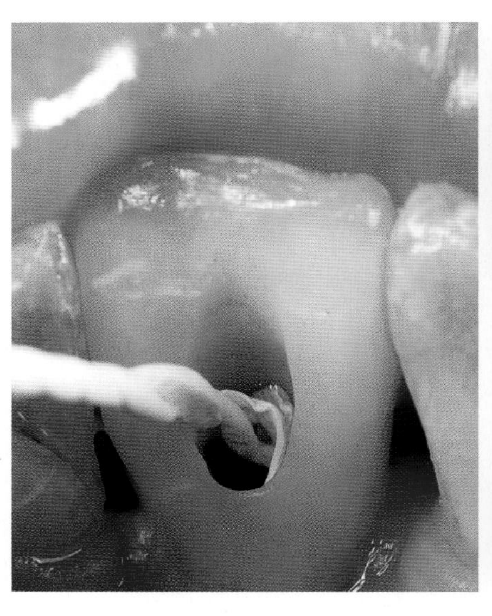
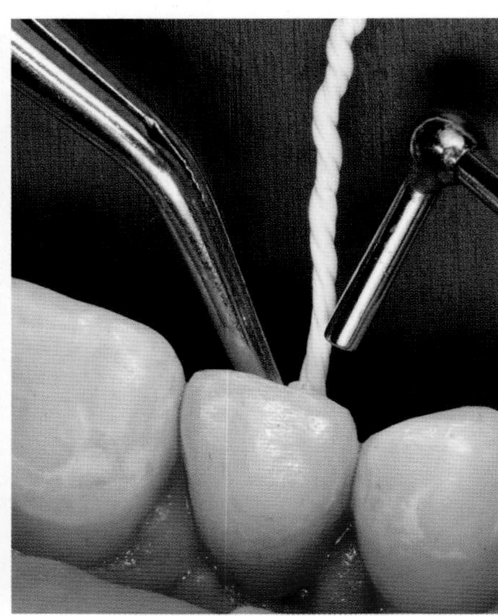
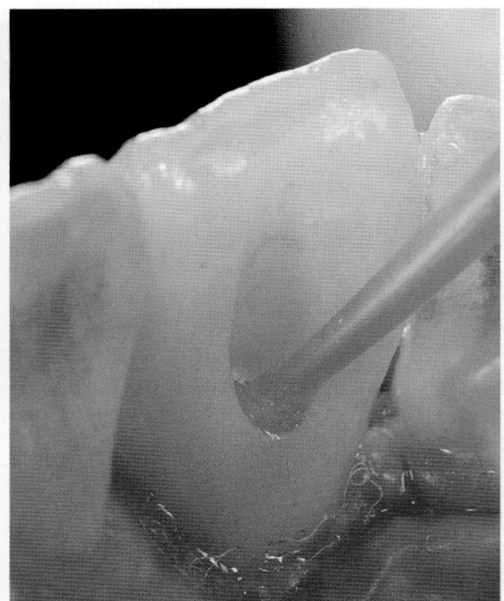

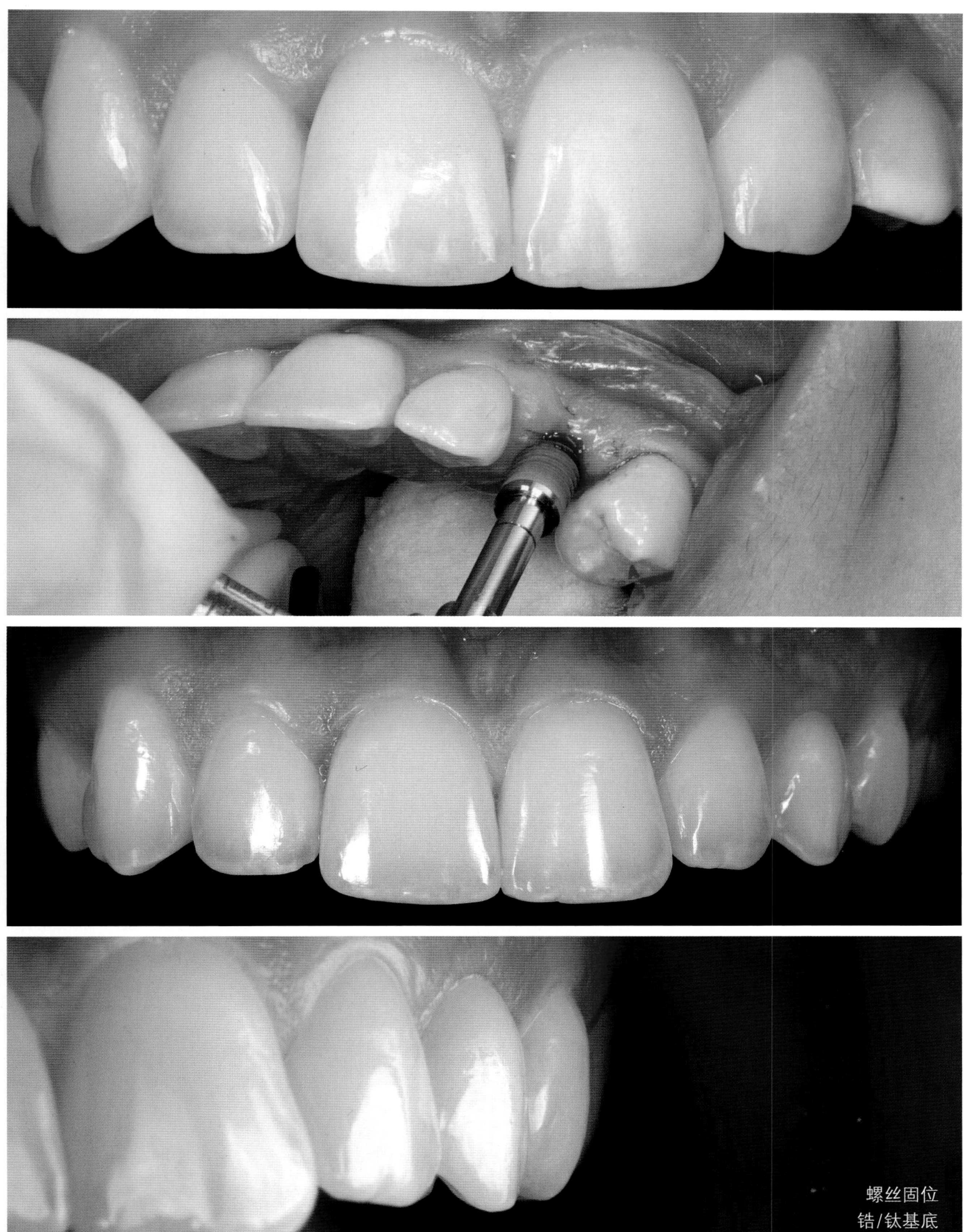
螺丝固位
锆/钛基底

并发症和注意事项

- 在多数情况下，在骨结合期间和复查期间需要使用愈合基台。它们不能保持邻牙/对颌牙位于稳定的位置。因此，对邻牙/对颌牙进行邻面/殆面的调整并不罕见。此外，随着修复体的戴入完成和基台螺丝的拧紧，邻面接触区的压力可能会发生变化。在螺丝拧紧过程中，应定期检查邻面接触。
- 在戴入螺丝固位修复体的过程中，患者可能会感觉到“压力”。这很常见。但压力不能过大，应该能在几分钟内消失，且不需要麻醉。这种压力通常来自种植体周软组织的扩展或对邻牙的压力。软组织上压力是由于愈合基台的直径小于修复体所致。这种直径差越大，压力就越大。有时软组织可能会发白。在理想情况下，愈合基台的直径应接近修复体预期穿龈轮廓的大小。
- 在美学区，我们应特别关注戴牙完成过程中软组织的明显发白。一般来说，这种程度的压力会导致软组织根向移位，并可能导致不良的美学效果。
- 只有在修复体完全扭紧到位后，才能进行咬合调整。在此之前，修复体未完全就位，极可能处于过高咬合状态。但是，建议在初步拧紧修复体后检查修复体的咬合面是否接近其预期位置。初步拧紧后明显的咬合误差表明存在就位问题或设计问题。种植修复体上的咬合接触应均匀、轻、位于牙尖或牙窝上，且只受垂直方向上的力。
- 传统的螺丝固位PFM修复体通常是在铸造金属底冠上手工堆塑长石质瓷。这种材料很脆。在高负荷区域选择这种修复体时应谨慎。此时要特别注意支架的设计，以便为易碎的瓷提供合适的支撑，并仔细调整咬合接触。一些临床医生可能会选择用HF酸蚀和硅烷偶联剂处理螺丝通道口周围的瓷。这将确保复合树脂材料和瓷之间更好的密封性。但是，这并不能防止口腔唾液渗漏到种植体内部。因为大部分微渗漏发生在种植体-基台界面（IAJ）。
- 相比其他缺牙区、美学区的种植修复体更具挑战性。在进行终印模之前，强烈建议在美学区使用设计良好的螺丝固位的临时修复体（参见第6章）。这将允许临床医生、技术人员和患者以更可预测的方式对美学、功能、发音与口腔卫生维持进行微调。

讨论

螺丝固位单冠种植修复体是种植牙科学的主流。其优点是易于取出（如果需要的话），而且不会发生粘接剂残留相关的种植体周炎。然而，UCLA的PFM式修复体存在以下缺点：制作和材料成本高、饰面瓷易碎，以及越来越难找到一名能够胜任该制作的技术人员。螺丝固位钛基底（基台）-氧化锆修复体似乎解决了上述PFM设计中的大部分问题。但是，对于我们的专业来说，它们仍然是相对较新的，可能会出现不可预见的并发症，包括氧化锆和钛基底之间的脱粘接或钛基底的折断（许多制造商的设计不适合多数牙齿缺失，如磨牙）。对于磨牙（或悬臂）修复体，建议使用强度更大的个性化切削钛基台，并将氧化锆上部结构粘接到该基台上。

当螺丝通道位于修复体唇面时，一般来说在美学区使用螺丝固定修复体是禁忌的。这只是出于美学考虑。部分制造商确实提供了一种特殊螺丝/螺丝刀，即便种植体偏离唇面一定角度也可以改变螺丝通道以实现螺丝固位。然而，目前并非所有制造商或系统都能实现。

如果需要在将来某个时候取出修复体，钻通复合树脂塞，取出特氟龙，然后旋松基台螺丝，这是一种相对简单的方法。第7章详细介绍了这个过程。

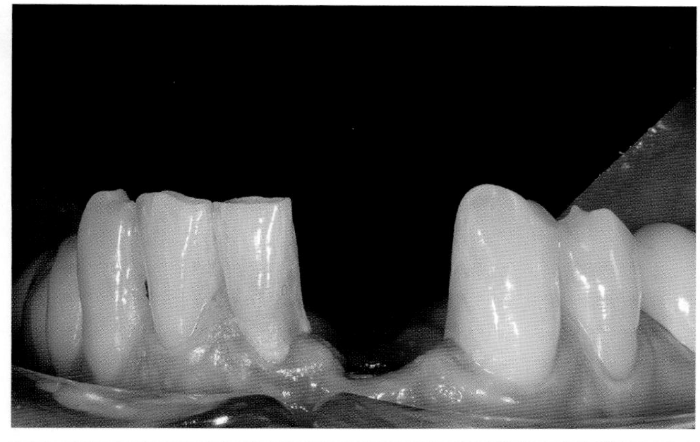

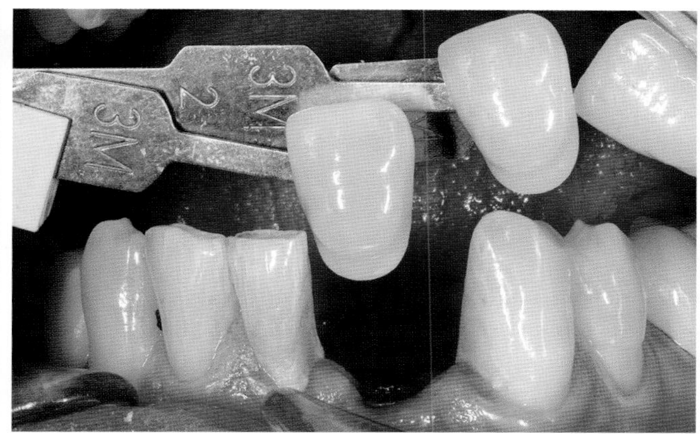
3M
2
3M

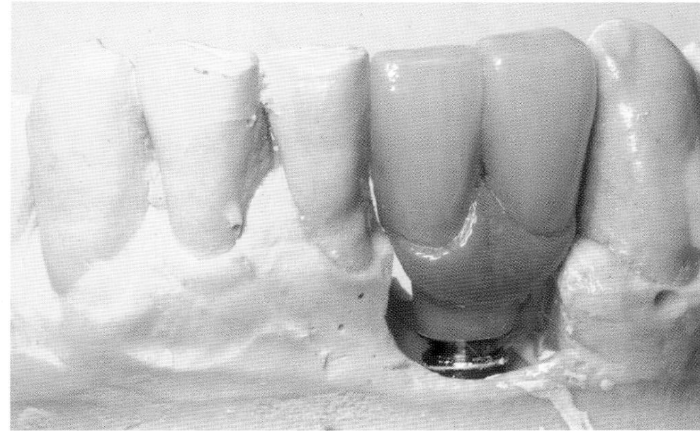

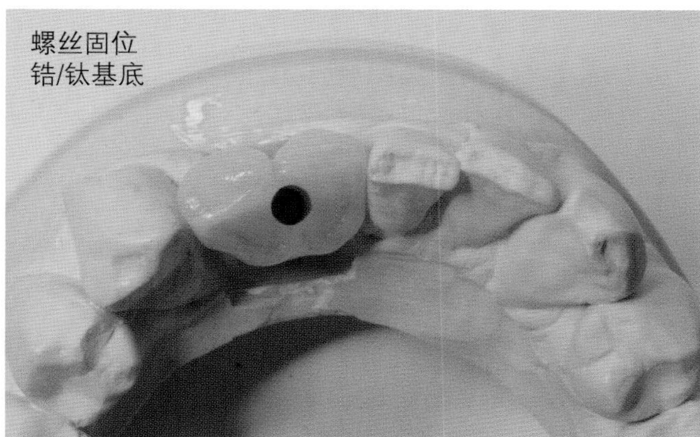
螺丝固位
锆/钛基底

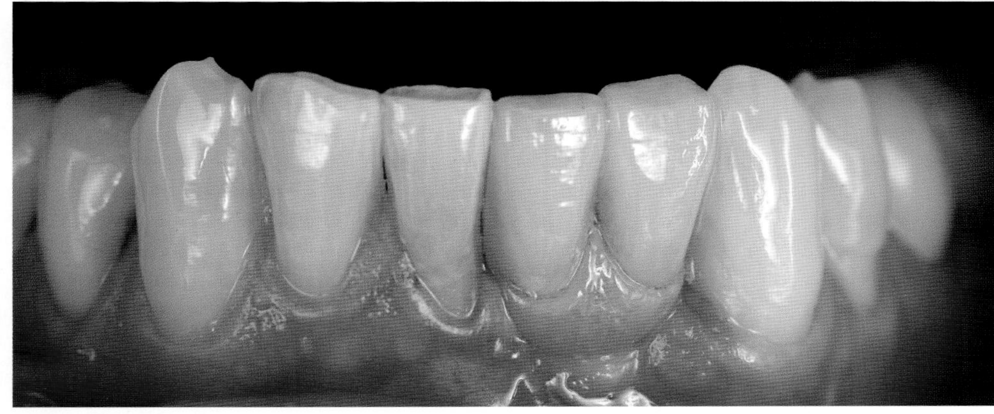

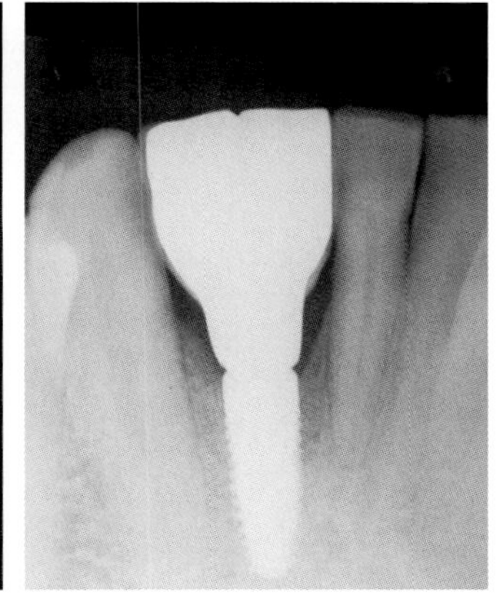

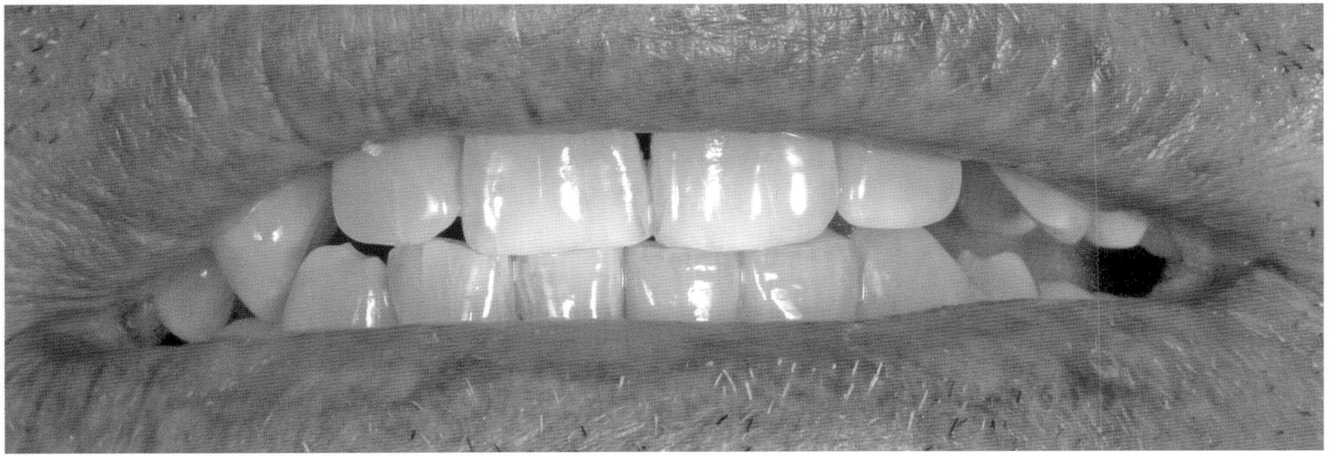

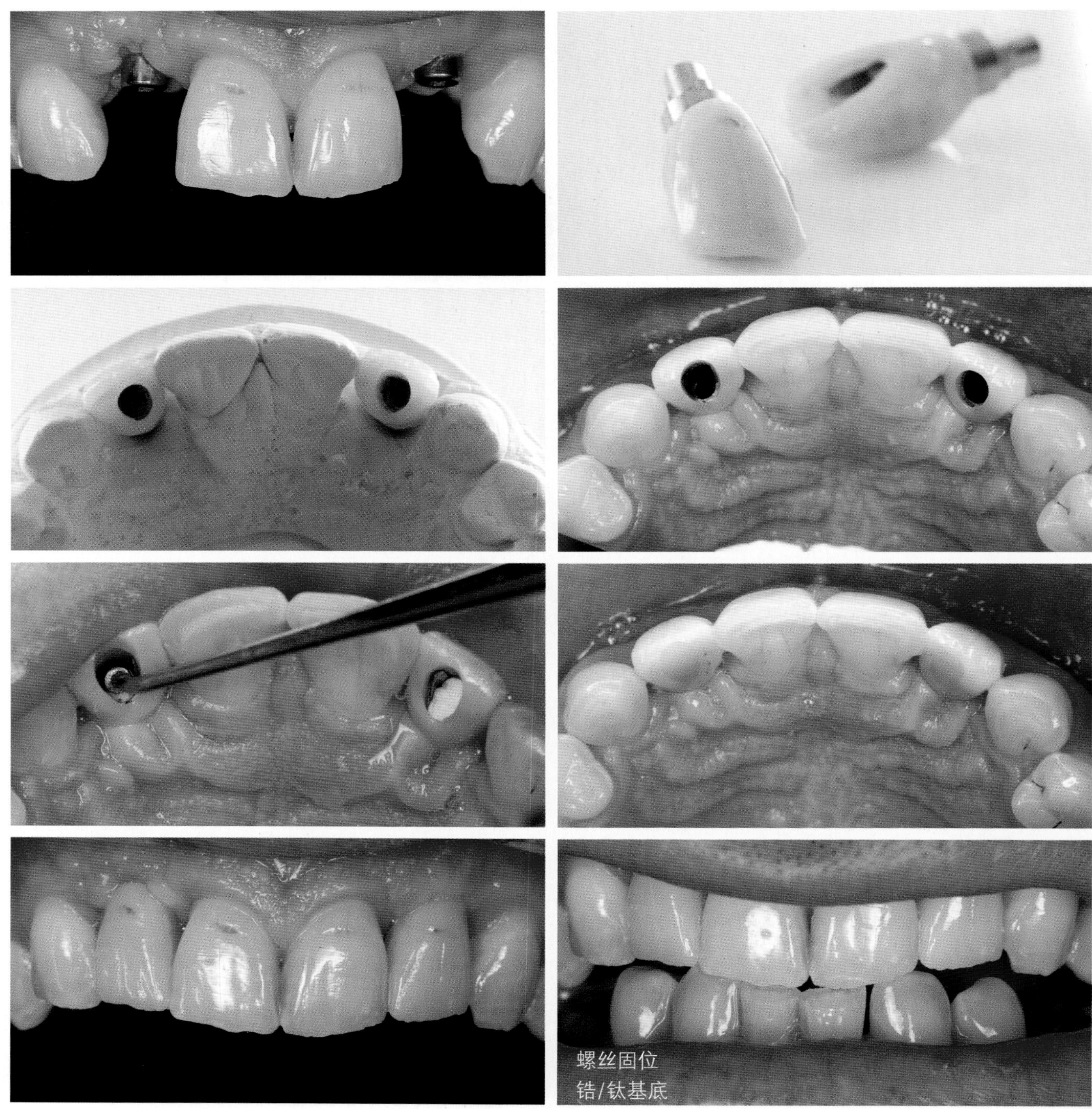

参考书目和补充阅读

[1] Honda J, Komine F, Kamio S, Taguchi K, Blatz MB, Matsumura H. Fracture resistance of implant-supported screw-retained zirconia-based molar restorations. Clin Oral Implants Res 2017;28:1119-1126.

[2] Linkevicius T, Puisys A. Screw-retained implant restorations in the aesthetic zone. In: Schoenbaum TR (ed). Implants in the Aesthetic Zone. Cham, Switzerland: Springer, 2019:267-278.

[3] Sailer I, Strasding M, Valente NA, Zwahlen M, Liu S, Pjetursson BE. A systematic review of the survival and complication rates of zirconia ceramic and metal-ceramic multiple-unit fixed dental prostheses. Clin Oral Implants Res 2018;29:184-198.

[4] Vigolo P, Mutinelli S, Givani A, Stellini E. Cemented versus screwretained implant-supported single-tooth crowns: A 10-year randomised controlled trial. Eur J Oral Implantol 2012;5:355-364.

[5] Wittneben JG, Millen C, Brägger U. Clinical performance of screw- versus cement-retained fixed implant-supported reconstructions: A systematic review. Int J Oral Maxillofac Implants 2014;2(suppl):84-98.

粘接固位种植单冠修复体

粘接固位种植单冠修复体虽然存在争议，但已被证明是一种受欢迎的修复方法。其最早的应用形式是将冠修复体粘接在小的实心钛基台上。对于大多数修复医生来说，这是一个熟悉的过程，因此它被证明是非常受欢迎的，尤其是当外科专家进行种植体植入和拧紧基台时。但也存在一个问题，大多数实心基台都具有非常深的龈下边缘。这使得修复医生无法正确控制和去除多余的粘接剂。过量的粘接剂残留已证实会导致种植体周炎和种植失败。正如部分单中心的研究结果所报告的，过深植入软组织水平种植体的使用极大加剧了这一问题。而因为传统螺丝固位UCLA PFM修复体制作成本的增加，粘接修复体也越来越受欢迎。然而，尽管存在争议，粘接修复体在单颗牙种植修复中仍占有主要的地位。

在现代种植牙科学中，对于粘接种植修复体来说，在临床上几乎没有合理的理由使用实心基台。所有用于粘接种植修复的基台都应个性化切削，以便能为软组织提供适当的支撑，又能将边缘提升到一个可以轻松可靠地清除多余粘接剂的位置。通常在小的钛基底（或TiBase）上用钛或氧化锆切削铸造。建议避免使用不含TiBase的氧化锆基台，因为临床已证实氧化锆太脆而无法在种植体内存留。推荐在美学要求高、功能负荷低的情况下使用钛基底/氧化锆基台。

当操作正确时，螺丝固位单冠种植修复体是一种可预测的、可靠的、经济且美观的选择。然而，临床医生应始终坚持将基台边缘放置在可视范围内（龈下 < 1mm）且便于清洁。在美学要求较低的情况下，边缘可以置于龈上。种植体用粘接剂的选择在科学上还没有定论。有几十种选择，但在最佳选择上还没有共识。传统的氧化锌丁香酚（ZOE）临时粘固剂仍然很受欢迎，它符合理想临时种植体粘固剂的所有要求，除了固位问题，这也会导致早期失败。如果患者没有将冠修复体吞下、丢失或吸入呼吸道，重新粘接冠修复体是一件很简单的事情。相反，树脂粘接剂具有良好的固位力，但大多数树脂粘接剂具有高流动性和对穿龈区域的强附着性，所以也存在很难发现粘接剂残留的问题。树脂改性玻璃离子水门汀（Resin Modified Glass Ionomer, RMGI）的所有性能都介于这两者之间。深思熟虑、见多识广、心思缜密的临床医生对“最佳”的种植修复粘接剂意见仍不统一，但所有人都同意，彻底去除多余的粘接剂至关重要。

最后，“可复性”常被认为是种植体粘接冠修复体的另一个缺点。然而，取出种植体粘接冠修复体通常并不会难于通过牙冠进入根管系统。只需在冠修复

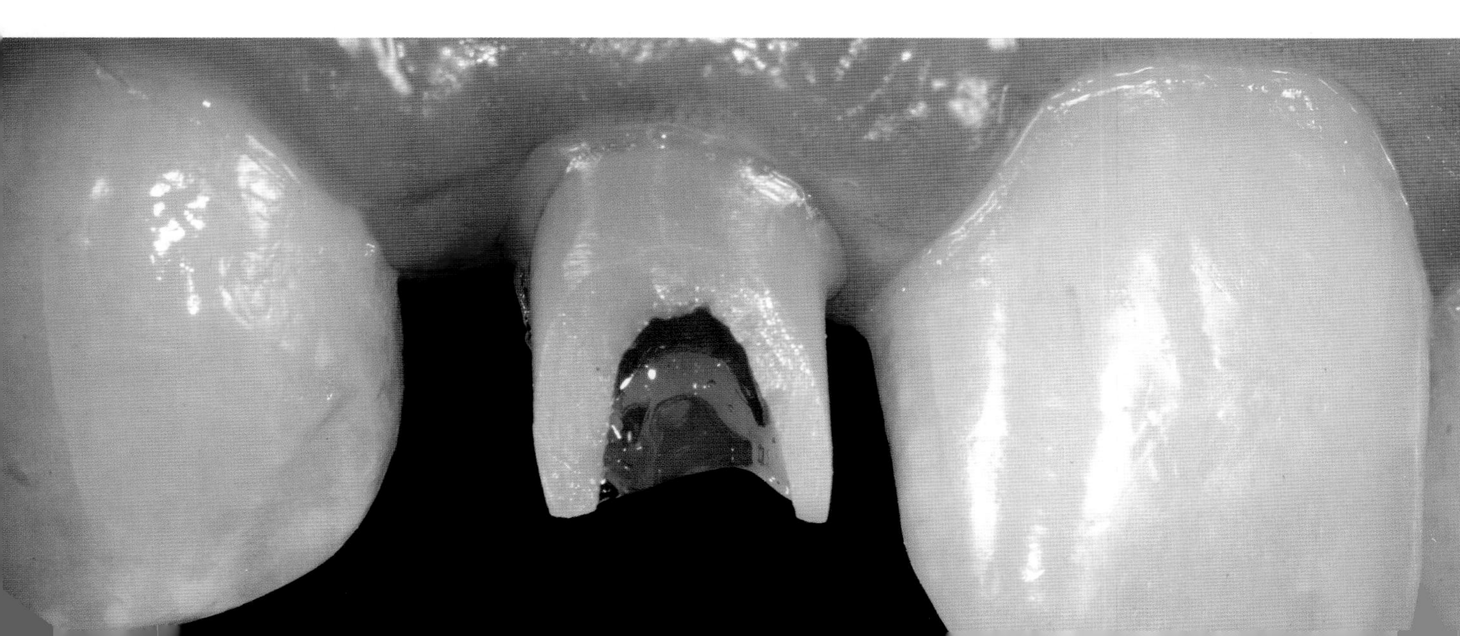

体顶部钻一个孔，取出特氟龙胶带，然后旋松螺丝。此外，需要取出种植体单冠的多数原因（如崩瓷）都需要更换冠修复体。在现代种植体设计中，螺丝松动不太常见，但当螺丝松动时，可以通过第7章中描述的简单程序来解决。

所需工具

- 制作室制作完成的修复体和基台。
- 特定种植系统、连接类型、平台尺寸和基台类型专用新的临床用螺丝。
- 拟修复的特定种植系统不同长度的专用螺丝刀（短、中长、长）。
- 适用于所使用植入系统的扭矩扳手。
- 装有0.12%氯己定溶液或无菌水的容器。
- 探针或牙周探针。
- 镊子。
- 各种尺寸的银汞充填器。
- 医用剪刀。
- 牙线（薄带型、非厚型）。
- 冠修复体的合适粘接剂。
- 高速手机。
- 低速手机。
- 调𬌗用的合适车针（如卵圆型抛光车针）。
- 瓷专用抛光杯。
- 约25cm（10英寸）长的特氟龙胶带[聚四氟乙烯（PTFE）胶带]。
- 大量纱布（标准大尺寸纱布）。
- 棉球或小毛刷。
- 影像学检查设备（一般情况下需要使用水平咬合片即可，某些情况下需要使用根尖片，理想情况下使用垂直咬合片）。

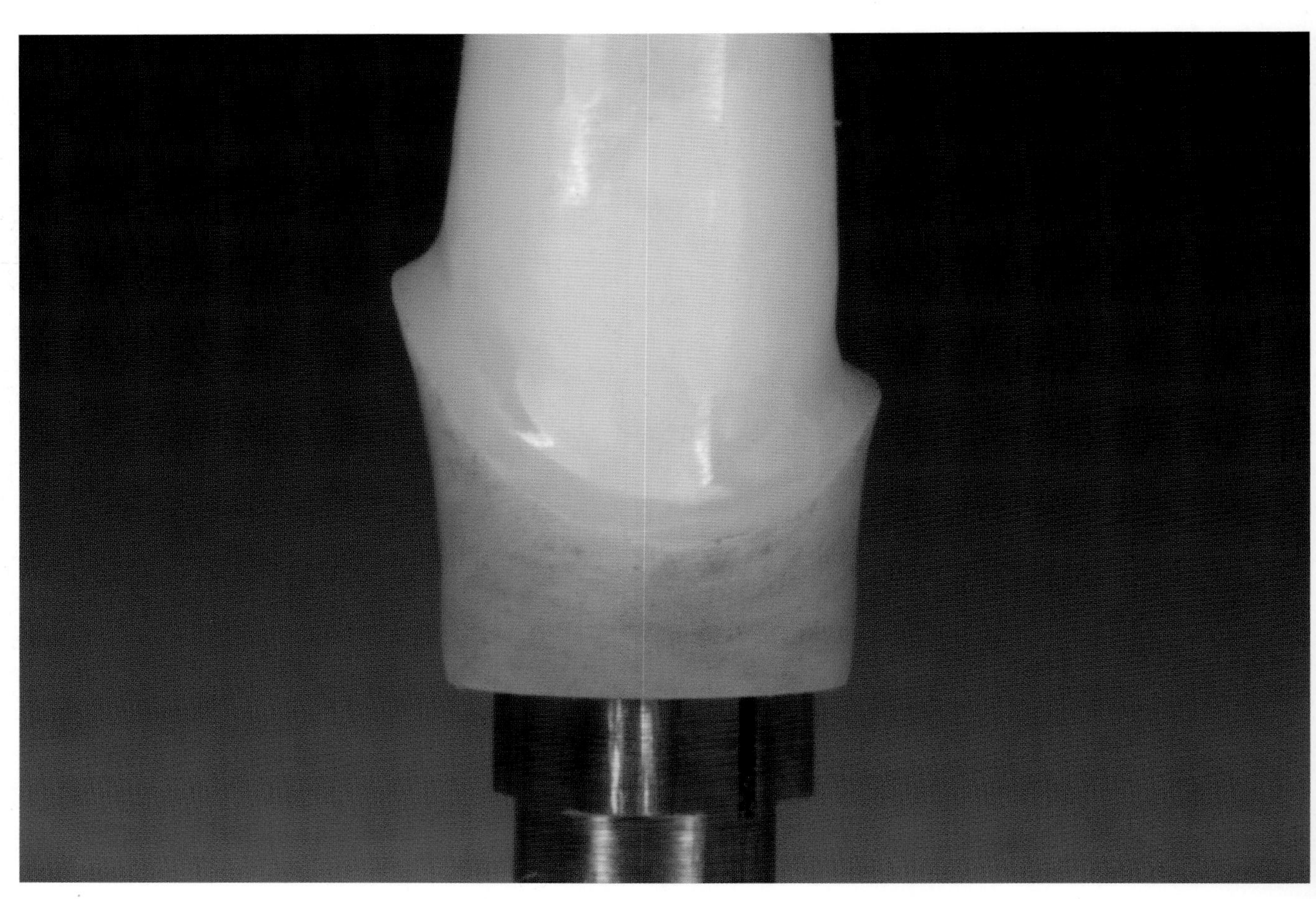

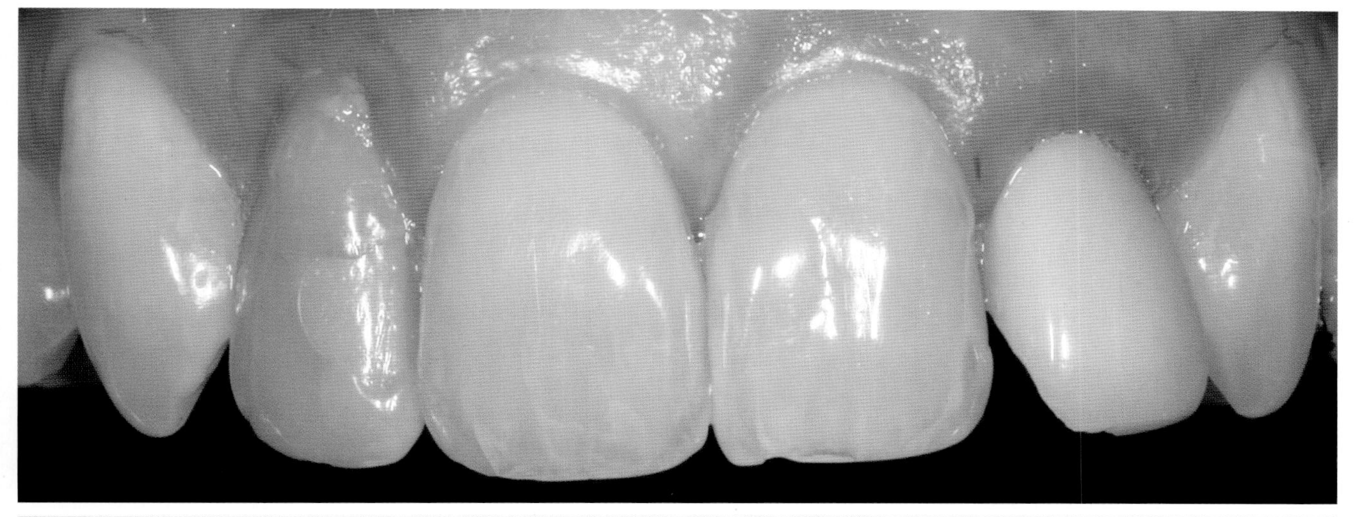

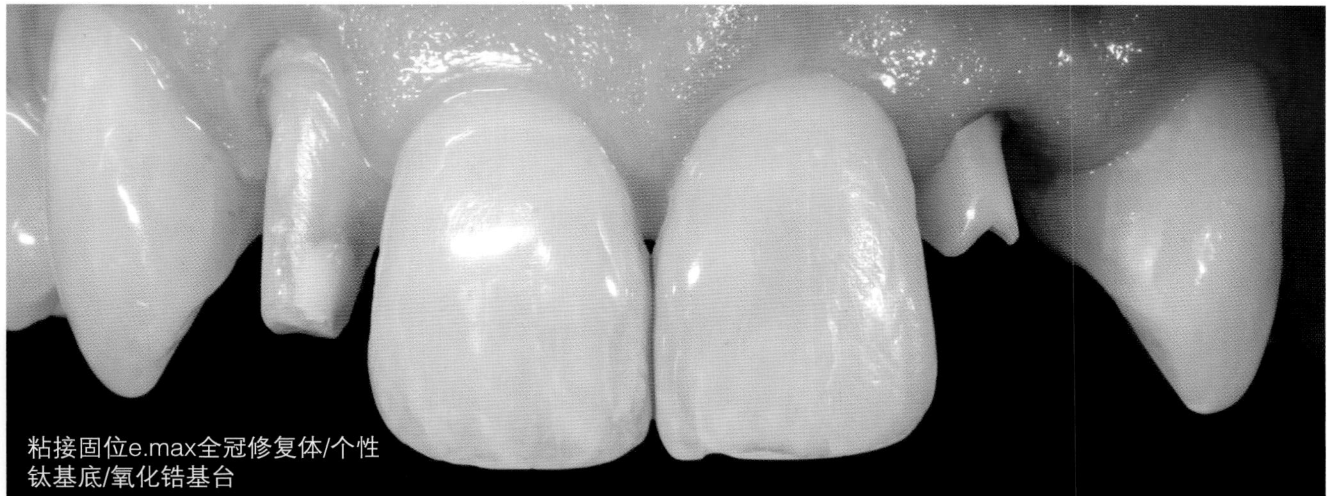

粘接固位e.max全冠修复体/个性钛基底/氧化锆基台

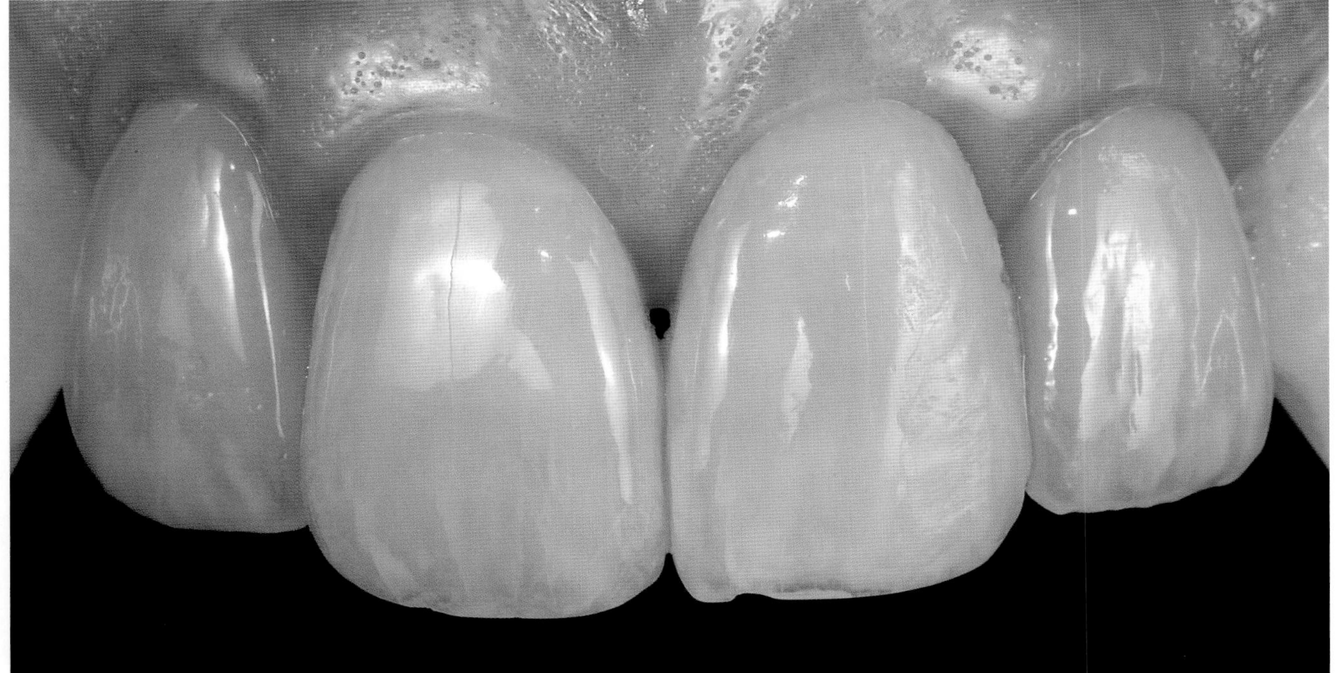

种植修复体的粘接剂选择

种植修复体粘接剂的主要作用是提供固位。理想情况下，在必要时，这种粘接剂也能允许临床医生轻松地取出冠修复体。然而，目前没有一种粘接剂能同时满足这两个特性。数十年来，临时粘接剂一直是种植修复中的主流选择，但它们会过早发生失粘接，导致在使用过程中冠修复体脱落。如果冠修复体没有丢失或被吞咽，那么重新粘接是一件很简单的事情。但一旦丢失或被吞咽，更换会产生额外的费用。常用于天然牙冠修复体的粘接剂（如RMGI和树脂）具有更强的固位力，不会发生固位力丧失，但如果粘接剂残留在穿龈区，更容易导致种植体周炎。

调查结果显示，RMGI粘接剂是口腔修复研究生导师中最受欢迎的种植修复体粘接剂（截至2013年）。受欢迎程度依次下降的是树脂粘接剂、ZOE临时粘接剂和磷酸锌。随着新型粘接剂的设计和进入市场，种植体用粘接剂的选择也在不断发展。其中部分粘接剂的测试结果很差，应该谨慎选择。

种植体周炎一直是种植粘接修复体常关注的问题。虽然深思熟虑、见多识广的临床医生和研究人员对“最佳”的种植修复粘接剂意见仍不统一，但所有人都同意，粘接边缘应尽可能接近牙龈缘（甚至位于龈缘上）。过深的边缘会使粘接剂残留在基台上，并极有可能诱发种植体周炎。影像有助于检查是否有粘接剂残留，但并不是很可靠。薄层的粘接剂、可透射的粘接剂或颊/腭侧的粘接剂都无法通过影像检测出来。

	ZOE（如，临时粘接剂，Kerr）	GIC	RMGI	树脂
放射阻射性	+++	–	+	各异
可复性	+	–	–	–
半透明性	–	–	+	各异
固位强度	–––	–	+	+++
溶解性	+++	+	–	–––

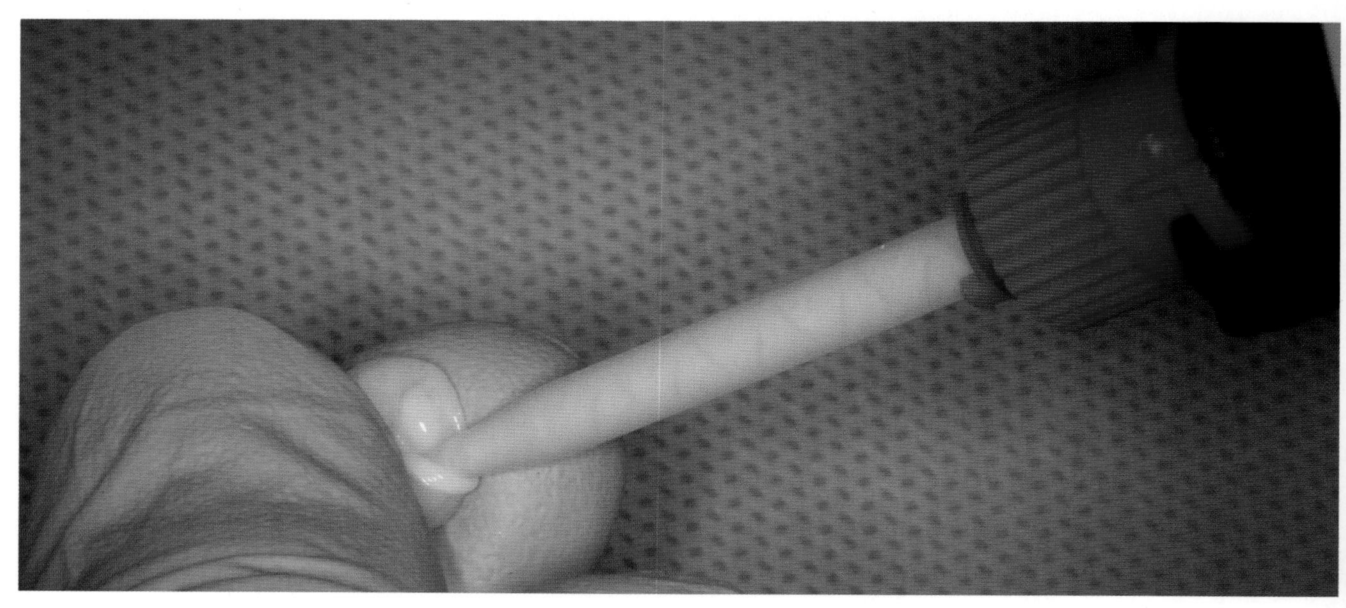

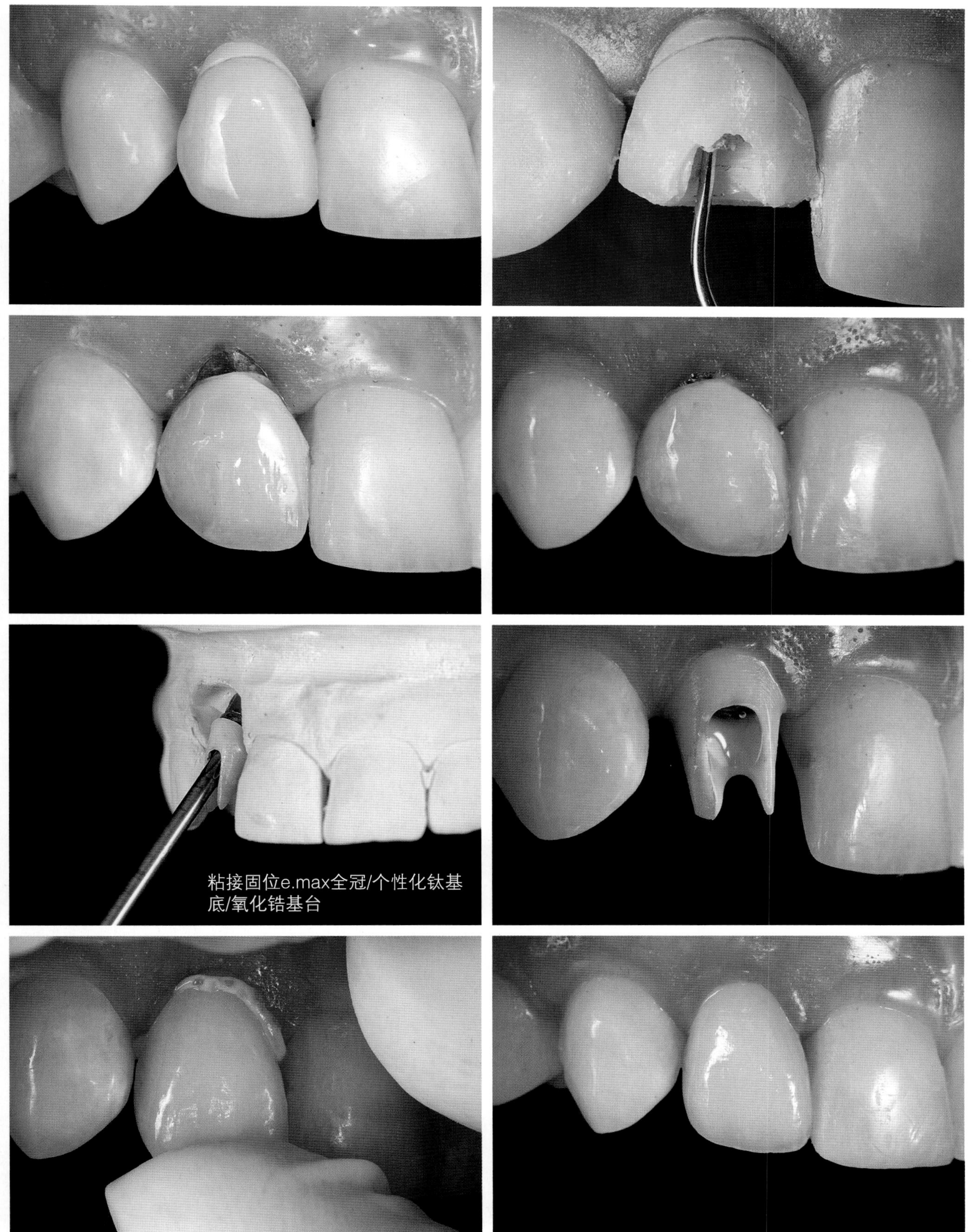
粘接固位e.max全冠/个性化钛基底/氧化锆基台

方法步骤

1. 将冠修复体、基台和新的临床用螺丝放入氯己定溶液中浸泡5分钟。
2. 将螺丝放入基台中。
3. 确保螺丝刀是选用系统适用的。组装扭矩扳手。试用不同长度的螺丝刀，找出最短的螺丝刀，既能与螺丝完全吻合，螺丝刀的手柄区域又不会接触到修复体的咬合面或切端。
4. 用探针或牙周探针清除愈合基台顶部的碎屑。如果戴有临时修复体，去除螺丝通道内的覆盖材料。
5. 放置气道保护装置。
6. 用3根手指使用螺丝刀按逆时针方向拧下愈合基台（或临时修复体）。仔细聆听小的“咔嗒”声，以便确认已完全旋松，这很重要。确保螺丝刀仍然完全与愈合基台连接，眼睛盯着螺丝刀和愈合基台，并小心地将连接在螺丝刀上的愈合基台整体移除。保持螺丝刀斜向一侧或向上，确保愈合基台不会掉落到口内。
7. 从螺丝刀上移除愈合基台或临时修复体，并将其放入含有氯己定溶液的容器中。
8. 使用蘸满氯己定溶液的棉球或小毛刷彻底擦拭种植体的内部。
9. 将步骤3中选择的螺丝刀放入基台内，并与螺丝吻合。
10. 使用螺丝刀小心地将基台和螺丝转移到种植体上。抓住基台的颊面和腭/舌面来保持基台稳定。并应尽量保持修复体始终斜向一侧或向上，将其掉落的风险降至最低。
11. 对螺丝刀和基台施加根向压力，直到其连接到种植体内。此时应感觉很安全且不会发生旋转。确保基台处于合适的旋转位置。
12. 用3根手指慢慢拧紧螺丝。在大多数情况下，随着螺丝的拧紧，基台的穿龈轮廓会扩展种植体周围软组织。告知患者会感到有压力。随着压力的增加，放慢拧紧螺丝的速度，让软组织有时间去适应。有时软组织会发白。
13. 继续拧直至已经完全拧紧螺丝（6 ~ 12Ncm）。取下螺丝刀。
14. 在基台上检查冠修复体的适合性。虽然此时愈合基台未完全拧紧，修复体仍处于略微高咬合的状态，但修复体应该接近理想咬合的位置。使用牙线检查邻面接触。
15. 移除气道保护装置。
16. 对完全就位的转移杆进行影像学检查（参见第69页）。了解完全就位和未完全就位的印模转移杆

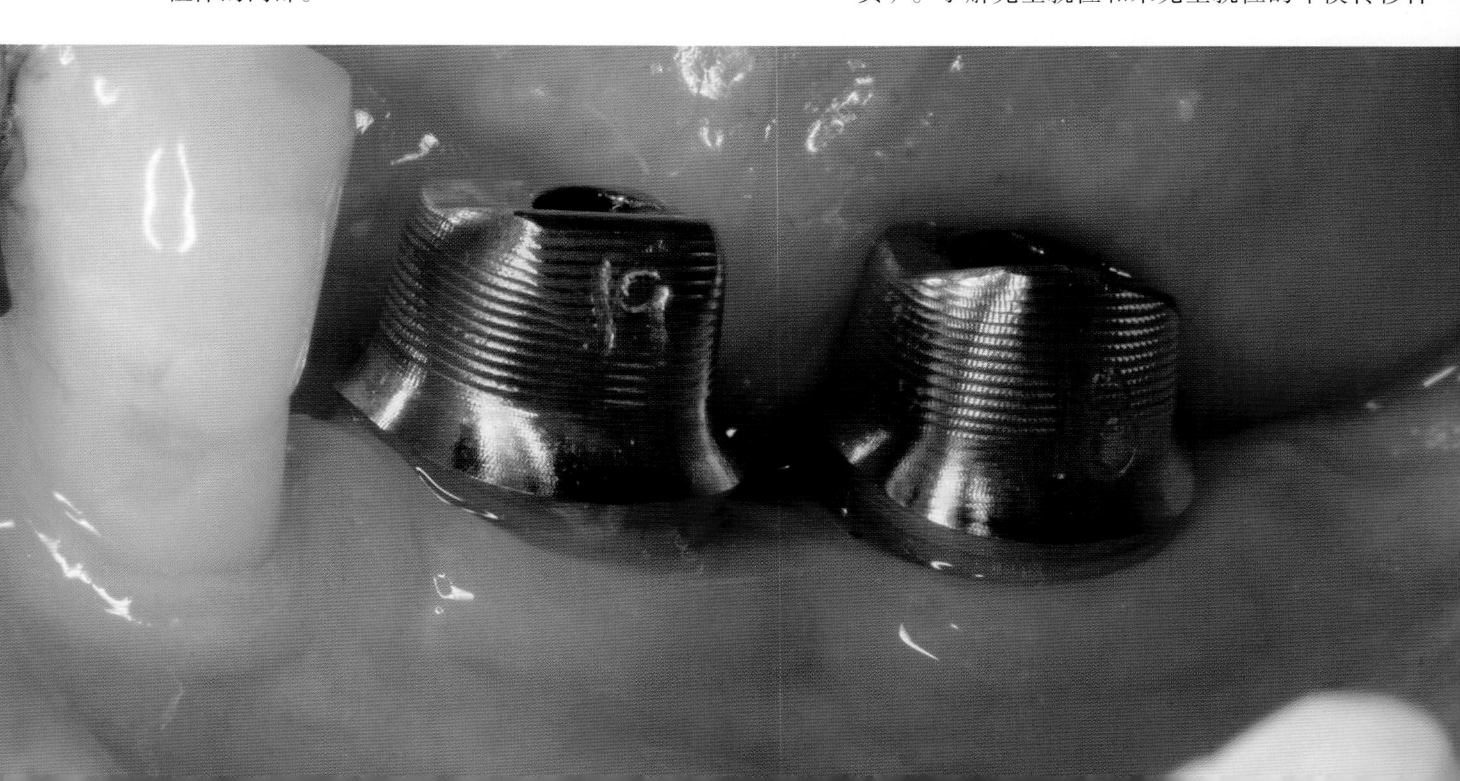

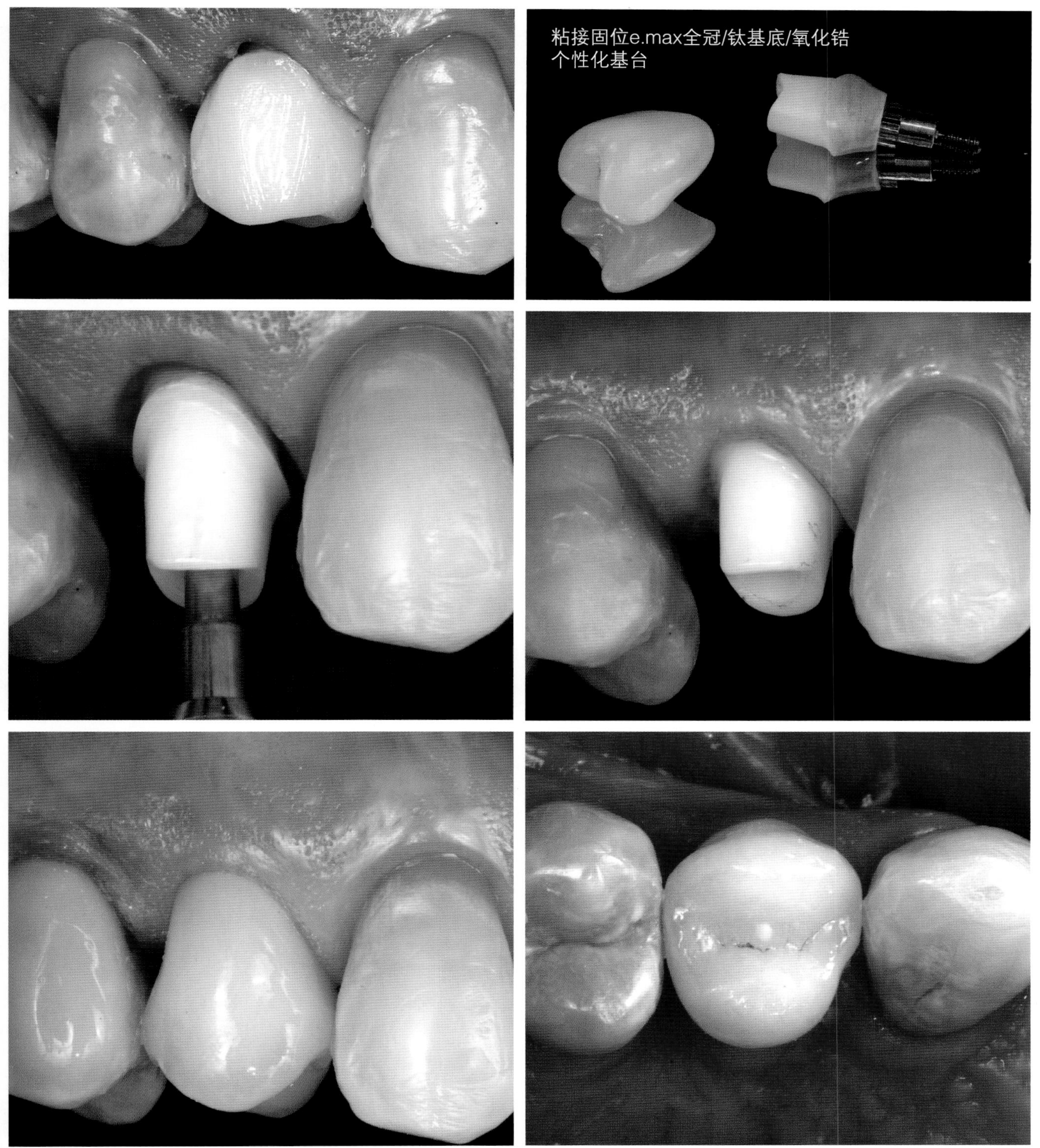
粘接固位e.max全冠/钛基底/氧化锆
个性化基台

病例。

17. 将步骤3选择的螺丝刀插入扭矩扳手中。确保其方向是拧紧（而不是旋松）且棘轮扳手能正常工作。
18. 放置气道保护装置。
19. 将螺丝刀/扭矩扳手插入螺丝通道孔并与螺丝头部吻合。
20. 用一根手指在扭矩扳手头部施加根向压力。用另一只手顺时针慢慢转动。不要用拇指推动测量杆。只能使用横梁转动手柄。有关扭矩扳手使用的详细信息请参见第3章（参见第43页）。
21. 转动横梁直到达到所需的设定扭矩（因制造商而异）。如果扳手碰到嘴角或牙齿，逆时针转动棘轮，然后再顺时针转动。从口中移除螺丝刀/扭矩扳手。
22. 再次检查冠修复体的适合性，确保咬合是合适的，邻面接触也是合适的。
23. 将特氟龙胶带卷成一根长绳状（部分较薄的特氟龙胶带可以将其折叠后再卷）。
24. 用氯已定溶液擦拭螺丝通道，并彻底干燥。
25. 将特氟龙绳的一端放入螺丝通道，并开始使用银汞充填器进行填塞。
26. 继续填塞直到特氟龙上方预留有1 ~ 2mm的空间。剪去多余的特氟龙绳，并将其末端完全填塞。确保特氟龙填塞紧实、牢固且平整。特氟龙应位于螺丝通道孔的上方。
27. 在冠修复体的组织面放置足量（但不过量）的粘接剂。
28. 将冠修复体完全就位在基台上。在光固化过程中始终保持根向压力。按要求进行光固化。
29. 一旦粘接剂初步固化，用探针去除多余的粘接剂。在邻面接触区轻柔地使用牙线。不要向上取出牙线；相反，要从颊外展隙拉出牙线。
30. 确保粘接剂完全清除。
31. 移除气道保护装置。
32. 检查咬合情况。必要时进行调殆和抛光。

并发症和注意事项

- 粘接剂残留导致的种植体周炎是一种严重而进展迅速的并发症。如果未及时解决，可能会导致种植体失败。使用种植粘接修复体的关键是基台的正确设计和将基台边缘放置在龈下1mm内。在功能区或非美学区，建议使用平龈边缘或龈上边缘。
- 目前关于理想的种植体粘接剂还没有形成共识。ZOE粘接剂除了长期固位不足外，其余所有要素都能很好地发挥功能。树脂粘接剂有很强的固位力，但使用时必须谨慎，以确保没有多余的粘接剂残留。RMGI粘接剂的大多数性能介于这两者之间。
- 在单颗种植体的修复中使用实心基台没有生物学或临床依据。用于粘接修复体基台的设计既能为软组织提供合适的支撑，又能确保粘接边缘有利于轻松去除多余的粘接剂。
- 种植体粘接单冠修复体的基台应进行个性化切削。最常选用的材料是钛合金或氧化锆。钛合金可以阳极氧化处理成金色，以改善冠修复材料半透明性和薄软组织带来的美学问题。在美学要求更高的情况下，氧化锆基台可能是更有优势的，但应将其粘接到钛基底上。这可以防止位于种植体内部的基台磨损和折裂。通常在制作室进行氧化锆基台与钛基底的粘接。
- 对于坚固的种植体内连接来说，通常不需要取出种植粘接单冠修复体。然而，在必要时，可以通过钻穿牙冠进入螺丝通道来取出基台螺丝。对植入位置合适的种植体而言，可通过影像片来预估螺丝通道的位置。在前牙区，这个过程可能更复杂，而且可能会破坏牙冠。一旦钻穿牙冠进入螺丝通道，取出填塞材料，就可以旋松螺丝。如果牙冠仍然可用，可以重复使用，现在就可以像螺丝固位冠修复体一样完成戴入，取出过程参见第7章。

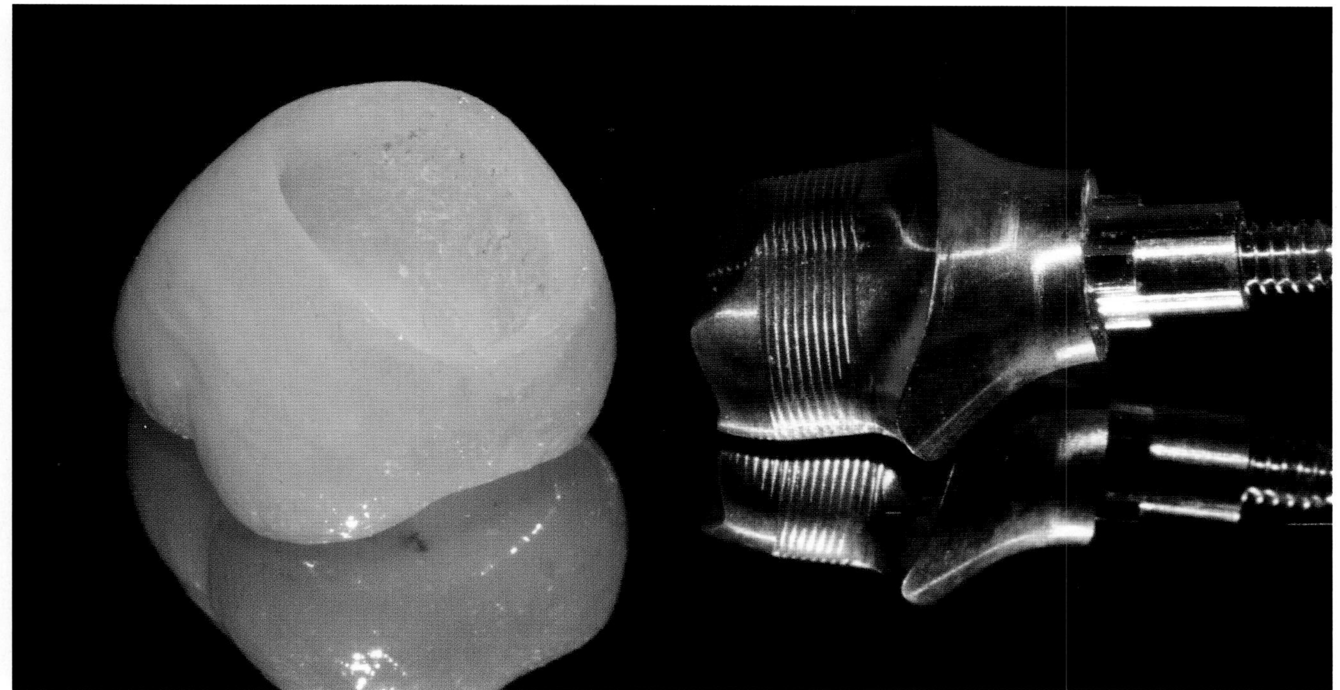

讨论

对于单颗牙种植修复而言，粘接固位种植冠修复体是一种可行且受欢迎的选择。其使用的安全性完全取决于粘接边缘的位置。不能用于边缘较深的实心基台或边缘较深的软组织水平种植体。粘接边缘深度超过龈下1mm将使彻底去净粘接剂成为不可能，并极可能导致种植体周炎/种植体失败。必须彻底清除粘接剂。

对于某种特定的冠修复材料来说，与螺丝固位冠修复体相比，粘接冠修复体发生更少的折裂或崩瓷。在罕见的情况下（如螺丝松动、崩瓷），需要取出粘接冠修复体，取出过程类似于取出螺丝固位冠，只稍微增加了一点难度，即必须钻穿更坚固的材料才能进入螺丝通道。

几乎所有的系统评价和荟萃分析都表明，种植粘接单冠修复体具有与螺丝固位种植修复体相似的成功率或更高的成功率。方案和材料的改进会继续影响这种平衡。

参考书目和补充阅读

[1] Chaar MS, Att W, Strub JR. Prosthetic outcome of cement-retained implant-supported fixed dental restorations: A systematic review. J Oral Rehabil 2011;38:697-711.

[2] Linkevicius T, Vindasiute E, Puisys A, Peciuliene V. The influence of margin location on the amount of undetected cement excess after delivery of cement-retained implant restorations. Clin Oral Implants Res 2011;22:1379-1384.

[3] Moshaverinia A, Schoenbaum TR. Cemented implant restorations in the aesthetic zone: Biological, functional, and aesthetic considerations. In: Schoenbaum TR (ed). Implants in the Aesthetic Zone. Cham, Switzerland: Springer, 2019:247-266.

[4] Pette GA, Ganeles J, Norkin FJ. Radiographic appearance of commonly used cements in implant dentistry. Int J Periodontics Restorative Dent 2013;33:61-68.

[5] Vigolo P, Mutinelli S, Givani A, Stellini E. Cemented versus screw retained implant-supported single-tooth crowns: A 10-year randomised controlled trial. Eur J Oral Implantol 2012;5:355-364.

[6] Wadhwani CP (ed). Cementation in Dental Implantology. Berlin: Springer, 2015.

[7] Wadhwani CP, Schwedhelm ER, Tarica DY, Chung KH. Implant luting cements. In: Wadhwani CP (ed). Cementation in Dental Implantology. Berlin: Springer, 2015:47-82.

[8] Wittneben JG, Millen C, Brägger U. Clinical performance of screw- versus cement-retained fixed implant-supported reconstructions: A systematic review. Int J Oral Maxillofac Implants 2014;2(suppl):84-98.

螺丝固位固定局部义齿

对于较大范围的种植重建，螺丝固位FDP（桥）是一种常见的治疗选择，虽然当种植体植入位置允许螺丝通道位于非美学区时，但也仅可用于修复2颗缺失牙。这类修复体的材料和设计仍然在以日新月异的速度发展更新。这增加了选择空间，但大多数材料和设计缺乏与它们的营销相媲美的测试。部分全牙弓FDP的主要材料已证实通过行业调查，也成了材料选择的风向标（参见下页的表格）。

尽管在我们的专业中仍然存在一些争议，但大多数系统研究表明，螺丝固位和粘接固位种植单冠修复体具有相似的性能。虽然存在不同的注意事项和差异，但总的来说，它们的表现似乎相似（在各个阶段技术和细节都不存在问题的前提下）。然而，随着修复体大小和复杂程度的增加，大多数数据表明螺丝固位设计表现更好。

随着FDP大小的增加，材料的选择也变得更重要。历年来，几乎所有研究都认为，与切削金属或氧化锆支架相比，铸造金属支架显示出更差的精确度和更高的应力。此外，如果当修复体崩瓷或失败时，修理或更换修复体的成本会急剧增加。必须特别注意设计和材料的选择。

当使用FDP修复许多缺失牙齿时，临床医生必须更注意咬合方面的考虑。对多颗种植体进行夹板修复时要求从印模到制作再到最后的戴入完成阶段都要提高准确性。种植体周缺乏牙周韧带（PDL）并无法弥补系统中的任何“疏忽”或错误。这是一个毫无容错性的空间。因此必须注意细节。修复体的误差和不准确会导致基台的未完全就位或种植体顶端受到非被动就位应力。这可能会导致微渗漏、螺丝松动、螺丝断裂、修复体断裂、骨丧失、种植体顶部断裂或种植失败。重新制作成本高耗时长。临床医生应考虑使用多个扫描、印模、辅助定位夹板、咬合记录、垂直距离测量尺和面弓记录来将并发症降至最低限度。

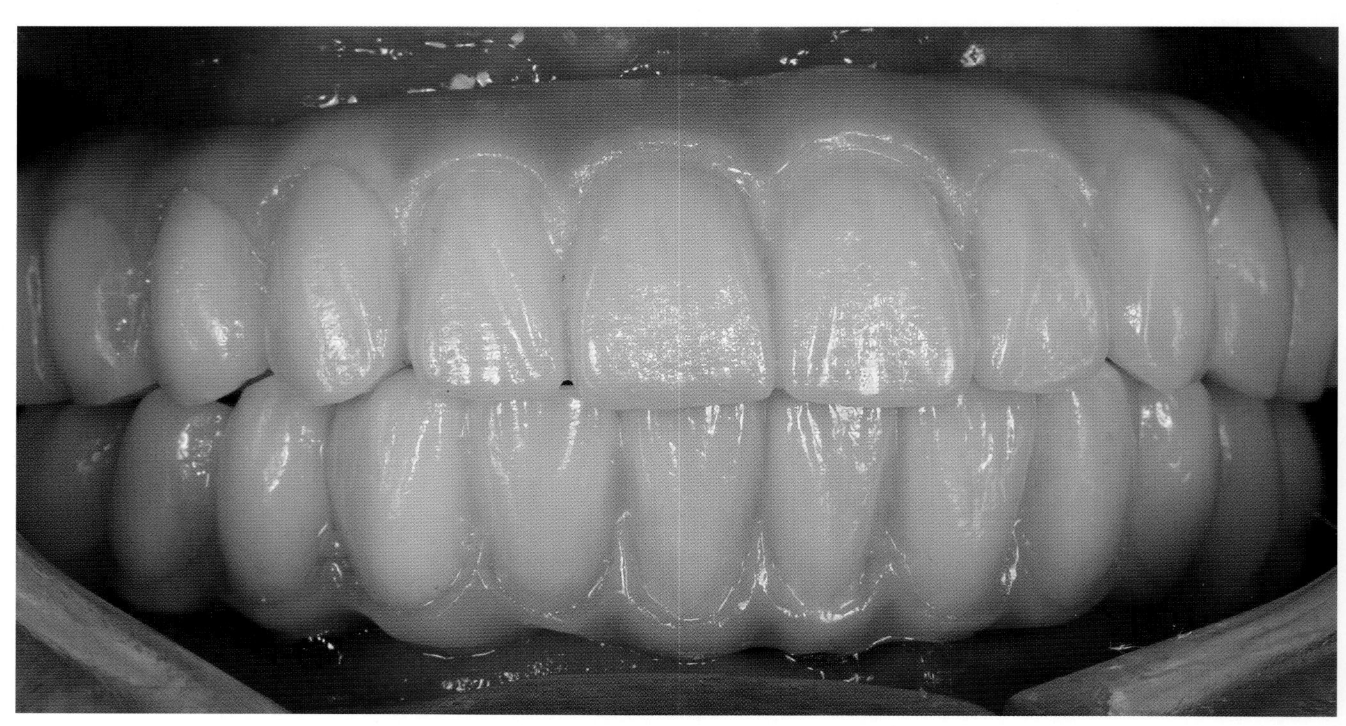

使用上颌全牙弓种植体支持的固定修复体（FAFDP）作为理想治疗手段时在设计和材料选择方面的偏好。

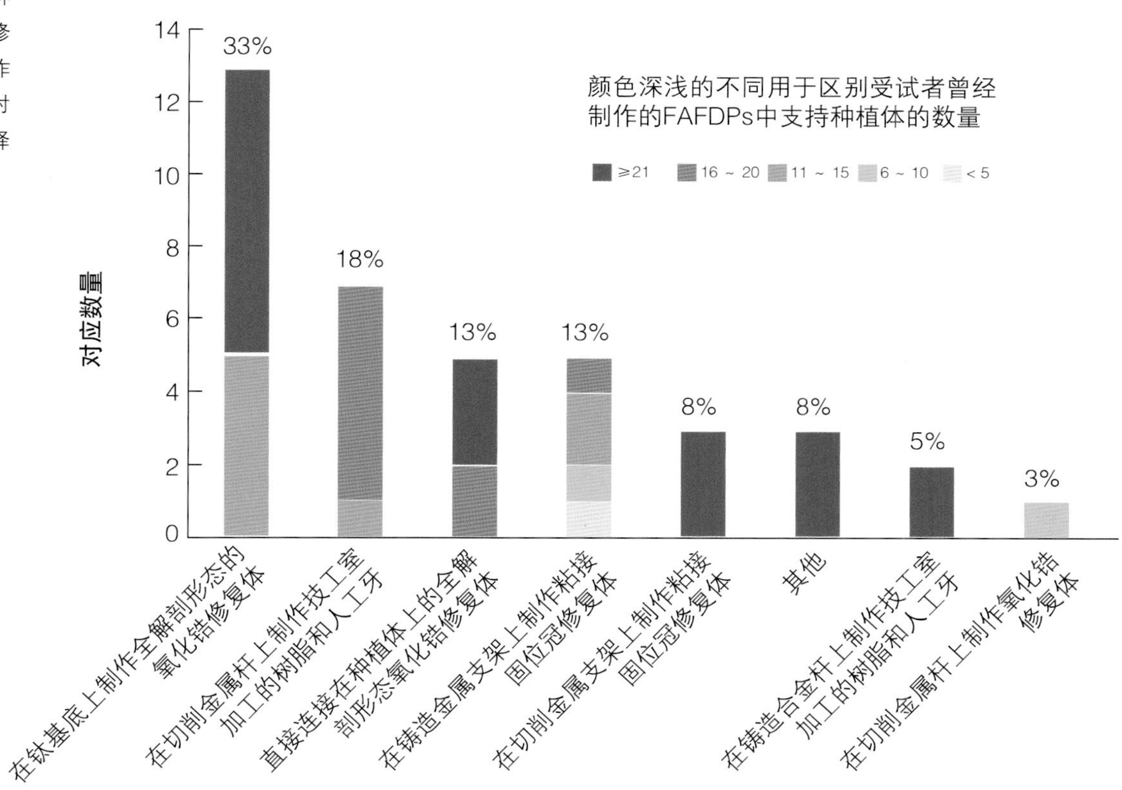

使用下颌FAFDP作为理想治疗手段时在设计和材料选择方面的偏好。

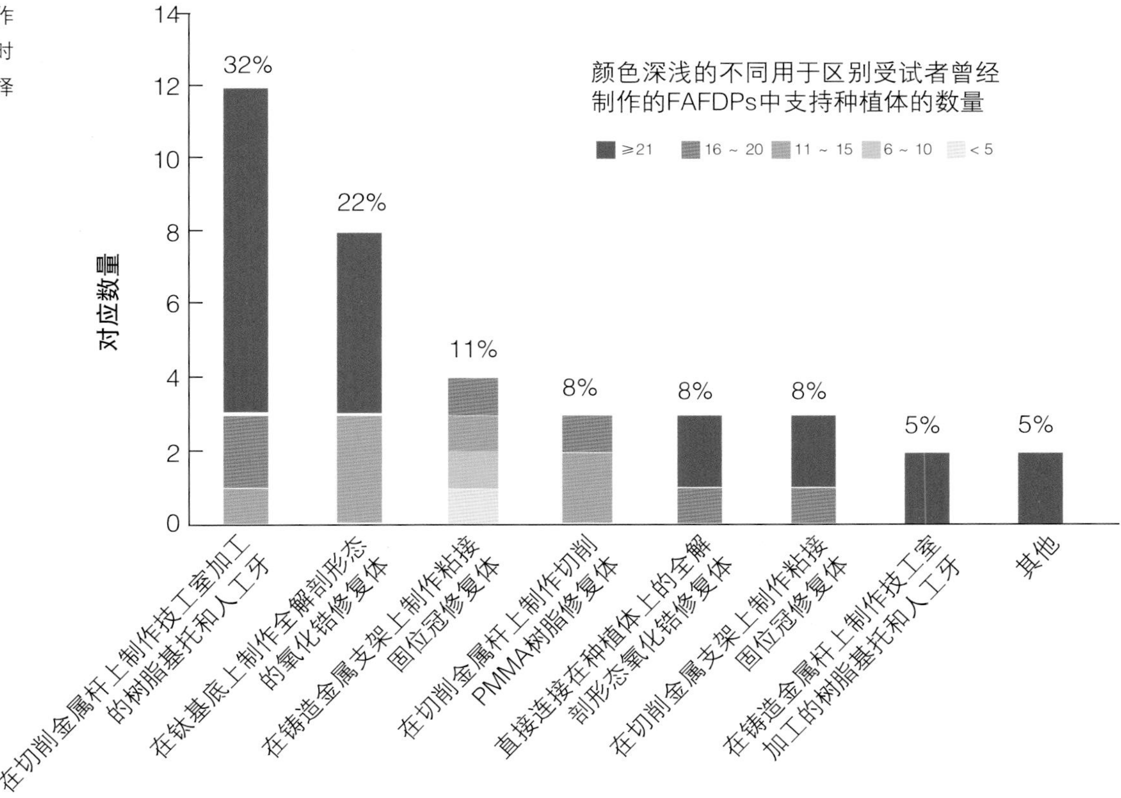

所需工具

- 制作室制作完成的修复体。
- 特定种植系统、连接类型、平台尺寸和基台类型专用新的临床用螺丝。
- 拟修复的特定种植系统不同长度的专用螺丝刀（短、中长、长）。
- 适用于所使用的植入系统的扭矩扳手。
- 装有0.12%氯己定溶液或无菌水的容器。
- 探针或牙周探针。
- 镊子。
- 各种尺寸的银汞充填器。
- 复合树脂打磨头（大的卵圆型）。
- 医用剪刀。
- 牙线（薄带型、非厚型）。
- 复合树脂（膏体、牙本质遮色树脂、合适的遮色）。
- 复合树脂粘接剂。
- 光固化灯（口内）。
- 仅长石质瓷修复体需要：氢氟酸（HF），硅烷偶联剂。
- 高速手机。
- 低速手机。
- 调骀用的合适车针（如卵圆型抛光车针）。
- 瓷和复合树脂专用抛光杯。
- 约25cm（10英寸）长的特氟龙胶带[聚四氟乙烯（PTFE）胶带]。
- 大量纱布（标准大尺寸纱布）。
- 棉球或小毛刷。
- 影像学检查设备（一般情况下需要使用水平咬合片即可，某些情况下需要使用根尖片，理想情况下使用垂直咬合片）。

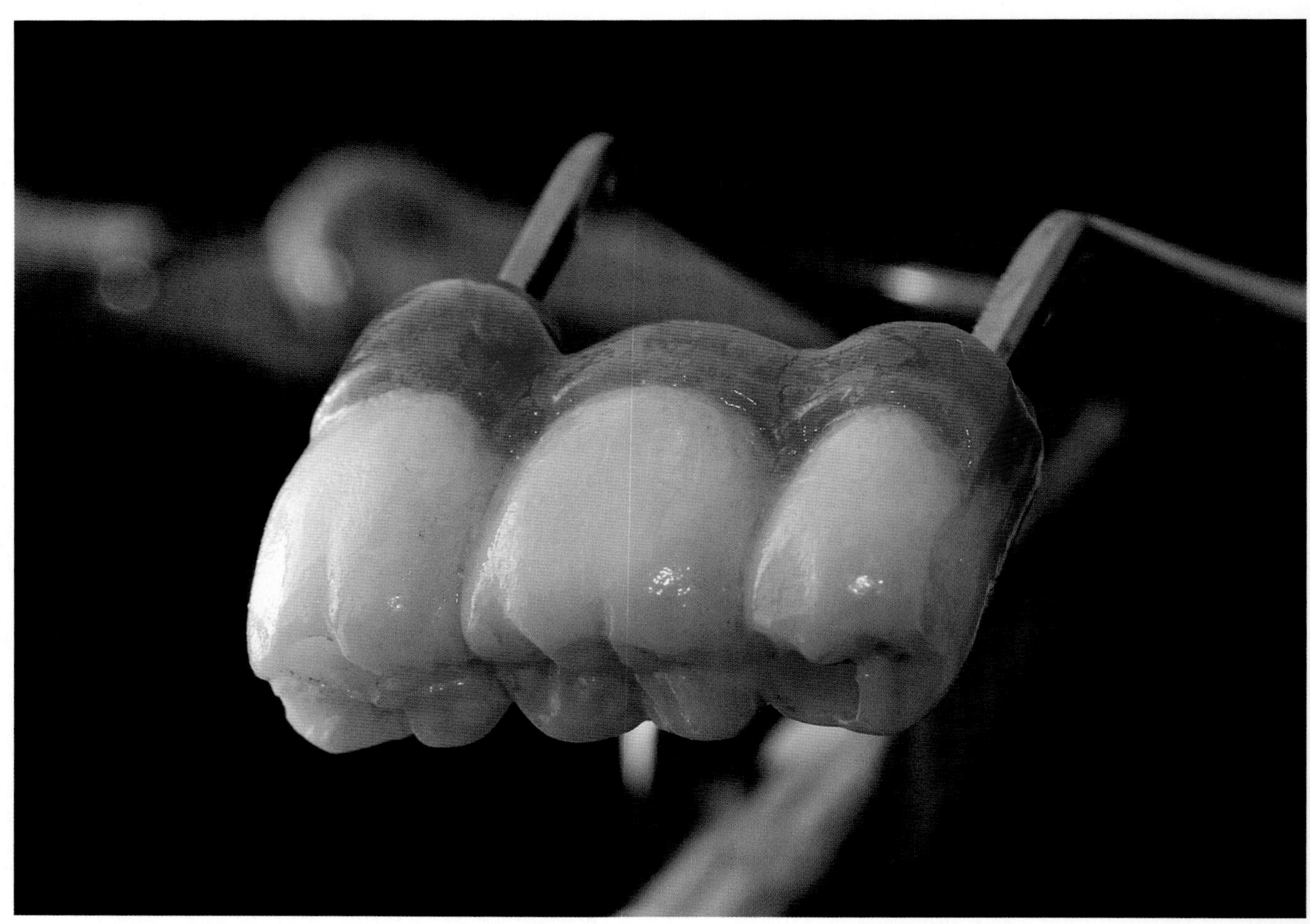

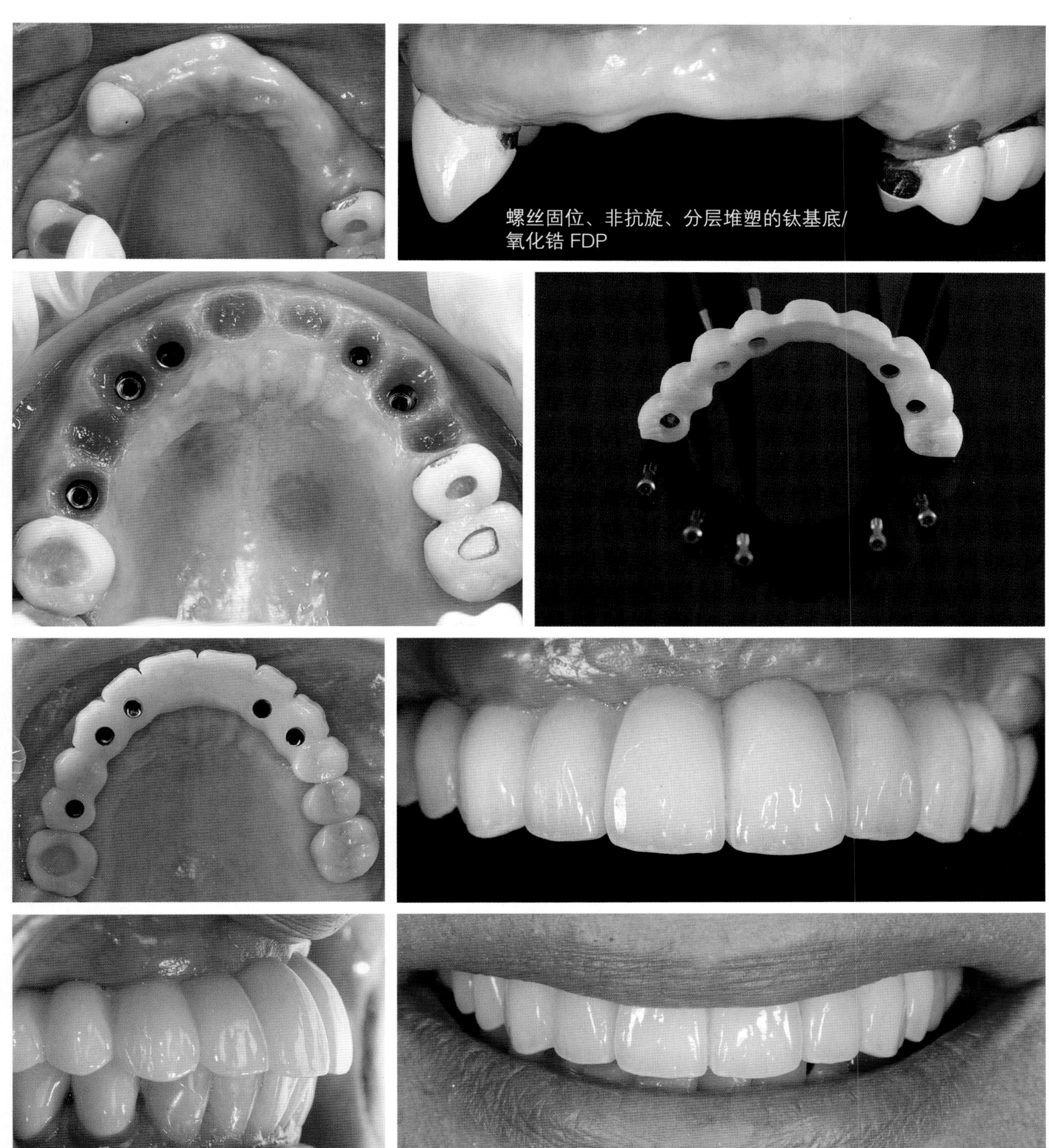
螺丝固位、非抗旋、分层堆塑的钛基底/
氧化锆 FDP

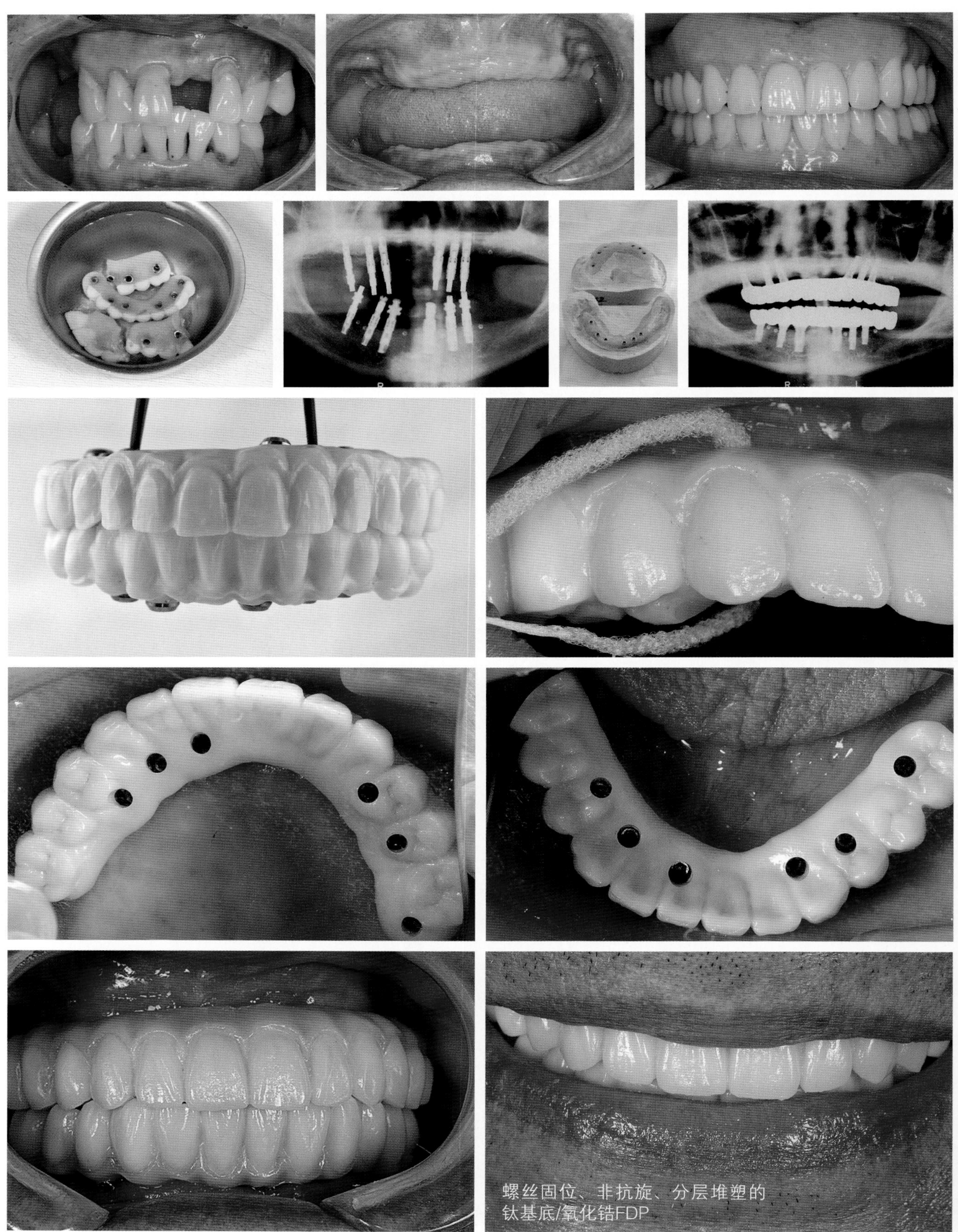

螺丝固位、非抗旋、分层堆塑的钛基底/氧化锆FDP

方法步骤

1. 将修复体和新的临床用螺丝放入氯己定溶液中浸泡5分钟。
2. 将螺丝放入修复体中。确保每颗种植体上使用的是正确的螺丝。
3. 确保螺丝刀是选用系统适用的。组装扭矩扳手。试用不同长度的螺丝刀，找出最短的螺丝刀，既能与螺丝完全吻合，螺丝刀的手柄区域又不会接触到修复体的咬合面或腭面。对于更复杂的修复体应该制作一个示意图来明确每个种植位点需要使用的螺丝刀。
4. 用探针或牙周探针清除愈合基台顶部的碎屑。
5. 放置气道保护装置。
6. 用3根手指使用螺丝刀按逆时针方向拧下愈合基台。仔细聆听小的“咔嗒”声，以便确认愈合基台完全旋松，这很重要。确保螺丝刀仍然完全与愈合基台连接，眼睛盯着螺丝刀和愈合基台，并小心地将连接在螺丝刀上的愈合基台整体移除。保持螺丝刀斜向一侧或向上，确保愈合基台不会掉落到口内。
7. 从螺丝刀上移除愈合基台，并将其放入含有氯己定溶液的容器中。
8. 使用同样的方法去除其余愈合基台。必须记住种植体对应的愈合基台，以防需要将愈合基台重新拧入种植体。
9. 使用蘸满氯己定溶液的棉球或小毛刷彻底擦拭种植体的内部。
10. 将步骤3中选择的螺丝刀放入修复体内，并与螺丝吻合。
11. 使用螺丝刀小心地将修复体和螺丝转移到种植体上。尽量保持修复体始终斜向一侧或向上，将其掉落的风险降至最低。
12. 对螺丝刀和FDP施加根向压力，直到其连接到种植体内。此时应感觉很安全。
13. 用3根手指慢慢拧紧螺丝。对于多颗种植体，从中间修复体的螺丝开始。继续拧紧，直到你能感觉到螺丝真的进入种植体内。此时你能感觉到部分阻力。暂停，然后用同样的方法拧紧其他螺丝。在大多数情况下，随着螺丝的拧紧，基台的穿龈轮廓会扩展到种植体周围软组织（或挤压桥体组织面的软组织）。告知患者会感到有张力或压力。随着压力的增加，放慢拧紧螺丝的速度，让软组织有时间去适应。有时软组织会发白。然后继续在不同种植体间依次拧紧螺丝，每次只将螺丝拧紧约半圈。因为邻面接触也可能会导致软组织张力，所以需要用牙线检查邻面接触。详见下面的“并发症和注意事项”部分。
14. 继续拧直至已经完全拧紧螺丝（6 ~ 12Ncm），然后用牙线重新检查邻面接触。取下螺丝刀。
15. 移除气道保护装置。
16. 对完全就位的转移杆进行影像学检查（参见第69页）。了解完全就位和未完全就位的印模转移杆病例。此时修复体可能仍处于过高咬合状态，因为螺丝尚未完全扭紧。
17. 将步骤3选择的螺丝刀插入扭矩扳手中。确保其方向是拧紧（而不是旋松）且棘轮扳手能正常工作。
18. 放置气道保护装置。

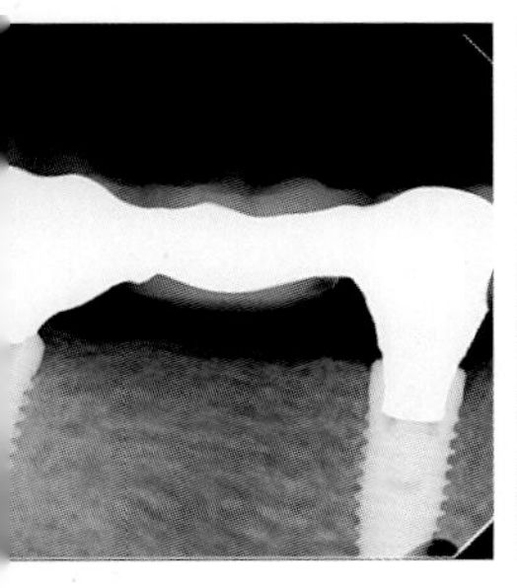
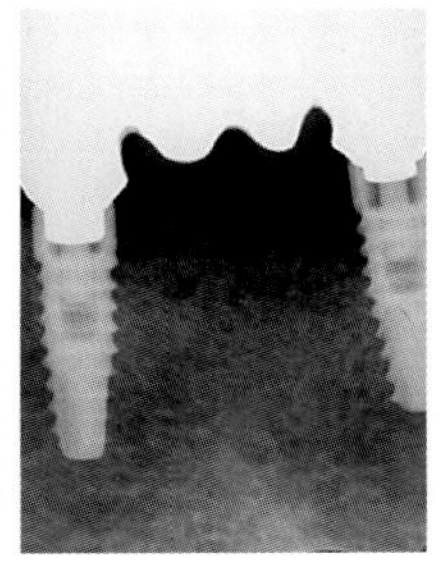
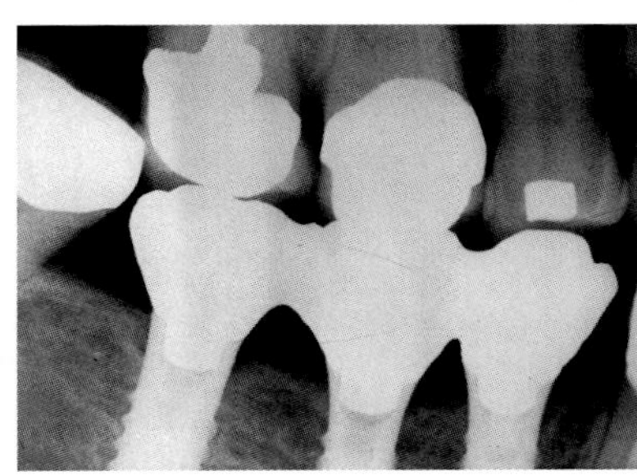
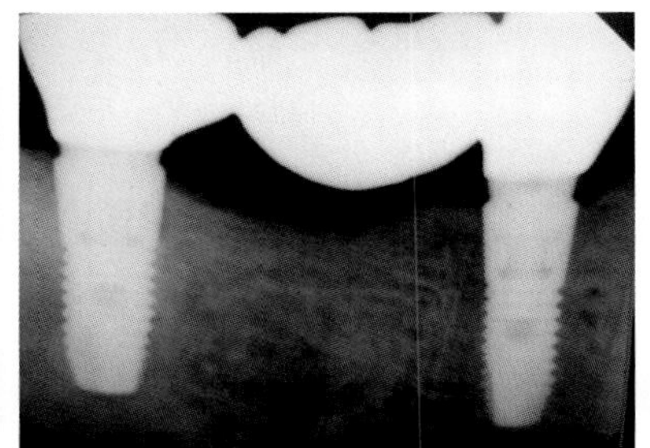
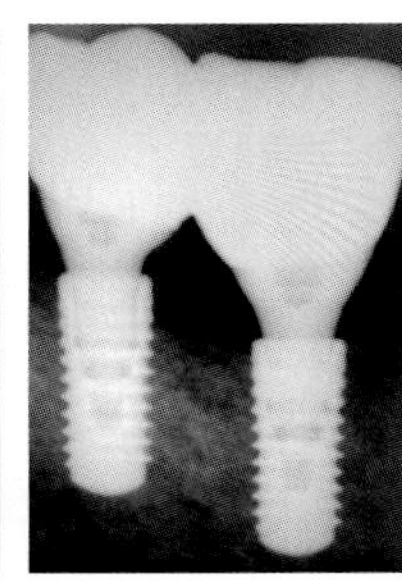

19. 将螺丝刀/扭矩扳手插入一个螺丝通道孔并与螺丝头部吻合。同样的，如果有3颗及以上种植体时，从中间种植位点开始。
20. 用1根手指在扭矩扳手头部施加根向压力。用另一只手顺时针慢慢转动。不要用拇指推动测量杆。只能使用横梁转动手柄。有关扭矩扳手使用的详细信息请参见第3章（参见第43页）。
21. 在螺丝之间依次切换，每次均匀增加扭矩。对于大范围修复体而言，这非常重要，应该在牙弓内依次切换，每轮只增加5Ncm的扭矩。
22. 重复此步骤直到所有种植体上都达到设定的扭矩（因厂家而异）。如果扳手碰到嘴角或牙齿，逆时针转动棘轮，然后再顺时针转动。从口中移除螺丝刀/扭矩扳手。
23. 移除气道保护装置。
24. 重新检查邻面接触。
25. 将特氟龙胶带卷成一根长绳状（部分较薄的特氟龙胶带可以将其折叠后再卷）。
26. 用氯己定溶液擦拭螺丝通道，并彻底干燥。
27. 将特氟龙绳的一端放入螺丝通道，并开始使用银汞充填器进行填塞。
28. 继续填塞直到特氟龙上方预留有4 ~ 5mm的空间。剪去多余的特氟龙绳，并将其末端完全填塞。确保特氟龙填塞紧实、牢固且平整。特氟龙不能残留在通道的侧壁上。螺丝通道内部应预留有3 ~ 4mm的空间。
29. 所有种植体上重复步骤26 ~ 28。
30. 仅长石质瓷修复体需要：根据长石质瓷的强度用HF酸蚀通道周围的瓷（通常为30 ~ 60秒）。仔细冲洗（HF为强酸，很危险），并彻底干燥。混合并将硅烷偶联剂涂抹在酸蚀的瓷上。保持干燥，不受污染。
31. 在预留的螺丝通道内部和周围的瓷或氧化锆上涂布树脂粘接剂。光固化。
32. 使用回填技术将复合树脂膏体注入螺丝通道内。去除多余的材料，并进行相应的塑形，光固化。
33. 抛光复合树脂的边缘。检查咬合情况。必要时进行调𬌗和抛光。

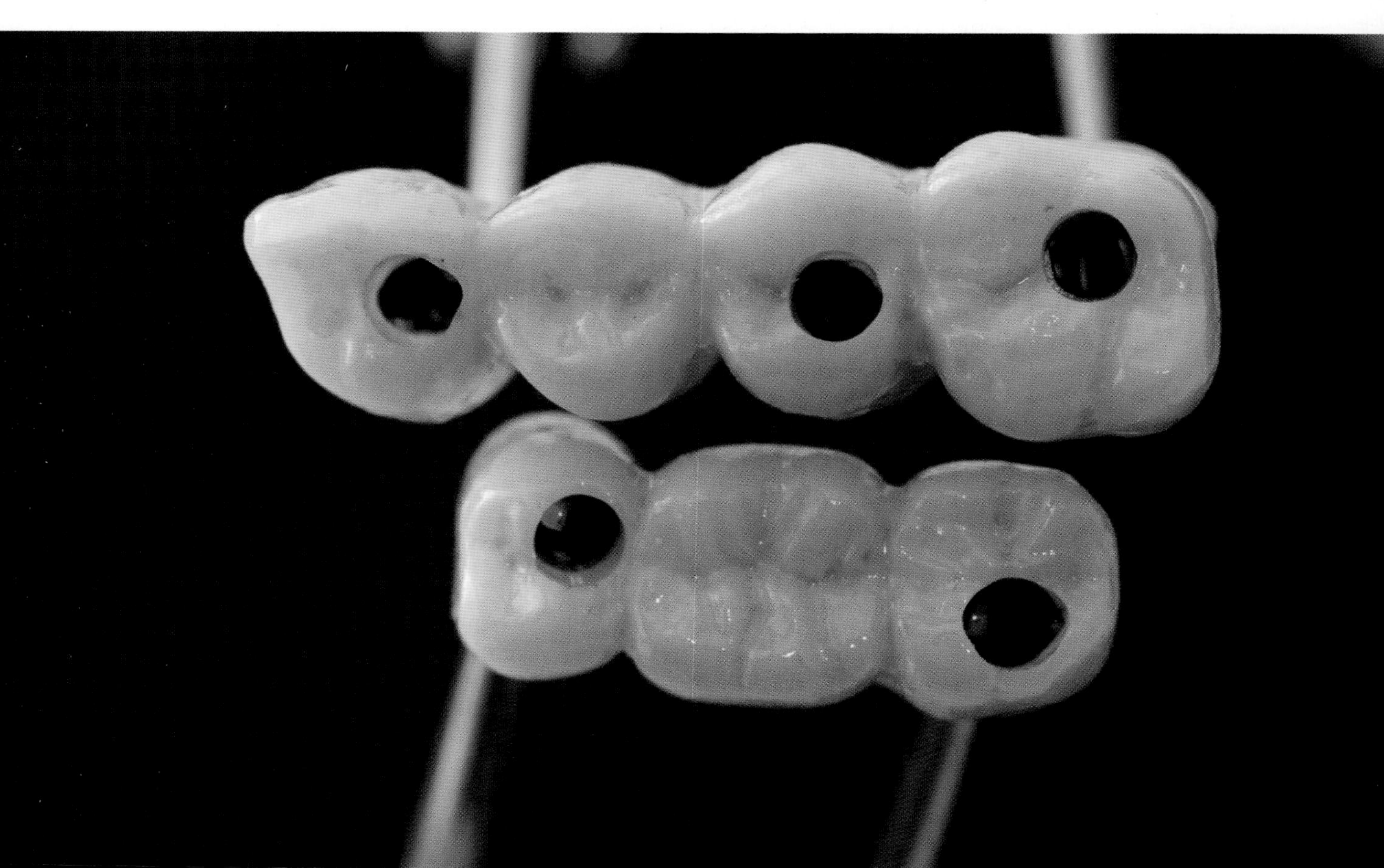

螺丝固位、半抗旋、分层堆塑钛基底-氧化锆FDP

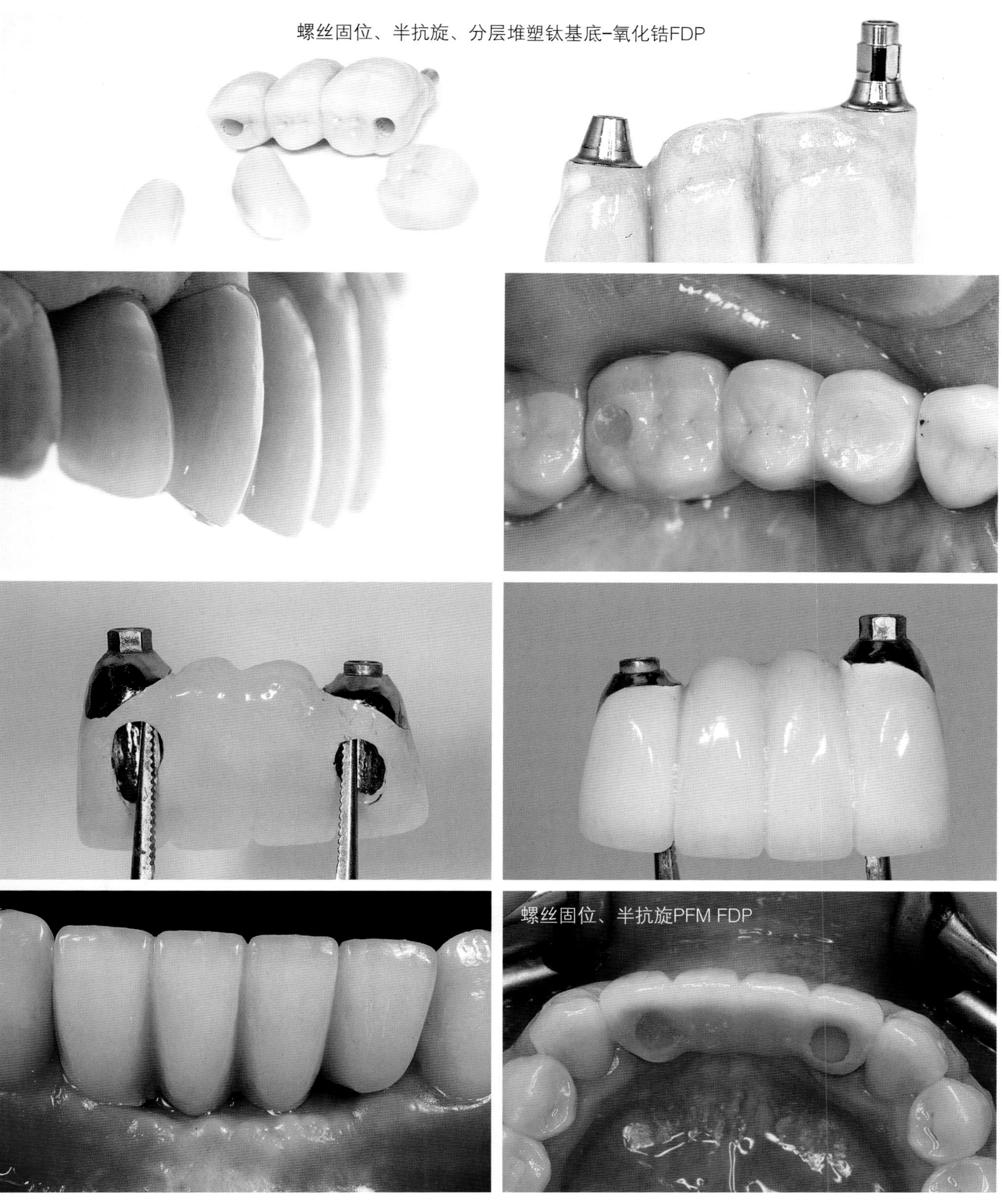

螺丝固位、半抗旋PFM FDP

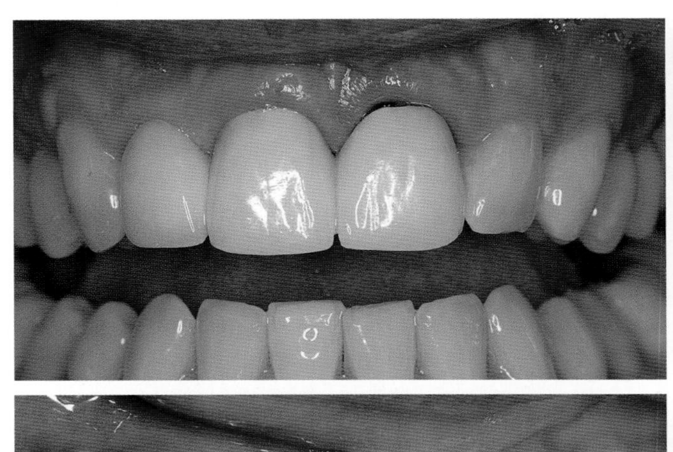

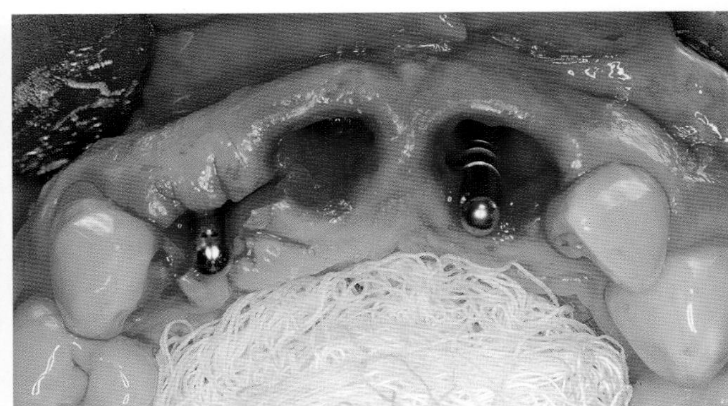

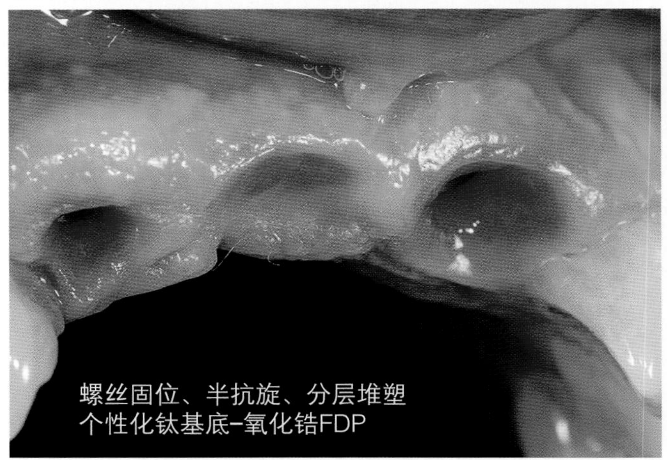

螺丝固位、半抗旋、分层堆塑
个性化钛基底-氧化锆FDP

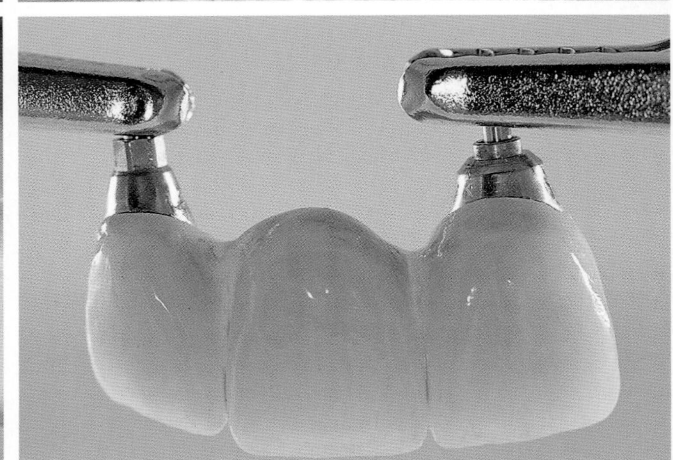

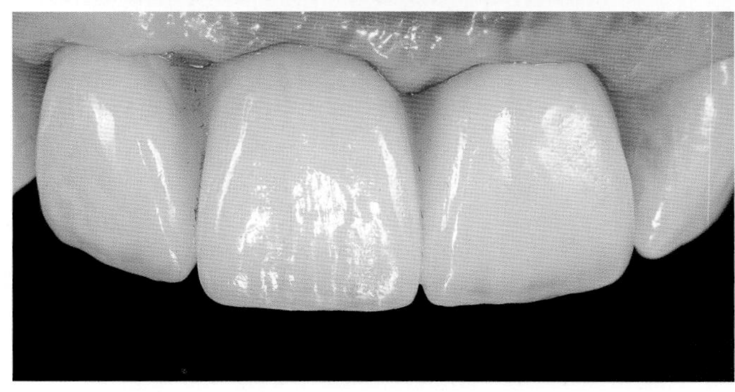

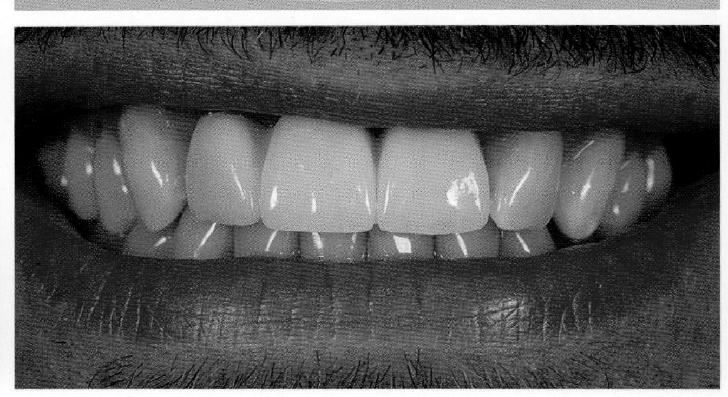

并发症和注意事项

- 在多数情况下，在骨结合期间和复查期间需要使用愈合基台。它们不能保持邻牙/对颌牙位于稳定的位置。因此，对邻牙/对颌牙进行部分调整并不罕见。此外，随着修复体的戴入完成和基台螺丝的拧紧，邻面接触区的压力可能会发生变化。在螺丝拧紧过程中，应定期检查邻面接触。
- 在戴入螺丝固位修复体的过程中，患者可能会感觉到"压力"。这很常见。但压力不能过大，应该能在几分钟内消失，且不需要麻醉。这种压力通常来自种植体周软组织的扩展、桥体软组织处的挤压或对邻牙的压力。软组织上压力是由于愈合基台的直径小于修复体所致。这种直径差越大，压力就越大。有时软组织可能会发白。在理想情况下，愈合基台的直径应接近修复体预期穿龈轮廓的大小。
- 在美学区，我们应特别关注戴牙完成过程中软组织的明显发白。一般来说，这种程度的压力会导致软组织根向移位，并可能导致不良的美学效果。
- 只有在修复体完全扭紧到位后，才能进行咬合调

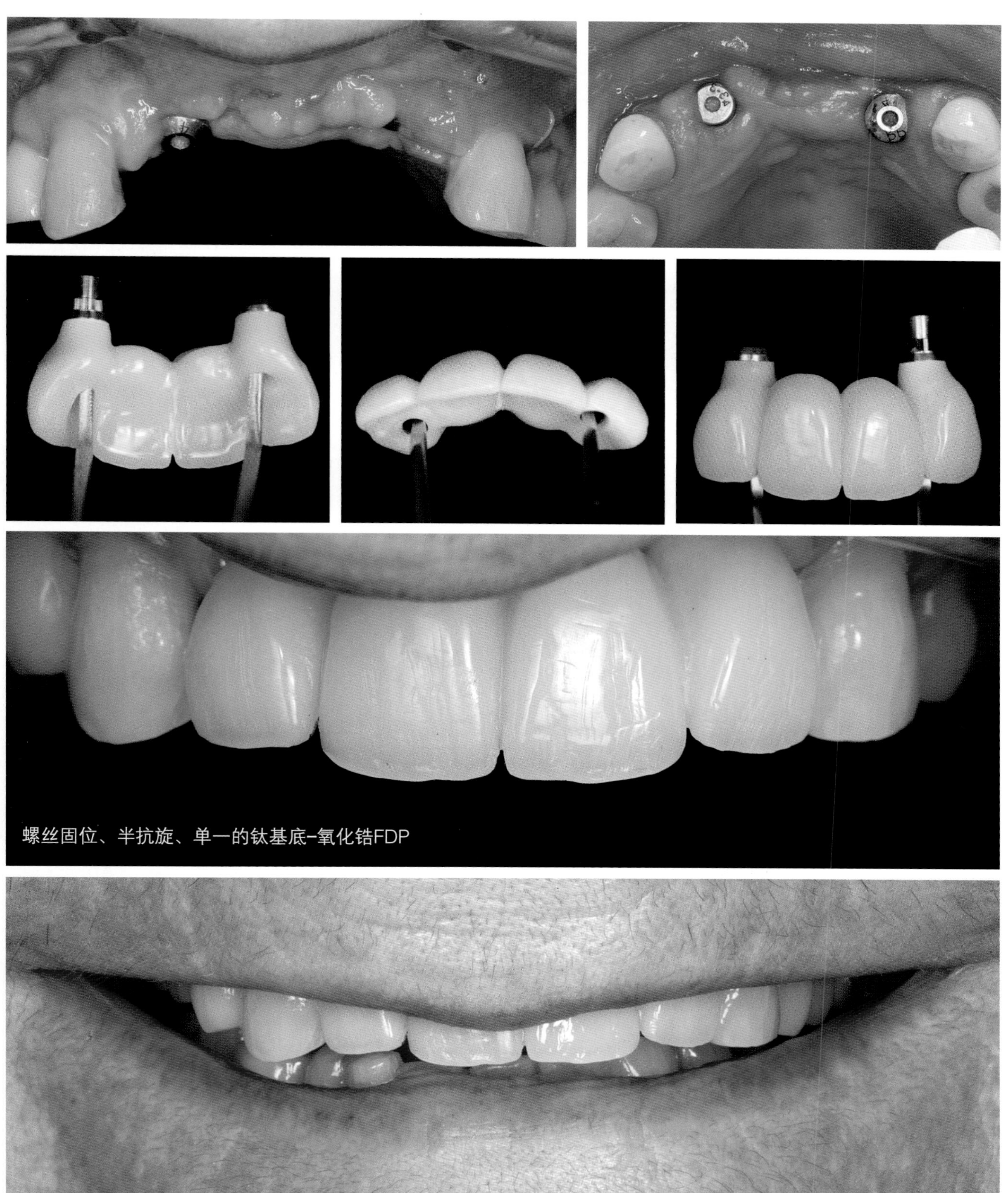

螺丝固位、半抗旋、单一的钛基底-氧化锆FDP

整。在此之前，修复体未完全就位，极可能处于过高咬合状态。但是，建议在初步拧紧修复体后检查修复体的咬合面是否接近其预期位置。初步拧紧后明显的咬合误差表明存在就位问题或设计问题。种植修复体上的咬合接触应均匀、轻、位于牙尖或牙窝上，且只受垂直方向上的力。

- 传统的螺丝固位PFM修复体通常是在铸造金属底冠上手工堆塑长石质瓷。这种材料很脆。在高负荷区域选择这种修复体时应谨慎。此时要特别注意支架的设计，以便为易碎的瓷提供合适的支撑，并仔细调整咬合接触。一些临床医生可能会选择用HF酸蚀和硅烷偶联剂处理螺丝通道口周围的瓷。这将确保复合树脂材料和瓷之间更好的密封性。但是，这并不能防止口腔唾液渗漏到种植体内部。因为大部分微渗漏发生在种植体-基台界面（IAJ）。
- 相比其他缺牙区，美学区的种植体修复体更具挑战性。在进行终印模之前，强烈建议在美学区使用设计良好的螺丝固位临时修复体（参见第6章）。这将允许临床医生、技术人员和患者以更可预测的方式对美学、功能、发音和口腔卫生维持进行微调。
- 对于大范围FDP或全牙弓修复体，同样需要一个临时固定修复阶段（参见第6章），来预测最终修复体的美学、发音和功能。另外，在戴入完成时拧紧所有螺丝后，考虑使用硅橡胶（polyvinyl siloxane，PVS）轻体来填充螺丝通道。要求患者在1～4周复诊并再次拧紧螺丝，然后用PTFE胶带和复合材料填充螺丝通道。对于单冠修复体和短跨度FDP，通常不需要再次拧紧螺丝。

讨论

螺丝固位FDP是一种修复相邻缺失牙可靠且常见的修复方法。材料的选择变得越来越重要，因为更多的脆性材料能够满足单冠修复体，对于大范围修复体而言，脆性材料强度不够而无法正常行使功能。最好选用现有最耐用的材料。

因为种植体缺乏PDL，所以种植体间精确度至关重要。必须制作最高精度的印模（或扫描）、模型和修复体以最大限度地减少由于部件不合适或缺乏被动就位而产生的并发症。更大范围的修复体（如全牙弓重建）将从重复的记录中受益。多个印模、扫描、咬合记录、辅助定位夹板和面弓记录将节省宝贵的资源。

多颗种植体间从来都不是完全平行的，这对于当代的种植体连接和修复选择而言并不是什么大问题。但是，这确实要求FDP上最多只有一个基台与种植体之间存在抗旋连接。历来都是通过使用非抗旋组件来制作FDP。然而，在某些情况下，最好使用一个抗旋基台来最小化基台螺丝受到的应力。这种设计主要用于2颗种植体支持的FDP。全牙弓和大范围FDP仍应全部使用非抗旋组件。

参考书目和补充阅读

[1] Linkevicius T, Puisys A. Screw-retained implant restorations in the aesthetic zone. In: Schoenbaum TR (ed). Implants in the Aesthetic Zone. Cham, Switzerland: Springer, 2019:267–278.

[2] Pjetursson BE, Thoma D, Jung R, Zwahlen M, Zembic A. A systematic review of the survival and complication rates of implant-supported fixed dental prostheses (FDPs) after a mean observation period of at least 5 years. Clin Oral Implants Res 2012;23:22–38.

[3] Sailer I, Strasding M, Valente NA, Zwahlen M, Liu S, Pjetursson BE. A systematic review of the survival and complication rates of zirconia ceramic and metal-ceramic multiple-unit fixed dental prostheses. Clin Oral Implants Res 2018;29:184–198.

[4] Schoenbaum TR, Guichet DL, Jang JY, Kim YK, Wadhwani CP. Clinician preferences for complete-arch fixed implant-supported prostheses: A survey of the membership of the Pacific Coast Society for Prosthodontics. J Prosthet Dent 2020;124:699–705.

[5] Schoenbaum TR, Stevenson RG, Balinghasay E. The hemi-engaging fixed dental implant prosthesis: A technique for improved stability and handling. J Prosthet Dent 2018;120:17–19.

[6] Wittneben JG, Millen C, Brägger U. Clinical performance of screw- versus cement-retained fixed implant-supported reconstructions: A systematic review. Int J Oral Maxillofac Implants 2014;2(suppl):84–98.

短跨度的粘接固位FDP

短跨度的粘接固位FDP（如三单元种植固定桥）是一种修复连续多颗缺失牙的可行治疗方案。然而，修复体越复杂或越大，螺丝固位FDP效果就越容易预测。与螺丝固位方案相比，粘接固位FDP有一个优势，因为两个基台都可以实现与种植体内部的抗旋连接，随着时间的推移，这会极大地减少螺丝松动的可能。由于抗旋内部连接过长，使用螺丝固位FDP很难实现所有基台的抗旋连接。然而，粘接固位FDP要求具有更高的技能和效率来去净粘接剂，以确保没有任何粘接剂残留在龈下，因为这可能会导致种植体周炎。一个FDP中修复的种植体越多，操作难度就越大。如果出现需要取出粘接固位FDP的情况时，这会变得非常复杂和乏味。

与单冠修复体一样，多颗种植体粘接固位FDP要求边缘位于可视范围内且便于清洁（龈下＜1mm）。过深边缘、实心基台和软组织水平的种植体都是粘接固位FDP的禁忌证，因为这些因素大大增加了粘接剂相关的种植体周炎的风险。所有的粘接修复体都应该使用个性化切削基台，以便使边缘远离种植体顶部，并处于接近龈缘的位置。

多单位种植修复体要求从手术植入到印模、验证、模型修整、模型定位和制作的所有步骤都获得最高限度的准确性。应在印模阶段进行第4章中概述的辅助步骤（参见“咬合记录”和“辅助定位夹板”），以最大限度地提高准确性和最小化并发症。

随着跨度的增加，FDP材料的强度和耐用性变得越来越重要。患者和临床医生的美学偏好必须与材料的强度相权衡。参见第7章拆除。

所需工具

- 制作室制作完成的FDP（桥）和基台。
- 特定种植系统、连接类型、平台尺寸和基台类型专用的临床用螺丝。
- 拟修复的特定种植系统不同长度的专用螺丝刀（短、中长、长）。
- 适用于所使用的植入系统的扭矩扳手。
- 装有0.12%氯己定溶液或无菌水的容器。
- 探针或牙周探针。
- 镊子。
- 各种尺寸的银汞充填器。
- 医用剪刀。
- 牙线（薄带型、非厚型）。
- FDP（桥）修复体的合适粘接剂
- 高速手机。
- 低速手机。
- 调殆用的合适车针（如卵圆型抛光车针）。
- 瓷专用抛光杯。
- 约25cm（10英寸）长的特氟龙胶带[聚四氟乙烯（PTFE）胶带]。
- 大量纱布（标准大尺寸纱布）。
- 棉球或小毛刷。
- 影像学检查设备（一般情况下需要使用水平咬合片即可，某些情况下需要使用根尖片，理想情况下使用垂直咬合片）。

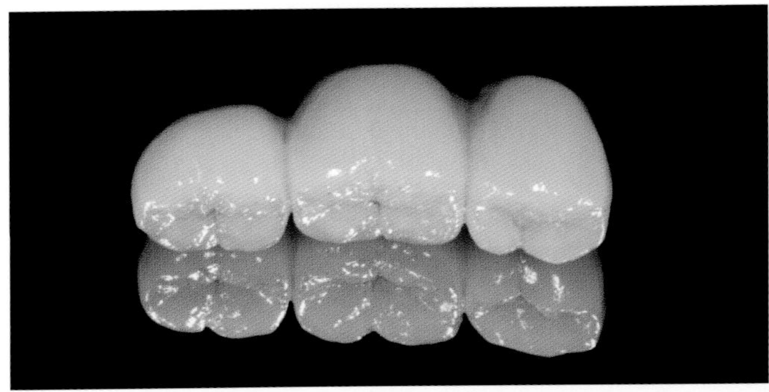

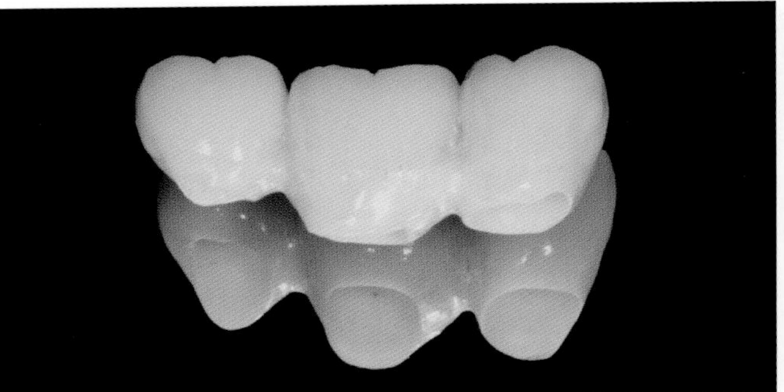

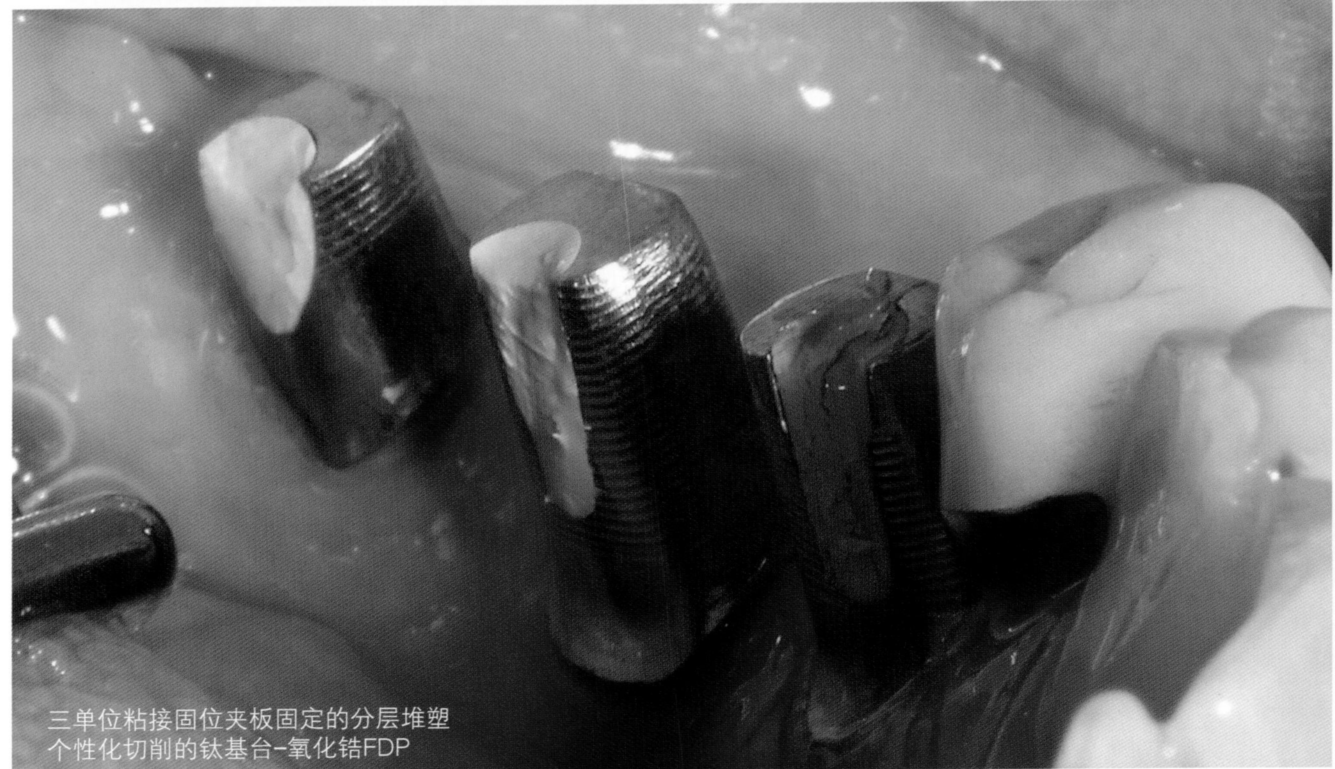

三单位粘接固位夹板固定的分层堆塑
个性化切削的钛基台-氧化锆FDP

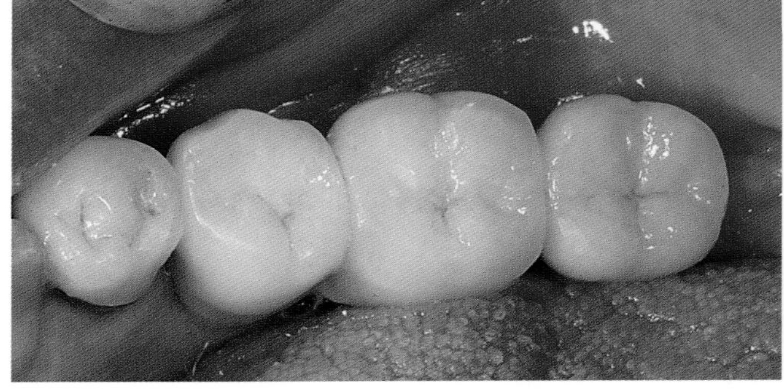

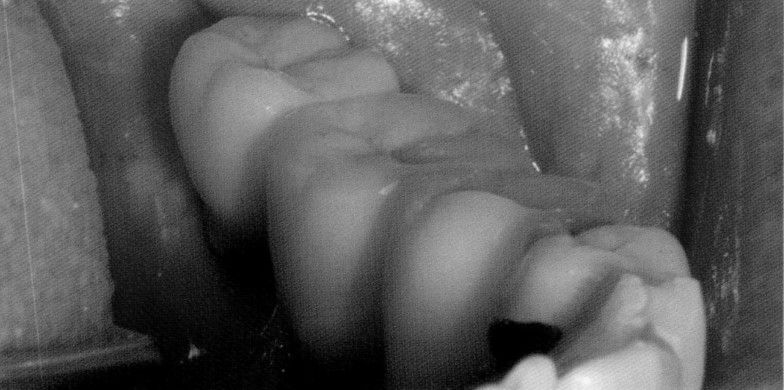

方法步骤

1. 将FDP（桥）、基台和新的临床用螺丝放入氯己定溶液中浸泡5分钟。
2. 将螺丝放入对应的基台中。需要注意的是，有些系统对于不同的平台大小使用不同的螺丝。
3. 确保螺丝刀是选用系统适用的。组装扭矩扳手。试用不同长度的螺丝刀，找出最短的螺丝刀，既能与螺丝完全吻合，螺丝刀的手柄区域又不会接触到修复体的咬合面或腭面。
4. 用探针或牙周探针清除愈合基台顶部的碎屑。
5. 放置气道保护装置。
6. 用3根手指使用螺丝刀按逆时针方向拧下愈合基台。仔细聆听小的“咔嗒”声，以便确认已完全旋松，这很重要。确保螺丝刀仍然完全与愈合基台连接，眼睛盯着螺丝刀和愈合基台，并小心地将连接在螺丝刀上的愈合基台整体移除。保持螺丝刀斜向一侧或向上，确保愈合基台不会掉落到口内。
7. 从螺丝刀上移除愈合基台并将其放入含有氯己定溶液的容器中。必须记住种植体对应的愈合基台，以防需要将愈合基台重新拧入种植体。
8. 使用蘸满氯己定溶液的棉球或小毛刷彻底擦拭种植体的内部。
9. 将步骤3中选择的螺丝刀放入最远中的愈合基台内，并与螺丝吻合。
10. 使用螺丝刀小心地将基台和螺丝转移到种植体上。抓住基台的颊面和腭/舌面来保持基台稳定。并应尽量保持修复体始终斜向一侧或向上，将其掉落的风险降至最低。
11. 对螺丝刀和基台施加根向压力，直到其连接到种植体内。此时应感觉很安全且不会发生旋转。确保基台处于合适的位置。
12. 用3根手指慢慢拧紧螺丝。在大多数情况下，随着螺丝的拧紧，基台的穿龈轮廓会扩展种植体周围软组织外。告知患者会感到有张力或压力。随着压力的增加，放慢拧紧螺丝的速度，让软组织有时间去适应。有时软组织会发白。
13. 继续拧直至已经完全拧紧螺丝（6～12Ncm）。取下螺丝刀。
14. 在接下来最近中基台上重复步骤9～13，然后在下一颗种植体上重复此操作。
15. 在基台上检查FDP（桥）的适合性。虽然此时螺丝未完全拧紧，修复体仍处于略微高咬合的状态，但修复体应该接近理想咬合的位置。如果不能将FDP就位在基台上，这可能提示其中一个基台的位置不正确。使用牙线检查邻面接触。取下FDP。
16. 移除气道保护装置。
17. 对完全就位的转移杆进行影像学检查（参见第69页）。了解完全就位和未完全就位的印模转移杆病例。
18. 将步骤3选择的螺丝刀插入扭矩扳手中。确保其方向是拧紧（而不是旋松）且棘轮扳手能正常工作。
19. 放置气道保护装置。

20. 将螺丝刀/扭矩扳手插入螺丝通道孔并与螺丝头部吻合。
21. 用1根手指在扭矩扳手头部施加根向压力。用另一只手顺时针慢慢转动。不要用拇指推动测量杆。只能使用横梁转动手柄。有关扭矩扳手使用的详细信息请参见第3章（参见第43页）。
22. 转动横梁直到所需设定的扭矩（因制造商而异）。如果扳手碰到嘴角或牙齿，逆时针转动棘轮，然后再顺时针转动。从口中移除螺丝刀/扭矩扳手。
23. 在剩余的基台上重复步骤18～22。
24. 再次检查FDP的适合性，确保咬合是合理的，邻面接触也是合适的。
25. 将特氟龙胶带卷成一根长绳状（部分较薄的特氟龙胶带可以将其折叠后再卷）。
26. 用氯己定溶液擦拭螺丝通道，并彻底干燥。
27. 将特氟龙绳的末端放入螺丝通道，并开始使用银汞充填器进行填塞。
28. 继续填塞直到特氟龙上方预留有1～2mm的空间。剪去多余的特氟龙绳，并将其末端完全填塞。确保特氟龙填塞紧实、牢固且平整。特氟龙不应位于螺丝通道孔的上方。
29. 在其他基台上重复步骤25～28。
30. 在冠修复体的组织面放置足量（但不过量）的粘接剂。
31. 将FDP完全就位在基台上。在光固化过程中始终保持根向压力。
32. 一旦粘接剂初步固化，用探针去除多余的粘接剂。在邻面接触区轻柔地使用牙线。不要向上取出牙线；相反，要从颊外展隙拉出牙线。
33. 确保粘接剂完全清除，尤其是在桥体下方和外展隙处。
34. 移除气道保护装置。
35. 检查咬合。必要时进行调𬌗和抛光。

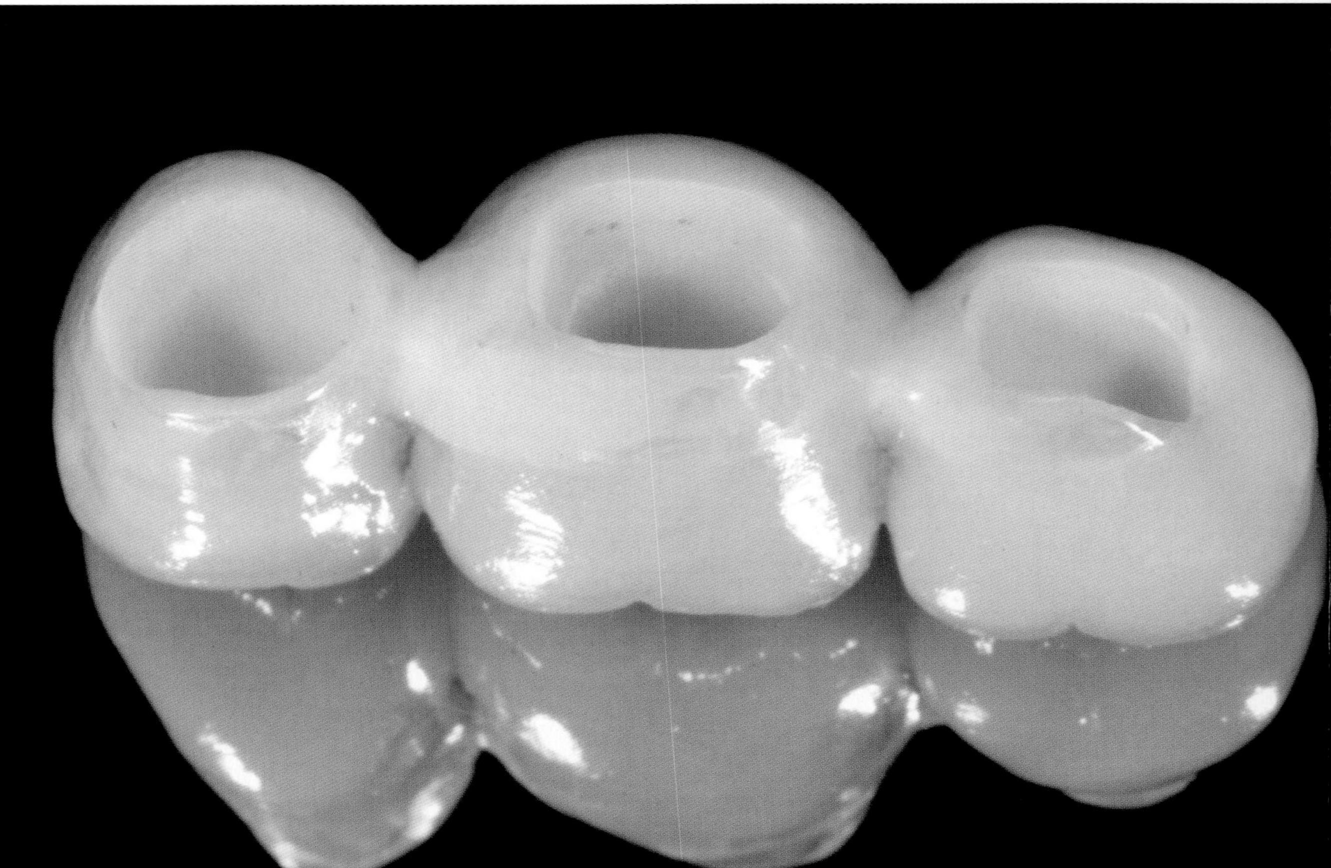

并发症和注意事项

- 粘接剂残留导致的种植体周炎是一种严重而进展迅速的并发症。如果未及时解决，可能会导致种植体失败。使用种植粘接修复体的关键是基台的正确设计和将基台边缘放置在龈下1mm内。在功能区或非美学区，建议使用平龈边缘或龈上边缘。
- 目前关于理想的种植体粘接剂还没有形成共识。ZOE粘接剂除了长期固位不足外，其余所有要素都能很好地发挥功能。树脂粘接剂有很强的固位力，但使用时必须谨慎，以确保没有多余的粘接剂残留。RMGI粘接剂的大多数性能上介于这两者之间。
- 在多颗种植体的修复中使用实心基台没有生物学或临床依据。用于粘接修复体的基台设计既能为软组织提供合适的支撑，又能确保粘接边缘有利于轻松去除多余的粘接剂。
- 多颗种植体粘接固位修复体的基台应进行个性化切削。最常选用的材料是钛合金或氧化锆。钛合金可以阳极氧化处理成金色，以改善冠修复材料半透明性带来的美学问题。在美学要求更高的情况下，氧化锆基台可能更有优势，但应将其粘接到钛基底上。这可以防止位于种植体内部的基台磨损和折裂。通常在制作室进行氧化锆基台与钛基底的粘接。在FDP上使用氧化锆基台要特别谨慎。
- 由于种植体具有坚固的内连接，因此通常不需要拆除种植体上方粘接的FDP。然而，在必要时，可以通过钻穿FDP进入螺丝通道来取出基台螺丝。对植入位置合适的种植体而言，可通过影像片来预估螺丝通道的位置。在前牙区，这个过程可能更复杂，而且可能会破坏FDP。一旦钻穿FDP进入螺丝通道，取出填塞材料，就可以旋松螺丝。如果FDP仍然可用，可以重复使用，现在就可以像螺丝固位FDP一样完成戴入。取出过程参见第7章。

讨论

对于多颗牙缺失的修复来说，2颗种植体支持的粘接固位FDP是一种可靠修复选择。在美学区，如果种植体的植入角度将导致螺丝固位修复体的螺丝孔位于唇面时，粘接固位修复体是最佳的选择。虽然这不是一个生物学问题，但绝大多数临床医生和患者都不能接受这种设计的美学缺陷。目前为止，有些种植系统确实可以为螺丝固位FDP提供角度基台将螺丝孔转移到非美学区（即腭侧）。但是，该方案出现时间不久，且并非所有系统都能提供。

更大范围和更复杂的FDP最好采用螺丝固位的设计来进行修复。然而，对于2～3颗种植体而言，粘接固位FDP具有更高的可预测性。但必须使用个性化切削基台（通常为钛），将粘接边缘位置放置在非常接近龈缘的位置。这将有利于粘接剂的去除，并将粘接剂残留相关的种植体周炎的概率降至最低。

与螺丝固位方案相比，粘接固位FDP有两个优点。对于某种特定材料而言，没有螺丝孔的粘接修复体更不容易发生折裂或崩瓷。粘接固位FDP还可以与种植体内部实现抗旋连接，这将减少螺丝松动的概率。

粘接固位FDP的缺点是更难取出修复体（当需要时）。如果粘接边缘过深或粘接剂没有完全去净，也会增加种植体周炎的发生概率。这两个担忧随着修复体的大小和种植体的数量的增长而增加。

参考书目和补充阅读

[1] Chaar MS, Att W, Strub JR. Prosthetic outcome of cement-retained implant-supported fixed dental restorations: A systematic review. J Oral Rehabil 2011;38:697–711.

[2] Linkevicius T, Vindasiute E, Puisys A, Peciuliene V. The influence of margin location on the amount of undetected cement excess after delivery of cement-retained implant restorations. Clin Oral Implants Res 2011;22:1379–1384.

[3] Moshaverinia A, Schoenbaum TR. Cemented implant restorations in the aesthetic zone: Biological, functional, and aesthetic considerations. In: Schoenbaum TR (ed). Implants in the Aesthetic Zone. Cham, Switzerland: Springer, 2019:247-266.

[4] Pette GA, Ganeles J, Norkin FJ. Radiographic appearance of commonly used cements in implant dentistry. Int J Periodontics Restorative Dent 2013;33:61-68.

[5] Vigolo P, Mutinelli S, Givani A, Stellini E. Cemented versus screw retained implant-supported single-tooth crowns: A 10-year randomised controlled trial. Eur J Oral Implantol 2012;5:355-364.

[6] Wadhwani CP (ed). Cementation in Dental Implantology. Berlin: Springer, 2015.

[7] Wadhwani CP, Schwedhelm ER, Tarica DY, Chung KH. Implant luting cements. In: Wadhwani CP (ed). Cementation in Dental Implantology. Berlin: Springer, 2015:47-82.

[8] Wittneben JG, Millen C, Brägger U. Clinical performance of screw- versus cement-retained fixed implant-supported reconstructions: A systematic review. Int J Oral Maxillofac Implants 2014;2(suppl):84-98.

06

临时修复体

Provisional Restorations

临时修复体的制作

使用即刻临时修复的理论基础是临时修复体可支撑和维持种植体周围软组织的结构。保持原有理想的软组织美学形态比重建塌陷的软组织更加容易。大多数患者更喜欢临时固定修复体，尽管使用临时固定修复体时必须特别注意，以防咀嚼过度使种植体过载或临时修复体折裂。在制取最终修复体印模之前，临时修复可作为医患之间沟通的桥梁，用于沟通最终修复体的外观和功能。如果临时修复体不能满足美学、功能、发音或卫生的需要，在临时修复体阶段能很容易修改。临时修复体可以作为一个参考，预估最终修复的效果，医务人员可在此基础上进行精准修改最终修复体。通过此方法，临时修复体可显著提高最终修复体的可预测性。强烈建议将临时修复体用于所有美学区的种植修复治疗或其他复杂病例。

我建议你在众多临时修复材料中选用钛制临时修复基台。部分医生在选择材料方面可能会犹豫不决，因为钛基台较聚醚醚酮（PEEK）或其他材料稍贵，且钛基台更难切割。选择钛制临时修复基台的根本原因是钛的机械强度高。钛是目前材料中生物相容性最佳的，生物相容性尤其在软组织愈合和骨结合的初始阶段至关重要。它在正常使用过程中是牢不可破的。我们并不希望在骨结合3周内发生临时修复基台的断裂。钛在种植体-基台界面（IAJ）可形成最佳密闭性，其对维持种植体周围骨稳定至关重要。刚性稍差的材料（如PEEK）会在IAJ处因材料弯曲而使连接处产生微动，从而可能导致种植体周围骨丧失。钛基台的灰色可使用遮色复合树脂进行遮色处理。钛基台的修整可使用高速钨钢车针打磨，尽管打磨过程会产生热量和火花。尽量不要在口内打磨钛基台，也不要在有自由氧流动的环境下打磨钛基台。如果钛基台在打磨过程中过热，可将其浸入水中进行冷却。打磨时可使用血管钳夹持或连接在基台替代体上进行。

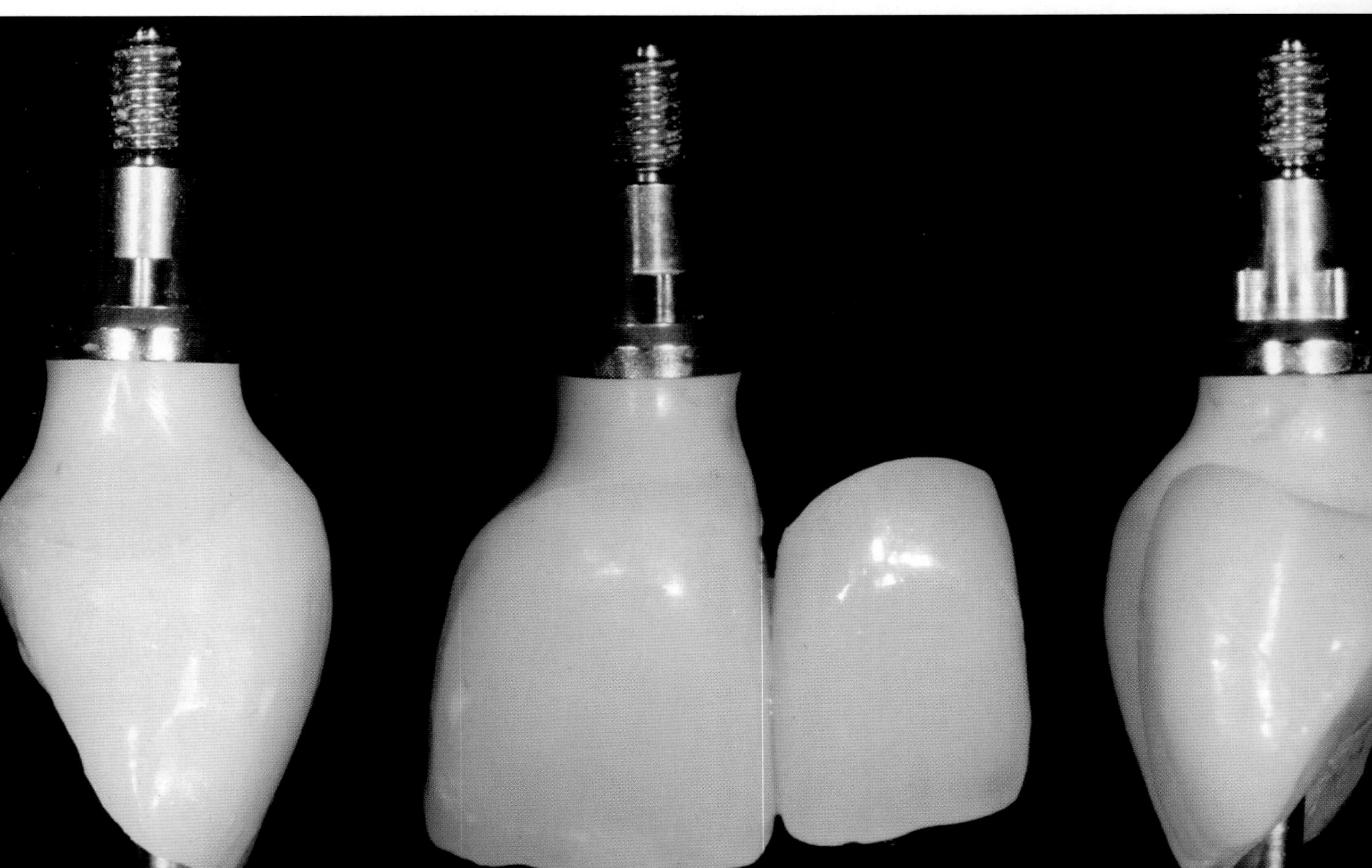

临时修复体的牙冠部分最好由技师制作。需要给技师提供印模、模型或数字化扫描以及选择的颜色信息。并告知技师不要切除螺丝通道，单个临时修复体通常使用复合树脂制作[聚甲基丙烯酸甲酯（PMMA）常用于多颗种植体的临时修复体]。在种植体植入术后由临床修复医生磨出螺丝通道。与PMMA相比，复合树脂的优点是促进在种植位点上的临时冠更易与临时修复基台连接。光固化复合树脂比室温固化PMMA材料操作更简便，也更安全。无论使用何种材料制作临时冠，均要求其与临时修复基台达到可靠的粘接。复合树脂使用更便捷、更耐用、孔隙率更低、颜色也更稳定。另外，复合树脂临时冠在使用过程中易于调改、塑形和修理。光固化复合树脂临时冠在长度、穿龈轮廓、形状和颜色调整方面也十分便捷；而PMMA在进行上述调改时费时、费力。

只有当种植外科医生确认种植体有足够的初期稳定性时，才能进行即刻修复。不同学习背景或不同培训经历的临床医生，对初期稳定性的判断会有不同的指标。常用的判断方法包括共振频率分析法（RFA）和种植体稳定系数（ISQ）、植入扭矩和医生的感觉。

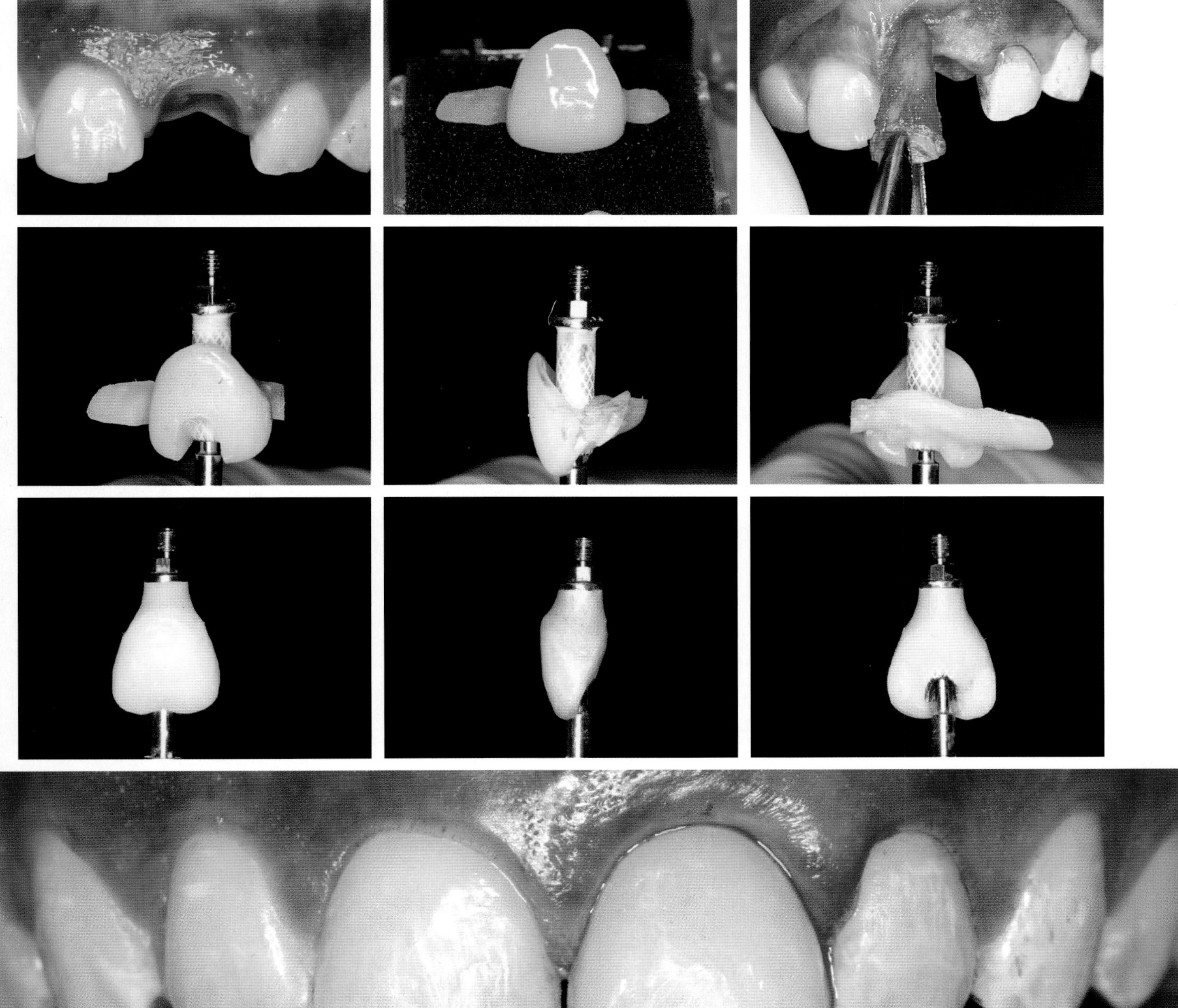

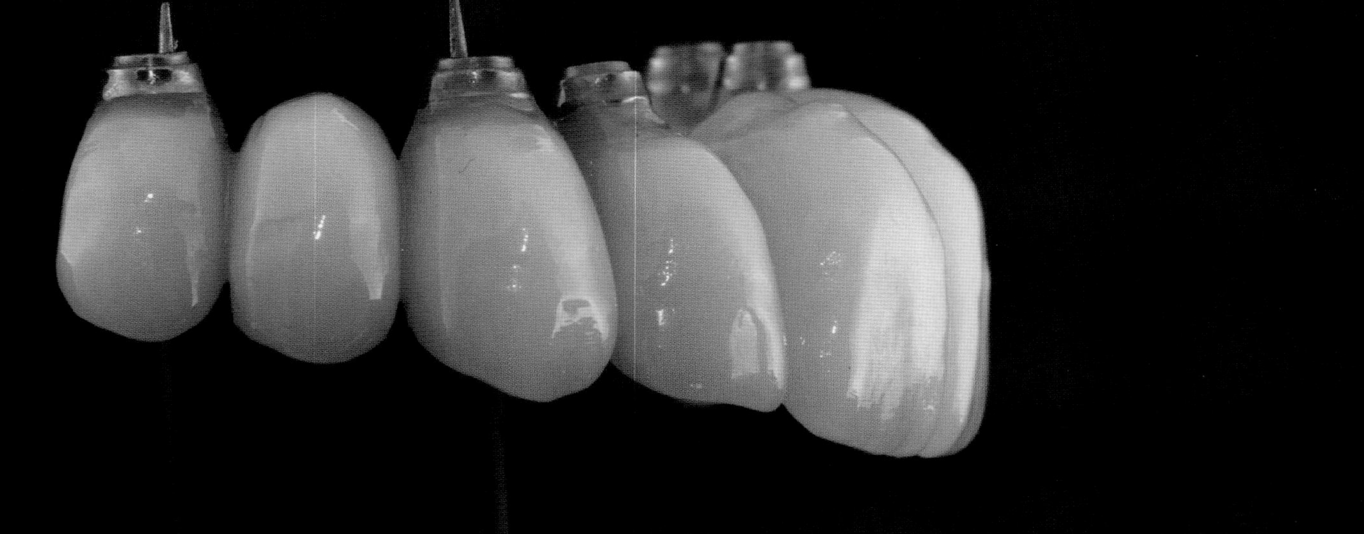

如果外科医生认为种植体的稳定性不足以进行种植体支持的即刻临时修复，则可以以另一种方法进行临时修复。

长桥或全牙列的临时固定修复体对于多颗种植牙的修复过程至关重要。这让患者在骨结合的过程中舒适度更好，无须使用活动修复体。临时修复体的设计有多种方案，需考量多种因素，包括缺牙区牙槽骨的骨量和部位、笑线位置、患者的预期和期望以及种植体的数量和类型。此处介绍的设计方案适用于大多数患者，也可选用不同材料，适用于不同种植体的多颗种植体临时固定修复。根据患者的具体情况，可能需稍做修改。

此处描述的多颗种植体临时固定修复体和之前所述的单个临时固定修复体有一些相似又有一些不同，多颗种植体临时固定修复体需要使用非抗旋设计。这就意味着修复基台不能完全嵌入种植体内部，也不能完全嵌入种植体内部非抗旋的连接区域。这使得各种种植体之间可允许有一定的角度差，从而最大限度地减少了基台因刚性连接而被锁定的机会。当将2个以上修复体使用夹板式联合固定修复时（FDP）不需要使用抗旋结构。非抗旋基台最大限度地降低了其非被动就位的可能性，非被动就位可能导致临时修复体折断、骨结合问题，甚至种植失败。

多颗种植体临时修复体和单个临时修复体的另一个不同是否使用PMMA进行制作。如前所述，复合树脂在几乎所有相关指标（如易用性、可控性、颜色稳定性、孔隙率）均优于PMMA材料，但是当代多单位临时修复体是通过数字化设计和切削合适的树脂块而制成的。虽然多颗种植体临时固定修复体（FPD）可通过切削树脂块制成，但临床并未普及。临床上PMMA更为常用，所以后文将叙述PMMA的使用过程。由于临时冠是由PMMA制成，需使用同类材料将临时冠和基台进行连接，来避免粘接失败。因此，需在口内的种植术区使用粉/液混合的室温自凝PMMA。使用过程中应避免污染种植体或移植材料。使用小块的橡皮障有助于防止材料进入术区。

通过种植体修复多颗缺失牙并进行临时固定修复时，临时修复体的位置对种植成功而言至关重要。确定理想的咬合垂直距离（OVD）的方法有很多种。也有很多方法可基于美学和发音标准来确定牙齿的理想位置。无论使用何种方法，都必须精准并完整地将这些信息传递给技师。术前至少必须有面弓记录和全套面部诊断照片。同时，也需考虑患者的期望。

应根据患者的实际情况个性化确定合适的正中殆和侧方殆方案。必须遵循理想的正中殆/侧方殆的基本原则，并根据种植体数量、位置进行设计。

在制作多颗种植体固定桥（FDP）临时修复体时，临床医生可以使用“翼板”（置于余留天然牙上）、腭带（由腭侧不可移动的附着组织支持，用于参考修复体位置）、或定位夹等，来辅助将修复体的位置从殆架复制到口内。

需注意的是，如果你的团队正在使用导板或导航方法进行种植体植入术，则此处描述的步骤将需要根据你使用种植系统的具体情况进行适当调整。

尽管在制作多单位即刻FDP临时修复方面进行了大量工作，但仍然建议在骨结合后再进行第二轮的临时修复体的制作（两次制作临时冠）。这将有利于临床医生和技师在进行最终修复之前对修复体进行改进。特别是，你可能会发现软组织已经发生改变，组织面可能需要重衬，龈乳头需要塑形，或红色美学修复。在骨结合完成后，应与患者讨论4个关键因素：①美学；②发音；③功能；④卫生。如果上述指标有某个或多个低于患者的愿望和预期，可在第二轮修改临时修复体时加以适当的调整，或通过其他的外科手术解决。一旦所有相关人员都满意，临时修复阶段即可结束，那么最终修复体即可参照已使用数月的并且满意的、可靠的临时修复体进行制作。

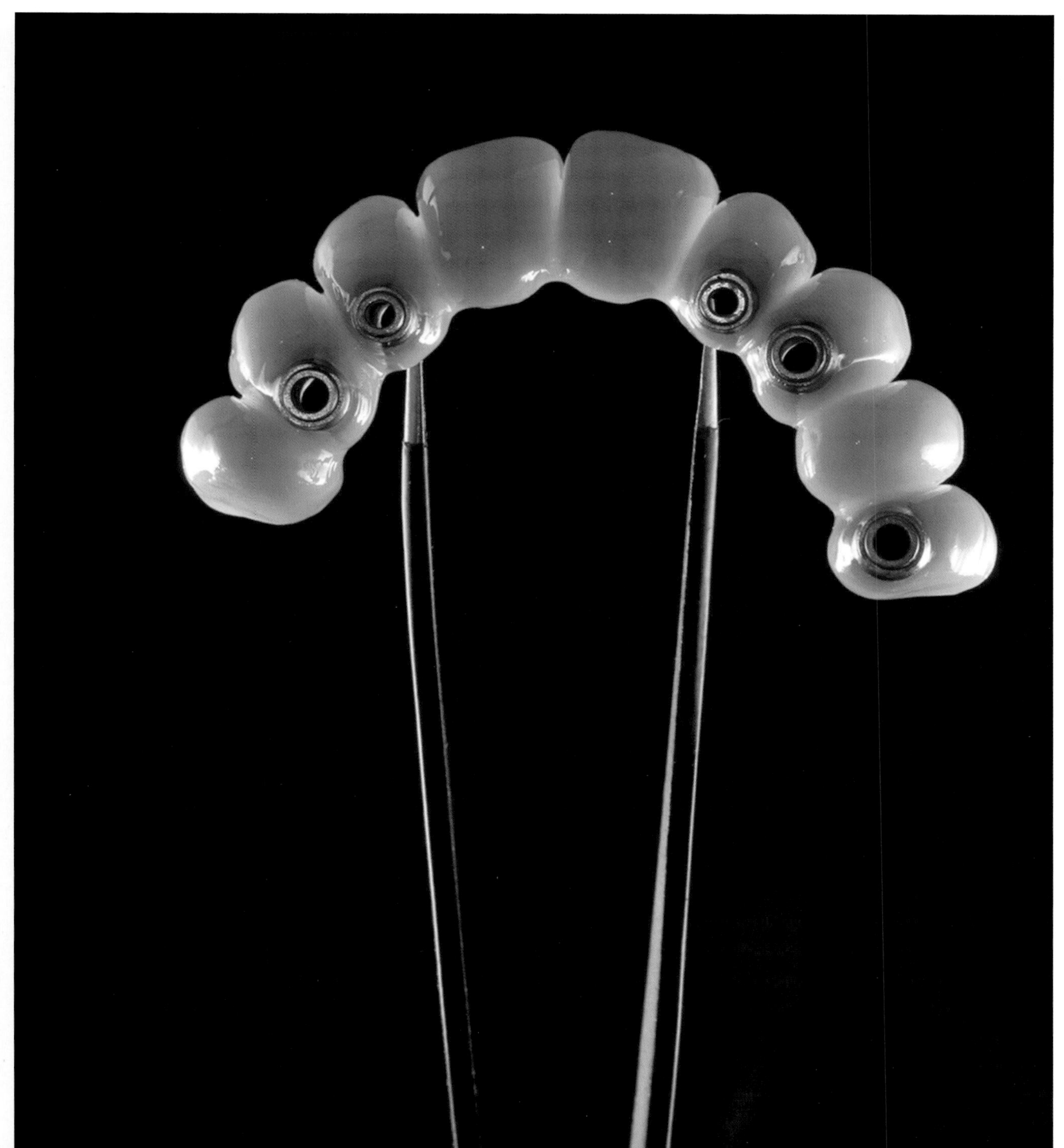

术前：临时修复基台的遮色

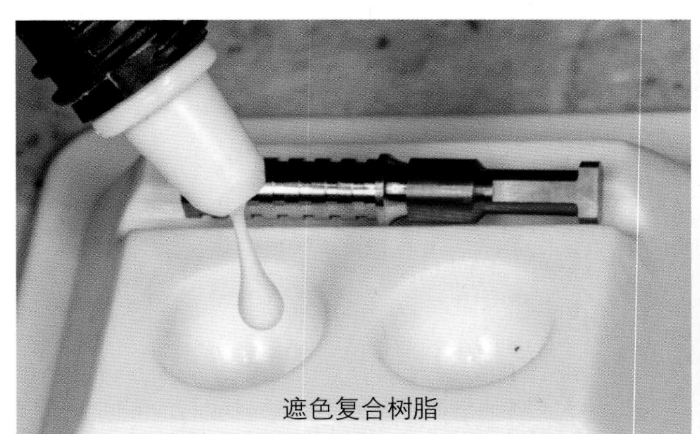
遮色复合树脂

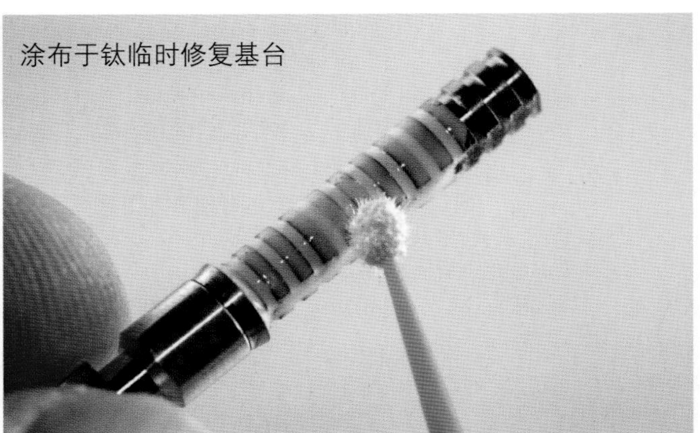
涂布于钛临时修复基台

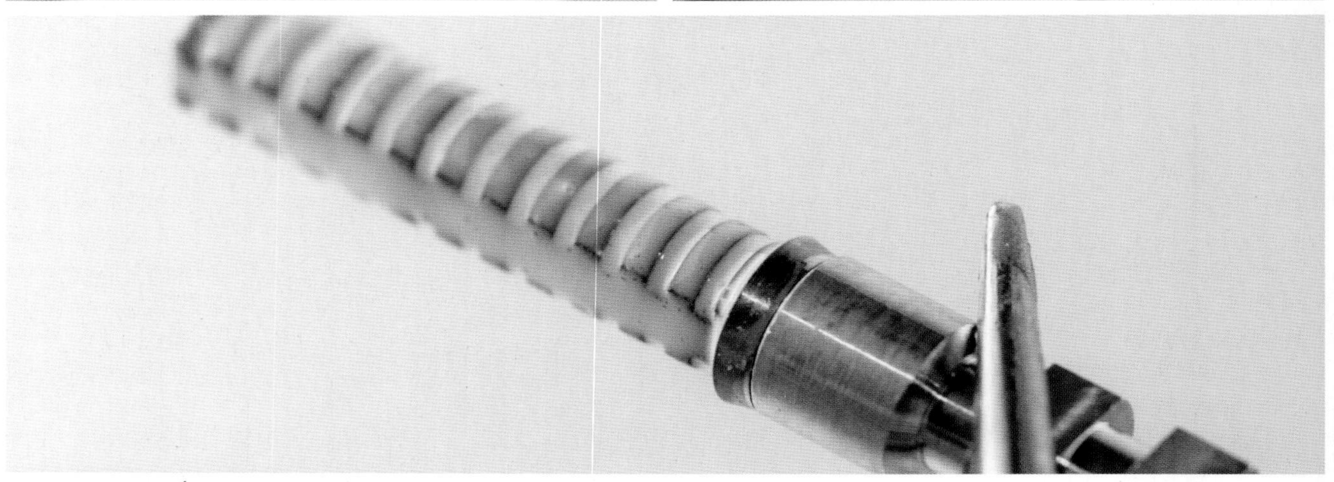

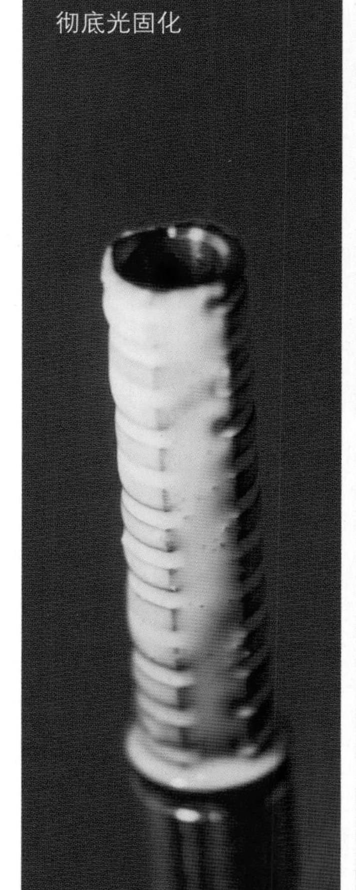
彻底光固化

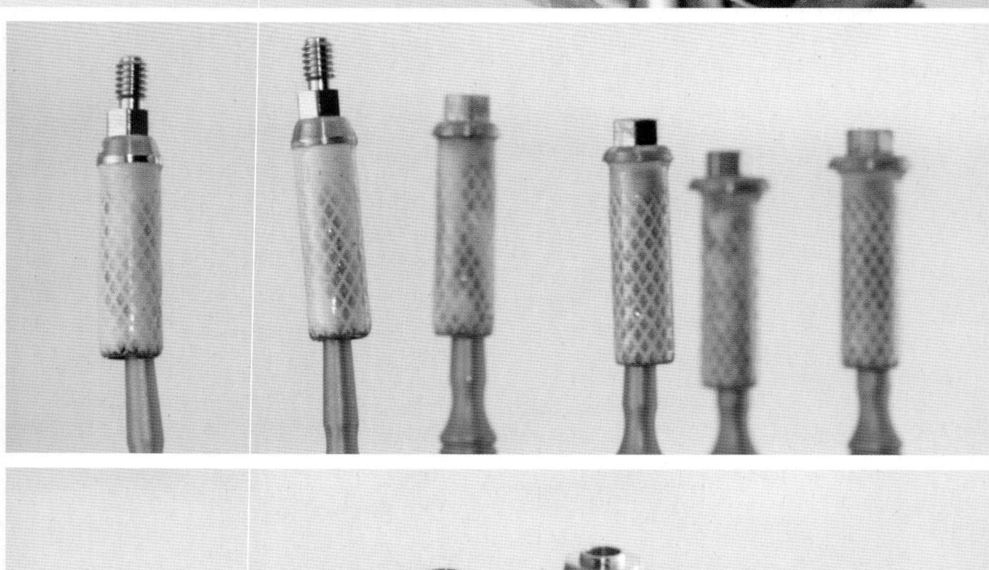

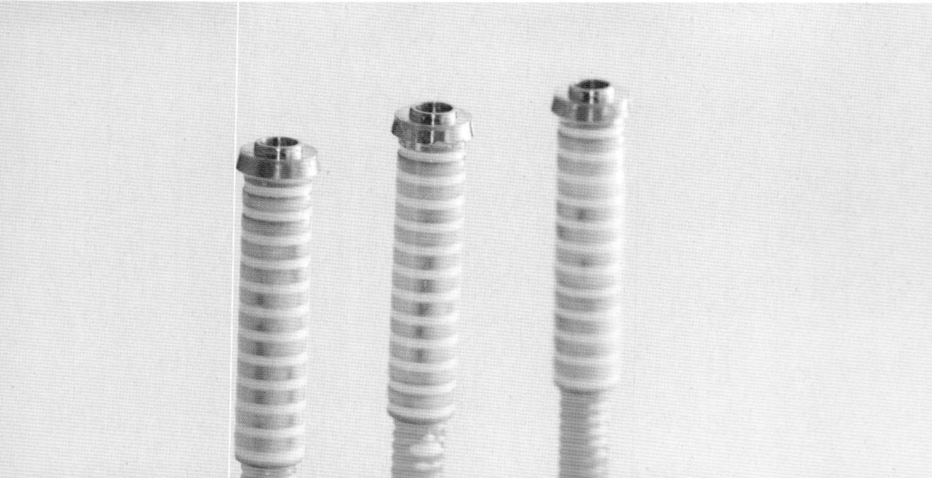

术前：制作复合树脂临时冠

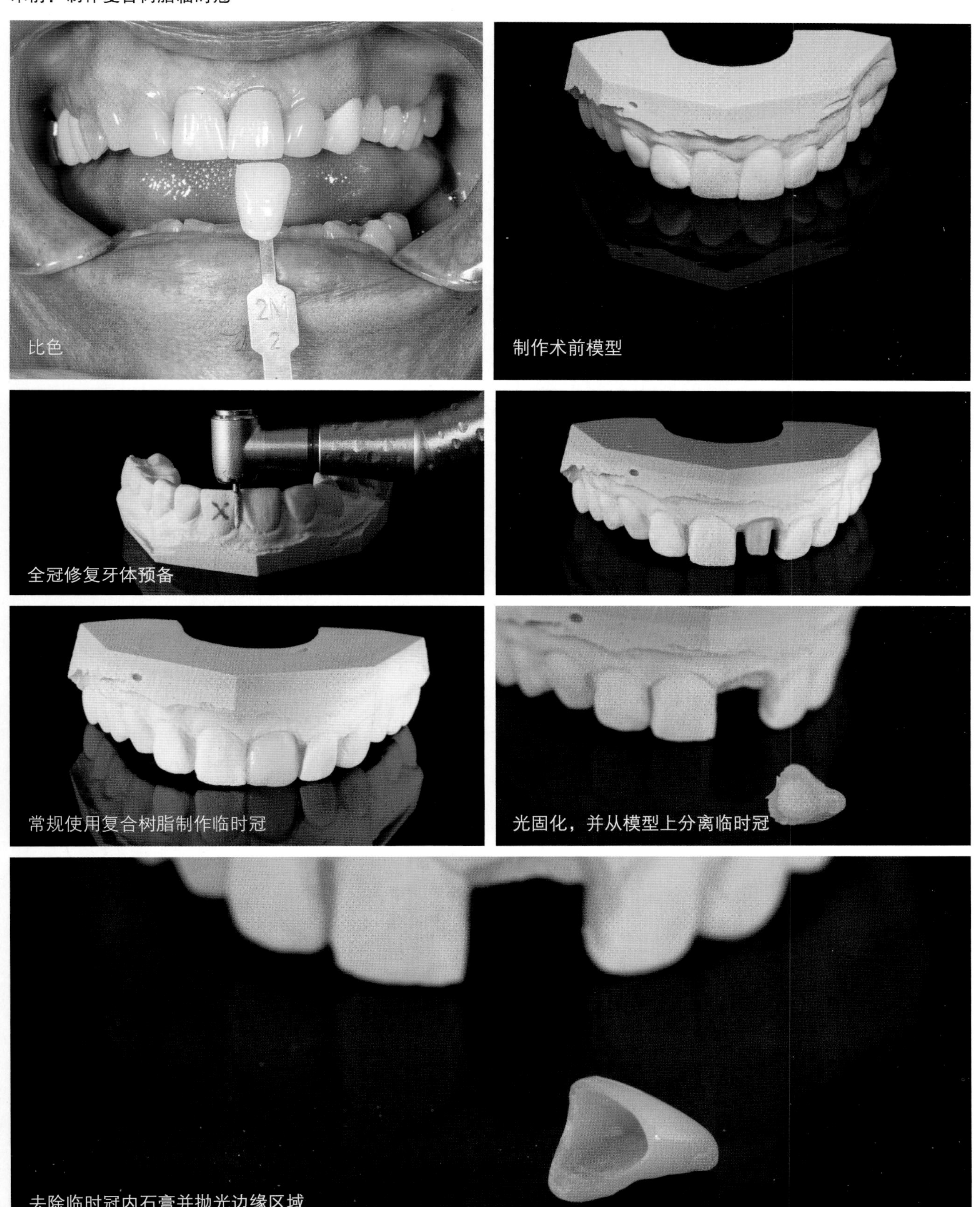

比色

制作术前模型

全冠修复牙体预备

常规使用复合树脂制作临时冠

光固化，并从模型上分离临时冠

去除临时冠内石膏并抛光边缘区域

单冠临时修复体

所需工具

- 复合树脂预成的临时冠（技师制作或在患者模型上预先制备）。
- 与种植体配套的“抗旋”钛临时修复基台以及中央螺丝。
- 配套使用的各种型号的专用螺丝刀（短、中长、长）。
- 装有0.12%氯己定溶液或无菌水的容器。
- 探针或牙周探针。
- 镊子。
- 血管钳。
- 不同型号的银汞充填器。
- 树脂成型打磨头（大的卵圆形）。
- 医用剪刀。
- 牙线（薄胶带形；非厚型）。
- 复合树脂（充填树脂、牙本质树脂、合适的遮色树脂）。
- 复合树脂（流动树脂、合适的遮色树脂）。
- 复合树脂粘接剂。
- 遮色复合树脂（合适的遮色树脂，A1色常用）。
- 光固化灯。
- 高速手机。
- 低速手机。
- 大卵圆形高速钨钢车针（常使用#7408车针）。
- 复合树脂和瓷抛光杯。
- 约25cm（10英寸）长的特氟龙胶带[聚四氟乙烯（PTFE）胶带]或聚乙烯硅氧烷（PVS）印模材料（低-中等黏度，理想情况下为白色或透明色）。
- 大量的纱布（理想的尺寸）。
- 棉球或小毛刷。
- 蒸汽清洗设备（非必需，推荐）。

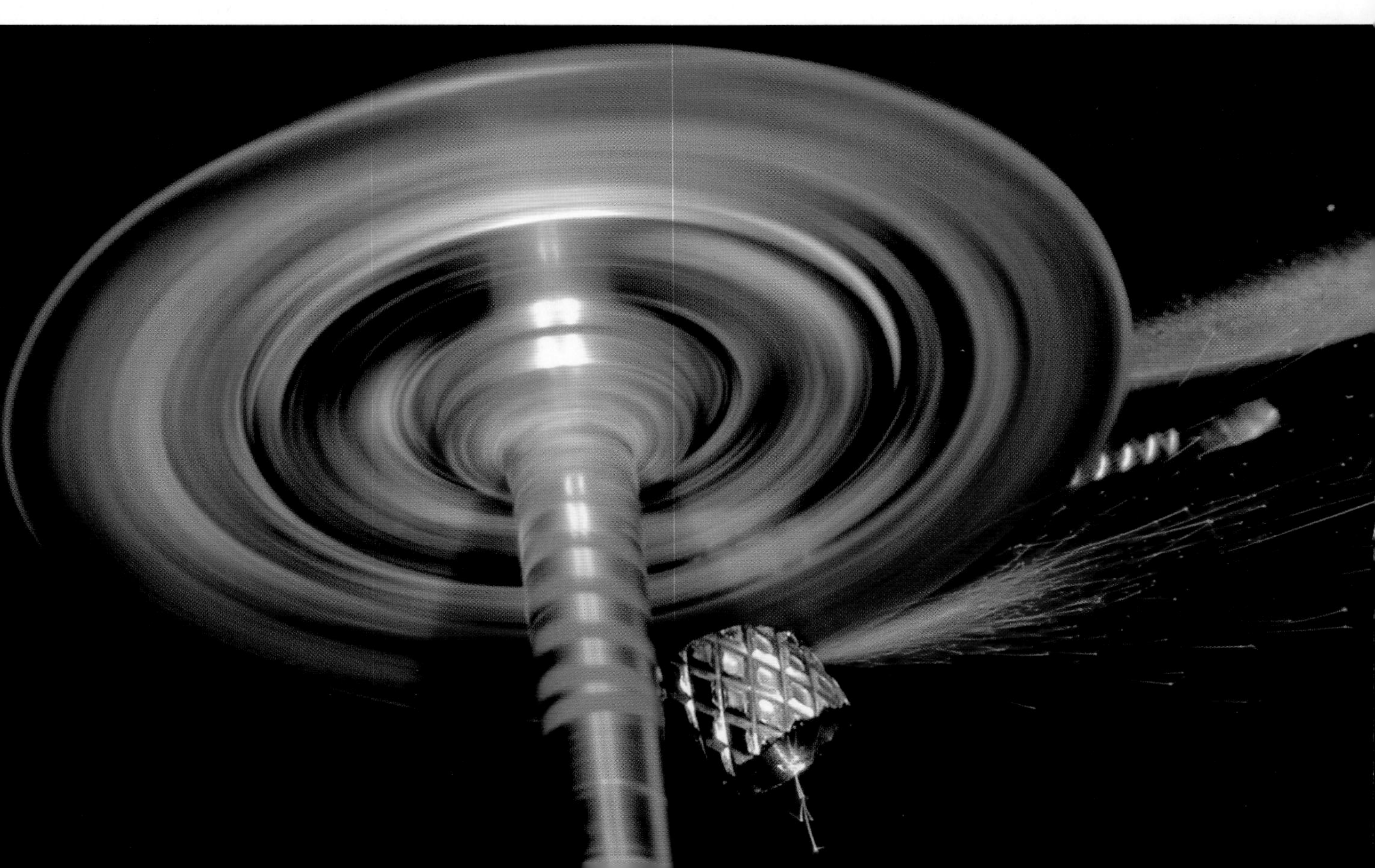

穿龈轮廓：光滑、窄的、下凹波浪线

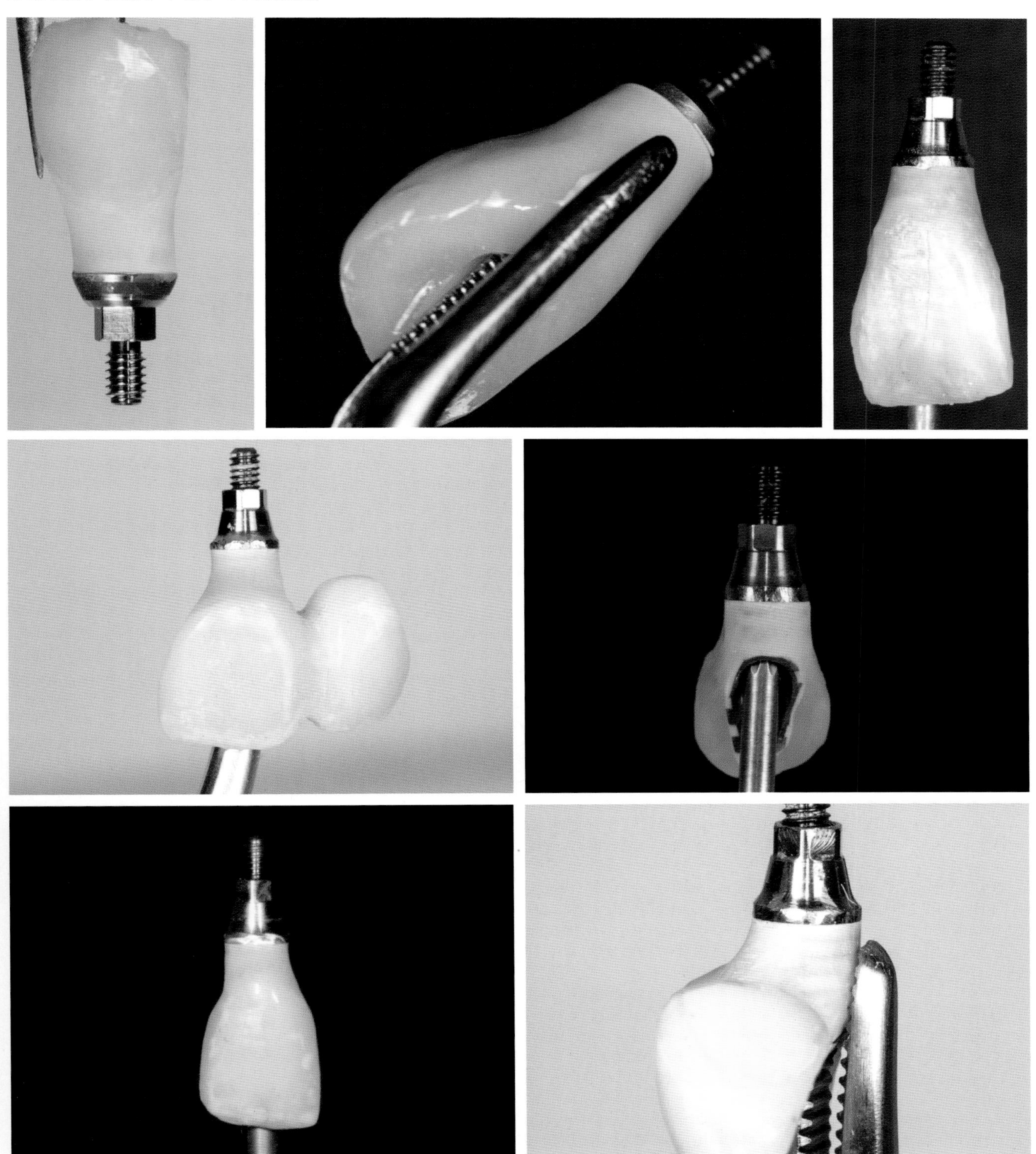

方法步骤

种植术前

1. 对拟种植的牙弓术前常规取模或者数字化扫描。
2. 对相邻的天然牙或修复体进行比色。
3. 将印模、常规石膏模型或数字化扫描传递给技工室。
4. 类似这样填写设计单："给X牙位制作复合树脂临时冠，X色号，不要使用PMMA制作，无须制作螺丝孔"。或者，如前所述，可以在诊室内完成临时冠的制作。
5. 准备与种植体平台相匹配的抗旋钛临时修复基台。包括配套使用的临时修复螺丝；如果没有临时修复螺丝，则需要预订。

收到临时修复基台后，且种植体植入术前

1. 如果临时修复基台比种植体平台宽，可使用高速钨钢车针进行打磨修整，确保其不宽于即将植入的种植体。不要打磨到与种植体接触的区域。如果不能确定是否接触到种植区域，操作时可将临时修复基台安装到替代体上。
2. 清洁并干燥临时修复基台。
3. 用遮色复合树脂涂布在临时修复基台上。临时修复基台进入种植体内部部分和与软组织接触的区域不使用遮色树脂。
4. 光固化遮色树脂。

种植体植入术后，确定具备良好的初期稳定性时

1. 将临时修复基台用螺丝和螺丝刀准确就位于种植体内，并拧紧修复螺丝直到修复基台与种植体连接。就位后的修复基台不会发生任何程度的旋转。
2. 缓慢拧紧修复螺丝。接近快拧紧时，使用血管钳夹持住临时修复基台，以防止旋转力使种植体发生旋转，拧紧临时修复螺丝（一般扭矩为5 ~ 10Ncm）。

3. 从𬌗面观察临时修复基台的角度是否偏向切缘的舌/腭侧。
4. 在口外修整临时修复体的相应部分。如果种植体角度理想，则基台穿出孔应在切缘的舌/腭侧。此时在临时修复体上会有一个贯穿舌/腭侧的孔，这个孔的直径要大于临时修复基台的直径。
5. 在口内试戴临时修复体，检查其位置。必要时，从口内卸下临时修复体，再次修整直到其位于临时修复基台上预设的位置。
6. 尽可能清洁和干燥临时修复体的组织面与临时修复基台。在预成冠组织面上和临时修复基台的冠方涂布树脂粘接剂并光固化。
7. 在复合树脂临时冠组织面的颊面和临时修复基台冠方小心地注射流动树脂。使用流动树脂时要特别小心并避免其流入修复螺丝通道和种植创面。
8. 将带有流动树脂的预成临时冠就位在口内临时修复基台上。全方位观察其就位情况。
9. 从颊舌侧光固化流动树脂。必要时增加流动树脂来实现预成冠和临时修复基台的连接。不要在穿龈区域添加流动树脂。流动树脂的使用量仅需将临时冠与临时修复基台牢固连接即可。
10. 以血管钳夹住临时修复体并旋松修复基台/临时修复体，从口内取出临时修复体。血管钳的使用是防止旋松的力量传递到种植体上。
11. 用蒸汽清洗基台和临时修复体，以清除血液和唾液。彻底干燥。
12. 在预成冠和临时修复基台的粘接面涂布树脂粘接剂；临时修复基台和种植体连接区域不能涂布粘接剂。
13. 光固化。
14. 在临时修复基台和临时修复体之间分层添加流动树脂。填满基台舌/腭侧的空间。
15. 光固化。

16. 用流动树脂填满临时基台穿龈区域，临时修复体穿龈处呈“S”形曲线，在种植体颈部最窄，逐渐增宽直到预成临时冠的根尖端。注意流动树脂不能流入临时修复基台和种植体的接触区域。
17. 全面地光固化整个临时修复体。
18. 使用大卵圆形钨钢高速车针对临时修复体穿龈区域进行精细打磨和抛光。
19. 使用上述高速钨钢车针或盘状片切轮，将超出扣带区的钛临时修复基台进行切割和打磨。
20. 精修外形。应特别注意上颌前牙腭侧面软组织的严重缺陷和穿龈区域及龈外展隙的软组织的缺陷，不要压迫软组织使其变白。
21. 在种植体上检查临时修复体的适合性时，遵照上述办法使用血管钳夹持，以免种植体发生旋转。
22. 检查种植位点周围软组织是否受压，牙龈是否泛白，穿龈处龈缘轻微外展，修复体与软组织接触区域松紧合度，在下颌整个侧方运动范围内均无咬合接触。如需再次对临时修复体进行调改，需将临时修复体从种植体上取下，在口外调改。然后在口内就位并拧紧。
23. 使用血管钳夹持临时修复体，再手动加力5 ~ 10Ncm，并拧紧临时修复体。
24. 清洁并干燥临时修复体的螺丝通道。使用聚四氟乙烯带和复合树脂或PVS印模材料的轻体（白色或透明颜色）充填螺丝通道。
25. 再次检查咬合，确保在下颌侧方运动时无咬合干扰。

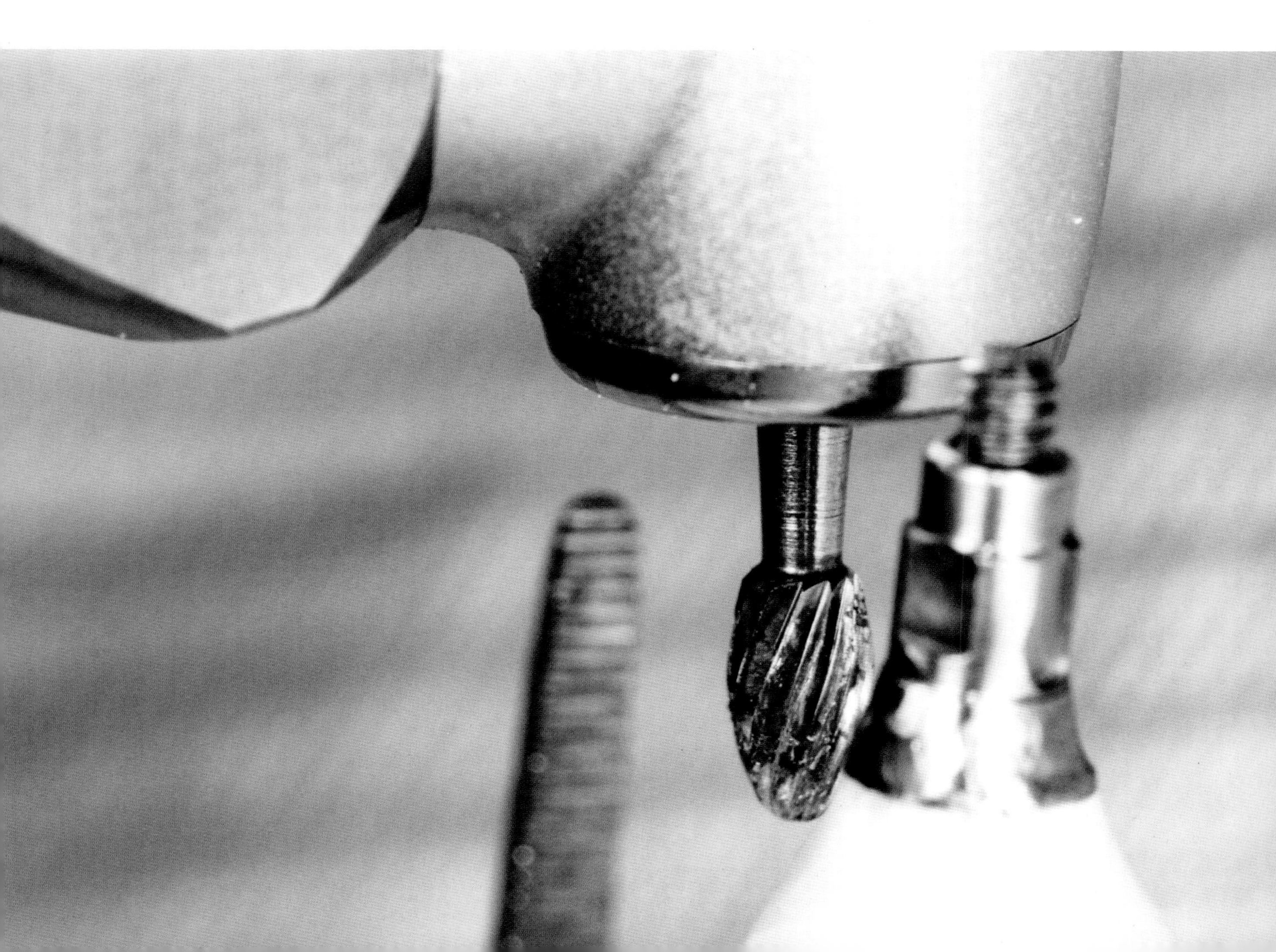

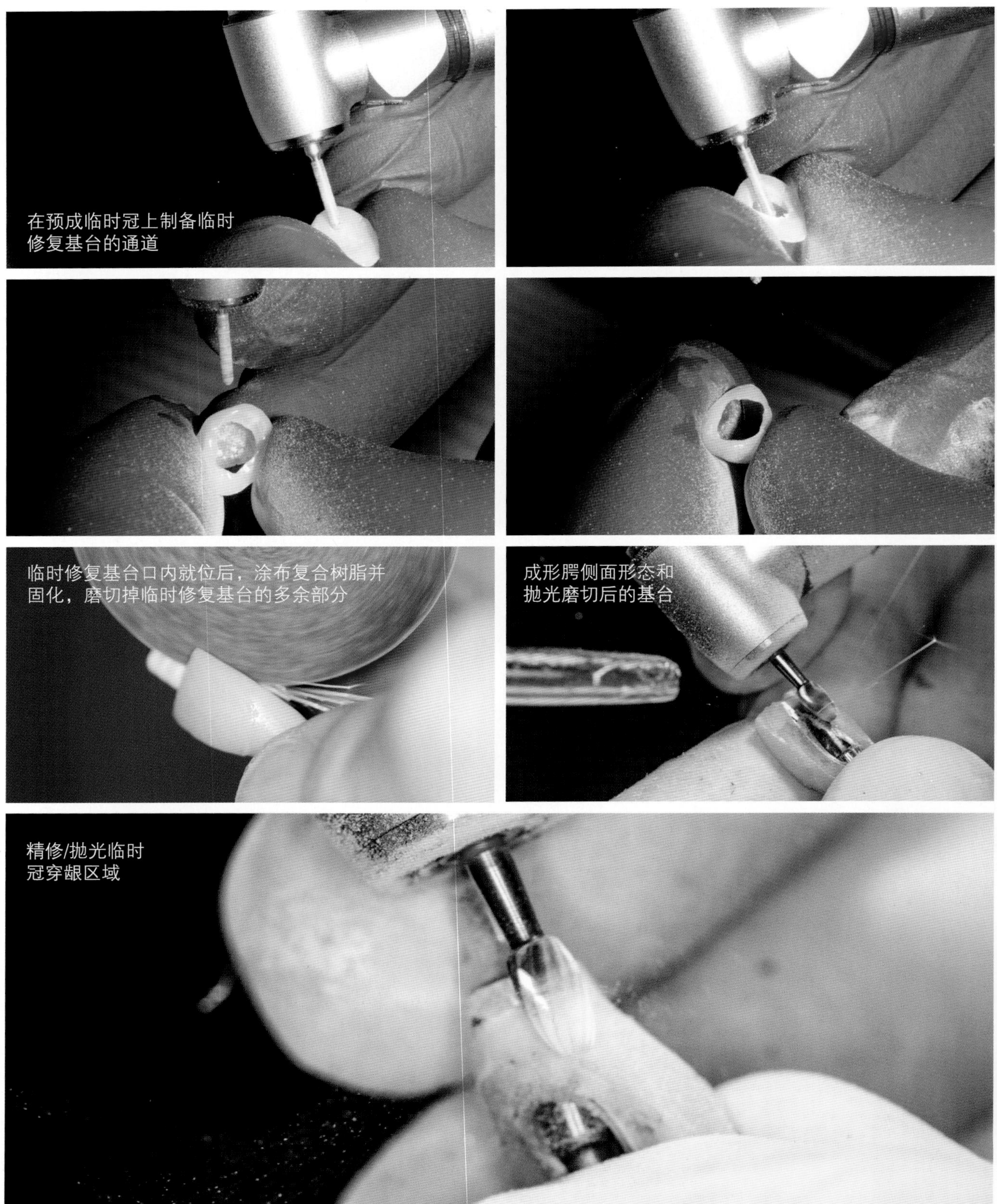

在预成临时冠上制备临时修复基台的通道

临时修复基台口内就位后，涂布复合树脂并固化，磨切掉临时修复基台的多余部分

成形腭侧面形态和抛光磨切后的基台

精修/抛光临时冠穿龈区域

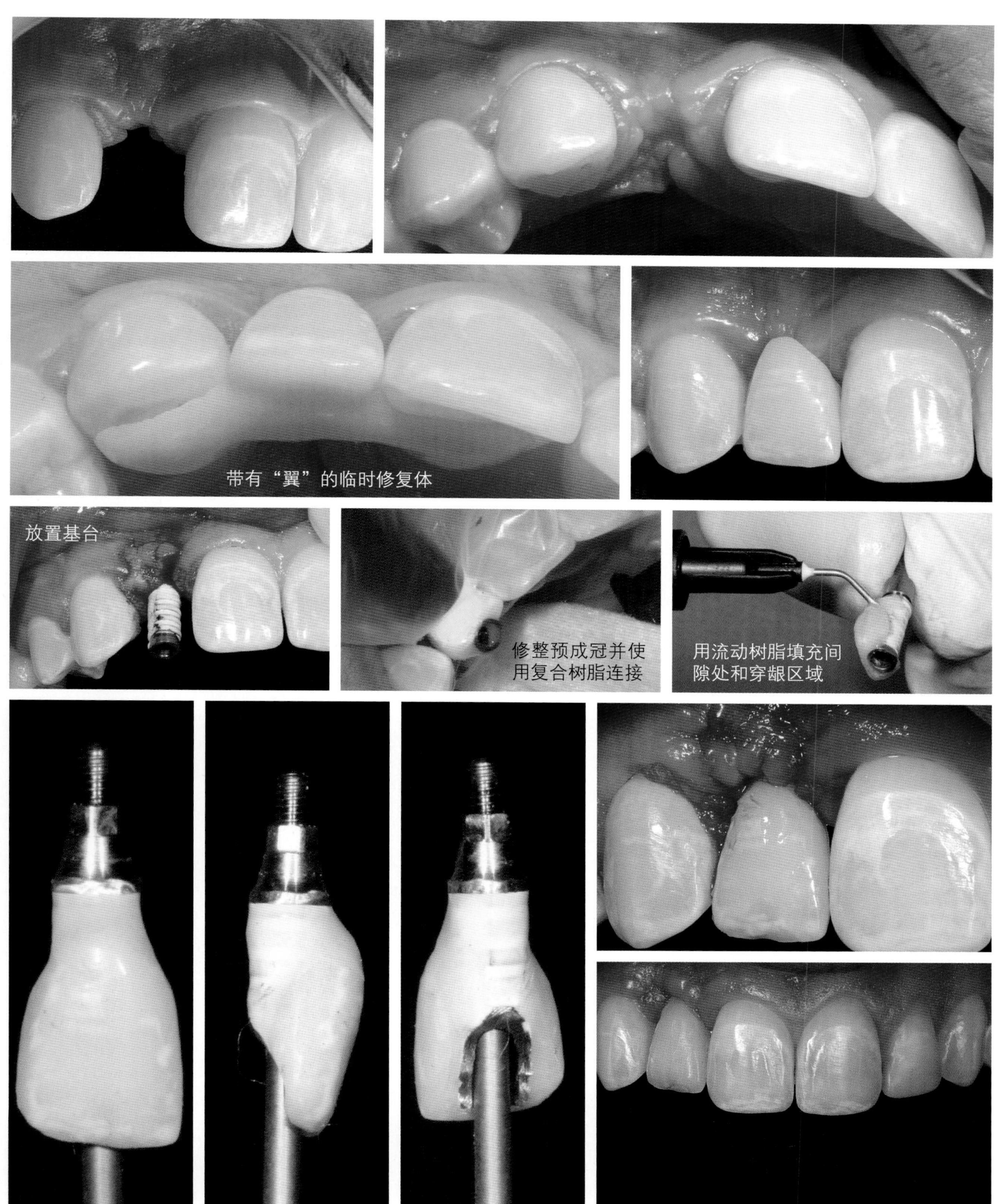
带有“翼”的临时修复体
放置基台
修整预成冠并使
用复合树脂连接
用流动树脂填充间
隙处和穿龈区域

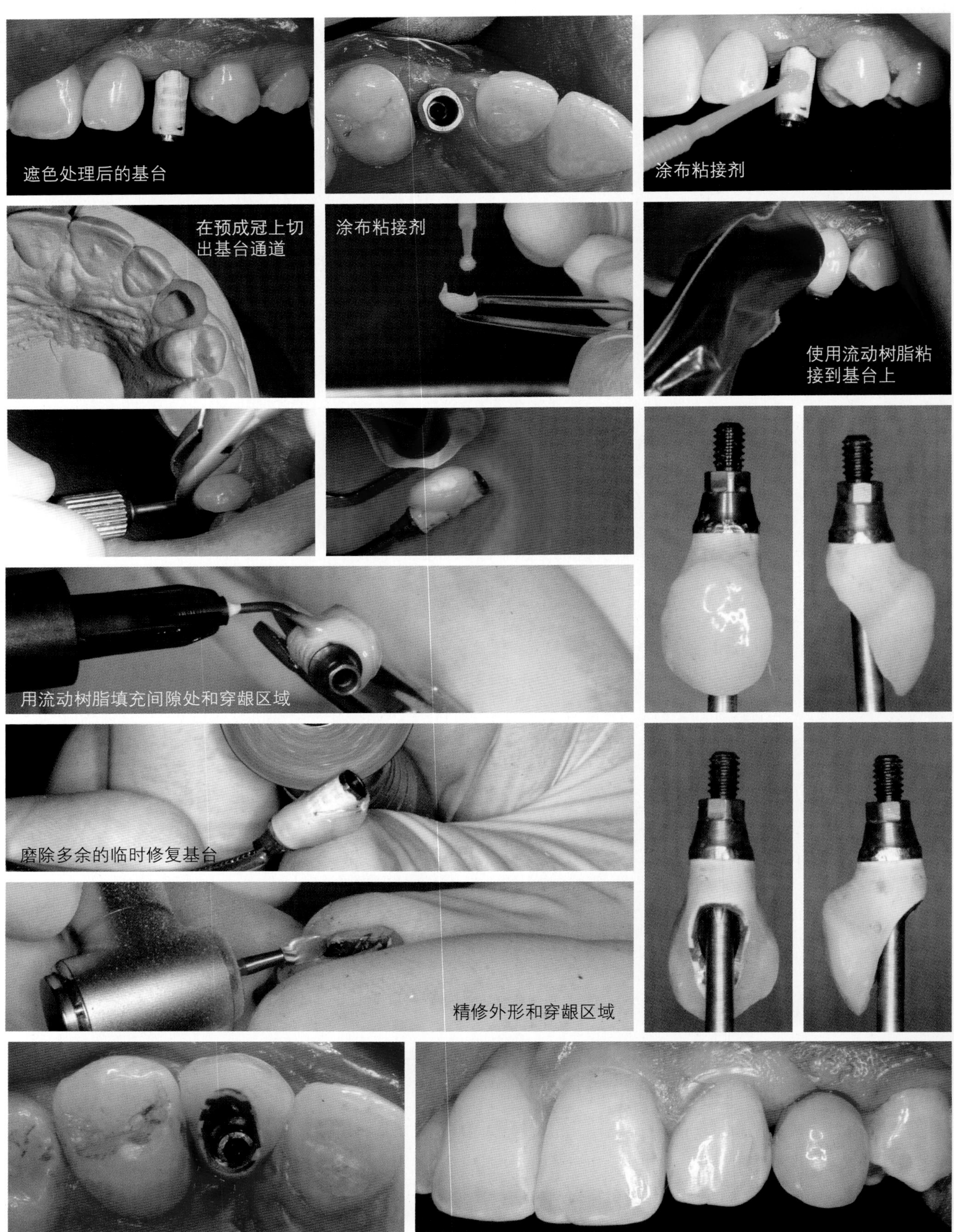
遮色处理后的基台
涂布粘接剂
在预成冠上切
出基台通道
涂布粘接剂
使用流动树脂粘
接到基台上
用流动树脂填充间隙处和穿龈区域
磨除多余的临时修复基台
精修外形和穿龈区域

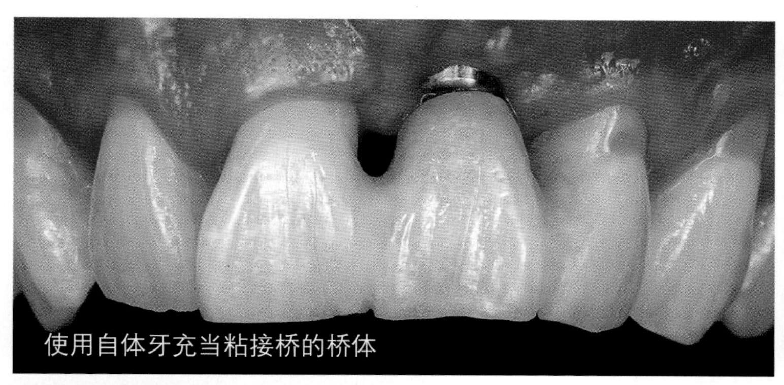
使用自体牙充当粘接桥的桥体

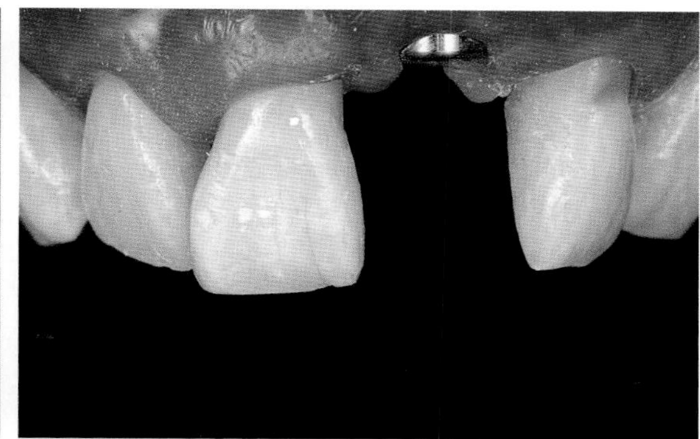

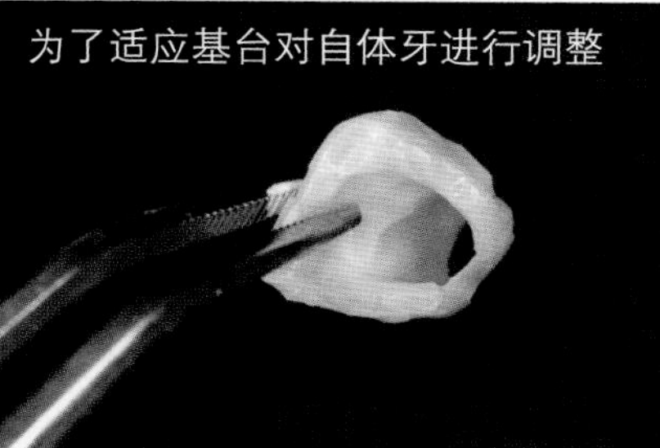
为了适应基台对自体牙进行调整

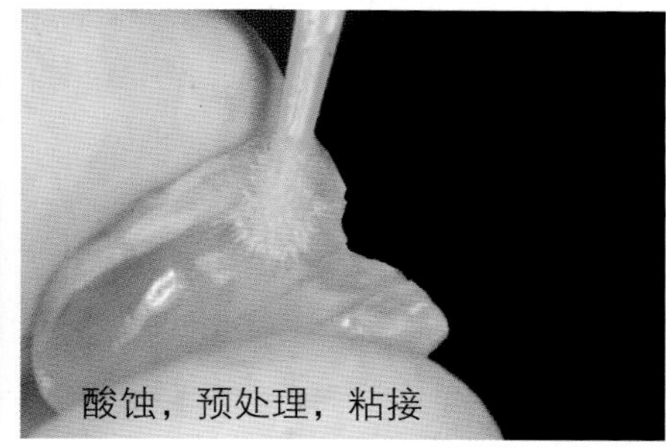
酸蚀，预处理，粘接

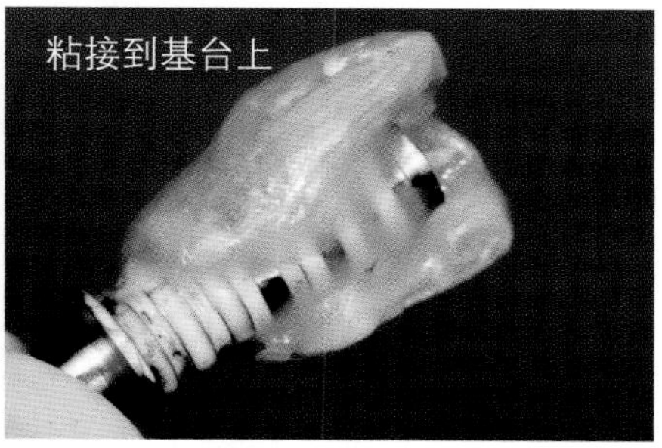
粘接到基台上

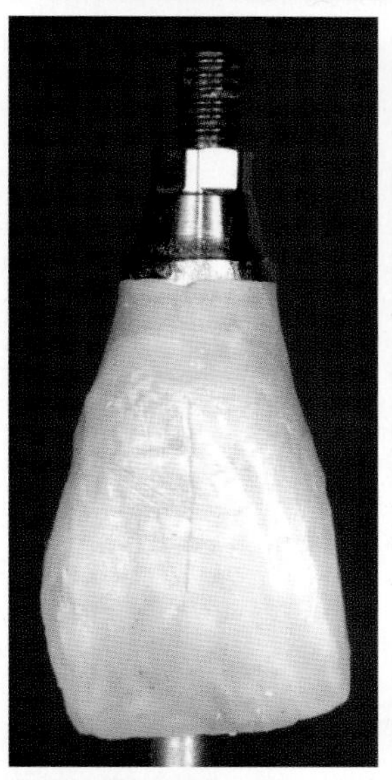

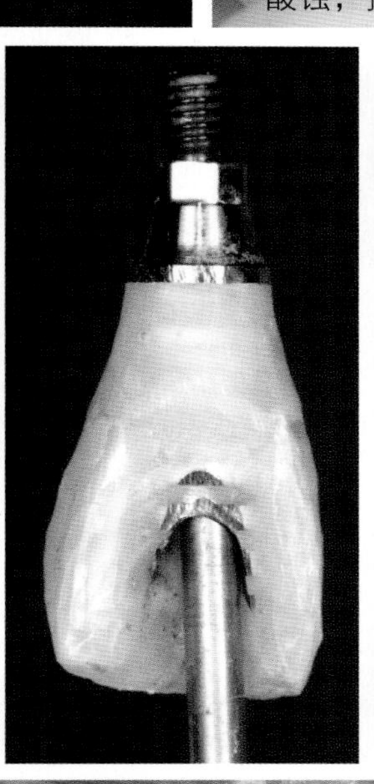

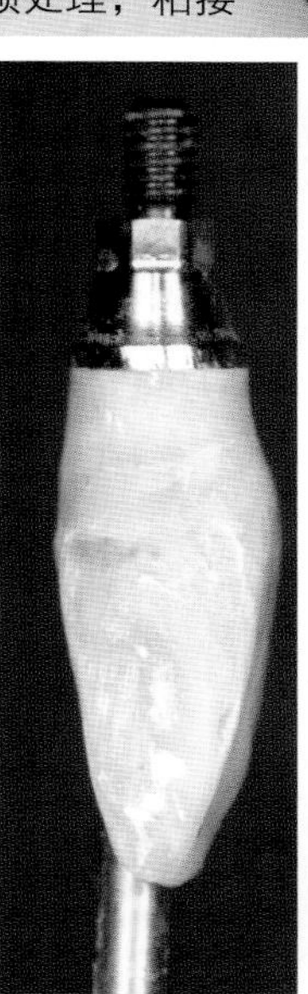

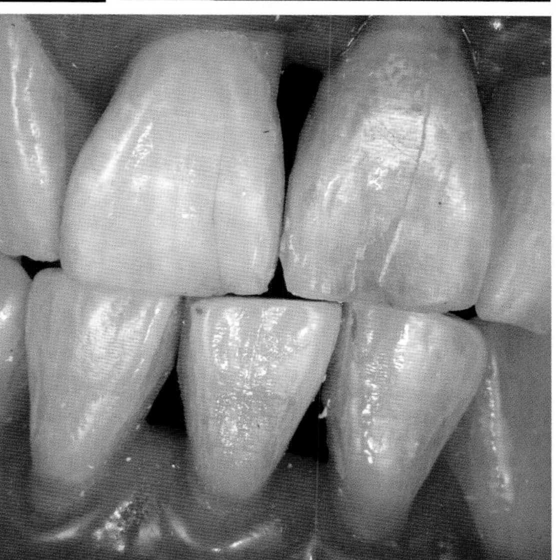

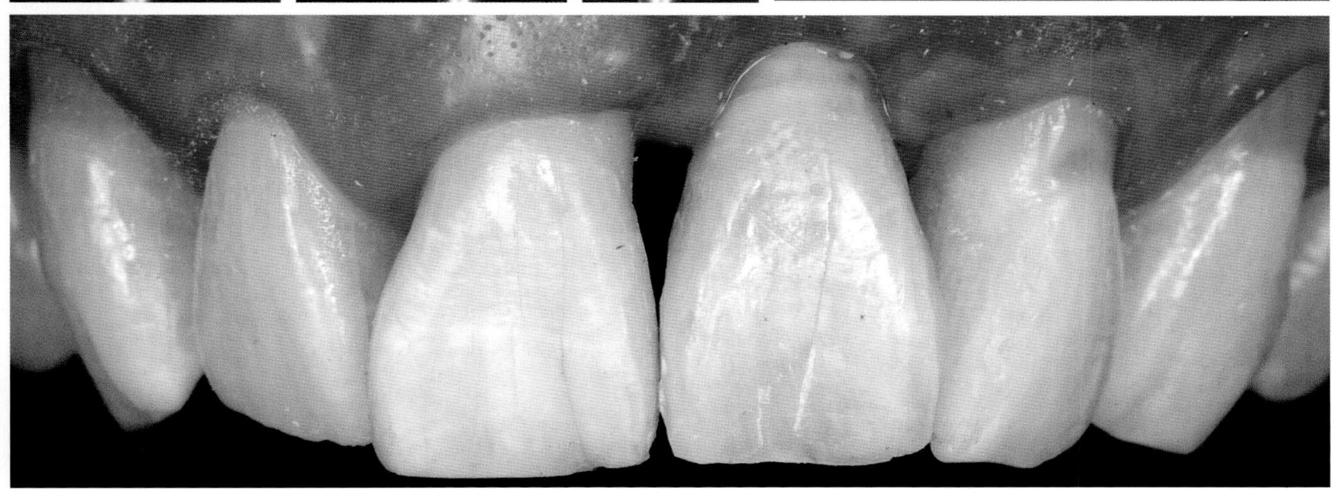

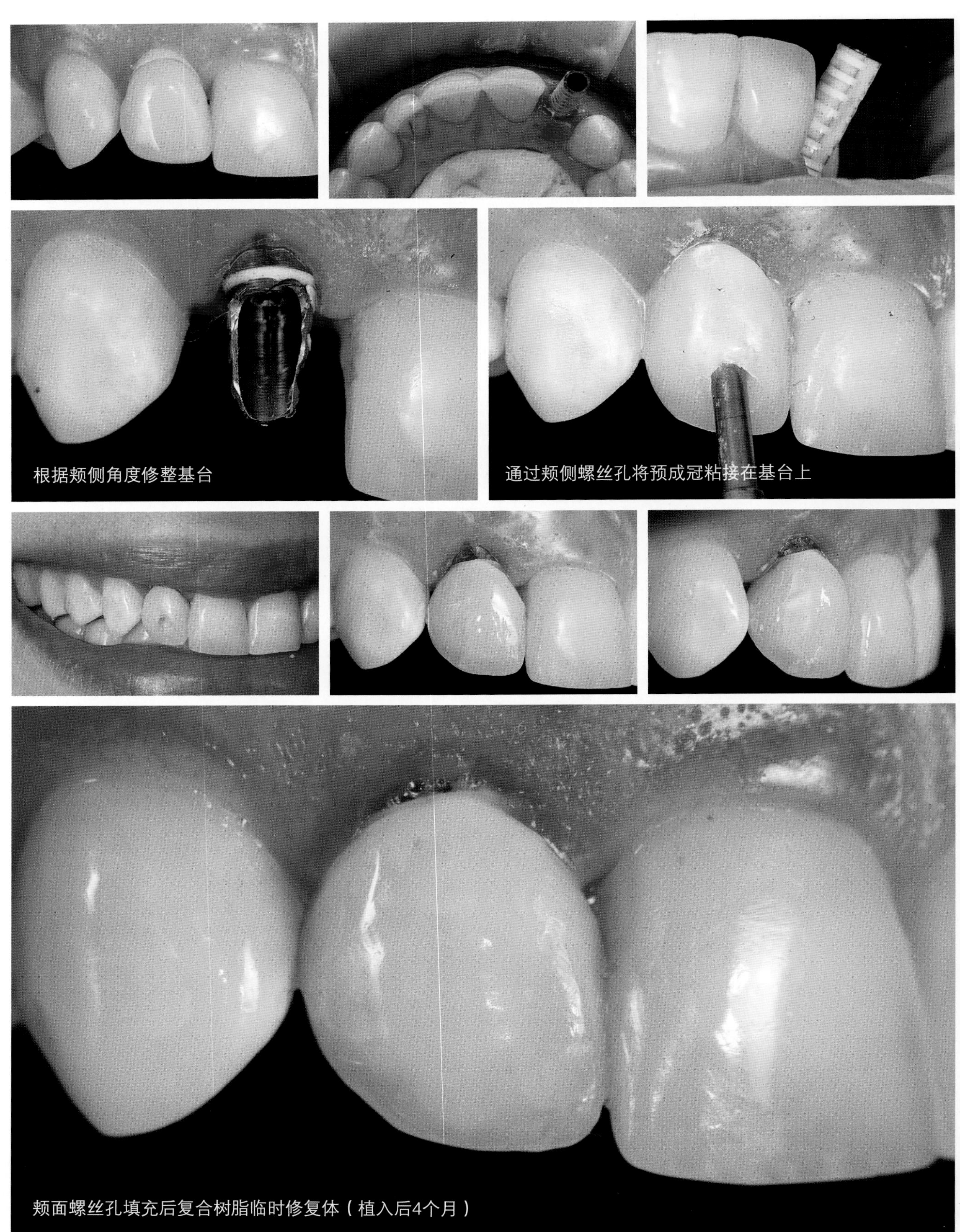

根据颊侧角度修整基台

通过颊侧螺丝孔将预成冠粘接在基台上

颊面螺丝孔填充后复合树脂临时修复体（植入后4个月）

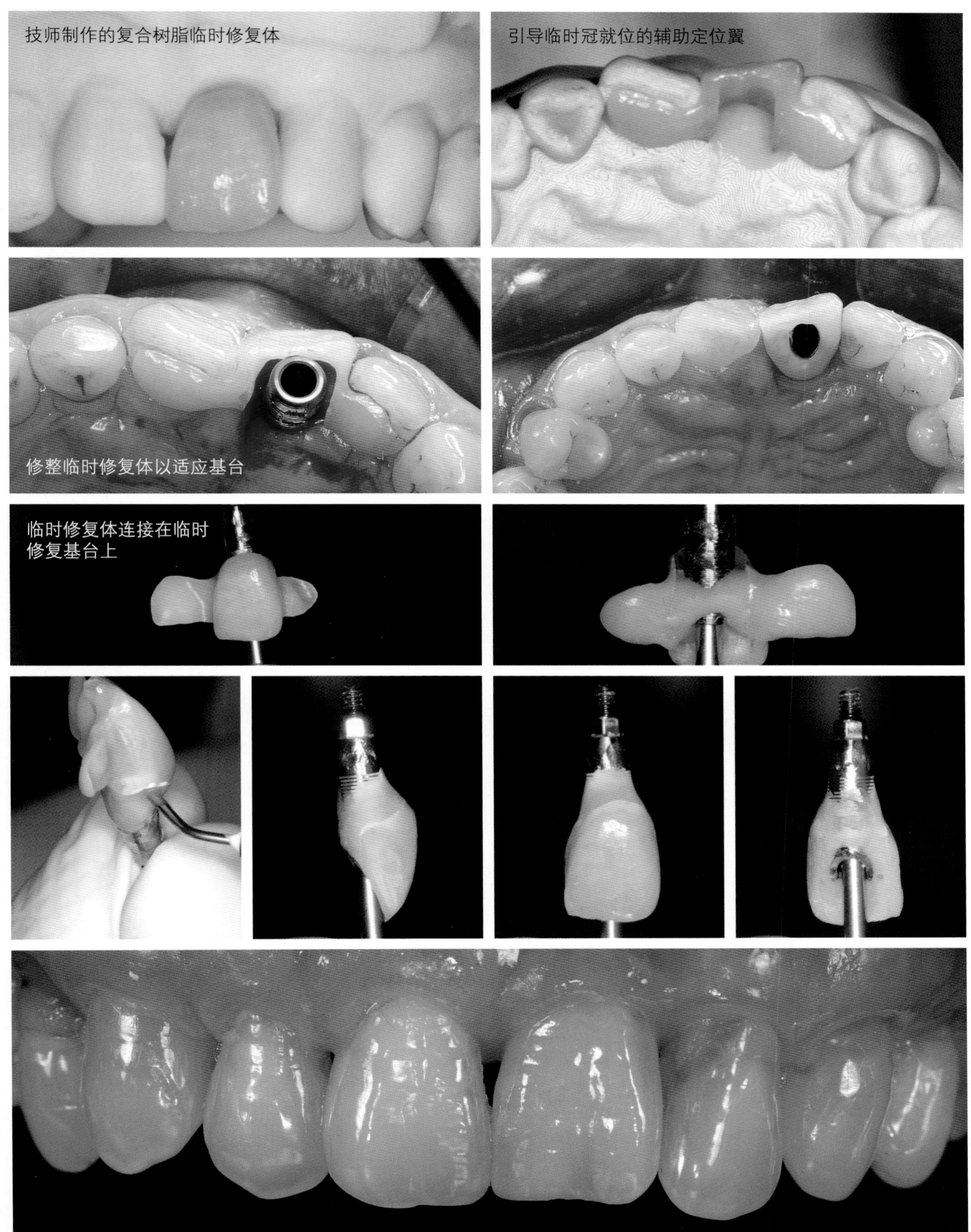
技师制作的复合树脂临时修复体
引导临时冠就位的辅助定位翼
修整临时修复体以适应基台
临时修复体连接在临时
修复基台上

制作临时修复体的其他方案

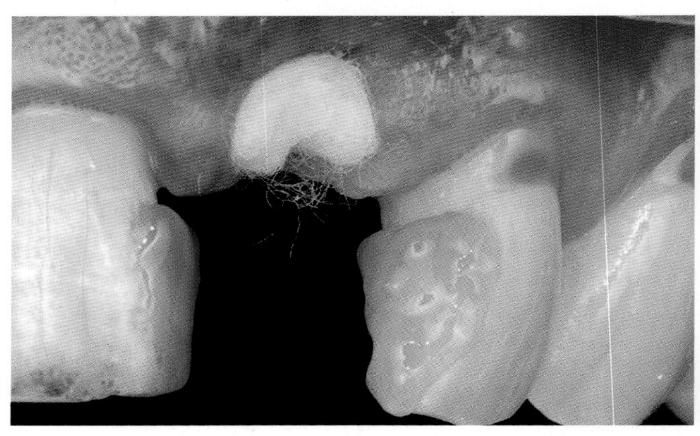
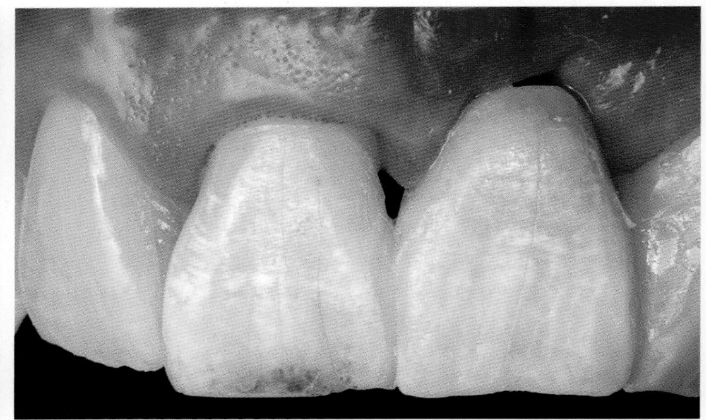

使用粘接桥制作的临时修复体。这是一个技术敏感的临床程序。桥体可以是由患者的天然牙、可粘接的全瓷冠或树脂冠组成的。缺失牙不起功能作用。在整个种植体骨结合期间，与邻牙的粘接必须足够可靠以保证使用。在每个外科阶段，该临时冠需拆除下来并重新粘回口内。

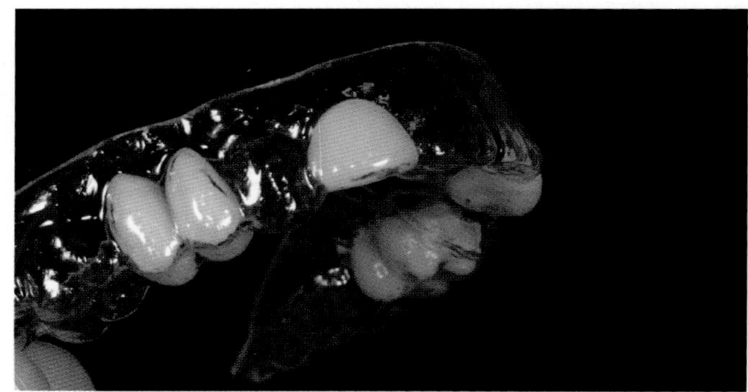
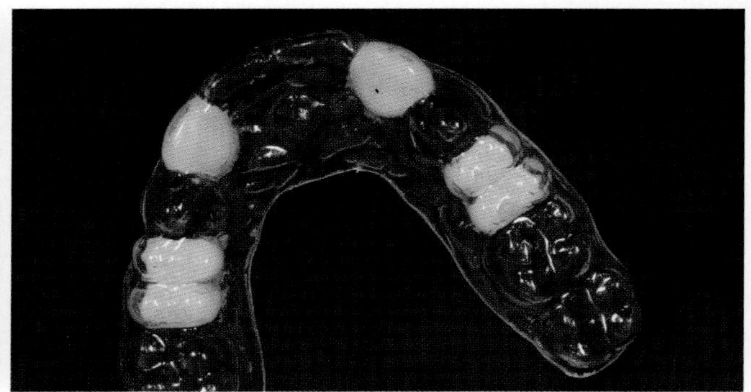

这个活动装置常称为Essix保持器。它类似于具有丙烯酸树脂义齿粘接或靠机械固位卡扣的保持器。此类临时冠制作简便。患者对此类临时冠的接受程度不同，但很少有特别满意的，主要是因为说话不便、影响咀嚼，美学效果也很有限。其对软组织的保存和塑形作用也较小。

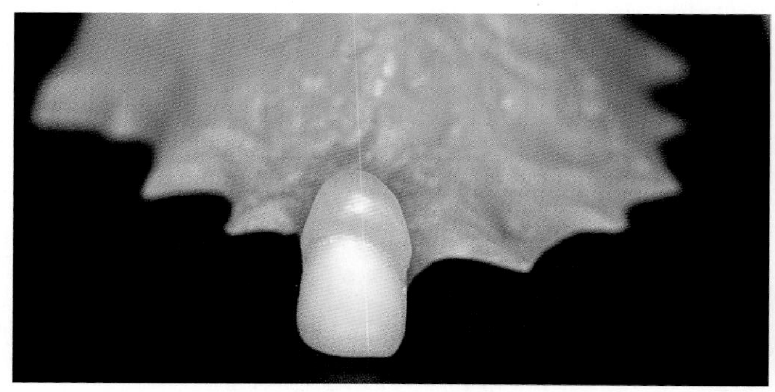
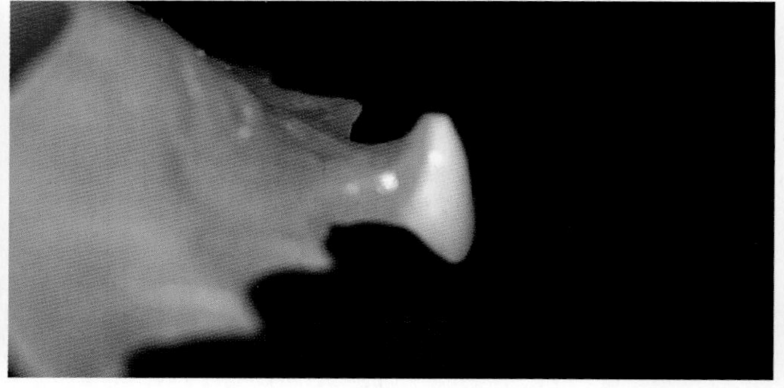

这类活动装置通常称之为“flipper”,是由丙烯酸树脂和人工牙制成的。其缺点和局限性类似上述的Essix保持器。需要更仔细的设计，戴用过程中不能影响种植位点周围软组织的愈合。

多颗种植体临时修复体

所需工具

- 切削聚甲基丙烯酸甲酯（PMMA）的固定局部义齿预成冠（复合树脂材料虽然更加理想，但并不总是适用于多单位的临时修复体）。
- 与种植体配套的“非抗旋”钛临时修复基台以及中央螺丝。
- 拟修复的特定种植系统不同长度的专用螺丝刀（短、中长、长）。
- 面弓。
- 装有0.12%氯己定溶液或灭菌水的容器。
- 探针或牙周探针。
- 镊子。
- 血管钳。
- 各种型号的银汞充填器。
- 树脂成型打磨头（大的卵圆形）。
- 医用剪刀。
- 牙线（薄胶带形；非厚形）。
- 聚甲基丙烯酸甲酯（PMMA）粉/液。
- PMMA配套用的毛刷。
- 温水（未沸腾）。
- 加压器和加压方式。
- 边长15mm（约0.5英寸）的正方形橡皮障布，每块障布在中央打孔且孔与种植体位置对应（每颗种植体都要打一个孔）。
- 橡皮障打孔器。
- 高速手机。
- 低速手机。
- 大卵圆形高速钨钢车针（常使用#7408车针）。
- 树脂抛光杯。
- 约25cm（10英寸）长的特氟龙胶带[聚四氟乙烯（PTFE）胶带]或聚乙烯硅氧烷（PVS）印模材料（低-中等黏度，理想情况下为白色或透明色）。
- 大量的纱布（最好为大尺寸纱布）。
- 棉球或小毛刷。
- 蒸汽清洗设备（非必需，推荐）。

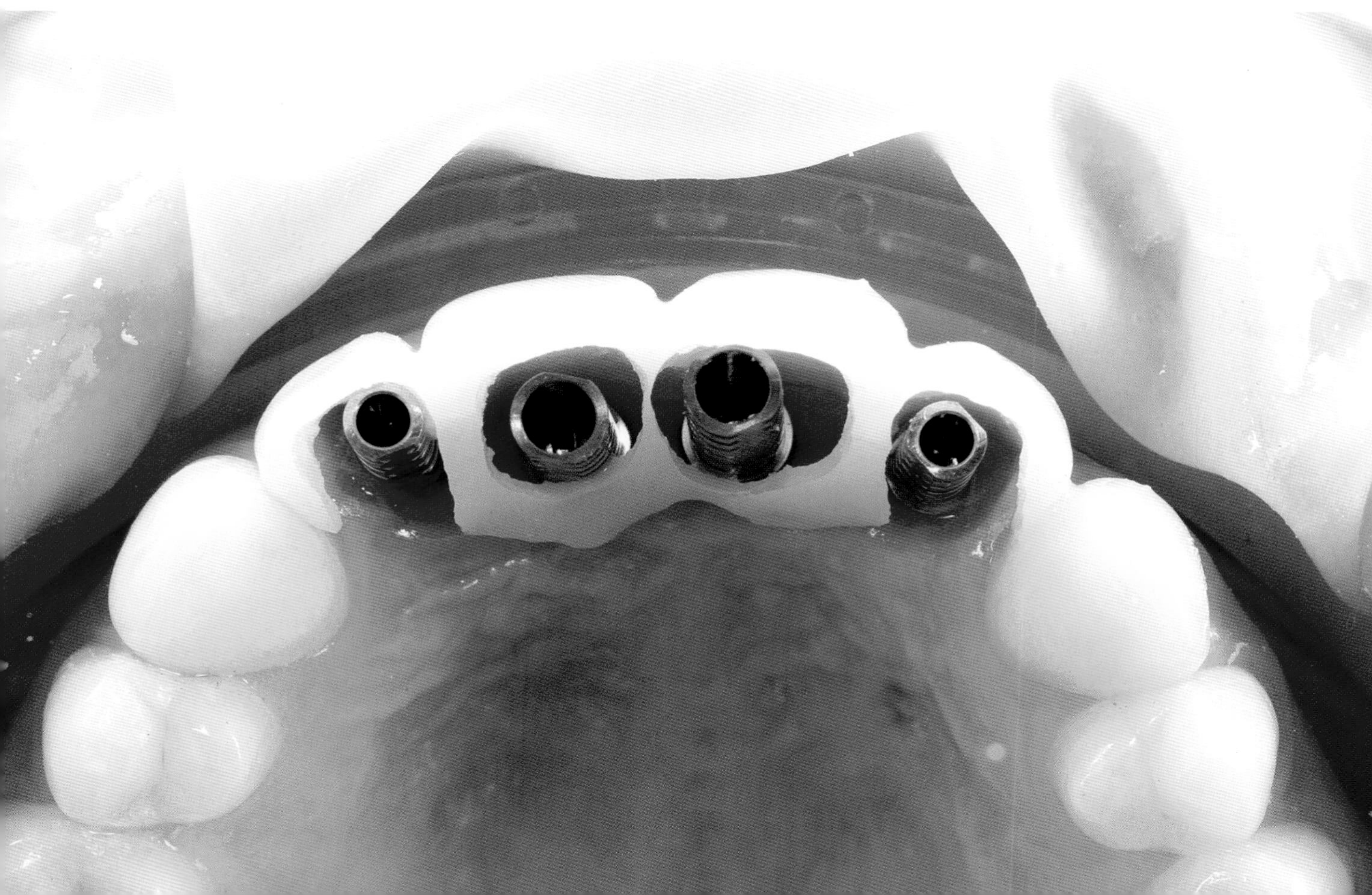

方法步骤

种植术前检查

1. 对拟种植的牙弓进行术前常规取模或者数字化扫描。
2. 做好面弓、颌间距离和垂直距离记录。
3. 为理想的FDP进行术前比色。
4. 将印模、常规石膏模型或数字化扫描，以及面弓和颌间距离记录给技工室。对于多颗种植体而言，全面部数码照片会很有帮助，数码照片包括闭唇像、开唇像、微笑像、大笑像。
5. 类似这样填写设计单：“制作X-X的PMMA固定局部义齿的预成冠，颜色X，无须制作螺丝孔”。
6. 准备与种植体平台相匹配的非抗旋钛临时修复基台。大多数情况下包括配套使用的临时修复螺丝；如果没有临时修复螺丝，则需要预订。

收到临时修复基台后，且种植体植入术前

1. 如果临时修复基台比种植体平台宽，可使用高速钨钢车针进行打磨修整，确保其不宽于即将植入的种植体。不要打磨到与种植体接触的区域。如果不能确定是否接触种植体区域，操作时可将临时修复基台安装到替代体上。当种植体放入牙槽嵴顶以下的时候，这将能够预防不充分的就位。
2. 清洁并干燥临时修复基台。
3. 裁剪橡皮障布并打孔。

种植体植入术后，确定具备良好的初期稳定性时

1. 将临时修复基台用螺丝和螺丝刀准确就位于种植体内。并确认临时修复基台不会连接到种植体周围的骨上（最常发生在舌/腭侧）。
2. 缓慢拧紧修复螺丝。快拧紧时，使用血管钳夹持住临时修复基台，以防止旋转力使种植体发生旋转，拧紧临时修复螺丝（一般扭矩为5～10Ncm）。
3. 从殆面观察角度是否偏向切端的舌/腭侧。
4. 在口外切除PMMA预成修复体预成冠的对应部分。如果种植体角度理想，则基台穿出孔应在切缘的舌/腭侧。此时，在PMMA临时修复体上会有一个贯穿舌/腭侧的孔，这个孔的直径要大于临时修复基台的直径。
5. 在口内试戴临时修复体，检查其就位，对齐殆位置。必要时，从口内取出临时冠，再次切除临时修复体的多余材料，直到其位于临时修复基台上预设的位置。确保临时冠在各个方向均适合，包括近远中向、颊舌向、垂直向。技师可通过舌/腭侧的定位翼或者其他定位方法进行定位。确定合适的垂直距离。
6. 将小块的方形橡皮障布就位于每个临时修复基台上，并将其向根尖滑动。
7. 尽可能清洁和干燥临时修复基台与预成冠的组织面。
8. 将预成临时修复体置于临时修复基台和橡皮障上。再次检查临时修复体的位置。
9. 使用小毛刷分次将室温固化的PMMA涂布于临时修复基台周围，逐个涂布。在临时修复基台和预成冠之间涂布足量的PMMA，以确保连接的牢固性。操作过程中，避免PMMA进入螺丝通道或残留在手术区域内。
10. 让PMMA有足够的时间固化。必要时在临时修复基台和预成临时冠之间增加PMMA。不在穿龈区添加PMMA。只需要足够的PMMA将临时预成冠可靠地连接到基台上。
11. 小心地拧松基台/预成冠修复体。并从口内取出。
12. 用蒸汽清洗基台和临时修复体，以清除血液和唾液。彻底干燥。
13. 在临时修复基台和预成冠之间添加PMMA，临时修复基台的舌/腭侧也添加PMMA。
14. 充填临时修复基台的穿龈区域。遵循临时修复体

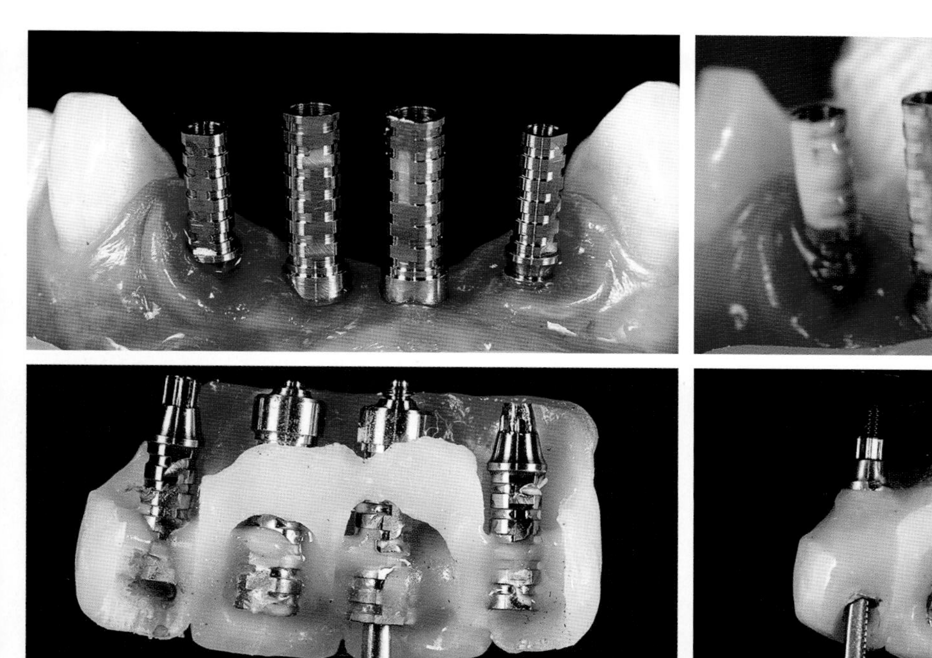
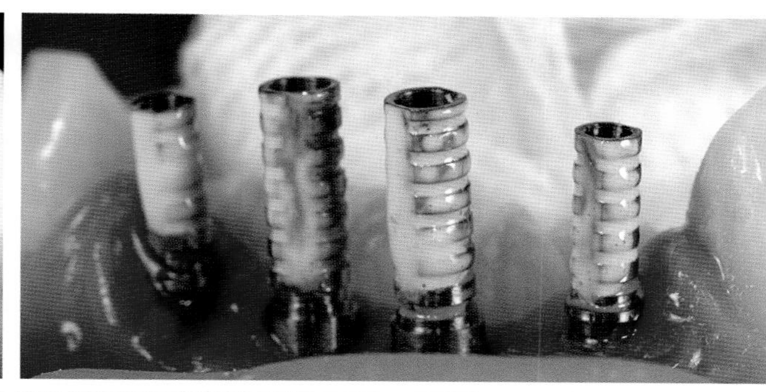
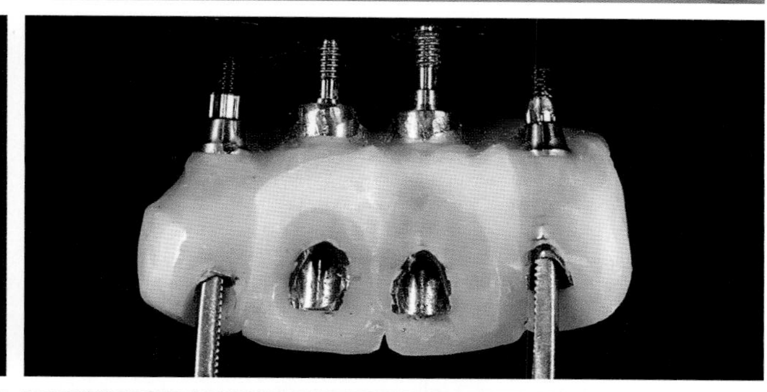
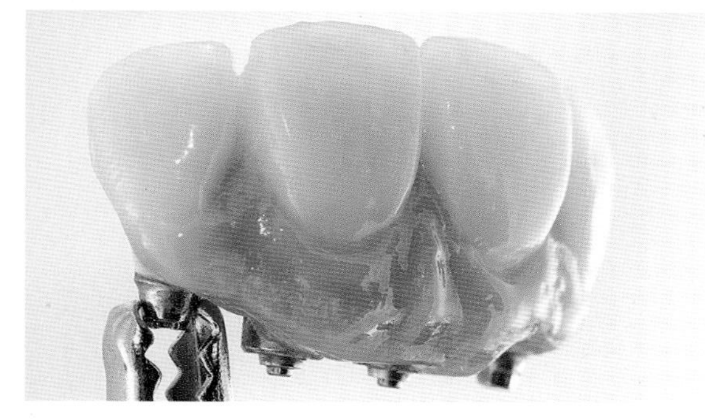
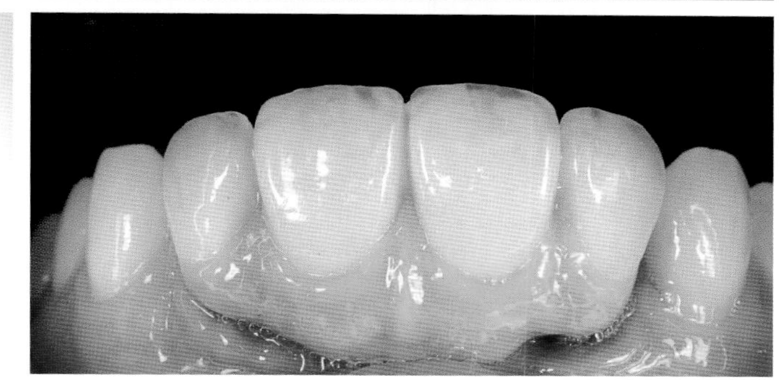

穿龈处的“S”形曲线，在种植体颈部最窄，逐渐增宽直到复合树脂预成临时冠的根尖端。临时修复基台与种植体的连接区域不能涂PMMA。

15. 将修复体放入温水中（不是沸水中），然后放入加压器中。加压，让材料有足够的时间充分固化。
16. 使用大卵圆形钨钢高速车针对临时修复体穿龈区域进行精细打磨和抛光。
17. 使用上述高速钨钢车针或盘状片切轮，将超出扣带区的、过长的临时修复基台进行切割和打磨。
18. 精修外形。
19. 口内试戴临时修复体。
20. 检查种植位点周围软组织是否受压，牙龈是否泛白，邻面接触是理想和平衡的，在整个临时修复体中，邻面的接触保持平衡。对于特定的病例，多颗种植体的临时固定修复体需要仔细考虑殆面和邻面设计。
21. 逐个手动拧紧临时修复螺丝，拧紧顺序可按五星图形（双侧交叉）进行，拧紧力矩为5 ~ 10Ncm。检查和确定垂直距离（OVD）。
22. 清洁并干燥临时修复体的螺丝通道。使用PTFE胶带和复合树脂或PVS印模材料的轻体（白色或透明颜色）充填螺丝通道。
23. 再次检查咬合和邻接关系。

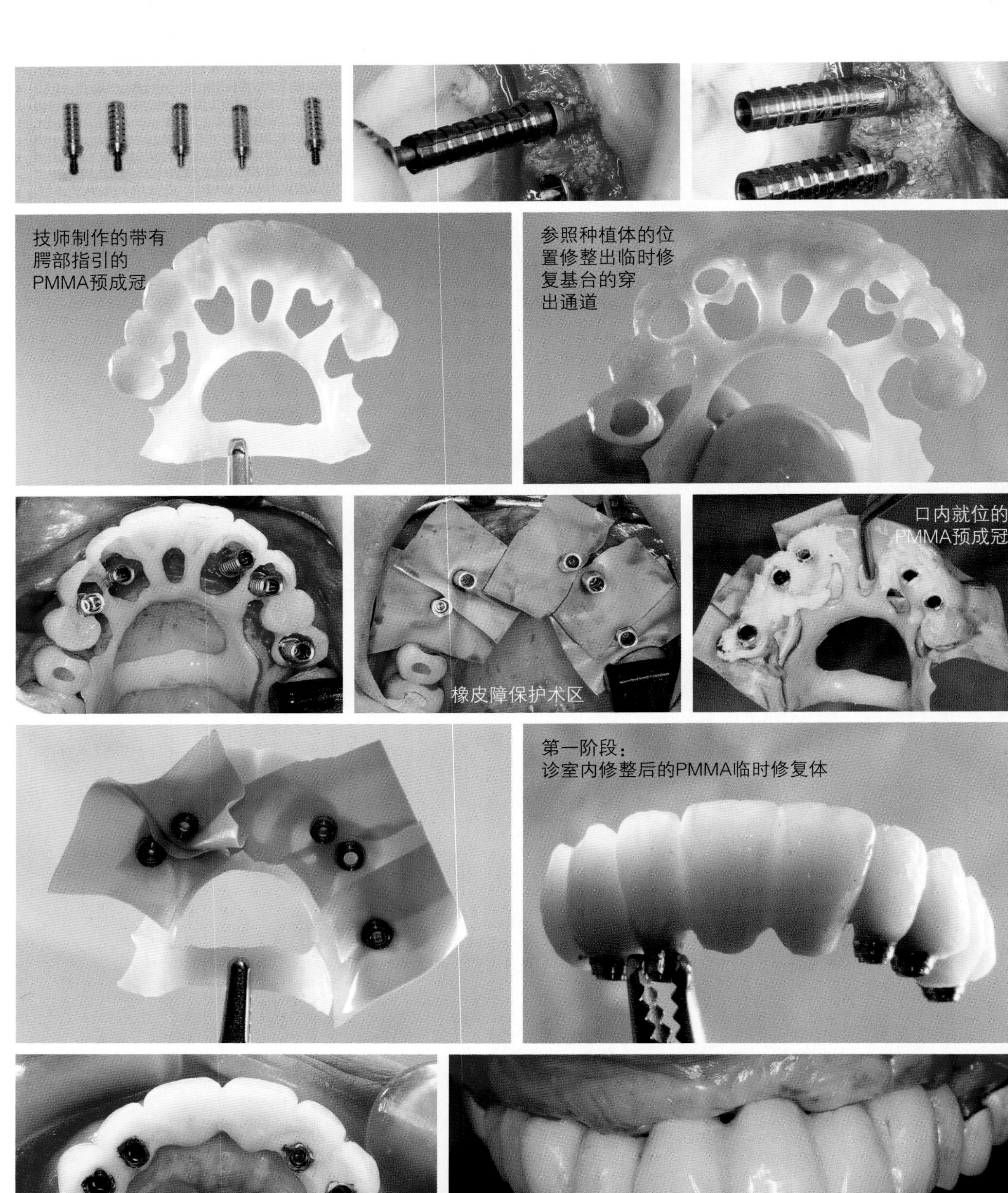
技师制作的带有
腭部指引的
PMMA预成冠
参照种植体的位
置修整出临时修
复基台的穿
出通道
橡皮障保护术区
口内就位的
PMMA预成冠
第一阶段：
诊室内修整后的PMMA临时修复体

手术当日在口内就位的即刻PMMA临时FDP

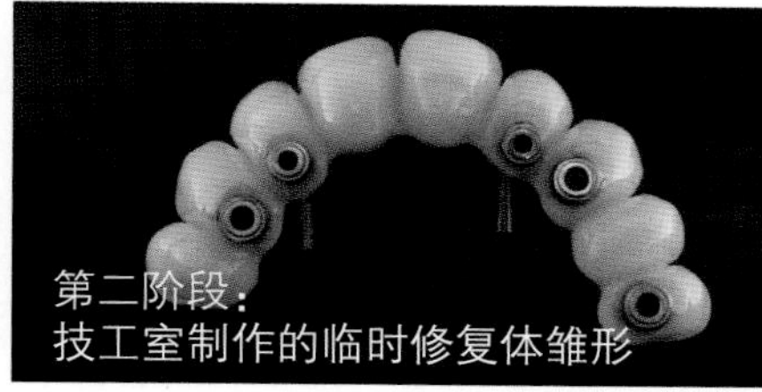
第二阶段：
技工室制作的临时修复体雏形

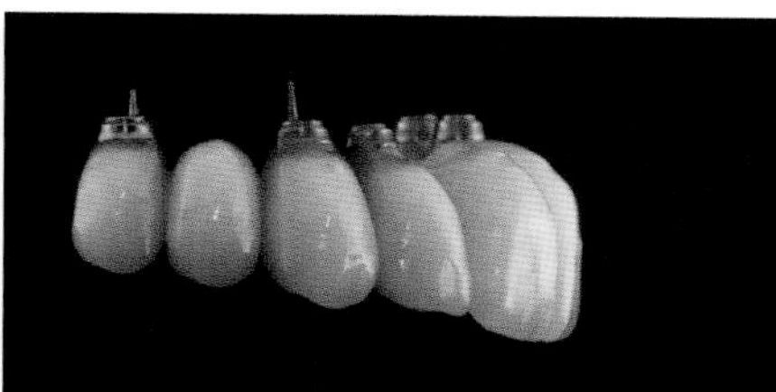

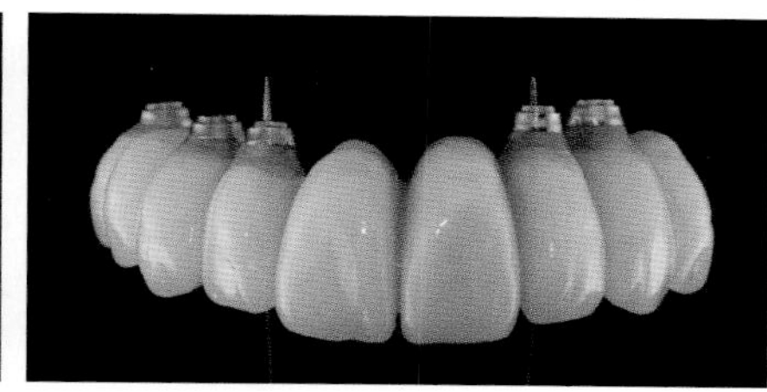

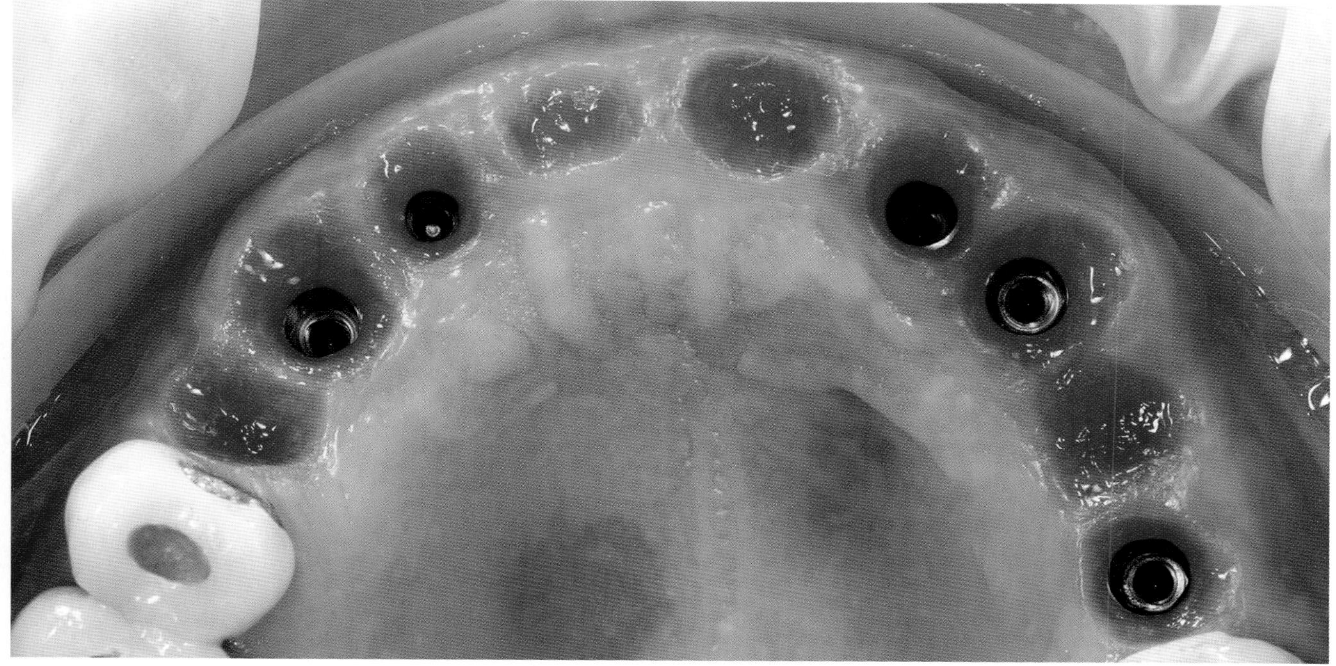

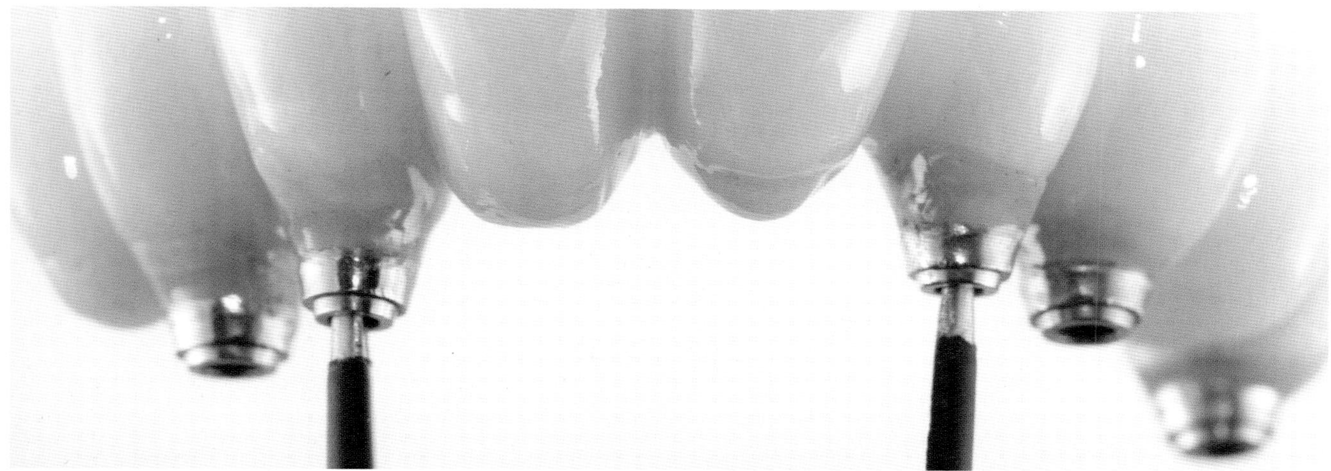

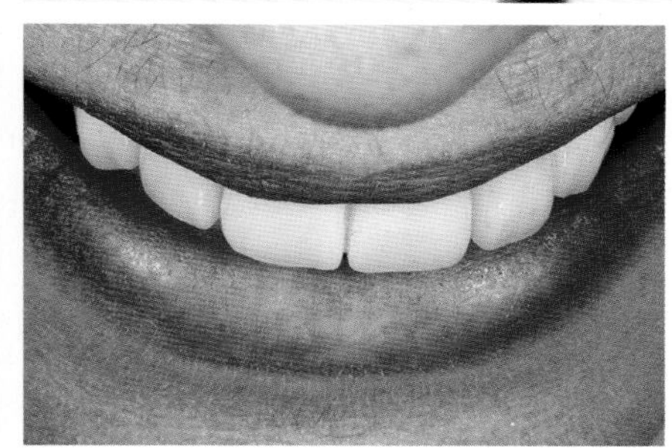

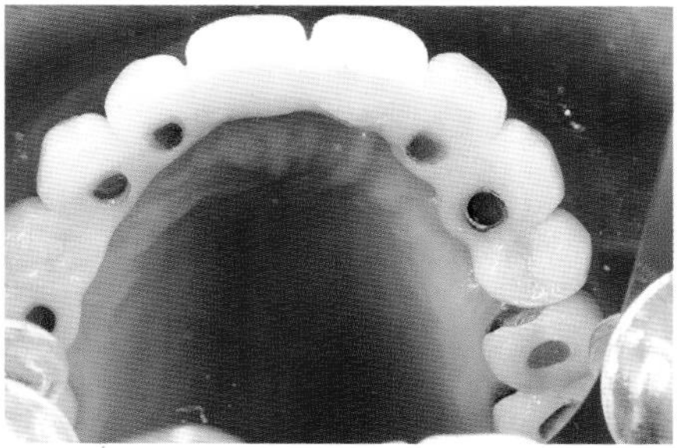

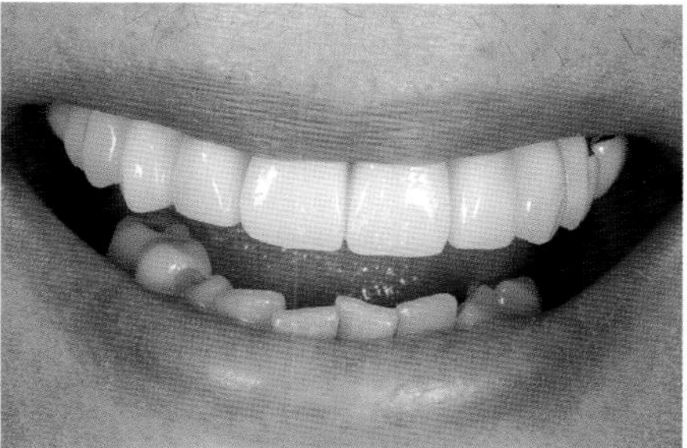

并发症和注意事项

- 即刻负载策略的成功主要取决于在骨结合过程中减轻种植体上的受力。对于单个或小跨度的FDP，它必须保证在牙尖交错位（MIP）和整个下颌的侧方运动过程均无咬合接触。
- 即刻负载的种植体必须保证在外科植入阶段有足够的初期稳定性以便进行临时修复程序。目前对于如何最合适地测量种植体的稳定性，以及足够稳定的阈值是多少还没有形成共识。在我们的临床实践中，种植体是否行即刻负重，是用RFA设备测定ISQ值来决定稳定性，并以阈值65作为界限。是否即刻负重，建议充分尊重外科医生意见和建议。
- 如果种植体在植入过程中没有达到足够的初期稳定性，临床可以选择活动临时修复体、粘接桥或不进行临时修复。
- 即刻临时修复体在第一阶段的主要作用是支持和维持种植体周围的软组织轮廓。为了达到这一目的，医务人员必须设计出合适的空间，制作成窄而连续的穿龈轮廓，并具有适宜的抛光表面。
- 即刻临时修复体的次要作用是利用非常接近天然牙的固定临时修复体改善患者美观。患者必须同意并遵守，不使用临时修复体进行功能负重（如咀嚼或撕咬食物）。
- 在第二阶段，特别是在复杂或高要求的病例中，临时修复体可用于测试和确认4个关键因素：①美学；②发音；③功能；④卫生。建议临床医生在上述4个因素未完全满意的情况下，暂缓制取终印模/修复体。
- 在可能的情况下，与PMMA材料相比，使用复合树脂材料具有更容易、更高效、能够实现多次微调整来满足上述标准。
- 前牙和第一前磨牙是最适宜进行单颗种植体即刻负载的。牙位再靠后失败的风险更高，丧失了临时固定修复体的优势，是不建议的。
- 已证实多颗种植体临时固定修复体的成功使用并不会增加种植体失败的风险。当然其前提条件是种植体有足够的初期稳定性，且种植体数目足够和尺寸及设计合理。
- 虽然临时固定修复比可摘义齿修复更受患者欢迎，但临时固定修复也有诸多挑战。在种植体植入后，骨组织和软组织将进行改建，这极可能导致修复体和软组织间产生缝隙。可能会导致说话时口齿不清、食物嵌塞、容易产生唾液飞沫。因为大多数临时修复都是由PMMA制成，这可能会出现过早磨损、脱落和变色。因此，建议使用第二阶段的临时修复体。在骨结合完成后，制取种植体水平印模，制作工作模型，并由技工在此模型上制作临时修复体。第二阶段的临时修复体应纠正第一阶段修复体的所有缺陷。这个第二阶段的原型（一旦得到各方的认可）将作为最终修复体的模板。在对临时修复体所有部位完全满意前，不建议按原临时修复体制作最终修复体。
- 在一些牙槽骨缺损严重或低位笑线病例中，使用“牙龈瓷”修复龈乳头和整个软组织区域将获得美学和功能益处。在进行临时修复之前，就应该考虑到牙龈瓷的设计和细节。所以，在进行种植一期手术之前就需要考虑上述因素，因为在高笑线的情况下，某些一期手术可能会涉及是否进行牙槽骨修整，以确保修复体-软组织的交界处位于笑线内（参见下页左图和中图）。
- 在拧紧多颗种植体时临时修复体或最终修复体），建议从一侧到另一侧交叉对种植体加力拧紧（参下页右图加力顺序图），且拧紧扭矩逐渐增加。刚戴入修复体时，每个螺丝都应该在没有任何力量的情况下开始拧入，然后阻力逐渐增加。在戴入过程中，种植体周围的软组织可能会产生一些阻力，表现为牙龈发白或者患者感觉有压力感。采用缓慢、渐进、交叉的逐个拧紧螺丝，可以降低就位错误、种植体内连接对位不良或非被动就位的风险。

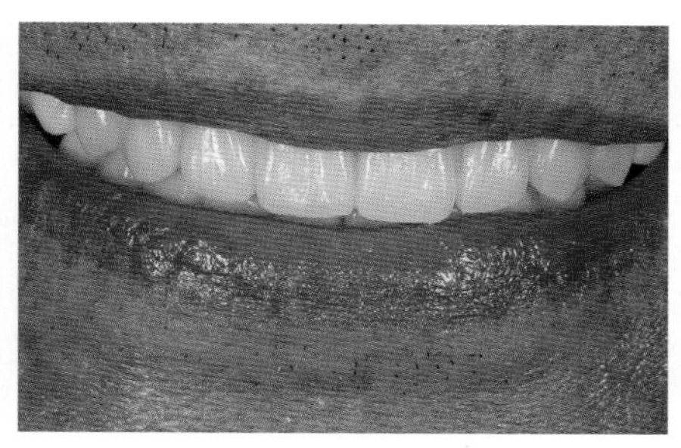

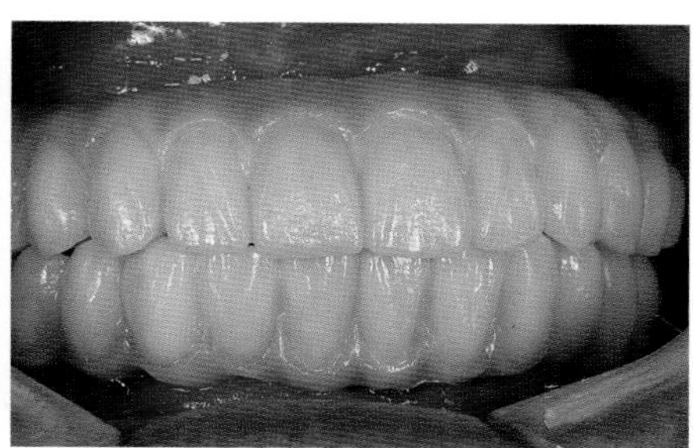

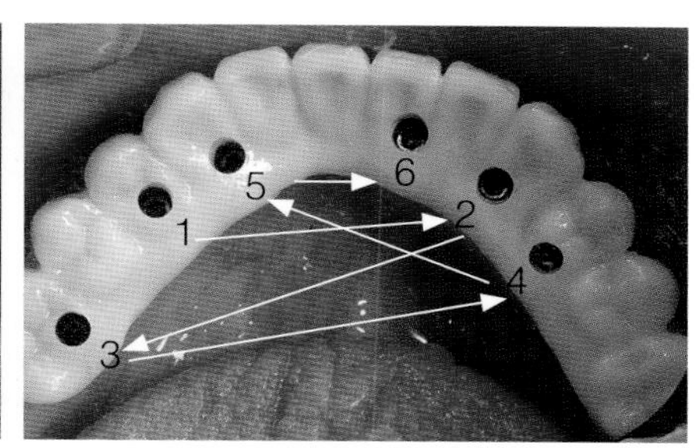

讨论

在谨慎使用和高度注意细节处理时，单颗种植体的即刻负载是一种具有良好可预期性的治疗方式。最适合在美学区使用。临时修复体在起始阶段的最初功能是支撑和维持种植体周围软组织的轮廓。其次，在骨结合期间，也为患者提供了一定的美观性，即替代了缺失牙。患者必须遵守不得使用临时修复体咀嚼和撕咬食物。

遵照这个方案可以实现合理的美学，但应告知本方案仍有一定的局限性。牙齿的颜色是最常见的挑战之一。

如果种植体植入时的初期稳定性不足，则不建议使用种植体支持的固定临时修复体。可以选择粘接性桥体、活动临时修复体或不进行临时修复。

在治疗的后期，在临近最终修复阶段时，使用临时修复评估4个关键因素：①美学；②发音；③功能；④卫生。整个团队（修复医生、外科医生或牙周医生、技师和患者）可以评估当前临时修复体的效果。在最大限度内，所有团队成员对上述4个关键因素未完全满意之前，应保持在临时修复阶段并继续调改。如果需要进行调改，对临时修复体的调改是比较容易的。如果软组织的量或结构不理想，需要在这个阶段进行额外的外科手术。只有所有人都满意了，所有的因素都符合标准（在最大限度上）后，才能进行终印模的制取。

对于多颗种植体的临时修复，需要一些特殊的考虑。在单个预成临时修复体的临床操作中，虽然预成冠的复位相对简单，甚至可以在没有任何辅助装置的情况下完成，但是对于多颗种植体的临时修复体来说，使用辅助定位装置引导就位相对重要。近远中向、颊舌向、垂直向位置等均需准确地从殆架上转移到口内。对于不同的患者，可以有多种方法解决准确就位问题。最常见的几种方法就是，对于中等大小的临时固定修复体，可以以邻牙制作定位翼引导就位。对于多颗种植体或全牙弓临时固定修复体，可通过腭杆或舌杆引导就位。在制订治疗计划阶段，还必须向技师提供适当的诊断信息，以正确地将牙齿设计在与颌骨相适应的位置，包括面弓记录、正中关系（CR）记录、诊断照片、高笑线位置、牙槽骨修整以及患者的期望。

虽然PMMA的性能不如复合树脂材料，但大多数预成临时修复体仍采用PMMA材料制作。此状况可能会随着时间的推移而发生改变。使用PMMA预成冠需要在口内（术中）使用造牙粉/液体PMMA，其操作难度大、颜色稳定性较差、固化后孔隙率大。临时愈合基台在口内复位时，建议在基台上方使用小块橡皮障布，以减少种植体或手术部位被PMMA污染的风险。

在设计和制作多颗种植体的临时固定修复体（FDP）时，必须个性化设计咬合方案以适应具体病例。具体来说，这取决于种植体的位置和数量、余留牙的位置和数量、对颌牙列/修复体的类型和材料、颞下颌关节（TMJ）的状态、下颌肌肉组织的大小等。虽然一些情况下设计成相互保护殆，另一些情况下可能设计为部分组牙功能殆的组合模式。

参考书目和补充阅读

[1] Agliardi E, Panigatti S, Clerico M, Villa C, Malo P. Immediate rehabilitation of the edentulous jaws with full fixed prostheses supported by four implants: Interim results of a single cohort prospective study. Clin Oral Implants Res 2010;21:459-465.

[2] Artzi Z, Kohen J, Carmeli G, Karmon B, Lor A, Ormianer Z. The efficacy of full-arch immediately restored implant-supported reconstructions in extraction and healed sites: A 36-month retrospective evaluation. Int J Oral Maxillofac Implants 2010;25:329-335.

[3] Baltayan S, Pi-Anfruns J, Aghaloo T, Moy PK. The predictive value of resonance frequency analysis measurements in the surgical place_ment and loading of endosseous implants. J Oral Maxillofac Surg 2016;74:1145-1152.

[4] Block M, Finger I, Castellon P, Lirettle D. Single tooth immediate provisional restoration of dental implants: Technique and early results. J Oral Maxillofac Surg 2004;62:1131-1138.

[5] Chee W, Jivraj S. Efficiency of immediately loaded mandibular full - arch implant restorations. Clin Implant Dent Relat Res 2003;5:52-56.

[6] Ferrara A, Galli C, Mauro G, Macaluso GM. Immediate provisional resto_ration of postextraction implants for maxillary single-tooth replacement. Int J Periodontics Restorative Dent 2006;26:371-377.

[7] Schoenbaum TR, Klokkevold PR. The implant-supported screw-retained provisional prosthesis: Science, fabrication, and design. In: Schoenbaum TR (ed). Implants in the Aesthetic Zone. Cham, Switzerland: Springer, 2019:175-192.

[8] Schoenbaum TR, Swift EJ Jr. Abutment emergence contours for single - unit implants. J Esthet Restor Dent 2015;27:1-3.

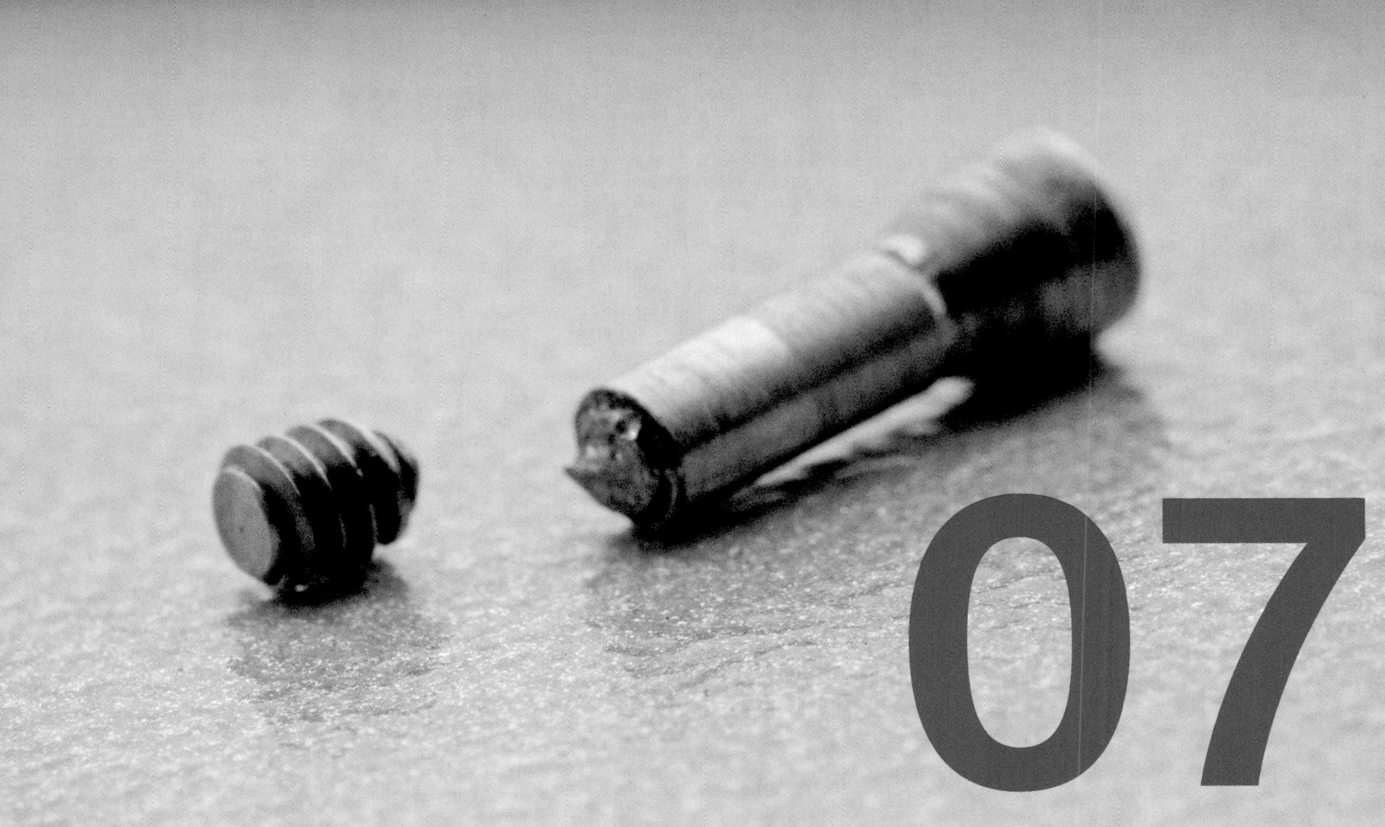

07

并发症

Complications

螺丝松动与修复体拆除

有时将修复体或基台固定在种植体上的螺丝将会松动。可能的原因有：螺丝使用不当、螺丝拧紧的扭矩不足、使用不匹配的扭力扳手、初戴时修复体或基台未完全就位、初戴时邻面接触区压力过大、过大的咬合力、制作不良的修复体，随着使用时间推移出现的磨损和拉伸等。如果基台或修复体因任何原因存在缺陷，就可能需要重新制取印模。如果确定修复体是完好的，那只需更换或重新拧紧螺丝即可。如果患者的修复体出现松动，又没有备用的新螺丝，则可在此期间重新拧紧现有螺丝，直到更换新的螺丝为止。

想要重新拧紧或更换螺丝，首先必须找到螺丝通道。对于螺丝固位的修复体，螺丝通道可通过其上覆盖的复合材料的位置来定位，如下图所示。从顶部向下钻入复合材料，直到感觉到或看到软质的螺丝覆盖物（棉花、特氟龙胶带等）。然后，保持钻针垂直并沿四周进行磨除螺丝通道中所有剩余的复合材料。一旦复合材料被清理干净后，将螺丝表面的覆盖材料完全去除。这时可以看到螺丝，然后使用合适的螺丝刀拧紧或拆卸并更换螺丝。需要谨慎地判断现有螺丝是否应被拧紧；旧螺丝可能会松脱或断裂，这会进一步增加治疗的难度。理想情况下需用新螺丝替换旧螺丝，并将其扭紧至制造商建议的阈值。在第5章中描述了该过程（参见第164页和第182页）。

对于粘接固位的修复体出现螺丝松动，大致过程与上述过程相同，只是更难定位螺丝通道而必须破坏性拆除牙冠部的材料。可以通过X线片来评估并定位

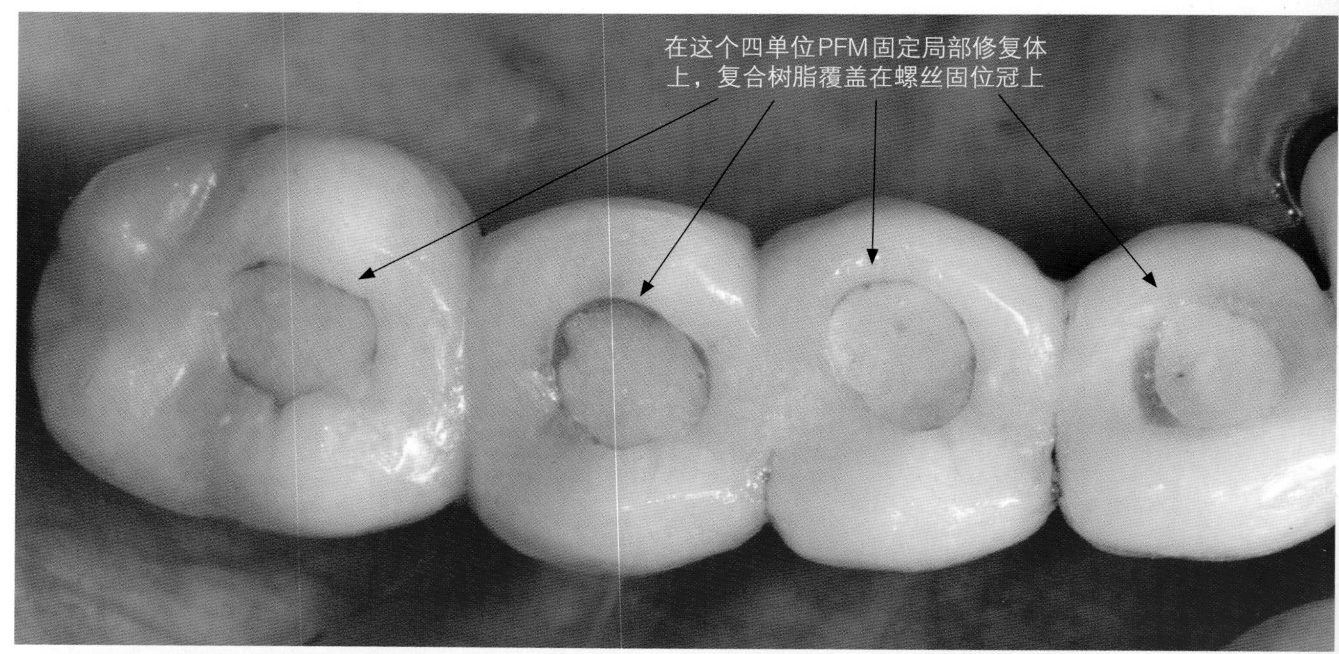
在这个四单位PFM固定局部修复体
上，复合树脂覆盖在螺丝固位冠上

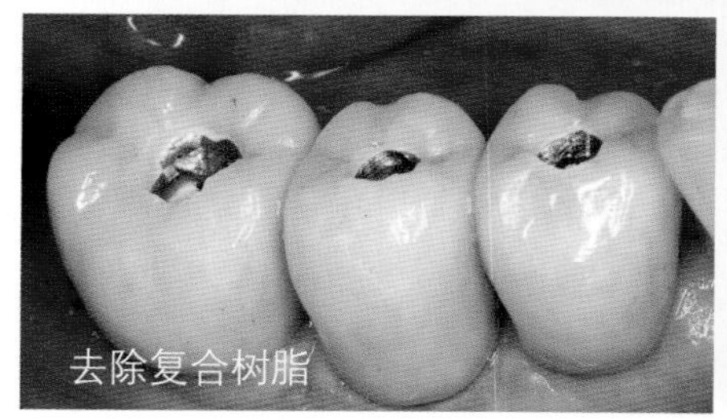
去除复合树脂

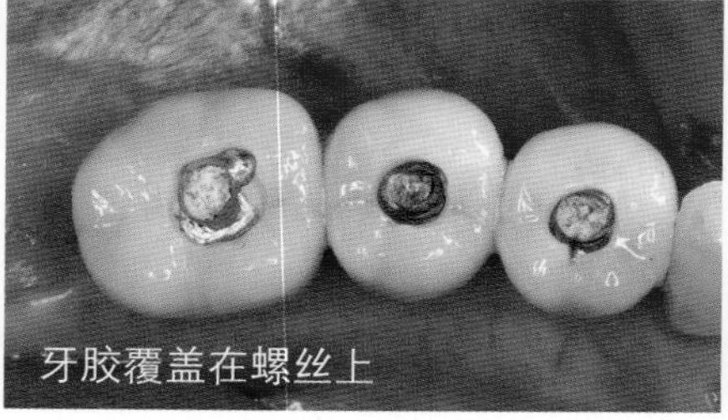
牙胶覆盖在螺丝上

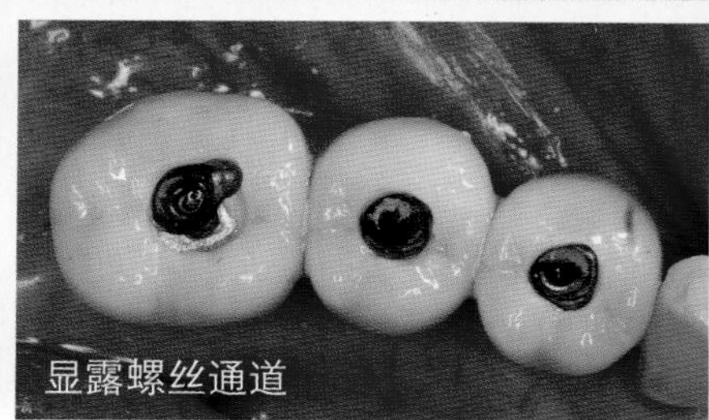
显露螺丝通道

后牙区植入位点合理的种植体螺丝通道，从而确定近远中向的螺丝通道。颊舌向位置可以通过扪诊牙槽嵴来估计。拆除牙冠虽然有点不便，但问题不大。

牙体牙髓医生经常需要拆除牙冠进行根管治疗。非贵金属合金、氧化锆和二硅酸锂冠修复体需要更多的临床工作，但是选择一些新的、合适的钻针，也可以毫不费力地拆除。一旦牙冠被拆除并且显露了螺丝通道，后面的程序与上述程序相同。现在粘接固位修复体在功能上已经与传统的螺丝固位修复体没有太大差别。

在美学区，牙槽嵴天生就比较窄，且与唇面成一定角度。因此，由于种植体的偏唇侧植入，在美学区的种植体上使用粘接固位修复体并不罕见。在这些

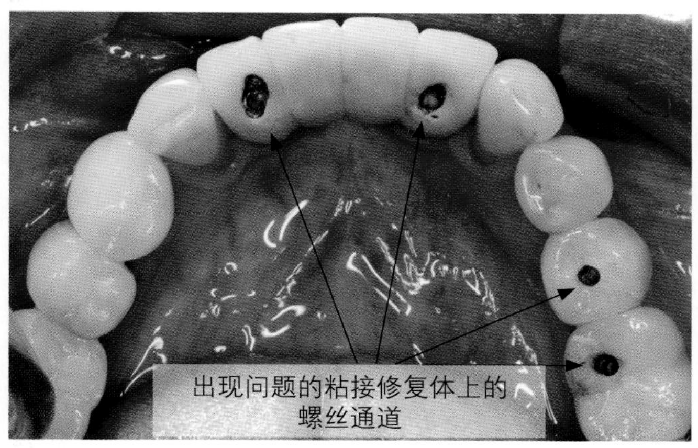
出现问题的粘接修复体上的螺丝通道

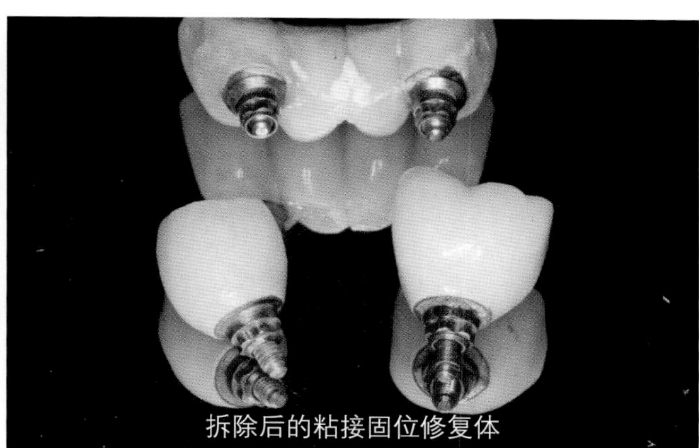
拆除后的粘接固位修复体

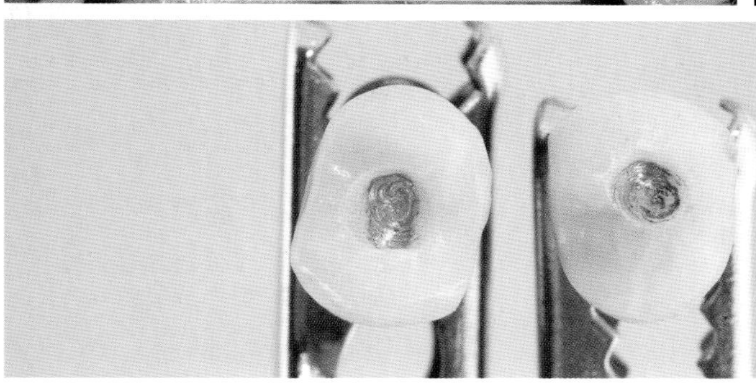

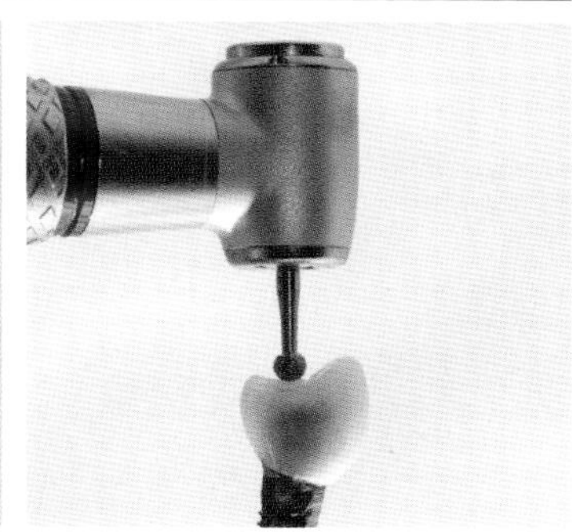

情况下，螺丝的松动可能需要拆除牙冠，并进行整体更换。

在用钻针进入粘接冠修复体暴露螺丝通道前，可以尝试用镊子将其取下。随着时间的推移，部分粘接剂的粘接强度会减弱，可以通过轻柔、持续的力来取下牙冠。在这种情况下，如果原有牙冠合适的话，可以更换修复基台螺丝，重新拧紧，并重新粘接牙冠。

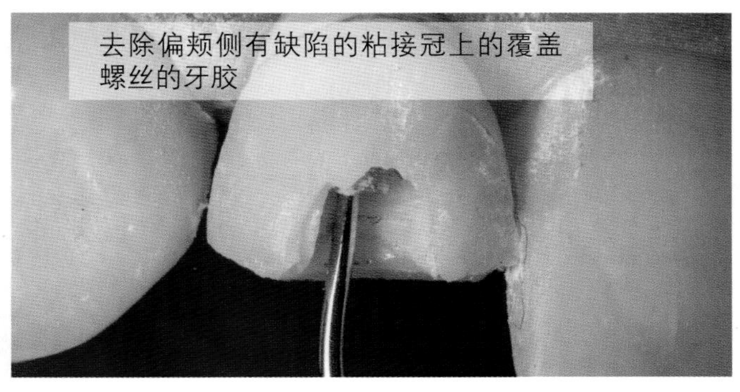
去除偏颊侧有缺陷的粘接冠上的覆盖螺丝的牙胶

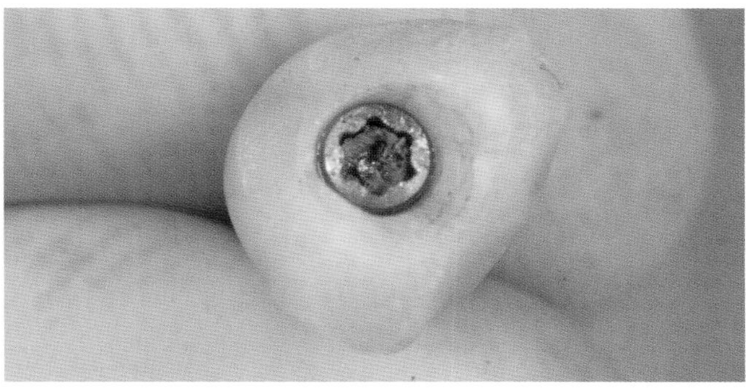

实心、软组织水平基台上修复体的拆除

虽然不像以前那么常见，但软组织水平种植体可以选择实心基台，它的基台和螺丝是一个整体的钛合金。基台直接连接到种植体上，牙冠只能粘接在实心基台上，没有任何螺丝通道。如果软组织水平种植体上使用实心基台的修复体出现松动，有3种方法可以拆除：

（1）如果使用了粘接强度比较弱的粘接剂，可以用镊子将牙冠从基台上移除，并拧松基台。

（2）破坏修复体的邻面接触，然后用镊子旋转牙冠使其松动，并与粘接的基台一起取下。

（3）可以从颊舌向切割牙冠并拆除，然后拧松基台。

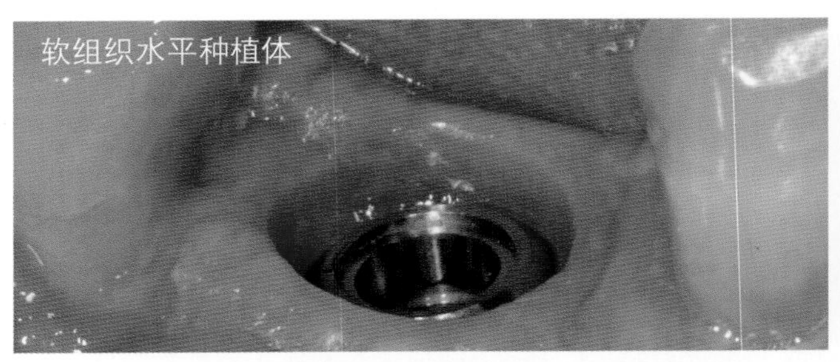
软组织水平种植体

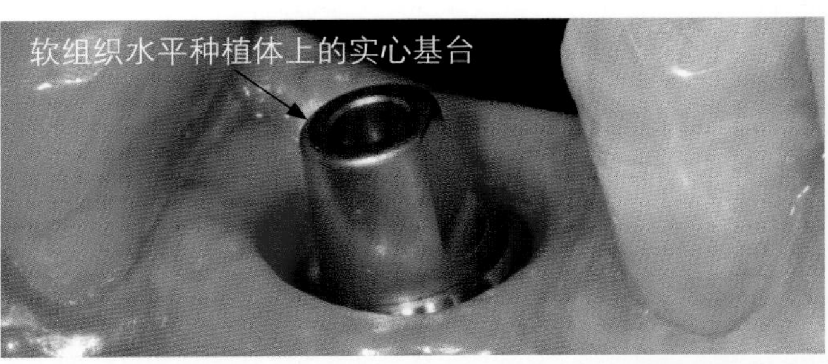
软组织水平种植体上的实心基台

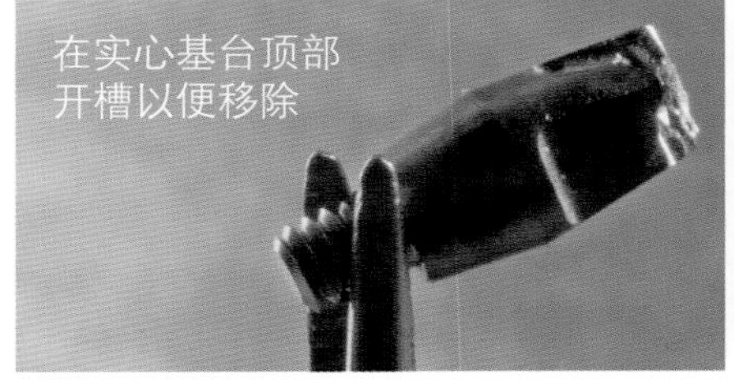
在实心基台顶部开槽以便移除

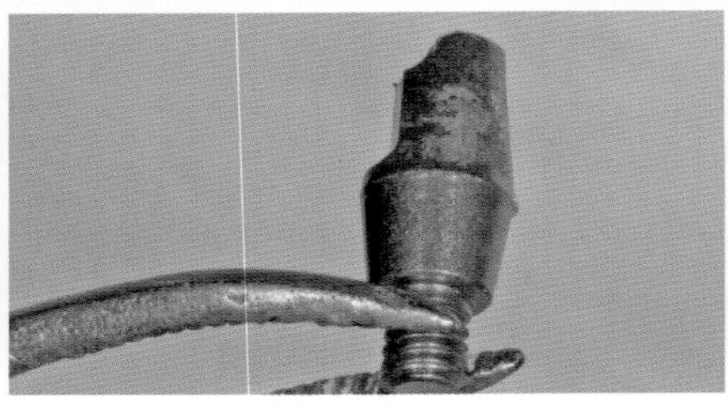

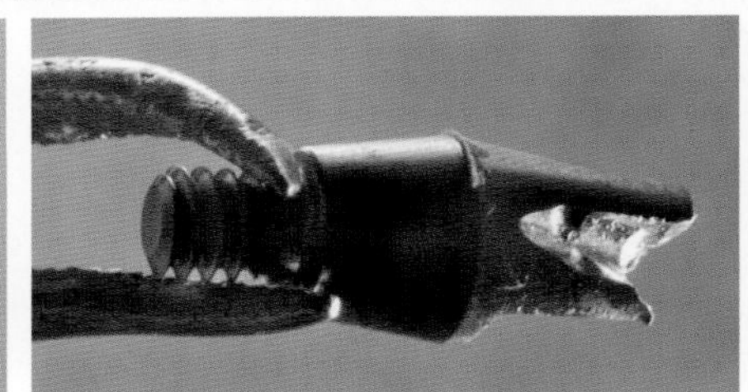

在大部分情况下，实心基台上的松动牙冠都需要更换。由于软组织水平种植体的粘接边缘位置很难调改（而且总是位于龈下较深的位置），在可能的情况下使用螺丝固位修复体替换。这种情况下，不太可能通过重新拧紧基台和重新粘接牙冠来解决。

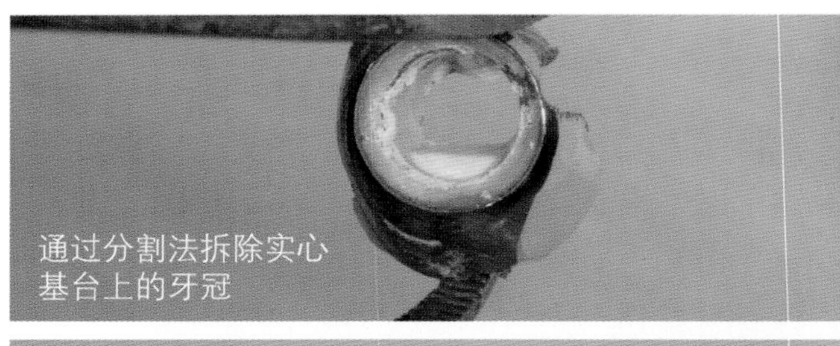
通过分割法拆除实心基台上的牙冠

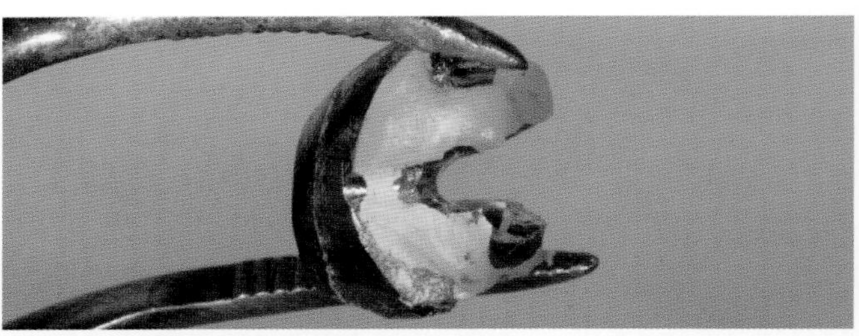

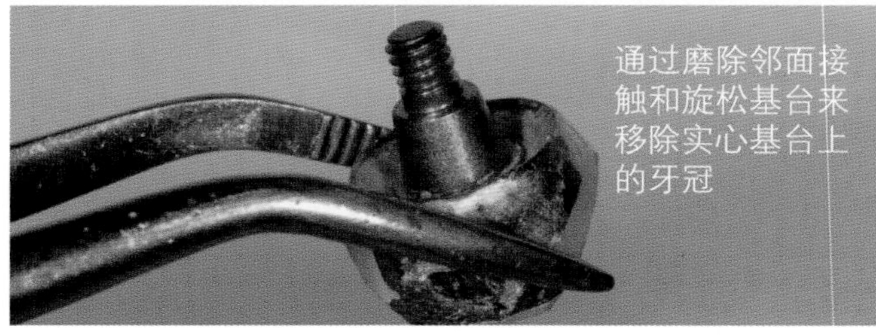
通过磨除邻面接触和旋松基台来移除实心基台上的牙冠

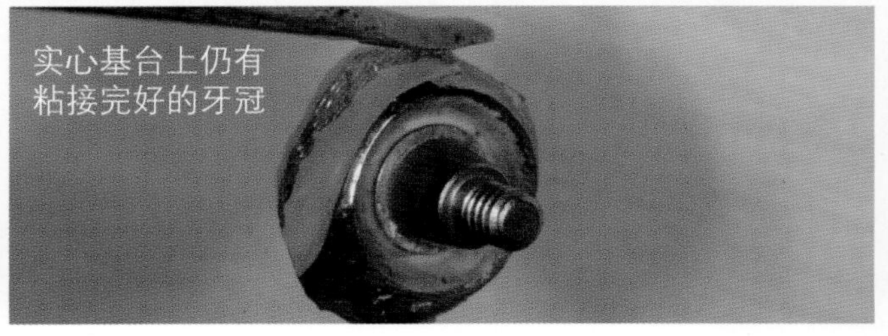
实心基台上仍有粘接完好的牙冠

螺丝滑扣

螺丝滑扣的原因有很多，如选用错误的螺丝刀、螺丝刀有磨损、扭矩过大、拧紧过程中螺丝头中有碎屑等。如果可能，应尽可能更换滑扣的螺丝以减少今后需要重新治疗的并发症。

有几种方法可以移除滑扣的螺丝，但最有效、最可预期的方法是使用专门设计的螺丝移除工具。最主要的工具是一个反向螺纹螺旋钻，将它拧入滑扣的螺丝头，然后用扭矩扳手逆时针旋转取出。也可以通过在螺丝头部的颊侧和舌侧切一个缺口，然后用开槽起子反向扭转螺丝来移除滑扣的螺丝。这项操作相当困难，需要有放大和照明设备（手术显微镜是理想的辅助设备）。如果不能直观看到和接触到螺丝头，可以磨改基台以便接近螺丝头。最终将螺丝头顺利、完整地取出。拧下螺丝后，牙冠/基台将脱落。此时也可以相对容易地用镊子从种植体中取出残余的有螺纹的螺丝体部。拆下的螺丝不能重复使用，需要进行更换。对螺丝滑扣最佳的管理方式就是预防。可以回顾一下第1章中有关螺丝刀和扭矩扳手的正确使用方法，以最大限度地降低螺丝滑扣的风险概念。

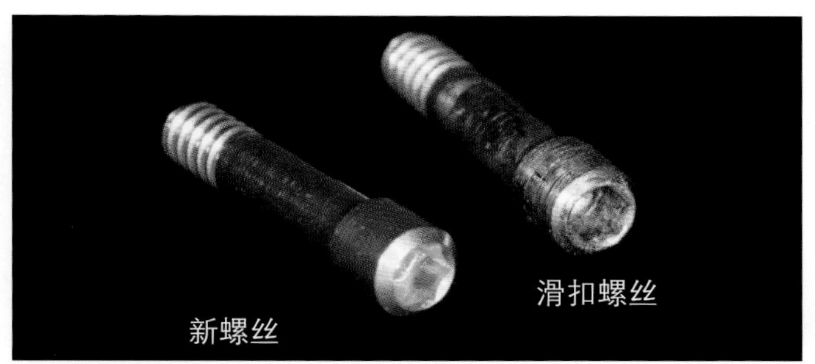
新螺丝
滑扣螺丝

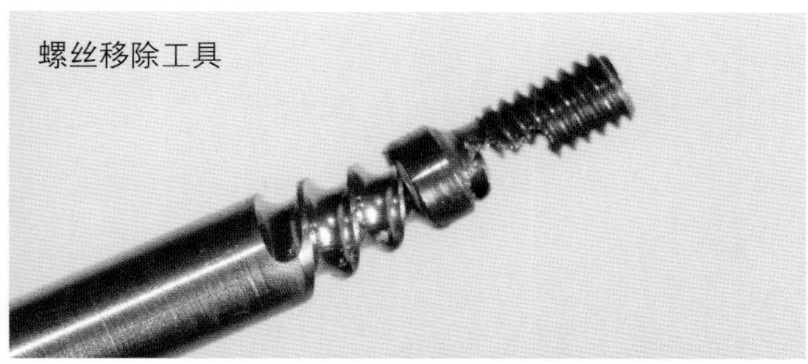
螺丝移除工具

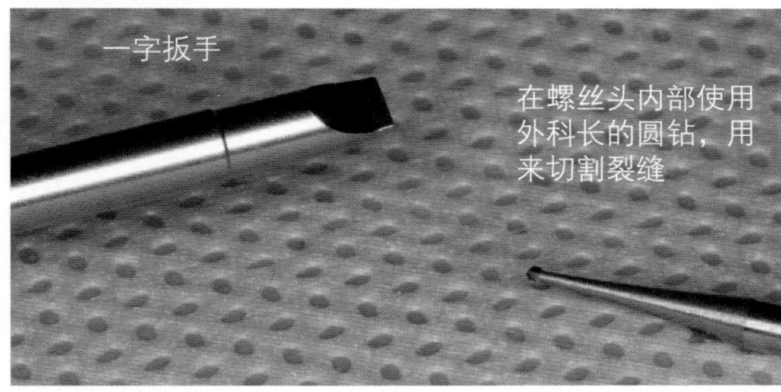
一字扳手
在螺丝头内部使用外科长的圆钻，用来切割裂缝

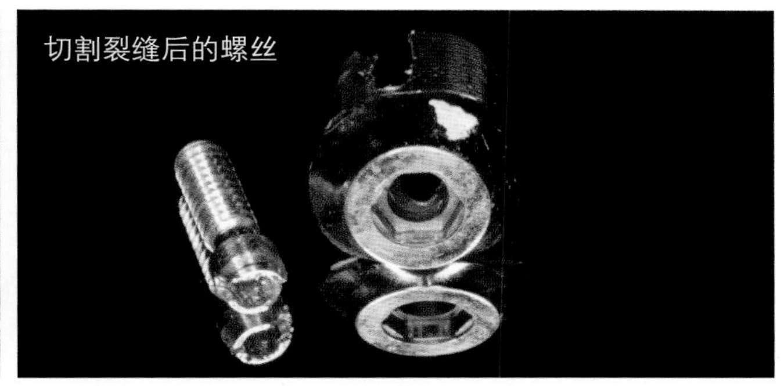
切割裂缝后的螺丝

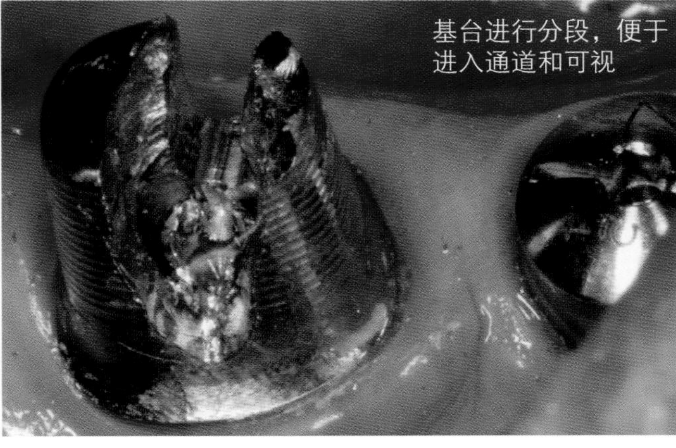
基台进行分段，便于进入通道和可视

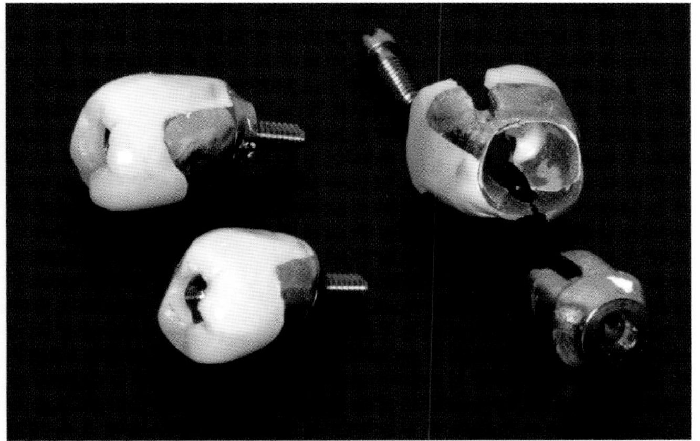

螺丝断裂

现代种植体设计和材料在很大程度上减少了基台螺丝断裂的发生。但是，如果修复体超载、螺丝扭矩过大或螺丝质量差，仍可能出现螺丝断裂。尽可能确保螺丝是新的，并由种植体制造商提供以确保尽可能高的质量。

有专门的工具组件用于移除断裂的螺丝，通过工具组件在螺丝中间钻一个小的导向孔，并使用反向螺纹丝锥拆除剩余的螺丝体。有些螺丝可以用锐利、坚固的工具使用轻力逆时针旋松来拆除（锐利的超声波工作尖效果较好；探针强度不够而无法施加足够的力）。尽可能让患者位于一个使重力有利于操作的体位。耐心、高倍数的放大与照明设备是必不可少的。

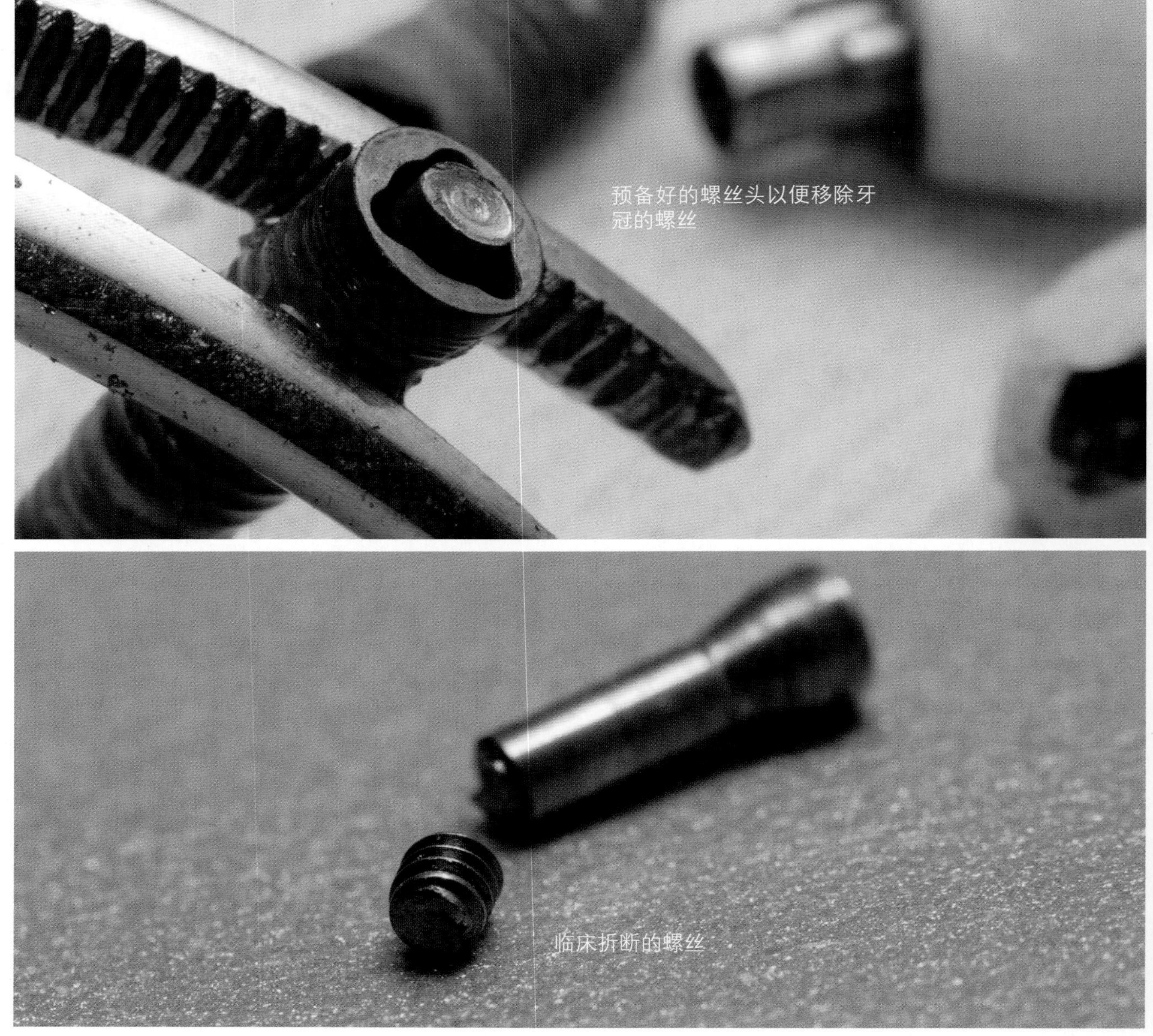

预备好的螺丝头以便移除牙冠的螺丝

临床折断的螺丝

破损和失败的修复体

种植修复体（如牙支持式修复体）并非永久耐用。取出、修复和更换是种植修复过程的一部分。最常见的情况是，表面瓷层的崩瓷需要拆除修复体并进行更换。与旧的烤瓷熔附金属（PFM）修复体相比，现代高强度材料降低了崩瓷失败的发生率，但并未完全消除这种情况。虽然有些瓷层的破损可以通过抛光解决，但大多数情况需要更换整个修复体。与你的技师商量，但大多数修复体（PFM、氧化锆烤瓷等）不能简单地对瓷损区进行修复或修补，如果第一次失败了，修复后也很可能再次失败。

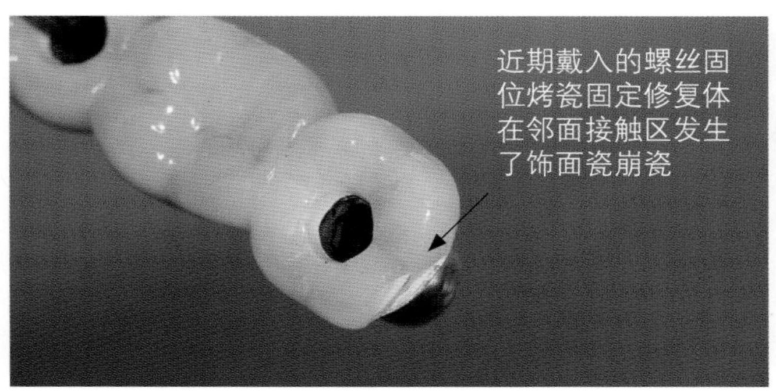

近期戴入的螺丝固位烤瓷固定修复体在邻面接触区发生了饰面瓷崩瓷

近期戴入的螺丝固位烤瓷固定修复体在远中邻面发生了饰面瓷崩瓷

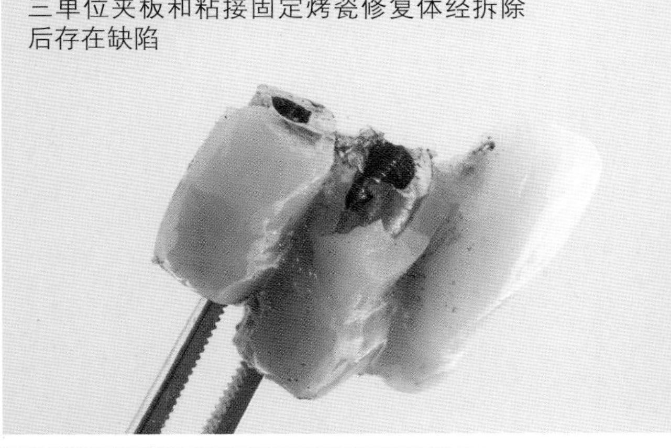

三单位夹板和粘接固定烤瓷修复体经拆除后存在缺陷

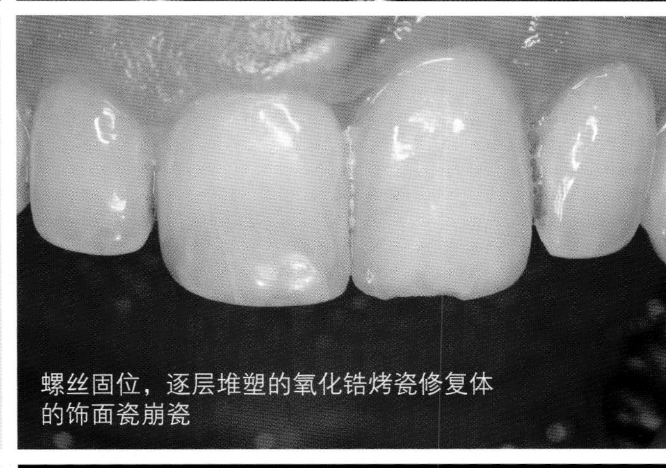

螺丝固位，逐层堆塑的氧化锆烤瓷修复体的饰面瓷崩瓷

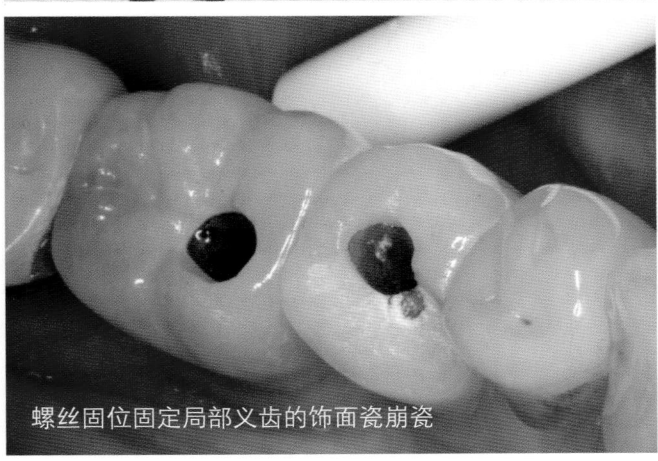

螺丝固位固定局部义齿的饰面瓷崩瓷

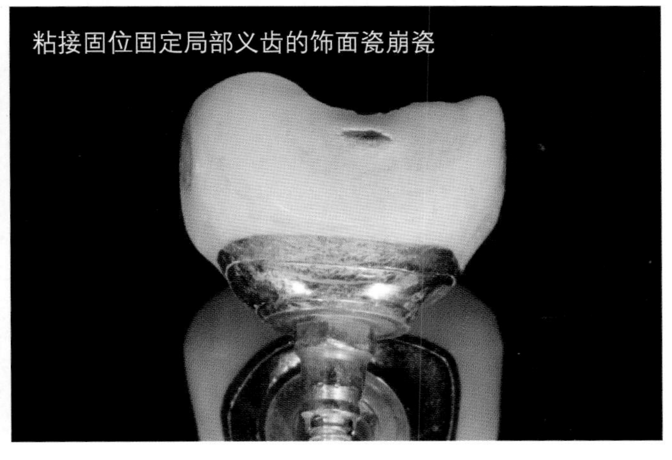

粘接固位固定局部义齿的饰面瓷崩瓷

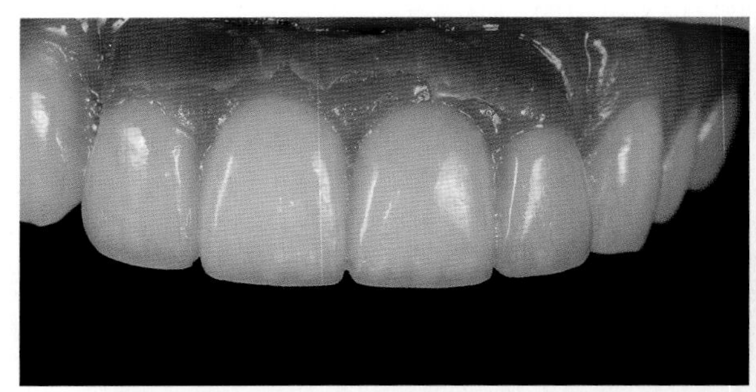

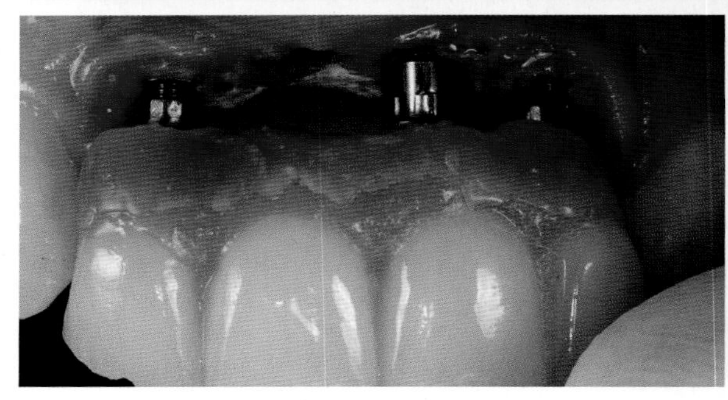

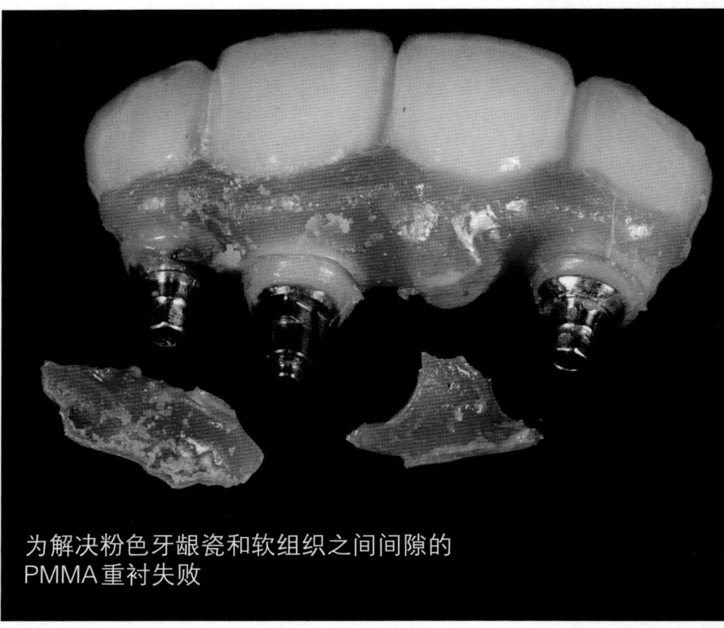

为解决粉色牙龈瓷和软组织之间间隙的PMMA重衬失败

基台或支架也可能出现问题。随着时间的推移，金属和氧化锆支架会在过度负载下发生断裂。用于螺丝固位的氧化锆修复体的钛基通常不足以承受磨牙区咀嚼过程中所承受的力（建议使用坚固的个性化切削的钛基底作为替代方案）。基台的断裂需要同时更换牙冠和基台。多颗修复体夹板固定修复体的一部分失败，通常需要更换整个修复体。

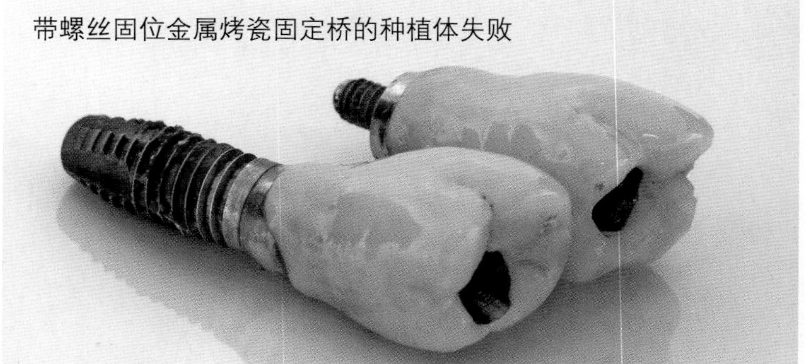

带螺丝固位金属烤瓷固定桥的种植体失败

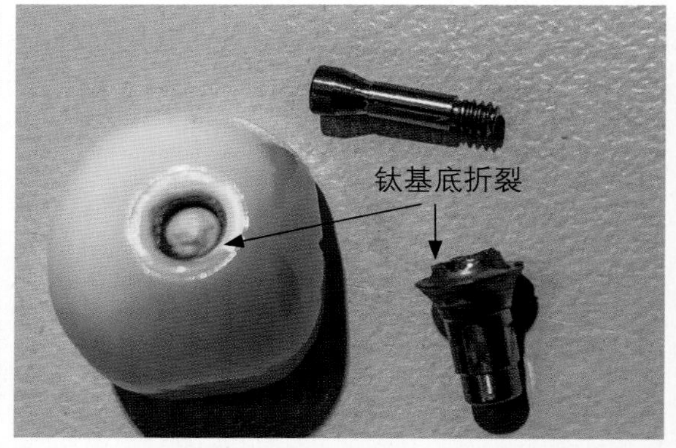

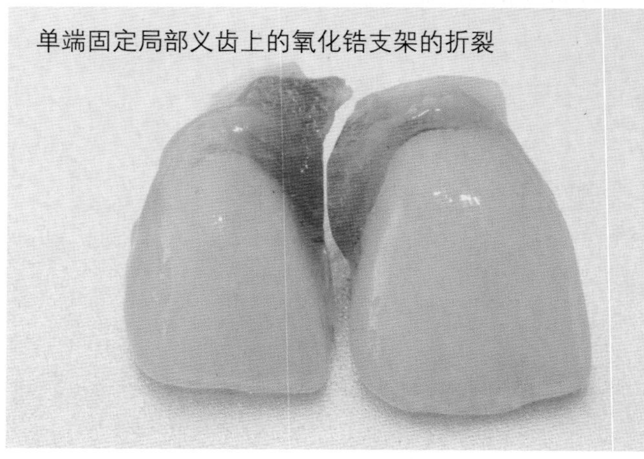

单端固定局部义齿上的氧化锆支架的折裂

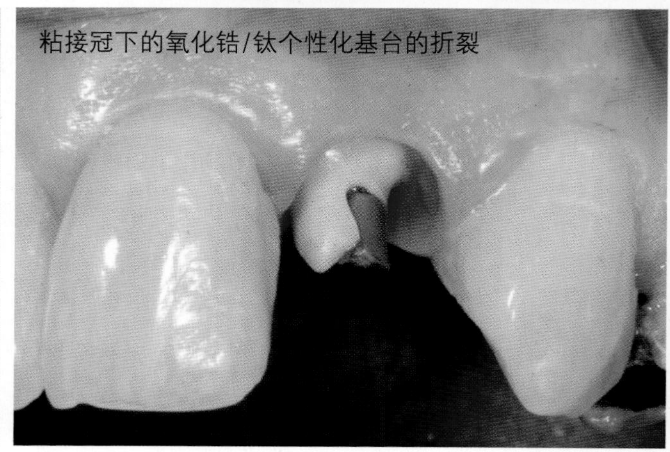

粘接冠下的氧化锆/钛个性化基台的折裂

临时修复体的破损

种植临时修复体有许多功能，特别是在验证修复体设计和功能需求方面。临时修复体的破损可能预示着系统中存在之前未发现的超负载，这可能需要改变治疗方案（即植入更多的种植体、更坚固的修复材料或支架，咬合保护）。

在骨结合过程的早期阶段，不应从种植体上移除基台/临时修复体。应尽可能在口内进行修理。在骨结合完成后，可以移除基台，在口外进行修理。在修理破损的临时修复体时，尽可能地清洁干净基台和冠修复体。清洁并干燥所有表面。选择与最初修复材料相同的材料进行修理[复合材料或聚甲基丙烯酸甲酯（PMMA）]。稍微缩短修复体的长度，尽量减少临时修复体的负荷。调整并进行最大限度地抛光。嘱咐患者避免使用修复体。

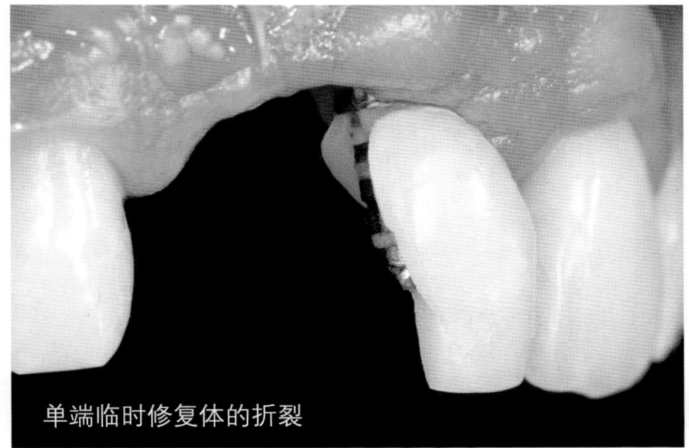
单端临时修复体的折裂

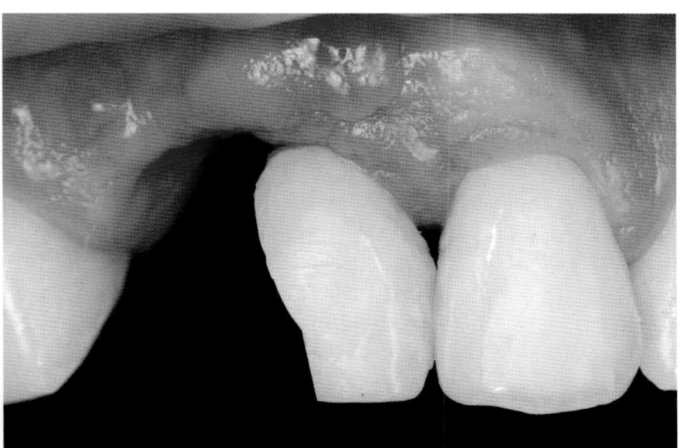

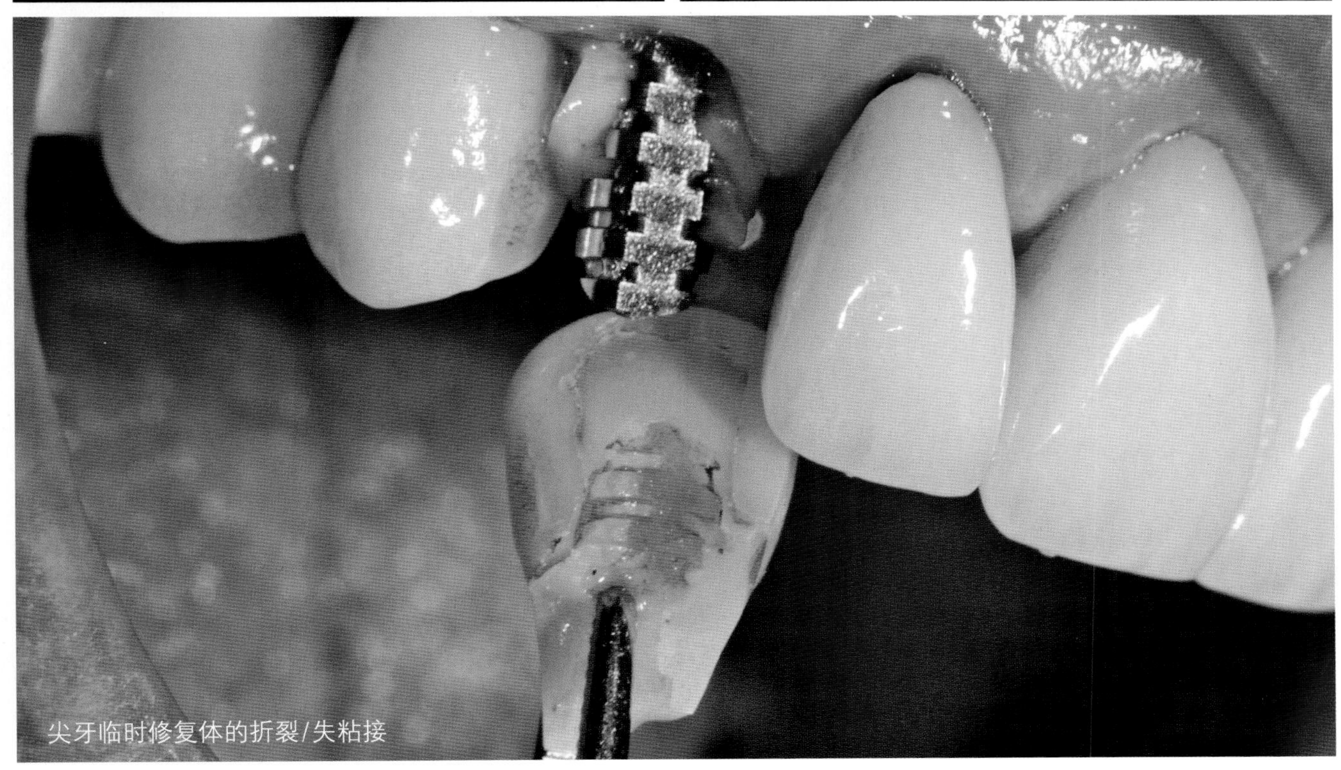
尖牙临时修复体的折裂/失粘接

参考书目和扩展阅读

[1] Goodacre CJ, Bernal G, Rungcharassaeng K, Kan JY. Clinical complications with implants and implant prostheses. J Prosthet Dent 2003;90:121-132.

[2] Guess PC, Att W, Strub JR. Zirconia in fixed implant Prosthodontics. Clin Implant Dent Relat Res 2012;14:633-645.

[3] Kourtis S, Damanaki M, Kaitatzidou S, Kaitatzidou A, Roussou V. Loosen-ing of the fixing screw in single implant crowns: Predisposing factors, prevention and treatment options. J Esthet Restor Dent 2017;29:233-246.

[4] Papaspyridakos P, Chen CJ, Chuang SK, Weber HP, Gallucci GO. A system- atic review of biologic and technical complications with fixed implant rehabilitations for edentulous patients. Int J Oral Maxillofac Implants 2012;27:102-110.

[5] Pjetursson BE, Thoma D, Jung R, Zwahlen M, Zembic A. A systematic review of the survival and complication rates of implant-supported fixed dental prostheses (FDPs) after a mean observation period of at least 5 years. Clin Oral Implants Res 2012;23:22-38.

附录　手术操作清单

Appendix Intraoperative Checklists

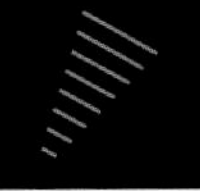

P46
使用横梁式扭矩扳手拧紧技术

- □ 检查梁臂读数是否为零，确保扭矩扳手处于拧紧设置（顺时针）。
- □ 在口外，将螺丝放入基台/修复体中。应选择足够长度的螺丝刀，保证在没有阻挡到修复体上部的情况下可完全接触到螺丝，然后使螺丝刀的头部与螺丝接合。紧接着将扭矩扳手安装在螺丝刀上。
- □ 将手指放在扭矩扳手的头部，以保证对螺丝刀的压力传入螺丝和种植体。
- □ 用惯用手转动横梁臂直至达到预期扭矩值，达到预期扭矩值后不要继续转动。
- □ 如果手柄碰到牙齿或口角，则需要逆时针旋转（这时你可能会听到或感觉到棘轮滑动的声音），然后继续转动，直到横梁臂达到适当的值。
- □ 小心地卸下螺丝刀和扭矩扳手。

P47
使用拨动式扭矩扳手拧紧技术

- □ 检查扳手颈部是否可以用合理的力量“折断”。确保扭矩扳手处于拧紧设置，颈部伸直。
- □ 在口外，将螺丝放入基台/修复体中。应选择足够长度的螺丝刀，保证在没有阻挡到修复体上部的情况下可完全接触到螺丝，然后使螺丝刀的头部与螺丝接合。紧接着将扭矩扳手安装在螺丝刀上。
- □ 将手指放在扭矩扳手的头部，以保证对螺丝刀的压力传入螺丝和种植体。
- □ 用惯用手转动手柄，直到颈部“折断”，此时不要再继续转动。
- □ 如果手柄碰到牙齿或口角，则需要将其从螺丝刀连接处取下并重新调整成逆时针方向——最大位置，然后继续转动，直到颈部折断。
- □ 小心地卸下螺丝刀和扭矩扳手。

P51
影像学检查/手术导板制造技术

- □ 术前修整石膏：
  - 如果牙齿已经缺失，请使用丙烯酸或义齿在模型上重建替换牙齿。
  - 如果牙齿还未缺失且牙齿的位置良好，则直接从步骤2开始执行。
- □ 将1mm厚的丙烯酸导板材料放入真空压模机中，并吸附于模型上。
- □ 冷却后，从机器中取出压制的丙烯酸材料，并进行修剪。
- □ 从石膏上取下导板并进行抛光：
  - 如果有牙齿，使用直手机切掉需要更换的石膏牙，使之形成类似于拔除后的拔牙位点。将PMMA丙烯酸混合至中等稠度，然后涂抹在拔牙位点上和导板的牙位上，用导板压住丙烯酸材料复位并将导板放在模型上等待PMMA材料凝固。
  - 如果牙齿缺失，上述步骤1中的第1条中放置的丙烯酸或义齿应该存在于导板内，直接将导板放置回模型之上。
- □ 使用2 ~ 3mm的先锋钻，在所需位置钻开导板和丙烯酸牙。
- □ 确认位置和角度是否符合要求且合理。
- □ 如果牙齿缺失，加热牙胶或牙齿并将其插入通道中，冷凝并清洁干净。
- □ 确保患者有CT扫描导板和种植手术预约信息。

P67
手动确认印模配件是否完全就位

- □ 将转移杆/螺丝刀安装到种植体上。
- □ 慢慢地拧紧印模杆，直到它停止转动。
- □ 将螺丝松开1/4圈。
- □ 尝试转动转移杆：
  - 如果转移杆不能旋转，重新拧紧螺丝。
  - 如果转移杆能够旋转，此时可转动转移杆，直到转移杆落入种植体内，再继续旋转螺丝刀来重新紧固螺丝。

P69
完全就位的印模转移杆的影像学检查

- □ 将转移杆/螺丝刀安装到种植体上。
- □ 慢慢地拧紧印模杆，直到它停止转动。
- □ 执行手动就位检查技术。
- □ 移除气道保护装置。
- □ 拍摄一张X线片来显示种植体-转移杆连接处。
- □ 与完全就位和未完全就位的图像进行比较，以确认达到要求。
- □ 进行印模或口内扫描。

P77
愈合基台的拆卸

- □ 用探针或牙周探针清除愈合基台顶部的碎屑。
- □ 放置气道保护装置。
- □ 确认螺丝刀就位于愈合基台上。
- □ 用三指握持法逆时针方向拧松愈合基台，直到听或感受到小的“咔嗒”声。
- □ 保持螺丝刀稳定就位于愈合基台中，用抗旋螺丝刀小心移除愈合基台。将卸下的愈合基台放置在盛有氯己定溶液的容器中。
- □ 用氯己定溶液擦拭清理种植体内表面。

P85
单颗种植体闭口式印模

- □ 比色。
- □ 如果有需要，获取对颌牙列石膏模型。
- □ 放置气道保护装置。
- □ 卸下愈合基台。
- □ 放置闭口式转移杆，将其拧紧。
- □ 移除气道保护装置。
- □ 拍摄一张X线片确认完全就位。
- □ 印模。确认没有任何错误/缺陷。
- □ 放置气道保护装置。
- □ 移除转移杆。
- □ 将愈合基台安装在种植体上，并拧紧。

P93
单颗种植体开窗式印模

- □ 比色。
- □ 如果有需要，获取对颌牙列石膏模型。
- □ 在托盘对应的种植体位置上磨出入路孔（约8mm）。
- □ 放置气道保护装置。
- □ 卸下愈合基台。
- □ 安装单颗种植体开窗式转移杆，将其拧紧。
- □ 移除气道保护装置。
- □ 确保转移杆能够完全穿过预留的孔。
- □ 拍摄一张X线片确认转移杆完全就位。

- □ 使托盘完全就位。
- □ 去除转移杆周围多余的材料。
- □ 在材料完全凝固前，去除可能存在于转移杆的顶部的印模材料。
- □ 完全拧开转移杆。它必须能够自由地上下移动，不需要从印模中移除。
- □ 印模转移杆会从印模材料中一起取下。确认没有任何错误/缺陷。
- □ 放置气道保护装置。
- □ 将愈合基台安装在种植体上，并拧紧。

P99 单颗种植体压力就位式印模

- □ 比色。
- □ 如果有需要，获取对颌牙列石膏模型。
- □ 放置气道保护装置。
- □ 卸下愈合基台。
- □ 放置压力就位式印模转移杆，拧紧。
- □ 移除气道保护装置。
- □ 拍摄一张X线片确认转移杆完全就位（如果压力就位式转移杆具有X线阻射性）。
- □ 在转移杆和邻牙周围注射轻体材料。
- □ 印模转移杆会从印模材料中一起取下。确认没有任何错误/缺陷。
- □ 放置气道保护装置。
- □ 将愈合基台安装在种植体上，并拧紧。

P105 单颗种植体口内扫描

- □ 比色（根据需要）。
- □ 放置气道保护装置。
- □ 卸下愈合基台。
- □ 放置扫描杆，完全就位或拧紧。
- □ 移除气道保护装置。
- □ 拍摄一张X线片确认扫描杆完全就位（如果扫描杆具有X线阻射性）。
- □ 按照制造商的说明扫描牙弓。确认没有任何错误/缺陷。
- □ 放置气道保护装置。
- □ 移除扫描杆，将愈合基台安装在种植体上，并拧紧。

P111 多颗种植体闭口式印模

- □ 比色。
- □ 如果有需要，获取对颌牙列石膏模型。
- □ 放置气道保护装置。
- □ 从最前面的种植体开始，依次卸下愈合基台。
- □ 从最后面的种植体开始，逐一放置闭口式转移杆，拧紧。
- □ 移除气道保护装置。
- □ 拍摄一张X线片确认转移杆完全就位。
- □ 印模。确认没有任何错误/缺陷。
- □ 放置气道保护装置。
- □ 从最前面的种植体开始，依次移除转移杆。
- □ 将愈合基台安装在种植体上，并拧紧。确保将愈合基台放回原来的种植体上。

P123 多颗种植体开窗式印模

- □ 比色。
- □ 如果有需要，获取对颌牙列石膏模型。

- □ 在托盘对应的种植体位置上磨出入路孔（约8mm）。
- □ 放置气道保护装置。
- □ 卸下愈合基台。
- □ 从最后面的种植体开始，放置开窗式印模杆，拧紧。
- □ 使用牙线，在每个转移杆的连接处之间编织，形成一个支架。
- □ 以少量多次的方式，将低收缩树脂涂抹在牙线包裹转移杆的区域。不要太快，也不要一下子沿着长长的牙线增加大量的树脂。
- □ 清除软组织和邻近牙齿/修复体上的多余树脂。
- □ 移除气道保护装置。
- □ 确保转移杆能够完全穿过预留的孔。
- □ 拍摄一张X线片确认转移杆完全就位。
- □ 使用重体和轻体材料填充托盘，并使托盘完全就位。
- □ 去除转移杆周围多余的材料。
- □ 在材料完全凝固前，去除可能存在于转移杆的顶部的印模材料。
- □ 完全拧开转移杆。它必须能够自由地上下移动。它不需要从印模中移除。
- □ 印模转移杆会从印模材料中一起取下。确认没有任何错误/缺陷。
- □ 放置气道保护装置。
- □ 将愈合基台安装在种植体上，并拧紧。

P130
多颗种植体口内扫描

- □ 比色（根据需要）。
- □ 放置气道保护装置。
- □ 卸下愈合基台，追踪每个愈合基台对应的种植体。
- □ 从最后面的种植体开始，依次放置扫描杆，完全就位并拧紧。
- □ 移除气道保护装置。
- □ 拍摄一张X线片确认扫描杆完全就位（如果扫描杆具有X线阻射性）。
- □ 按照制造商的说明扫描牙弓。确认没有任何错误/缺陷。
- □ 放置气道保护装置。
- □ 从最前面的种植体，逐一移除扫描杆。
- □ 将愈合基台安装在种植体上，并拧紧。确保将愈合基台放回原来的种植体上。

P134
直接法个性化印模

- □ 比色。
- □ 如果有需要，获取对颌牙列石膏模型。
- □ 确保转移杆与种植体相匹配。
- □ 准备印模材料，在托盘上涂布托盘粘接剂。
- □ 若为开窗式印模：在托盘上种植体对应的位置开窗（约8mm）。
- □ 放置气道保护装置。
- □ 移除临时修复体或个性化愈合基台，并将它们放置于盛有氯己定溶液的容器中。

快速且安全地推进以下步骤

- □ 用氯己定溶液彻底地清理种植体内表面。
- □ 把转移杆与最短的螺丝刀相连并确保连接稳固。
- □ 用螺丝刀将转移杆转接到种植体上，旋转转移杆体部，同时向根方施加适当的压力，直到转移杆与种植体紧密相连，不能继续旋转。
- □ 拧紧转移杆。
- □ 完全拧紧转移杆后，逆时针旋转1/4周。尝试旋转转移杆体部，此时转移杆可轻微移动，但不会旋转，之后再重新拧紧转移杆。

- ☐ 确保转移杆不会触碰其他邻牙或修复体。
- ☐ 移除气道保护装置。
- ☐ 将双重固化复合树脂（或可流动复合材料）注射到塑形完成的组织周围。不能将其注射至组织冠方，不能将其注射至邻牙或修复体上。
- ☐ 彻底光固化。
- ☐ 拍摄一张X线片确定转移杆的就位程度。
- ☐ 若为开窗式印模，口内试戴托盘，确保转移杆能够完全通过开窗孔。
- ☐ 根据情况填充基牙、固定桥和修复体存在的倒凹。
- ☐ 确保邻牙或相邻修复体的邻面光滑、清洁。
- ☐ 吹干转移杆和牙列中其他牙或修复体。
- ☐ 使用重体材料填充托盘，同时在转移杆和邻牙周围涂布轻体材料，此过程无须像传统天然牙预备后那样印取边缘。
- ☐ 托盘完全就位。
- ☐ 若为开窗式印模：使用工具或手指，确保转移杆已完全通过托盘上的开窗，尽可能移除转移杆周围的多余材料。在树脂完全聚合前1分钟，用探针去除可能存在于转移杆头部的少量印模材料。
- ☐ 若为开窗式印模：用三指握持法握住短的螺丝刀，将转移杆完全拧松，此时可以听到弹响，转移杆可以上下移动数毫米。
- ☐ 移除托盘。可以将颏部或上颌作为支撑。
- ☐ 若为开窗式印模：转移杆须留在印模中。
- ☐ 若为闭口式印模：转移杆须保持与种植体相连。
- ☐ 放置气道保护装置。
- ☐ 若为闭口式印模：从种植体上移除转移杆。
- ☐ 检查印模。
- ☐ 清洁临时修复体，然后将其放置到对应的种植体上并拧紧，封闭螺丝通道。
- ☐ 移除气道保护装置，并结束就诊。
- ☐ 对转移杆和取得的印模进行消毒，并将其放入袋子中送至技工室。

P139
间接法个性化印模

- ☐ 比色。
- ☐ 如果有需要，获取对颌牙列石膏模型。
- ☐ 确保转移杆与种植体相匹配。
- ☐ 准备印模材料，在托盘上涂布托盘粘接剂。
- ☐ 若为开窗式印模：在托盘上种植体对应的位置开窗（约8mm）。
- ☐ 放置气道保护装置。
- ☐ 移除临时修复体或个性化愈合基台。
- ☐ 将临时修复体连接到替代体上。
- ☐ 将技工室石膏搅拌至中低等黏度。
- ☐ 将其倒入容器中。
- ☐ 将临时修复体/替代体插入未凝固的石膏中央，深入至邻面接触点，临时修复体的邻面接触点应在石膏上方。
- ☐ 静置待石膏凝固。
- ☐ 用记号笔在石膏上标记出临时修复体的面中位置。
- ☐ 从替代体上卸下临时修复体。
- ☐ 连接转移杆与替代体。
- ☐ 将石膏模型上的标记点转移至转移杆对应位置。
- ☐ 在转移杆周围缓慢添加少量低黏度树脂，继续添加树脂至石膏表面。
- ☐ 静置待树脂凝固。
- ☐ 从替代体上将间接法获取的个性化印模转移杆卸下。
- ☐ 用氯己定溶液彻底地清理种植体内表面。
- ☐ 把转移杆与最短的螺丝刀相连并确保连接稳固。
- ☐ 用螺丝刀将转移杆连接到种植体上。
- ☐ 旋转转移杆体部，同时向根方施加适当的压力，直到转移杆与种植体紧密相连，不能继续旋转。确认临时修复体的颊面标记点是否定位准确。
- ☐ 拧紧转移杆。
- ☐ 完全拧紧转移杆后，逆时针旋转1/4周。尝试旋转转移杆体部，此时转移杆可轻微移动，但不会旋转，之后再重新拧紧转移杆。

- ☐ 确保转移杆/树脂不会触碰其他邻牙或修复体。
- ☐ 移除气道保护装置。
- ☐ 拍摄一张X线片确定转移杆的就位程度。
- ☐ 如果软组织存在压白现象，可等待几分钟至压白消退。
- ☐ 若为开窗式印模：口内试戴托盘，确保转移杆能够完全通过开窗孔。
- ☐ 根据情况填充基牙、固定桥和修复体存在的倒凹。
- ☐ 确保邻牙或相邻修复体的邻面光滑、清洁。
- ☐ 吹干转移杆和牙列中其他牙或修复体。
- ☐ 使用重体材料填充托盘，同时在转移杆和邻牙周围涂布轻体材料。
- ☐ 托盘完全就位。
- ☐ 若为开窗式印模：使用工具或手指，确保转移杆已完全通过托盘上的开窗，尽可能移除转移杆周围的多余材料。在树脂完全聚合前1分钟，用探针去除可能存在于转移杆头部的少量印模材料。
- ☐ 若为开窗式印模：用三指握持法握住短的螺丝刀，将转移杆完全拧松，此时可以听到弹响，转移杆可以上下移动数毫米。
- ☐ 移除托盘。可以将颏部或上颌作为支撑。
- ☐ 若为开窗式印模：转移杆须留在印模中。
- ☐ 若为闭口式印模：转移杆须保持与种植体相连。
- ☐ 放置气道保护装置。
- ☐ 若为闭口式印模：从种植体上移除转移杆。
- ☐ 检查印模。
- ☐ 清洁临时修复体，然后将其放置到对应的种植体上并拧紧，封闭螺丝通道。
- ☐ 移除气道保护装置，并结束就诊。
- ☐ 对转移杆和取得的印模进行消毒，并将其放入袋子中送至技工室。

P143
使用硅橡胶和咬合记录塑料桩制取单颗种植体咬合记录

- ☐ 移除愈合基台。
- ☐ 稳定安装咬合记录塑料桩，确保它们完全就位。
- ☐ 清洁和干燥待修复一侧的上下牙列咬合面。
- ☐ 将硅橡胶咬合记录材料注射至咬合记录桩周围。
- ☐ 嘱患者咬合至牙尖交错位，保持不动直至材料凝固。
- ☐ 取出咬合记录（咬合记录桩可能被一并带出）。
- ☐ 如果之前的操作中没有移除咬合记录桩，则此时移除全部咬合记录桩。
- ☐ 安装之前的愈合基台并拧紧。
- ☐ 将咬合记录和咬合记录桩与其他印模一并发送给技师，如果咬合记录桩存在于咬合记录中，无须移除。

P144
印模蜡制取单颗修复体的咬合记录

- ☐ 清洁和干燥待修复一侧的上下牙列咬合面。
- ☐ 加热蜡至软但不可流动的状态。
- ☐ 将蜡置于与种植体临近或相对的下颌牙齿上。
- ☐ 嘱患者咬合至牙尖交错位。
- ☐ 待蜡冷却后取出咬合记录。

P144
使用硅橡胶和复制愈合基台制取单颗种植体咬合记录的方法步骤

- ☐ 使用螺丝刀将复制愈合基台置于种植体上并拧紧。

- ☐ 清洁和干燥待修复一侧的上下牙列咬合面。
- ☐ 在愈合基台周围和上面注射硅橡胶材料。
- ☐ 嘱患者咬合至牙尖交错位，保持不动直至材料凝固。
- ☐ 取出咬合记录。
- ☐ 卸下复制愈合基台，并安装之前的愈合基台。拧紧。
- ☐ 将咬合记录与复制愈合基台连同其他印模一并发送给技师。

P145
使用咬合记录夹制取长跨度或全牙弓种植体支持的固定义齿修复咬合记录的方法步骤

- ☐ 使用高速手机和钻针降低临时钛基台的高度，使其低于咬合平面1 ~ 3mm。
- ☐ 将树脂粉和相应单体分别置于2个调拌杯中。
- ☐ 卸下愈合基台。
- ☐ 安装临时钛基台，使其完全就位后拧紧螺丝。
- ☐ 用牙线打一滑结，系于最远端种植体上。
- ☐ 将牙线在每个基台上下和周围缠绕，直至形成合适的支架。
- ☐ 将牙线系在一颗种植体上。
- ☐ 添加少量低收缩型树脂至基台周围。
- ☐ 在每个基台之间继续添加树脂直至所有基台相连。
- ☐ 继续添加树脂，使之形成一个坚固的支架。
- ☐ 确保此树脂支架不会干扰患者咬合至牙尖交错位（或正中颌位）。
- ☐ 嘱患者练习咬合至牙尖交错位（“正常咬合”）或正中颌位。
- ☐ 清洁和干燥对颌牙弓咬合面及树脂支架。
- ☐ 在树脂支架上注射足量的硅橡胶咬合记录材料。
- ☐ 嘱患者咬合至牙尖交错位（或正中颌位），保持不动直至材料凝固。
- ☐ 嘱患者反复咬合2次（总共3次）。
- ☐ 拧开并卸下树脂支架。
- ☐ 安装原先的愈合基台并拧紧。
- ☐ 将3个咬合记录和树脂支架连同其他印模一并发送给技师。

P151
辅助定位夹板的制作

- ☐ 将树脂粉和相应单体分别置于2个调拌杯中。
- ☐ 放置气道保护装置。
- ☐ 使用螺丝刀卸下愈合基台，追踪每个愈合基台属于哪颗种植体。
- ☐ 在种植体上安装临时钛基台并拧紧（或转移杆），通过手动或影像学检查确保其完全就位。
- ☐ 移除气道保护装置。
- ☐ 在牙线上打一滑结，系于最远端种植体上。
- ☐ 将牙线在每个基台上下和周围缠绕，直至形成合适的支架。
- ☐ 将牙线绕2圈系在一个种植体上。
- ☐ 添加少量低收缩型树脂至基台周围。
- ☐ 在每个基台之间继续添加树脂直至所有基台相连。
- ☐ 继续添加树脂，使之形成一个坚固的支架。
- ☐ 调整椅位至患者坐直。
- ☐ 放置气道保护装置。
- ☐ 卸下树脂支架。
- ☐ 安装原有的愈合基台并拧紧。
- ☐ 移除气道保护装置。
- ☐ 将辅助定位夹板和其他印模一并放入包裹发送给技师。

P167
试戴螺丝固位单冠修复体的方法步骤

- ☐ 将修复体和新的临床用螺丝放入氯己定溶液中浸泡。
- ☐ 清除愈合基台顶部的碎屑。
- ☐ 放置气道保护装置。
- ☐ 卸下愈合基台。
- ☐ 组装螺丝刀、螺丝和修复体。
- ☐ 缓慢拧紧螺丝。
- ☐ 用牙线检查邻面接触。
- ☐ 继续拧直至已经完全拧紧螺丝（6 ~ 12Ncm），然后用牙线重新检查邻面接触。取下螺丝刀。
- ☐ 移除气道保护装置。
- ☐ 为就位的修复体拍摄影像片并进行评估。
- ☐ 放置气道保护装置。
- ☐ 将螺丝刀/扭矩扳手插入螺丝通道孔并与螺丝头部吻合。转动直到达到所需的设定扭矩（因厂家而异，通常为30Ncm或35Ncm）。
- ☐ 移除气道保护装置。
- ☐ 重新检查邻面接触关系。
- ☐ 将特氟龙胶带卷成一根长绳状。
- ☐ 用氯己定溶液擦拭螺丝通道，并彻底干燥。
- ☐ 将特氟龙绳的一端放入螺丝通道，并开始使用银汞充填器进行填塞。
- ☐ 继续填塞直到特氟龙上方预留有4 ~ 5mm的空间。剪去多余的特氟龙绳，并将其末端完全填塞。螺丝通道内部应预留有3 ~ 4mm的空间。
- ☐ 在预留的螺丝通道内部和周围的瓷或氧化锆上涂布树脂粘接剂。光固化。
- ☐ 将复合树脂膏体注入螺丝通道内；塑形，光固化。
- ☐ 抛光复合树脂的边缘。检查咬合情况。必要时要进行调𬌗和抛光。

P178
试戴粘接固位单冠修复体的方法步骤

- ☐ 将冠修复体、基台和临床用螺丝放入氯己定溶液中浸泡。
- ☐ 清除愈合基台顶部的碎屑。
- ☐ 放置气道保护装置。
- ☐ 卸下愈合基台。
- ☐ 组装螺丝刀、螺丝和修复基台。
- ☐ 将基台放置于种植体中。确保其旋转方向正确。缓慢拧紧螺丝。
- ☐ 继续拧直至已经完全拧紧螺丝（6 ~ 12Ncm）。取下螺丝刀。
- ☐ 移除气道保护装置。
- ☐ 为就位的修复体拍摄影像片并进行评估。
- ☐ 放置气道保护装置。
- ☐ 将螺丝刀/扭矩扳手插入螺丝通道孔并与螺丝头部吻合。扭矩至厂家指定的扭矩值（通常为30Ncm或35Ncm）。
- ☐ 在基台上检查冠修复体的适合性。
- ☐ 用氯己定溶液擦拭螺丝通道，并彻底干燥。
- ☐ 将特氟龙绳的一端放入螺丝通道，并开始使用银汞充填器进行填塞。
- ☐ 继续填塞直到特氟龙上方预留有1 ~ 2mm的空间。剪去多余的特氟龙绳，并将其末端完全填塞。特氟龙应位于螺丝通道孔的上方。
- ☐ 在冠修复体的组织面放置足量的粘接剂。
- ☐ 将冠修复体完全就位在基台上。在光固化过程中始终保持根向压力。
- ☐ 确保粘接剂完全清除。
- ☐ 移除气道保护装置。
- ☐ 检查咬合情况。必要时要进行调𬌗和抛光。

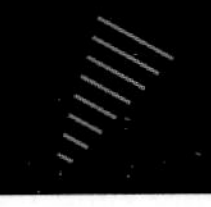

P187
试戴螺丝固位固定局部义齿方法步骤

- □ 将修复体和临床用螺丝放入氯己定溶液中浸泡。
- □ 清除愈合基台顶部的碎屑。
- □ 放置气道保护装置。
- □ 移除愈合基台。
- □ 组装螺丝刀、螺丝和修复体。
- □ 缓慢拧紧第一个螺丝，直到其与种植体牢固连接。对所有其他螺丝重复该操作，增加每个循环的力量。
- □ 继续拧直至已经完全拧紧螺丝（6 ~ 12Ncm）。取下螺丝刀。
- □ 用牙线检查邻面接触。
- □ 移除气道保护装置。
- □ 为就位的修复体拍摄影像片并进行评估。
- □ 放置气道保护装置。
- □ 将螺丝刀/扭矩扳手插入螺丝通道孔并与螺丝头部吻合。拧紧至最终扭矩的约30%。对所有其他螺丝重复上述操作。
- □ 将每个螺丝拧紧至最终扭矩的约60%。
- □ 将所有螺丝拧紧到制造商指定的扭矩值（通常为30Ncm或35Ncm）。
- □ 移除气道保护装置。
- □ 再次检查邻面接触关系。
- □ 将特氟龙胶带卷成一根长绳状。
- □ 用氯己定溶液擦拭螺丝通道，并彻底干燥。
- □ 将特氟龙绳的一端放入螺丝通道，并开始使用银汞充填器进行填塞。
- □ 继续填塞直到特氟龙上方预留有4 ~ 5mm的空间。剪去多余的特氟龙绳，并将其末端完全填塞。螺丝通道内部应预留有3 ~ 4mm的空间。对所有螺丝通道重复此操作。
- □ 在预留的螺丝通道内部和周围的瓷或氧化锆上涂布树脂粘接剂。光固化。
- □ 将复合树脂膏体注入螺丝通道内；塑形；光固化。
- □ 抛光复合树脂的边缘。检查咬合情况。必要时要进行调𬌗和抛光。

P195
试戴短跨度的粘接固位固定局部义齿方法步骤

- □ 将固定局部义齿（固定桥）、基台和临床用螺丝放入氯己定溶液中浸泡。
- □ 清除愈合基台顶部的碎屑。
- □ 放置气道保护装置。
- □ 卸下愈合基台。
- □ 从最远中开始，组装螺丝刀、螺丝和修复基台。
- □ 将基台放置于种植体中。确保其旋转方向正确。缓慢拧紧螺丝。
- □ 继续拧直至已经完全拧紧螺丝（6 ~ 12Ncm）。取下螺丝刀。
- □ 对其他修复基台重复上述操作。
- □ 移除气道保护装置。
- □ 为就位的修复体拍摄影像片并进行评估。
- □ 放置气道保护装置。
- □ 将螺丝刀/扭矩扳手插入螺丝通道孔并与螺丝头部吻合。转动直到达到所需的设定扭矩（因厂家而异， 通常为30Ncm或35Ncm）。对其他修复基台重复上述操作。
- □ 在基台上检查固定局部义齿的适合性。
- □ 用氯己定溶液擦拭螺丝通道，并彻底干燥。
- □ 将特氟龙绳的一端放入螺丝通道，并开始使用银汞充填器进行填塞。
- □ 继续填塞直到特氟龙上方预留有1 ~ 2mm的空间。剪去多余的特氟龙绳，并将其末端完全填塞。特氟龙应位于螺丝通道孔的上方。对其他修复基台重复上述操作。

- □ 在固定局部义齿的组织面放置足量的粘接剂。
- □ 将固定局部义齿完全就位在基台上。在光固化过程中始终保持根向压力。
- □ 确保粘接剂完全清除。
- □ 移除气道保护装置。
- □ 检查咬合情况。必要时要进行调𬌗和抛光。

P208
单冠临时修复体的制作

种植术前

- □ 对拟种植的牙弓术前常规制取印模。
- □ 获取比色信息。
- □ 将印模、常规石膏模型传递给技工室。
- □ 类似这样填写设计单："给X牙位制作复合树脂临时冠，X色号，不要使用PMMA制作，无须制作螺丝孔"。
- □ 准备与种植体平台相匹配的抗旋钛临时修复基台。

收到临时修复基台后，且种植体植入术前

- □ 如果临时修复基台比种植体平台宽，进行打磨修整，确保其不宽于即将植入的种植体。
- □ 清洁并干燥临时修复基台。
- □ 用遮色复合树脂涂布在临时修复基台上，光固化。

种植体植入术后，确定具备良好的初期稳定性时

- □ 将临时修复基台就位于种植体内。
- □ 缓慢拧紧修复螺丝。快拧紧时，使用血管钳夹持住临时修复基台，拧紧螺丝（一般扭矩为5 ~ 10Ncm）。
- □ 从𬌗面观察临时修复基台的角度。
- □ 在口外修整临时修复体的相应部分。
- □ 在口内试戴临时修复体。
- □ 清洁和干燥临时修复基台与临时修复体。
- □ 在预成冠组织面上和临时修复基台的冠方涂布树脂粘接剂并光固化。
- □ 在复合树脂临时冠组织面和临时修复基台冠方注射流动树脂。
- □ 将带有流动树脂的预成临时冠就位在口内临时修复基台上。全方位观察其就位情况。光固化，确保预成冠连接到临时基台上。
- □ 小心地拧松基台/临时修复体。并从口内取出。
- □ 用蒸汽清洗基台和临时修复体，彻底干燥。
- □ 在预成冠的内部涂布树脂粘接剂。光固化。
- □ 在临时修复基台和临时修复体之间分层添加流动树脂，光固化。
- □ 用流动树脂填满临时基台穿龈区域，形成狭窄的"S"形曲线。光固化。
- □ 使用7408高速车针对临时修复体穿龈区域进行精细打磨和抛光。
- □ 将超出扣带区的钛临时修复基台进行切割和打磨。
- □ 精修外形。应特别注意腭侧面软组织和穿龈区域的缺陷。
- □ 在种植体上检查临时修复体的适合性，确保种植位点周围软组织不受压，穿龈处龈缘轻微外展，修复体与软组织接触区域松紧合度，在下颌整个侧方移动范围内均无咬合接触。
- □ 使用血管钳夹持临时修复体,再手动加力5 ~ 10Ncm并拧紧临时修复体。
- □ 清洁并干燥临时修复体的螺丝通道。使用聚四氟乙烯带和复合树脂或PVS印模材料的轻体（白色或透明颜色）充填螺丝通道。
- □ 再次检查咬合，确保在下颌非正中运动时无咬合干扰。

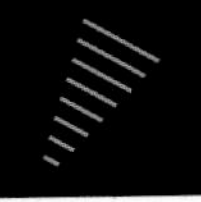

P218
多颗种植体螺丝固位临时修复体的制作

种植术前检查

- □ 对拟种植的牙弓进行术前常规取模或者数字化扫描。
- □ 做好面弓信息的记录。
- □ 获取比色信息。
- □ 将印模、常规石膏模型或数字化扫描数据传递给技工室。
- □ 类似这样填写设计单："制作X-X的PMMA固定局部义齿的预成冠，颜色X，无须制作螺丝孔"。
- □ 准备与种植体平台相匹配的非抗旋钛临时修复基台。

收到临时修复基台后，且种植体植入术前

- □ 如果临时修复基台比种植体平台宽，进行打磨修整，确保其不宽于即将植入的种植体。
- □ 清洁并干燥临时修复基台。
- □ 裁剪橡皮障布并打孔。

种植体植入术后，确定具备良好的初期稳定性时

- □ 将临时修复基台就位于种植体内。
- □ 缓慢拧紧修复螺丝。接近快拧紧时，使用血管钳夹持住临时修复基台，拧紧螺丝（一般扭矩为5 ~ 10Ncm）。
- □ 从殆面观察临时修复基台的角度。
- □ 在口外切除PMMA预成修复体的预成冠的对应部分。
- □ 在口内试戴临时修复体。确保临时冠在各个方向均适合，包括近远中向、颊舌向、垂直向。确定合适的垂直距离。
- □ 将小块的方形橡皮障布就位于每个临时修复基台上，并将其向根尖滑动。
- □ 清洁和干燥临时修复基台与预成冠。
- □ 将预成临时修复体置于临时修复基台和橡皮障上。再次检查临时修复体的位置。
- □ 在临时修复基台和预成冠之间涂布足量的PMMA，以确保连接的牢固性，避免填充穿龈区域。
- □ 小心地拧松基台/预成冠修复体。并从口内取出。
- □ 用蒸汽清洗基台和临时修复体，彻底干燥。
- □ 在临时修复基台和预成冠之间添加PMMA，充填临时修复基台的穿龈区域。形成狭窄的"S"形曲线。
- □ 将修复体放入温水中（不是沸水中），然后放入加压器中。加压，让材料有足够的时间充分固化。
- □ 使用7408高速车针对临时修复体穿龈区域进行精细打磨和抛光。
- □ 将超出扣带区的临时修复基台进行切割和打磨。
- □ 精修外形。
- □ 在种植体上检查临时修复体的适合性，确保种植位点周围软组织不受压，穿龈处龈缘轻微外展，修复体与软组织接触区域松紧合度，在下颌整个侧方移动范围内均无咬合接触。
- □ 以五星图形方式逐个手动拧紧临时修复螺丝，拧紧力矩为5 ~ 10Ncm。
- □ 清洁并干燥临时修复体的螺丝通道。使用聚四氟乙烯带和复合树脂或PVS印模材料的轻体（白色或透明颜色）充填螺丝通道。
- □ 再次检查：确保咬合垂直距离合适，正中咬合均匀接触，在下颌非正中运动时无咬合干扰。